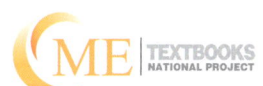 国家级继续医学教育项目教材

妇产科学新进展
——妇产科手术的决策和技巧

主 编 郎景和

中华医学电子音像出版社
CHINESE MEDICAL MULTIMEDIA PRESS
北 京

图书在版编目（CIP）数据

妇产科学新进展：妇产科手术的决策和技巧／郎景和主编. —北京：中华医学电子音像出版社，2022.7

ISBN 978-7-83005-380-2

Ⅰ.①妇… Ⅱ.①郎… Ⅲ.①妇产科学-科学进展 Ⅳ.①R71

中国版本图书馆CIP数据核字（2022）第099718号

妇产科学新进展——妇产科手术的决策和技巧
FUCHANKEXUE XIN JINZHAN——FUCHANKE SHOUSHU DE JUECE HE JIQIAO

主　　编：	郎景和
策划编辑：	史仲静　秦　静
责任编辑：	宫宇婷
校　　对：	张　娟
责任印刷：	李振坤
出版发行：	中华医学电子音像出版社
通信地址：	北京市西城区东河沿街69号中华医学会610室
邮　　编：	100052
E - m a i l：	cma-cmc@cma.org.cn
购书热线：	010-51322677
经　　销：	新华书店
印　　刷：	北京云浩印刷有限责任公司
开　　本：	889mm×1194mm　1/16
印　　张：	20.5
字　　数：	579千字
版　　次：	2022年7月第1版　2022年9月第2次印刷
定　　价：	120.00元

版权所有　　侵权必究

购买本社图书，凡有缺、倒、脱页者，本社负责调换

国家级继续医学教育项目教材

内 容 提 要

本书由中华医学会组织我国知名妇产科专家编写,重点阐述了妇产科手术的决策和技巧及最新诊疗进展。全书分为6个部分,包括总论、产科疾病、普通妇科疾病、妇科肿瘤疾病、生殖内分泌与生育调控疾病及其他,阐述了很多手术的决策思维、技巧方法,以及可能出现的并发问题的预防与处理。本书具有权威性、学术性、先进性和实用性,是临床妇产科医师学习与再提高的学术工具书。

国家级继续医学教育项目教材

编委会

主　　编　郎景和

副 主 编　沈　铿　潘凌亚　朱　兰　向　阳　郁　琦
　　　　　　刘俊涛　孙智晶

编　　委　（以姓氏笔画为序）
　　　　　　于　昕　马水清　马良坤　邓　姗　邓成艳
　　　　　　田秦杰　史宏晖　冯凤芝　成宁海　朱　兰
　　　　　　任　彤　向　阳　刘广华　刘欣燕　刘俊涛
　　　　　　刘珠凤　刘海元　孙大为　孙爱军　孙智晶
　　　　　　杨佳欣　杨隽钧　肖　河　吴　鸣　吴　斌
　　　　　　冷金花　沈　铿　宋　磊　宋亦军　宋英娜
　　　　　　张国瑞　陈　蓉　郁　琦　金　力　金　滢
　　　　　　周　莹　郎景和　赵　峻　高劲松　曹冬焱
　　　　　　戚庆炜　彭　萍　谭先杰　樊庆泊　潘凌亚

参编人员　（以姓氏笔画为序）
　　　　　　丁雪松　卫　莹　马　琳　付晓宇　刘思邈
　　　　　　刘真真　苏　昊　李晓燕　余梦婷　张国瑞
　　　　　　陈　宇　陈佳钰　邵仟仟　郑文瑾　胡惠英
　　　　　　贾　雪　谢　菲

秘　　书　周　莹

前言

这是我们2022年"妇幼保健学术论坛"(华润会议)，已历经18届。我们每一届差不多每年上基本完全重复的议题。今年的主题是"妇幼保健的决策和技巧"。我想，我们会形成一部新的"妇幼保健学"。

在本书里，我们描述了很多手术的决策思维、技巧方法，以及可能出现的并发问题的预防和处理。在这里，有4个原则、4个保步和4个方面值得强调：

手术的4个原则是规范化、

个体化、微创化和人性化。规范化是诊治处理准则，个体化是临床思维方法，微创化是现代医疗观念，人性化是医学、医疗本源。

手术10个保护是保护神经、保护感官、保护功能、保护心理。涉及到手术的18种和功能，保留和切除、健康和健全、身体和心理等，都非常重要，必须大限度良性现人文关怀。

手术10个全面是实验全生命周期的管理，甚至从孕育开始，加强预防、专业、实时及随访后，及对整个生命周期都需要高难的恶心、注和认真管理。强调全方位的管理，以交叉的指引，互治与协作，以及生命质量与生活质量等全方位、立体式的管理。增强全面整合的观念，总指多学科、多专业的融合与协作，形成大兵团作战、战略性策划，充分体现全局观念和整体观念。

因此，我们讲的是手术，又何止于手术。我们应围绕现代外科学科的方向，任务与发展，手术的终极目标，应该是少做手术、做小手术、甚至不做手术。现代医学的发展，是建立在一步一步步步、全面、整合的广角和高度上掌控手术。这就是着手术的基本点。

郑树森
2022年6月

前 言

这是我们2022年"林巧稚妇产科学术论坛"(华润会议),已历经18届。我们希望,或者基本上是不完全重复的主题。今年的主题是"妇产科手术的决策和技巧"。我想,我们会形成一部新的"妇产科手术学"。

在本书里,我们描述了很多手术的决策思维、技巧方法,以及可能出现的并发问题的预防与处理。在这里,有4个原则、4个保护和4个全面值得强调:

手术的4个原则是规范化、个体化、微创化和人性化。规范化是诊治处理准则,个体化是临床思维方法,微创化是现代医疗观念,人性化是医学、医疗本源。

手术的4个保护是保护组织、保护器官、保护功能、保护心理。涉及手术的解剖和功能,保留和切除,健康和健全,身体和心理等,都非常重要,也最大限度地体现人文关怀。

手术的4个全面是突出全生命周期的管理,甚至从孕前开始,历经儿少、青中年、更年及绝经期后,乃至整个生命周期都需要我们悉心关注与认真管理。强调全方位的管理,从衣食与住行、生活与工作,以及生命质量与生活质量等全方位、立体式的管理。增强全面整合的观念,包括各学科、各专业的联合与协作,形成大兵团式作战、战略性策划,充分体现全局观念和整体观念。

因此,我们讲的是手术,又何止于手术。我们力图体现整个妇产科学的方向、任务与发展。手术的终极目标,应该是少做手术、做小手术,甚至不做手术。现代医学的发展,是建立在一个保护、全面、整合的广角和高度上管控手术。这就是本书的基本点。

郎景和

2022年6月

国家级继续医学教育项目教材

出版说明

医疗卫生事业发展是提高人民健康水平的必然要求，医药卫生人才队伍建设是推进医药卫生事业改革发展、维护人民健康的重要保障。继续医学教育作为医学终身教育体系的重要组成部分，是实施人才强卫战略和卫生人力资源开发的主要途径和重要手段。

《国家级继续医学教育项目教材》系列于2006年经全国继续医学教育委员会批准，由中华医学会组织编写，具有以下特点：一是权威性，由全国众多在本学科领域内有较深造诣和较大影响力的专家撰写；二是时效性，反映了经过实践验证的最新学术成果和研究进展；三是实用性、指导性和可操作性，能够直接应用于临床；四是全面性和系统性，以综述为主，代表了相关学科的学术共识。

纵观《国家级继续医学教育项目教材》系列，自2006年出版以来，每一分册都是众多知名专家智慧的结晶，其科学、实用的内容得到了广大医务工作者的欢迎和肯定，被全国继续医学教育委员会和中华医学会共同列为国家继续医学教育推荐教材，同时连续被列入"十一五""十二五""十三五"国家重点出版物出版规划。

本套教材的编辑与出版得到了全国继续医学教育委员会、国家卫生健康委员会科教司、中华医学会及其各专科分会与众多专家的支持和关爱，在此一并表示感谢！

限于编写时间紧迫、经验不足，本套教材会有很多不足之处，真诚希望广大读者谅解并提出宝贵意见，我们将在再版时加以改正。

《国家级继续医学教育项目教材》编委会

目 录

第一篇　总论

第1章　"外科三论"与"三论外科" ………………………………… 郎景和　沈　铿（3）

第2章　良性疾病子宫切除术的路径 …………………………………………… 刘珠凤（6）

第3章　Ⅳ期卵巢癌R0切除的意义与实施 …………………………… 潘凌亚　陈佳钰（11）

第4章　妇科肿瘤医师必须熟悉肠道手术 ……………………… 宋　磊　付晓宇　郑文瑾（23）

第二篇　产科疾病

第5章　产科紧急手术的应对 …………………………………………………… 刘俊涛（31）

第6章　早期剖宫产瘢痕妊娠影像学检查新进展 ……………… 刘欣燕　刘真真　陈　宇（35）

第7章　胎盘植入产后出血的手术处理 ………………………………… 高劲松　胡惠英（44）

第8章　异位妊娠的保守性手术——输卵管是"毒蛇"吗？ …………………… 金　力（56）

第9章　剖宫产手术的陷阱 ……………………………………………………… 宋亦军（63）

第10章　宫颈环扎术的决策、技巧及围手术期处理 …………………………… 宋英娜（66）

第11章　人工流产和宫腔占位等宫腔手术技巧 ………………………………… 彭　萍（70）

第12章　胎儿宫内治疗 ………………………………………………………… 戚庆炜（77）

第13章　分娩恐惧与分娩创伤 ………………………………… 马良坤　余梦婷　谢　菲（82）

第三篇　普通妇科疾病

第14章　妇科单孔腹腔镜手术的标本取出方法 ………………………………… 孙大为（93）

第15章　子宫内膜异位症手术和妇科恶性肿瘤手术的比较 …………… 冷金花　李晓燕（97）

第16章　盆底及其他妇科手术相关的临床应用解剖 …………………… 朱　兰　周　莹（101）

第17章　子宫肌瘤剔除术的技术要点——"子宫保卫战" ……………………… 樊庆泊（112）

第18章　瘘与窦 ………………………………………………………………… 史宏晖（122）

第19章　盆底重建手术的围手术期管理 ………………………………………… 孙智晶（135）

第20章　微无创手术是观念，是原则 …………………………………… 于　昕　张国瑞（143）

第21章　盆腹腔粘连的形成和预防 ……………………………………… 刘海元　贾　雪（147）

第四篇　妇科肿瘤疾病

第22章　妊娠滋养细胞疾病的手术治疗 ………………………………………… 向　阳（151）

第23章　宫颈癌保留神经的根治性子宫切除术 ………………………………… 吴　鸣（158）

第24章 开腹根治性手术的循证进展 ………………………………… 马水清（191）
第25章 妇科恶性肿瘤保留生育功能的手术 ………………………… 杨佳欣（197）
第26章 妊娠合并妇科肿瘤的手术治疗 ………………………… 冯凤芝 苏 昊（203）
第27章 困难宫颈锥切术 ……………………………………………… 谭先杰（208）
第28章 根治性宫颈切除术在早期宫颈癌患者中的应用 …………… 曹冬焱（211）
第29章 妇科肿瘤的腹膜后手术——淋巴结切除手术技巧 ………… 金 滢（216）
第30章 宫颈癌腹腔镜广泛性子宫切除术的技巧 ………… 杨隽钧 丁雪松（220）
第31章 意外发现的妇科恶性肿瘤的预防和处理 …………………… 赵 峻（226）
第32章 腹腔镜妇科恶性肿瘤术中血管损伤的处理和预防 ………… 任 彤（233）
第33章 妇科恶性肿瘤手术后的注意问题 …………………………… 成宁海（236）

第五篇 生殖内分泌与生育调控疾病

第34章 异常子宫出血及其手术干预 ………………………………… 郁 琦（245）
第35章 卵巢的保护 ……………………………………………… 邓成艳 刘思邈（253）
第36章 腹腔镜手术的并发症 ………………………………… 孙爱军 丁雪松（257）
第37章 性发育障碍的手术治疗 ……………………………………… 田秦杰（261）
第38章 宫腔镜并发症——防重于治，预防在先 …………… 陈 蓉 卫 莹（271）
第39章 生殖外科的理念与实践 ……………………………………… 邓 姗（278）

第六篇 其他

第40章 输尿管、膀胱手术 …………………………………………… 刘广华（295）
第41章 女性尿道憩室 …………………………………………… 肖 河 马 琳（301）
第42章 妇科肠道手术的围手术期管理 ………………………… 吴 斌 邵仟仟（306）

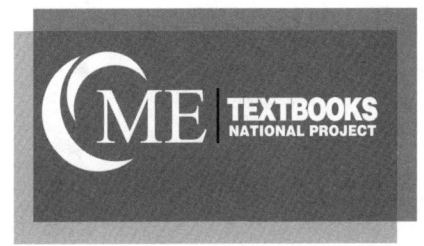

第一篇

总　　论

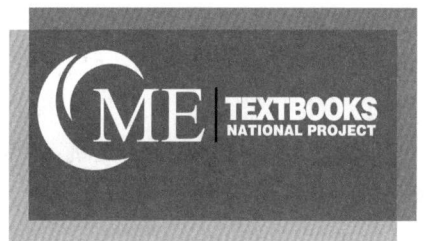

第1章 "外科三论"与"三论外科"

郎景和 沈铿
中国医学科学院 北京协和医学院 北京协和医院

三为大,三为道;九为极,九为尊。我们将以"三"来论述和践行外科学。这些"三"包括外科三阶段、外科三要素、外科三原则、外科三误区、外科医师三修养及外科医师三境界。掌握上述"三",可成为一位真正的外科医师。

一、外科三阶段

外科的发展经历了初始与洪荒时代、传统与发展时代及现代与未来时代。外科的历史可追溯到1500年前,当时外科医师是靠手(艺)吃饭的,甚至与理发师有关。外科学的发展与解剖、麻醉、消毒及输血密切相关。

大型科学文献纪录片《手术200年》展示了外科学的发展这一不寻常的、激动人心的历程。作为手艺、艺术和科学的外科学发展起来了,讲究的是"灵活的手依靠的是会思考的大脑"(《外科剧场》)。手术200年,手术又何止200年,200年又何止手术。早在公元前500年,《孙子兵法》就不仅讲述了军事兵法,还涉及政治、经济及医学,包括外科领域,被认为是"高屋建瓴的外科哲学,现代观念的实践策略"。

外科解剖刀铸就医学文明。目前,外科有了越来越多的手术途径和方式,除了经典的开腹手术和经阴道手术外,出现了各种内镜手术[如单孔腹腔镜手术(laparoendoscopic single-site surgery,LESS)]、从自然腔道取标本的手术[如经自然腔道内镜手术(natural orifice transluminal endoscopic surgery,NOTES)]及机器人手术;有了越来越大的手术范围,可以是根治性手术、超根治性手术及廓清术;有了越来越高级的器械和材料,以及越来越复杂的能量应用。外科医师变得越来越"简单"——是人使用机器,还是人按机器思想和行动。

希波克拉底早有名示:"药治不好的,要用铁;铁治不好的,要用火。"几千年后的今天,我们来诠释,铁就是外科器械,火就是能量应用。其实外科的最高境界是不做手术,真所谓放下"刀剑",立地"成佛"。

外科是神圣的!外科医师有特权进入人体,只能有敬畏和爱护,不能有任何技术和器械的炫耀。

二、外科三要素

外科三要素即解剖、决策、技巧。

解剖学是医学最主要的基础学科,是外科手术的基础。从维萨利、达芬奇的解剖到王清任的

《医林改错》，解剖学又有了新的发展。解剖就是"行车路线"。

医师要清清楚楚地解剖，明明白白地手术，勤勤恳恳地工作，开开心心地生活。医师白天接诊、手术，夜晚写写、画画，为外科、为医学、为患者。

一个完美的手术决策最重要，占75%；技巧，即手术操作，占25%。医师诊治中的正确与错误，包括责任心、技术水平、临床经验及思维能力和方法等。其中，决策是思维的判断和设计，起决定性作用。

临床决策的基本原则有充分的事实和证据、周密的设计和方案、全面的考量和评估、审慎的实施和操作、灵活的应急和应变。

诊治方式的选择要兼顾医患双方，医师要把自己最有把握的施行方式介绍给患者，这也应该是患者最情愿接受的方式。诊治方式既要保证有效性，也要保证安全性。一定是这个治疗方法、这个手术适合此例患者和他的病，而不是让此例患者和他的病适合医师的方法或手术。

技巧是各种外科基本手法的娴熟掌握和灵活应用。技巧是由经验和熟练升华而成的内涵观念和体验。技巧建立在对手术的深刻理解上，常带有术者的独特性。熟能成巧，熟练也是一种能力，资深医师应形成自己的手术风格。

三、外科三原则

外科三原则即规范化、个体化、人性化。

规范化是指诊治原则，是基础，是守则。个体化是手术要因人而异，包括患者及其疾病，也包括医师及其技能。人性化就是以人为本，包括微创化，体现人文关怀。

规范化是诊治准则，具有权威性、普施性和可行性，也具有一定强制性。近年来，医学界已制定了很多规范、指南或共识，关键是要普及，要实行，所谓"以戒为师""规则之后无一物"。

现今称谓的适应证和禁忌证是不全面的，还应该有一个过渡的区域叫非适应证，既不适应，但并非绝对禁忌，值得重视。当然，这三者之间也是变化的、互相转化的。

四、外科三误区

外科三误区即独一无二的手术、最好的手术、常胜的术者。

萨克雷在《鳏夫洛弗尔》中道："如果你从来没有做过傻事，那么你大概不会成为智者。"

医师追求一种手术或只会做一种方式的手术，是没有必要的，也是不应该的。任何术式的适应证和禁忌证都是相对的，不是绝对的。尽管目前临床提倡内镜手术和经阴道手术，但不必或不可以成立所谓的"零开腹手术俱乐部"。

微创是一种观念，一种原则，适合各类手术，贯穿手术的全过程。临床上，经阴道手术、内镜手术和开腹手术都不可能以偏概全，三者应扬长避短、相辅相成。一位医师应该掌握各种手术方式，有助于形成自己的特长。妇科医师不能也不应该用一种方式完成所有的妇科手术，临床不能也不应该要求所有的妇科医师都能用腹腔镜施行任何手术。

好的手术是相对的，没有最好，只有更好。临床提倡安全诊疗、优化诊疗和节约诊疗。安全诊疗就是更好地把握适应证和禁忌证，减少损害和不良事件；优化诊疗就是提高临床诊治效果，包括最佳的病变消除、最快的术后恢复和最理想的健康效果；节约诊疗就是尽可能节约医疗资源和成本，不论对于患者或国家，减少不必要的检查和干预。

常胜是人们所期望的，但常胜是不可能的。古往今来，无论是军事将帅还是郎中大夫，都不可能完全避免失误或失败。所谓"常胜将军",就是没有打过大的败仗的将军,那么常胜医师就是没有犯大的错误的医师。如果一位医师做过的手术没有发生任何问题,也许只能说明其做的手术还不够多。《成为一位外科医师》(Making a surgeon)中说:"我们都想把工作做好,当我们工作做得非常多的时候,我们所遭遇的危险,也许就像我们工作做得非常少的时候一样多了。"因此,避免失误,特别是大的失误,以及并发症的防治,是须臾不可忽视的。不论过去,抑或现在和将来,不论是年轻医师,抑或比较有经验的医师,甚至是技术专家,都有遭遇不同危险的概率和风险。医师应警惕"微创"变"巨创"!医师还应始终"如临深渊,如履薄冰"。

五、外科医师三修养

外科医师三修养即哲学理念、人文思想、美学观念。

外科医师的知识学习、技术训练和经验积累之重要自不待言,但上述三修养具有根本性和终身性。

中国古代哲学的"天人合一"思想、"天地神圣""生命至上"理念是医学的哲学基础和认识论。整体和局部的观念、变化和转化的观念及人与自然统一和相互影响的观念等都是重要的医学哲学基础。

医学和医学实践有两大特点:一是局限性,二是风险性。早在100年前,伟大的医学教育家威廉·奥斯勒就说过:"医学是个不确定的科学和可能性的艺术。"虽然现今的科学技术有了长足进步,但医学认识的局限性依然存在。医学实践的弊端就在于历史洞察的贫乏、科学与人文的断裂、技术进步与人道主义的疏离,这些是医学发展和医疗改革的关键所在。

医师要学点文学,学点艺术,学点哲学。科学求真、艺术求美、医疗求善,而真、善、美是做人的追求,更是一位医师的责任。文学的情感,音乐的梦幻,诗歌的意境,书画的神韵,常会给医师疲惫的头脑及枯燥的生活带来清醒和灵性。这些是医师的基本修养。

医师还要有仁性(仁心、仁术,爱人、爱业),悟性(反省、思索,推论、演绎),理性(冷静、沉稳,客观、循证),以及灵性(随机、应变,技巧、创新)。

外科医师应塑造人格形象,建立优雅的氛围和环境,并在医疗活动和外科手术中融入美学考虑,提高自己的审美观念和能力,包括绘图和表达,真正体现医疗活动的真、善、美。

六、外科医师三境界

外科医师三境界即得意、得气、得道。

外科医师三境界是外科医师成长的几个阶段:得意,即熟练流畅、排遣疑难、独立胜任,可谓外科入门;得气,即有领有悟、排忧解难、应急应变,已登堂入室;得道,即有精有神、提炼升华、探微发秘,位居中堂。得意和得气之初,皆为匠。得气之后,并进而得道,遂成"气候",则为师、为家矣。

其也符合医师对于知识和技术掌握或思考的3个层次:①知识层次,知识是智慧的基础和原料,医师必须有自己的体悟、创造和升华;②运用层次,实践出真知,实践出智慧,实践检验真理,实践检验智慧,智慧不会完全从书本上来;③心灵层次,知识和经验的"心灵化",表现为心领神会、上天入地、探迹索引、创造发明。

外科解剖刀就是剑!医师穷其一生,勤奋磨炼,救死扶伤。"十年磨一剑,百岁难成仙"已矣。也只有从医学本质上修炼,才能真正提升医师的职业洞察、职业智慧、职业精神及职业能力。

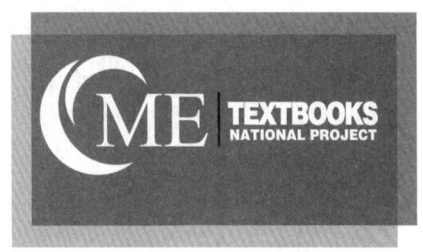

良性疾病子宫切除术的路径

第 2 章

刘珠凤
中国医学科学院　北京协和医学院　北京协和医院

一、子宫切除术的历史和现状

子宫切除术是妇产科非常常见的手术。美国每年约有60万例患者行子宫切除术，我国每年约有280万例患者行子宫切除术。临床上，子宫切除术最佳的路径一直被广泛讨论。迄今为止，业内对子宫切除术尚无完全统一的标准和认识，国内外临床研究及部分指南可给妇产科医师提供参考。

子宫切除术包括经阴道子宫切除术（vaginal hysterectomy, VH；又称阴式子宫切除术）、腹腔镜子宫切除术（laparoscopic hysterectomy, LH）、腹腔镜辅助经阴道子宫切除术（laparoscopic assisted vaginal hysterectomy, LAVH）、机器人辅助腹腔镜子宫切除术（robot-assisted laparoscopic hysterectomy, RALH）及经腹子宫切除术（abdominal hysterectomy, AH）。并且，VH、LH、LAVH及RALH属于微创手术（minimally invasive surgery, MIS）。

最早的子宫切除术是经阴道进行的。1813年，Langenbeck首次施行了VH，至今已200多年，较AH早开展约50年。VH与AH相比，具有对胃肠道干扰小、创伤小、疼痛轻、恢复快、体表不留瘢痕及费用低等优点；但由于术者术野狭窄、操作困难，以及缺乏合适的经阴道手术器械等，在一个多世纪内，其多限于切除脱垂的小子宫，未能在临床上得到广泛应用。随着外科消毒灭菌法和抗生素的出现及麻醉学的发展，经阴道从20世纪初开始逐渐成为子宫切除术的主要途径。目前，AH是国内外大多数医院应用最广泛的术式。经过150多年的实践和应用，AH已被广大妇产科医师熟练掌握。

1989年，Reich等首次成功开展LAVH。此后，LAVH和LH逐步被全球的妇产科医师接受和开展。随着手术技术的熟练，LH除治疗妇产科良性疾病外，不少大医院还开展了对早期恶性肿瘤的腹腔镜广泛全子宫切除术和盆腔淋巴清扫术。20世纪90年代后，微创手术的观念被引入妇产科领域，VH被重新研究和评估。与LH比较，VH无须昂贵的设备和器械，术者不需要具备有一定难度的腹腔镜手术操作技能，且VH费用较低，亦符合微创原则。近20~30年来，VH得到了进一步发展。从围手术期患者恢复的各项指标和成本费用来看，VH优于LAVH，LAVH、LH明显优于AH。近年来，随着微创技术的发展，在全球范围内，AH的比例逐年下降，微创手术的比例不断上升（50%~90%）。其中，LH的比例增长迅速，LAVH的比例也有所增加，但LH的实施导致VH的比例显著降低。在我国，妇产科微创手术已比较普及，但各地区、各医院VH与其他妇产科微创手术的比可能有很大不同。

二、不同路径子宫切除术的适应证

1. VH 其通过自然阴道入路进行手术，避免了腹部切口，具有胃肠道干扰少、创伤小、疼痛轻、恢复快、体表不留瘢痕及费用低等优点。2020 年，国际妇科内镜学会（International Society for Gynecologic Endoscopy，ISGE）根据近 20 年来源于国际研究中围手术期的各项数据进行分析，推荐只要在可行的情况下，VH 仍为妇产科良性疾病的首选术式。ISGE 基于证据的实用指南可指导妇产科医师如何对非脱垂的子宫行 VH，并提出新一代妇产科医师需要加强对 VH 的培训，以提高 VH 率。有研究表明，妇产科医师操作 21~27 例 VH 后可达较熟练程度。

VH 成功的先决条件是术者的经验和患者的具体情况（包括阴道的条件，子宫的大小和形态，有无盆腔粘连，以及病变是否局限于子宫等）。术前，术者需要仔细询问患者病史，认真行妇科检查及超声检查等评估。

VH 的适应证：有手术切除子宫的指征；子宫≤妊娠 12~14 周，子宫重量 280~360 g，且子宫可活动，无粘连；无附件病变；无恶性生殖道肿瘤；无下腹部手术史；有经阴道足月分娩史。

2. LH 和 LAVH 腹腔镜通过微型长杆器械延伸了术者手臂的操作范围，借助镜体的放大作用，能全面观察病变范围，清楚辨认解剖层次和血管分布，分离粘连，切除病灶，将诊断和治疗融为一体，可实现精细操作和精准治疗。LH 通过腹壁入路，切口微小，出血少，恢复快。有研究报道，单孔腹腔镜手术后疼痛更轻，但临床还需要更多单孔腹腔镜手术与多孔腹腔镜手术在各方面比较的数据。

LH 和 LAVH 的适应证：除适合 VH 的所有指征外，LAVH 弥补了 VH 的不足，主要是良性肿瘤，可以在镜下分离子宫、附件与周围脏器的粘连，可行单/双侧附件的切除或囊肿剥离，可行输卵管整形和造口，可用于盆底功能障碍性疾病等。对于 VH 中遇到困难的病例，及时加腹腔镜辅助后可成功再经阴道切除子宫。

目前，随着手术方法的改进，先进仪器、器械的使用，以及术者手术技巧和经验的积累，国内外很多学者对 VH、LH、LAVH 的指征提出了挑战和尝试，已达成共识的是——大子宫、盆腹腔手术史、未婚未产妇及附件切除术等已不再是经阴道手术的绝对禁忌证。

（1）大子宫：正常子宫的重量为 75~125 g。2009 年，美国妇产科医师学会（American College of Obstetricians and Gynecologists，ACOG）建议，VH 适用于子宫≤妊娠 12 周（280~300 g）的活动子宫。之后，国内外均有不少 VH 成功切除更大子宫的报道，最大达 1200~1300 g。子宫的大小是并发症发生的一个危险因素。多元回归分析显示，子宫重量每增加 100 g，并发症的发生风险增加 1.1%。据报道，子宫重量>700 g（妊娠 16 周），则手术时间、手术难度、出血量及并发症发生风险成比例增加。一般认为，腹腔镜手术的子宫大小也不宜超过妊娠 12 周，最大限度为妊娠 16 周（约 700 g），子宫过大会影响术野的显露和术者的操作。VH、LH、LAVH 对于中等大小的子宫是安全可行的。术前使用药物治疗［促性腺激素释放激素激动剂（gonadotropinreleasing hormoneagonist，GnRHa）］可减小子宫体积，术中使用血管收缩药物可减少子宫出血。

（2）盆腹腔手术史和未产妇：有盆腹腔手术史的患者行 VH 还应慎重，尤其是有剖宫产和子宫肌瘤剔除术史的患者，VH 有盲区，必要时应辅以腹腔镜。有研究对比了一组未产妇和经产妇的平均手术时间，发现所有的并发症及术中出血量均存在显著差异，52 例未产妇中 50 例能成功完成 VH。对于未产妇，术前应注意阴道是否宽敞，阴道和阴道穹窿狭窄<2 指宽（仅占 1%）为绝对禁忌。对于无已知盆腔疾病和盆腔手术史的患者，发生完全不能预测问题的可能性为 3.2%。肥胖患者无论是行开腹手术还是经阴道手术，显露的术野均不能令人满意，但经阴道手术较开腹手术并

发症发生率低，更可取。

（3）附件切除术：2015年，有研究发现，在切除子宫时预防性切除双侧输卵管可保护卵巢，在VH时切除双侧输卵管也是可行的。也有研究报道，60例绝经后女性在行VH时预防性切除双侧附件及14例绝经后女性在行VH时因单侧附件病变行单侧附件切除的成功率为90.6%，失败的原因有输卵管和卵巢粘连、子宫内膜异位症。经阴道手术失败的所有患者均可通过腹腔镜手术切除子宫。盆腔粘连过于严重也会妨碍腹腔镜手术的操作。据报道，腹腔镜手术中转开腹的发生率平均为3%~5%，主要原因为盆腔严重粘连、子宫内膜异位症（50%以上）。有很多的研究比较了LAVH和AH，当子宫重量≤500 g时，LAVH优于AH，其手术时间短，术后所用镇痛药物少，恢复快；当子宫重量>500 g时，LAVH的手术时间长于AH，其中27%的患者转为开腹手术，主要原因有粘连严重、解剖位置扭曲，子宫大小还在其次。术前病例的严格选择可避免术中遇到较大的子宫和盆腔粘连，随着术者腹腔镜手术水平的提高，腹腔镜手术中转开腹的发生率也会进一步降低。

腹腔镜手术是在狭小而又密闭的体腔内进行的，虽然减少了对脏器的干扰，但二维视觉空间、密闭的二氧化碳（CO_2）气腹及长杆器械的远距离操作既增加了操作难度，也加大了手术损伤的风险。严重的心脑血管疾病及肺功能不全、膈疝等是腹腔镜手术的绝对禁忌；恶性肿瘤破裂的风险增高，存在穿刺孔恶性肿瘤种植的风险。

3. RALH 机器人辅助腹腔镜手术是在传统腹腔镜手术的基础上发展起来的智能化手术，确切来说，其是计算机、机器人辅助的腹腔镜手术。机器人辅助腹腔镜手术最早于1985年应用于神经外科。2005年，达芬奇机器人手术系统获得美国食品药品监督管理局（Food and Drug Administration，FDA）批准上市，其后逐渐运用于其他外科手术。目前，妇产科已在各类子宫切除术、子宫内膜癌与宫颈癌分期手术、广泛性子宫切除术及盆底功能障碍性疾病等的手术中应用达芬奇机器人手术系统。机器人辅助腹腔镜手术的优势包括更好的视觉体验，三维空间，活动更接近人的手臂，操作更加灵活、直观、准确、精细，可减少人手震颤导致的操作误差。术者坐着操作机器，手术期间更加舒适。其不足之处在于，手术中缺乏触觉，机器昂贵、笨重、复杂且存在故障可能。在良性疾病的子宫切除术中，关于机器人妇科手术安全性和有效性的研究分析显示其并不优于传统腹腔镜手术。ACOG和美国妇科腹腔镜协会（American Association of Gynecological Laparoscopists，AAGL）认为，在良性疾病方面，机器人辅助腹腔镜手术不能取代经阴道手术及腹腔镜手术，建议在复杂的手术和肥胖患者中使用机器人辅助腹腔镜手术。在行机器人辅助腹腔镜手术前，术者应熟练掌握腹腔镜手术和开腹手术。

4. AH 微创手术虽然具有很多优点，但开腹手术的重要性仍不可忽视。当微创手术切除子宫失败时，应及时转开腹手术。经过多年的临床实践和应用，AH已成为广大妇产科医师熟练掌握的手术方式。AH完全手工操作，具有技术难度相对较低、术野开阔、便于快速止血、可对盆腹腔脏器进行广泛探查及必要时可扩大手术范围等优点。

AH的适应证：除VH、LH、LAVH的适应证外，还包括VH、LH、LAVH的禁忌证，如盆腔严重粘连、多次手术、巨大肿瘤、巨大子宫肌瘤、宫颈肌瘤、阔韧带肌瘤及生殖道恶性肿瘤等。AH适用于困难、复杂的子宫切除，被认为是子宫切除的最后手段。

开腹手术、腹腔镜手术及经阴道手术是妇产科手术的三大基石。AH是妇产科子宫切除术的基础，术者只有非常熟练地掌握了AH的手术技巧才能进行VH和LAVH。对于缺乏VH和LAVH经验及技术的术者来说，选择AH更加安全、合理。

三、手术路径的抉择

对于术者来说，好的临床判断是很重要的，需要仔细了解患者的病史，认真行妇科检查、超声检查等评估，必要时可行磁共振成像（magnetic resonance imaging，MRI），以帮助估计子宫的大小和重量，还可以帮助了解子宫的形态、子宫肌瘤的位置及是否同时存在附件包块。当预测病变可能超出子宫外时，术者可以借助腹腔镜进行评估。临床上，妇产科医师应注意除外生殖道恶性肿瘤。现代妇产科手术的目标是微创、有效、疼痛轻、恢复快、并发症少、费用低及住院时间短，结果取决于医师的偏好、手术经验和患者的具体情况。决定手术路径的原则是：在有条件且无禁忌证的情况下，首选 VH，次选 LAVH、LH，最后选择 AH。不宜盲目地选择 VH 或 LAVH、LH，熟练的 AH 优于有风险的微创手术。

优秀的术者应知己知彼、扬长避短，根据患者的具体情况和自己的技术特长选择最适合患者的术式。当前，术者应在有相当开腹手术经验的基础上多开展 VH、LH、LAVH，努力提高微创手术的比例，不断改进、完善并提高自身水平。

参考文献

[1] Wu JM, Wechter ME, Geller EJ, et al. Hysterectomy rates in the United States 2003. Obstet Gynecol, 2007, 110（5）：1091-1095.

[2] 中国医师协会妇产科医师分会妇科肿瘤专业委员会（学组）. 良性子宫疾病子宫切除术手术路径的中国专家共识. 中国实用妇科与产科杂志, 2021, 37（8）：821-825.

[3] American College of Obstetricians and Gynecologists. ACOG committee opinion No. 444：choosing the route of hysterectomy for benigh disease. Obstet Gnecol, 2009, 114：1156.

[4] Chrysostomou A, Djokovic D, Edridge W, et al. Evidencebased guidelines for vaginal hysterectomy of the International Society for Gynecologic Endoscopy（ISGE）. Eur J Obstet Gynecol Reprod Biol, 2018, 231：262-267.

[5] 黄俊花, 段华. 《国际妇科内镜协会阴式子宫切除术循证学指南》解读. 现代妇产科进展, 2020, 29（6）：476-477.

[6] Reich H, DeCaprio J, McGlynn F. Laparoscopic hysterectomy. J Gynecol Surg, 1989, 5：213.

[7] Moen MD, Richter HE. Vaginal hysterectomy：past, present, and future. Int Urogynecol J, 2014, 25（9）：1161-1165.

[8] Wright JD, Herzog TJ, Tsui J, et al. Nationwide trends in the performance of inpatient hysterectomy in the United States. Obstet Gynecol, 2013, 122：233-241.

[9] Committee opinion No. 701 summary：choosing the route of hysterectomy for benign disease. Obstet Gynecol, 2017, 129（6）：1149-1150.

[10] Gonzalez V, Cassody L, Luecke G, et al. Choosing route of hysterectomy for benign uterine disease. Am J Obstet Gynecol, 2018, 218（2）：948.

[11] Sizzi O, Paparella P, Bonito C, et al. Laparoscopic assistance after vaginal hysterectomy and unsuccessful access to the ovaries or failed uterine mobilization：changing trens. JSLS, 2004, 8：339.

[12] Louie M, Strassle PD, Moulder JK, et al. Uterine weight and complications after abdominal, laparoscopic, and vaginal hysterectomy. Am J Obstet Gynecol, 2018, 219（5）：480.

[13] Agostini A, Bretelle F, Cravello L, et al. Vaginal hysterectomy in nulliparous women without prolapse：a prospective comparative study. BJOG, 2003, 110：515.

[14] Isik-Akbay EF, Harmanli OH, Panganamamula UR, et al. Hysterectomy in obete women：a comparison of abdominal and vaginal routes. Obstet Gynecol, 2004, 104：710.

[15] Occhino JA, Gebhart JB. Difficult vaginal hysterectomy. Clin Obstet Gynecol, 2010, 53（1）：40-50.

[16] Lauren AC, Jonathan PS, Emma LB, et al. Risks

and benefits of opportunistic salpingectomy during vaginal hysterectomy: a decision analysis. Am J Obstet Gynecol, 2017, 217 (5): 601-603.

[17] Agostini A, Vejux N, Bretelle F, et al. Value of laparoscopic assistance for vaginal hysterectomy with prophylactic bilateral oophorectomy. Am J Obstet Gynecol, 2006, 194: 351.

[18] Lönnerfors C, Reynisson P, Persson J. A randomized trial comparing vaginal and laparoscopic hysterectomy vs robot-assisted hysterectomy. J Minim Invasive Gynecol, 2015, 22: 76-86.

[19] Paraiso MF, Ridgeway B, Park AJ, et al. A randomized trial comparing conventional and robotically assisted total laparoscopic hysterectomy. Am J Obstet Gynecol, 2013, 208: 368.

[20] Rosero EB, Kho A, Joshi GP, et al. Comparison of robotic and laparoscopic hysterectomy for benigh gynecologic disease. Obstet Gynecol, 2013, 122: 778.

[21] AAGL Advancing Minimally Invasive Gynecology Worldwide. AAGL position statement: robotic-assisted laparoscopic surgery in benign gynecoligy. J Minim Invasive Gynecon, 2013, 20: 2.

第 3 章　Ⅳ期卵巢癌 R0 切除的意义与实施

潘凌亚　陈佳钰
中国医学科学院　北京协和医学院　北京协和医院

上皮性卵巢癌（epithelial ovarian cancer，EOC）是女性生殖系统发病率居第 3 位、死亡率居第 1 位的恶性肿瘤。据报道，上皮性卵巢癌居全球女性恶性肿瘤总死亡率的第 8 位。据统计，2020 年全球新发卵巢癌病例数为 313 959 例，死亡数为 207 252 例；中国新发卵巢癌病例数为 55 342 例，死亡数为 37 519 例。目前，卵巢癌的 5 年总生存（overall survival，OS）率约为 46.5%，但晚期患者仅为 29%，其中Ⅳ期患者的 5 年生存率不足 20%。随着对卵巢癌的分类和发病机制等生物学特征的深入研究，业内建立了在致力于 R0 理想减瘤术的基础上辅助铂类药物为主的治疗策略。美国国家综合癌症网络（National Comprehensive Cancer Network，NCCN）指南基于高等级的循证依据同时推荐了新辅助化疗和中间型肿瘤细胞减灭术等治疗模式。近年来，伴随新的特异性靶向治疗药物的问世，贝伐珠单抗和多腺苷二磷酸核糖聚合酶［poly（ADP-ribose）polymerase，PARP］抑制剂相继被推荐用于卵巢癌患者的一线治疗和后线的维持治疗，上皮性卵巢癌进入手术、化疗及维持治疗"三足鼎立"的时代。手术治疗作为卵巢癌综合治疗的基石，仍是决定疾病预后最重要的因素。2022 年美国 NCCN 指南强调，对于新诊断的晚期浸润性卵巢癌（≥ⅡB 期），应尽一切努力完成最大限度的肿瘤细胞减灭术。理想的减瘤术的定义为，若残留肿瘤的直径<1 cm，应尽可能切除全部肉眼可见病变（R0），以获得最优的生存预后。

自 1988 年国际妇产科联盟（International Federation of Gynecology and Obstetrics，FIGO）修订卵巢癌的分期后，临床沿用该分期超过 20 年，直至 2009 年在南非召开的第 19 届 FIGO 大会公布了全面修订的女性生殖器官各种恶性肿瘤的分期后，FIGO 又分别在 2013 年（2014 年公布）和 2017 年（2018 年公布）相继对卵巢癌分期进行了修订。2018 年 FIGO 公布的分期规定，卵巢癌Ⅳ期包括ⅣA 和ⅣB 期。ⅣA 期为胸腔积液中找到癌细胞。ⅣB 期包括肝、脾实质转移，腹腔外淋巴结转移（包括腹股沟淋巴结和腹腔外淋巴结），以及肠管全层受累。卵巢癌Ⅳ期分期标准的改变带来了临床Ⅳ期患者检出率的升高。据统计，Ⅳ期卵巢癌的占比在 20 世纪 90 年代为 12.7%，在 2000 年超过 15.4%，2005—2011 年上升至 28.3%。根据这一趋势，2018 年后临床Ⅳ期卵巢癌（特别是包括脾实质转移和肠管全层受累）的占比应该有进一步上升。笔者手术团队收集了 2012—2022 年实施初次肿瘤细胞减灭术的卵巢癌患者 344 例，其中Ⅳ期患者 89 例，占 25.9%。在 2018 年之前文献报道的Ⅳ期卵巢癌的患者中，胸腔积液中找到癌细胞的比例为 33%~55%，肝转移的比例为 14%~16%，腹腔外淋巴结转移的比例为 5%~44%，脾转移的比例为 6.7%，皮下和腹壁转移的比例为 10%~41%。在笔者手术团队实施初次肿瘤细胞减灭术的Ⅳ期卵巢癌患者中，胸腔积液中找到癌细胞 20 例（22.5%），腹腔外淋巴结转移 30 例（33.5%），肝、脾、肠管全层及肺转移等 28 例（31.5%），胸膜、腹壁等转移 17 例（19.1%）。因此认为，临床Ⅳ期卵巢癌患者是一组异质性很强的患者，其临床治疗策略，特别是腹腔无肉眼残留病变切除（R0 切除）的意义值得探讨。

一、卵巢癌肿瘤细胞减灭术概念的提出与理想减瘤术标准的演变

1934 年，Meigs 首次提出尽可能多地切除肿瘤，以提高术后辅助放疗的效果，从而形成了晚期卵巢癌进行肿瘤细胞减灭术的雏形。1975 年，Griffiths 发表的一项单中心观察性研究明确证实了晚期卵巢癌患者的术后残留病变量与随后的总生存率之间呈负相关。该研究观察了 102 例 Ⅱ、Ⅲ期卵巢癌患者，发现在肿瘤大部分切除后，术后残留肿瘤直径<1.6 cm 可增加患者的生存率。多因素分析显示，肿瘤分级和最大残留肿瘤直径（体积）是初次手术后决定肿瘤预后最重要的因素。20 世纪 80 年代发表的多项回顾性研究证实了 Griffiths 的观点，从而确立了在理想肿瘤细胞减灭术的基础上辅助铂类药物为基础的化疗是晚期卵巢癌的标准治疗方法。

从理论上讲，如果残留肿瘤直径（体积）与卵巢癌的预后相关，那么不断提高理想减瘤术的程度应该能进一步改善卵巢癌患者的预后。1992 年和 1994 年，Hoskins 等对 2 项 GOG 研究（GOG 52 研究和 GOG97 研究）进行了深入分析，旨在评估初次肿瘤细胞减灭后残留病变的最大直径与晚期卵巢癌患者生存率之间的相关性。这 2 项研究包括接受顺铂/环磷酰胺化疗的 349 例残留肿瘤直径≤1 cm 与 294 例残留肿瘤直径>1 cm 的晚期卵巢癌患者。结果表明，随着最大残留肿瘤直径从 2 cm 减小到肉眼无残留（R0），患者的生存率逐渐提高。不同残留肿瘤直径者的 5 年生存率分别为 R0 者 60%、0.1~1.0 cm 或 1~2 cm 者 35%、>2 cm 者 20%，统计学均有显著性差异。在控制其他变量后，发现残留肿瘤的最大直径是总生存的独立预后因素。Hoskins 等进行的研究首次表明无肉眼残留病灶为卵巢癌患者带来生存益处（图 3-1）。基于这 2 项研究的结果，残留肿瘤直径<2 cm 在之后长达 14 年的时间里被临床作为理想减瘤术的标准。

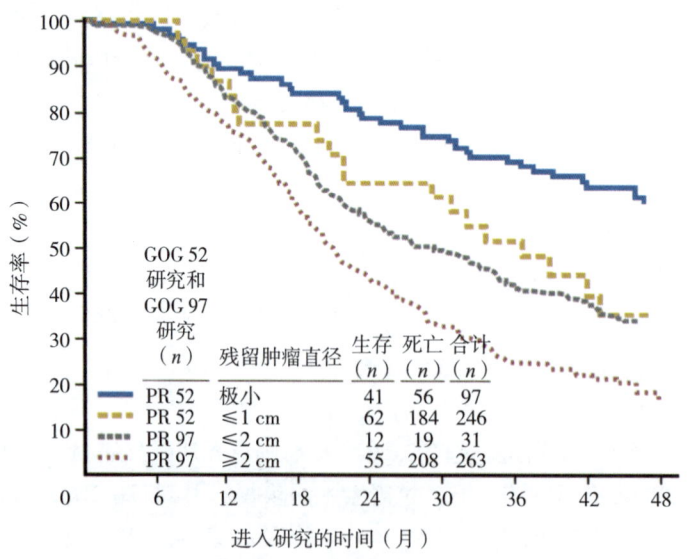

图 3-1　残留肿瘤直径与卵巢癌生存的关系

注：PR. 部分缓解；n. 病例数。引自 Hoskins WJ, McGuire WP, Brady MF, et al. The effect of diameter of largest residual disease on survival after primary cytoreductive surgery in patients with suboptimal residual epithelial ovarian carcinoma. Am J Obstet Gynecol, 1994, 170（4）：974-980

2002年，Bristow等报道了一项纳入6885例Ⅲ期或Ⅳ期卵巢癌患者的荟萃分析，以评估手术结果和其他预后因素对使用铂类药物治疗的患者队列生存的影响。这项分析表明，在任何给定的队列中，经过调整其他变量后，患者接受最大限度肿瘤细胞减灭的比例与OS率之间存在显著相关性，即接受最大限度肿瘤细胞减灭的患者比例每增加10%，中位队列生存时间就相应增加5.5%。手术中心或团队完成理想减瘤术的比例≤25%，患者的中位生存期为22.7个月；手术中心或团队完成理想减瘤的比例>75%，患者的中位生存期为33.9个月，生存时间增加了50%。这项研究引入了"基于人群的肿瘤细胞减灭术"概念，即在特定人群中残留微小病变的患者比例增加与改善卵巢癌群体总生存率之间的关系。该研究的意义在于告诫术者，对于每一例卵巢癌患者，都应不遗余力地完成最大限度的减瘤术。

2016年，Chiva等综合了2007年1月至2014年12月的13篇相关文献，回顾性分析了11 999例Ⅲ期或Ⅳ期卵巢癌患者手术结局与生存的关系。结果表明，研究对象的中位OS期分别为无残留病变者70个月，残留肿瘤直径0.1~1.0 cm者40个月，>1.0 cm者30个月，统计学具有显著性差异（$P<0.001$）（图3-2）。该研究的作者认为，尽管肿瘤细胞减灭术的目标应该是R0，但尝试达到"最佳"残留病变状态（即<1 cm）仍有显著益处。基于充分的循证医学数据，2008年美国NCCN指南将理想减瘤术的标准修订为残留肿瘤直径≤1 cm。

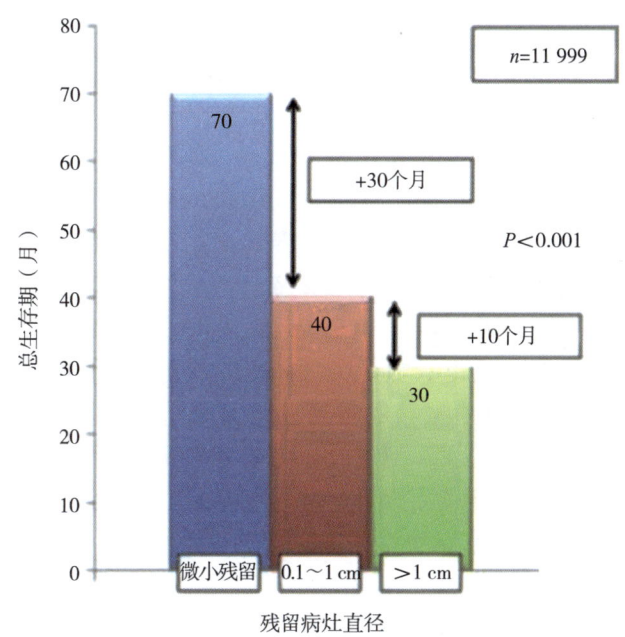

图3-2　残留肿瘤直径与卵巢癌总生存期的关系

注：引自Chiva LM, Castellanos T, Alonso S, et al. Minimal macroscopic residual disease (0.1~1 cm). Is it still a surgical goal in advanced ovarian cancer? Int J Gynecol Cancer, 2016, 26 (5): 906-911

二、恶性肿瘤的生物学特性与肿瘤细胞减灭术结局对卵巢癌患者生存的影响

肿瘤的临床分期集中体现了肿瘤的生物学特性，是决定疾病预后最重要的因素，上皮性卵巢癌也不例外，伴随临床期别的增加，患者的生存期将进行性下降（图3-3）。

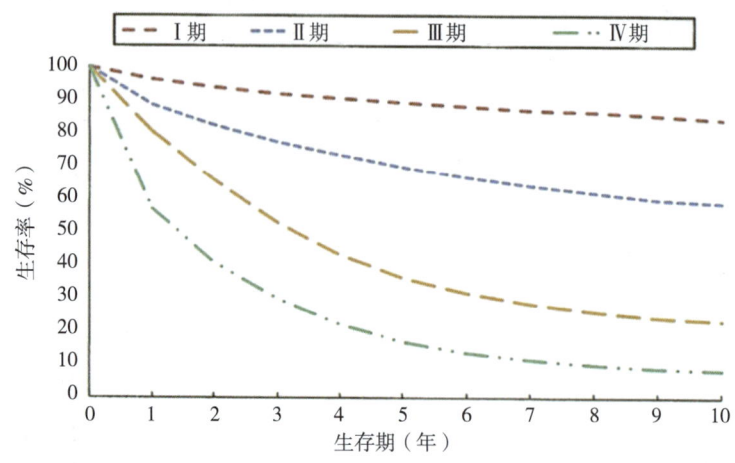

图 3-3 2012 年 SEER 数据库中上皮性卵巢癌患者的 10 年生存数据（n=40 692）

注：引自 Hacker NF, Rao A. Surgery for advanced epithelial ovarian cancer. Best Pract Res Clin Obstet Gynaecol, 2017, 41：71-87

Goldie 和 Coldman 提出的假说认为，晚期转移性恶性肿瘤必然会经历更多次的细胞分裂，具有导致耐药的自发突变率，故更有可能存在耐化疗的克隆细胞，从而导致患者预后不佳。一些研究认为，肿瘤的生物学行为及其对化疗的响应比所进行的手术类型更重要。从理论上讲，晚期患者相较于早期患者，有明显的腹腔和腹腔外转移灶，提示这部分患者的肿瘤组织本身恶性程度更高，才更容易发生广泛转移。Hoskins 等的研究首次证明了肿瘤生物学特性的独立预后意义。其结果发现，在理想减瘤术组中，腹水>1000 ml 或转移灶直径>10 cm 者预后明显较差。GOG52 研究比较了初始病变直径≤1 cm 的Ⅲ期卵巢癌患者与初始病变较大但术后肿瘤直径≤1 cm 的卵巢癌患者的预后，结果发现前者比后者生存时间更长，故认为大体积肿瘤比小体积肿瘤具有更强的生物学侵袭性。SCOTROC-1 研究探索了肿瘤细胞减灭术对无进展生存（progress free survival，PFS）率的影响，发现最佳减瘤术与 PFS 的增加有关，但主要适用于手术开始时病变范围较小的患者。因此认为，肿瘤的生物学特性是 PFS 的主要决定因素，手术不能完全逆转这一点。尽管大多数研究认为降低术后残留肿瘤直径与患者生存率增加相关，但部分学者仍质疑晚期患者是否能从 R0 切除中获益。

之后的研究发现，FIGO 分期并不能完全代表肿瘤的生物学特性，其诊断可能更多地受到各种外部因素影响，如术前更好的影像学检查、术者的经验及术中广泛的探查等。Heintz 等报道，Ⅲ期和Ⅳ期卵巢癌患者在病理分级和组织学分型等反映肿瘤生物学特性的指标中均无差异。据统计，ⅢC 期和Ⅳ期卵巢癌患者的组织学类型，浆液型分别为 67.9% 和 64.6%，黏液型分别为 6.5% 和 7.8%，子宫内膜样型分别为 10.6% 和 10.0%，透明细胞型分别为 4.5% 和 4.3%，均十分接近。其他研究也发现Ⅳ期卵巢癌患者与其他分期卵巢癌患者之间病理类型的分布相似。

近期，一些来自经验丰富的医疗中心和医疗合作小组的研究已经更正了先前对最初肿瘤负担的看法，证实根治性肿瘤细胞减灭术可以部分补偿固有的肿瘤生物学特性，并通过最大限度地减少残留肿瘤直径和改善辅助化疗效果协同促进并延长晚期卵巢癌患者的 OS 期（图 3-4）。

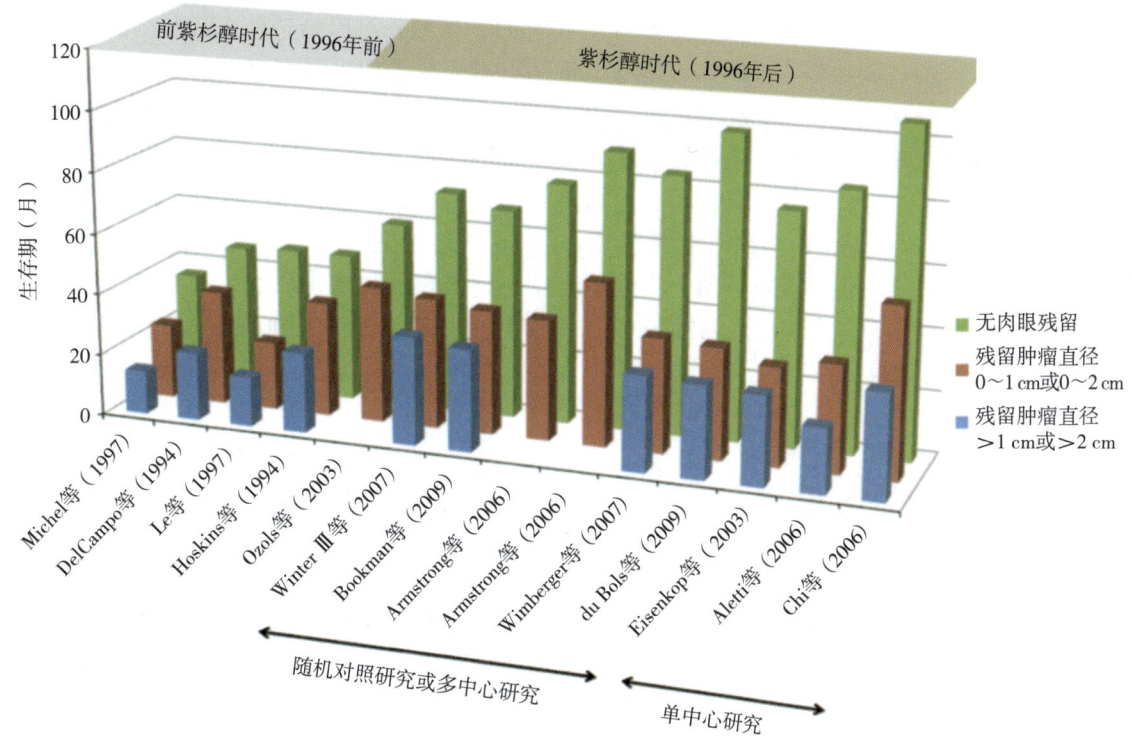

图 3-4 使用紫杉醇前后残留肿瘤直径与卵巢癌患者生存的关系

注：引自 Chang SJ，Bristow RE. Evolution of surgical treatment paradigms for advanced-stage ovarian cancer: redefining 'optimal' residual disease. Gynecol Oncol，2012，125（2）：483-492

三、R0 切除对卵巢癌Ⅳ期患者的意义

卵巢癌进展到Ⅳ期表明患者已进入疾病的最晚期，特别是出现腹腔外的远处转移时。此时将腹腔内的病变切除干净能否改善生存？来自 GOG 和 AGO 平台的多项多中心研究探讨了在术后接受铂类药物/紫杉醇辅助化疗的患者中 R0 切除的作用。研究者从参加过 GOG 111、114、132、152、158、162 及 172 临床试验的患者中挑选了 1895 例Ⅲ期和 360 例Ⅳ期卵巢癌患者，所有患者均接受了初次肿瘤细胞减灭术，随后进行了 6 个疗程的顺铂和紫杉醇联合静脉化疗。Ⅲ期病变残留病灶≤1 cm 者占 64.7%，无肉眼残留病变者占 23.1%。Ⅳ期患者分别为 29.8% 和 8.1%。在Ⅲ期患者中，R0、残留肿瘤直径≤1 cm 及残留肿瘤直径>1 cm 患者的中位生存期分别为 71.9 个月、42.4 个月及 35.0 个月，R0 患者的生存期显著延长。在Ⅳ期患者中，R0、残留肿瘤直径 0.1~1.0 cm、残留肿瘤直径 1~5 cm、残留肿瘤直径>5 cm 患者的中位生存期分别为 64.1 个月、29 个月、31 个月及 19 个月，R0 患者的生存期较残留肿瘤直径≤1 cm 者延长超过 35 个月。因此认为，即使在Ⅳ期患者中，R0 切除也是合理的。应该说，对于Ⅳ期卵巢癌患者，腹腔内始终是大块肿瘤的集聚地，R0 切除对于最大限度地减轻肿瘤负荷起关键性作用。对于远处转移病变的控制，肿瘤本身的生物学行为及其对化疗的敏感性则起重要作用。因此，手术和化疗是卵巢癌治疗的两大基石。

以Ⅳ期卵巢癌患者的手术治疗作为独立观察对象的研究较少。2016 年，Ataseven 等报道了一项经典研究。该研究连续收集 2000—2014 年在同一医疗中心接受治疗的 326 例 Ⅳ 期卵巢癌患者，其中 286 例完成手术治疗，40 例接受化疗或姑息性治疗；在 326 例患者中，胸腔积液中找到癌细胞/肺转移 134 例（41.1%），腹壁转移 133 例（40.8%），区域外淋巴结转移 63 例（19.3%），肝转移 45 例（13.8%），脾转移 22 例（6.7%）；286 例患者完成了初次减瘤术，研究者观察并分析了残留病灶直径对患者预后的影响。其结果表明，157 例（54.9%）患者完成全部切除，88 例（30.8%）残留肿瘤直径 0.1~1.0 cm，41 例（14.3%）残留肿瘤直径>1 cm；这 3 组患者的中位生存期分别为 50 个月、25 个月及 16 个月（$P=0.001$），没有接受手术者的生存期则为 19 个月。该研究的作者特别强调，残留肿瘤直径>1 cm 者与没有接受手术者的中位生存期类似（图 3-5）。多因素分析的结果表明，年龄>65 岁、美国东部肿瘤协作组（Eastern Cooperative Oncology Group，ECOG）评分>0 分、肿瘤分期（TNM）、腹水>500 ml 及残留肿瘤直径>1 cm 是影响患者预后的高危因素。

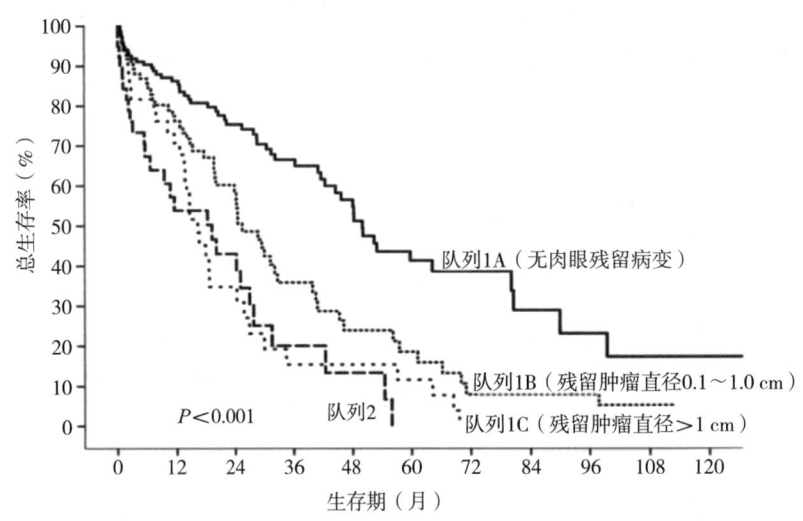

图 3-5　Ⅳ 期卵巢癌手术残留肿瘤直径与患者生存预后的关系

注：队列 1 为手术组，队列 2 为非手术组。引自 Ataseven B, Grimm C, Harter P, et al. Prognostic impact of debulking surgery and residual tumor in patients with epithelial ovarian cancer FIGO stage Ⅳ. Gynecol Oncol，2016，140（2）：215-220

学者们认为，这种试图经过初次根治性减瘤术降低肿瘤负荷的做法至少能部分弥补肿瘤内在的生物学特性，通过与肿瘤体积进行性缩小和提高辅助化疗的敏感性协同改善患者的 OS 期。

四、R0 切除在 Ⅳ 期卵巢癌患者中的可行性

卵巢癌的初次肿瘤细胞减灭术可分为规范减瘤术和包括广泛上腹腔操作的减瘤术。规范减瘤术包括经腹全子宫切除术、双侧输卵管卵巢切除术、腹膜下大网膜切除术、盆腔/腹主动脉旁淋巴结有限切除术、腹膜切除术及肠段切除术等。包括广泛上腹腔操作的减瘤术除完成规范减瘤术的内容外，为达到理想灭效果，还必须实施横膈膜切除或横膈切除、部分肝切除、肝门部肿瘤切除、脾切除、远端胰腺切除及胆囊切除等手术操作。上述手术操作是 2018 年 FIGO 分期中 Ⅳ 期卵巢癌患者达到 R0 切除的必备条件。

第 1 个在晚期卵巢癌患者中尝试达到 R0 切除的是 Eisenkop 团队。1990—1996 年，该团队连

续为 163 例ⅢC 期和Ⅳ期卵巢癌患者进行了初次减瘤术，目的是切除或消融所有可见的病灶。手术范围包括：162 例（98.8%）盆腔生殖器官切除，85 例（52.1%）改良后盆腔廓清，32 例（19.6%）盆腔以外肠切除，66 例（40.5%）横膈膜剥除或切除，145 例（89.0%）腹膜种植灶切除或消融吸除，152 例（93.2%）腹膜后淋巴结切除，31 例（19.0%）涉及脾切除、肝切除、远端胰腺、泌尿系统手术等各类手术，6 例（3.4%）临时性肠造口术。其结果表明，139 例（85.3%）切除干净，22 例（13.5%）残留肿瘤直径≤1 cm，2 例（1.2%）残留不可切除的较大病变；R0 切除患者的生存期明显高于残留肿瘤直径≤1 cm 的患者（图 3-6）。在研究对象中，ⅢC 期患者的 R0 切除率为 89.7%，Ⅳ期患者的 R0 切除率为 63%；卵巢透明/黏液性癌的 R0 切除率为 64.3%，其他组织学类型的 R0 切除率为 87.2%。该队列的中位 OS 为 54 个月，5 年生存率达 48%，远高于现今ⅢC 期和Ⅳ期卵巢癌患者的平均 5 年生存率。因此，该作者提出，应该以切除干净取代残留肿瘤直径 1~2 cm，作为理想减瘤术的目标。

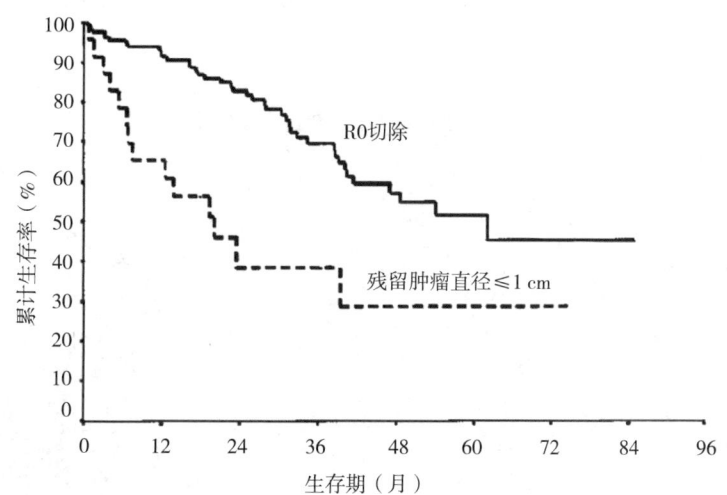

图 3-6　R0 切除与残留肿瘤直径≤1 cm 卵巢癌患者生存期的比较（n=163）

注：引自 Eisenkop SM, Friedman RL, Wang HJ. Complete cytoreductive surgery is feasible and maximizes survival in patients with advanced epithelial ovarian cancer: a prospective study. Gynecol Oncol, 1998, 69（2）: 103-108

Salani 等在 1997—2006 年接受手术的晚期上皮性卵巢癌患者中提到 R0 切除的可行性。他们在传统预测标准提示的无法完全切除病灶的人群中（包括腹水超过 1000 ml、脾侵犯超过 1 cm、大网膜延伸到脾、肝内实性病灶、累及肝门部及累及横膈膜）进行 R0 切除，达到 92.2% 的手术满意率，且有 5 个高危因素的患者仍有 80% 的手术满意率。

2009 年，Chi 等通过对照研究发现，包括广泛上腹腔操作的减瘤术显著增加了满意减瘤率，明显改善ⅢC 期和Ⅳ期卵巢癌患者的 PFS 和 OS。该研究根据手术日期将 378 例ⅢC 期和Ⅳ期卵巢癌患者分为 2 组，第 1 组为 1996—1999 年 168 例接受初次肿瘤细胞减灭术但未进行广泛上腹腔手术的患者，第 2 组为 2001—2004 年 210 例接受包括广泛上腹腔手术的初次减瘤术患者。广泛上腹腔手术的定义为，为达到理想减瘤而进行的横膈膜切除或横膈切除、脾切除、远端胰腺切除、部分肝切除、胆囊切除及肝门部肿瘤切除等。理想减瘤的定义为，残留肿瘤直径≤1 cm。其结果表明，第 2 组中有 79 例（38%）患者接受了广泛的上腹腔手术；与第 1 组相比，第 2 组的理想减瘤率从46%增加到80%，无肉眼可见病变或可触及病变残留率由11%增加到27%；第1组与第2组的5年PFS率分别为14%和31%（$P=0.001$），5年OS率分别为35%和47%（$P=0.003$）。

2015年，Benedetti等报道了2006—2014年121例接受上腹腔手术作为初次减瘤术一部分的晚期卵巢癌患者，其中96例（79.3%）为ⅢC期，25例（20.7%）Ⅳ期；手术范围包括横膈剥离35例（28.9%），横膈切除38例（31.4%），Glissonian肝切除19例（15.7%），肝切除16例（13.2%），胃切除12例（9.9%），胰腺部分切除16例（13.2%），脾切除48例（39.7%），胆道手术24例（19.8%）。其结果表明，达到R0切除91例（75.2%），R<1（残留肿瘤直径<1 cm）切除25例（20.7%），R>1（残留肿瘤直径>1 cm）切除5例（4.1%）。

2012—2022年，在笔者手术团队实施的344例卵巢癌初次手术中，除完成规范的减瘤术内容外，为达到理想减瘤，共进行上腹腔手术110例（32.0%），直肠切除37例（10.8%），小肠切除17例（4.9%）。随着手术团队的不断成熟，前后5年对比，上腹腔手术明显增加［横膈膜或横膈切除：12例 vs. 65例（图3-7）；脾切除：8例 vs. 20例］。全部344例手术中，257例（74.7%）达到R0切除，R1（残留肿瘤直径=1 cm）切除为70例（20.3%），R>1切除为17例（4.9%）；总的理想减瘤率>95%。

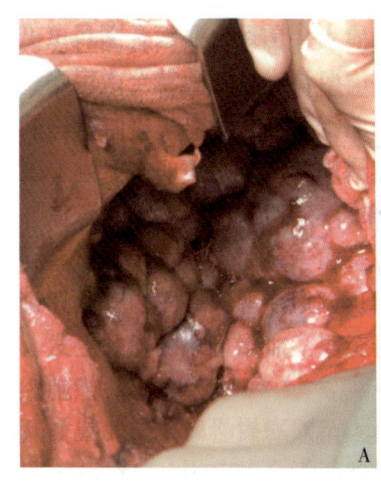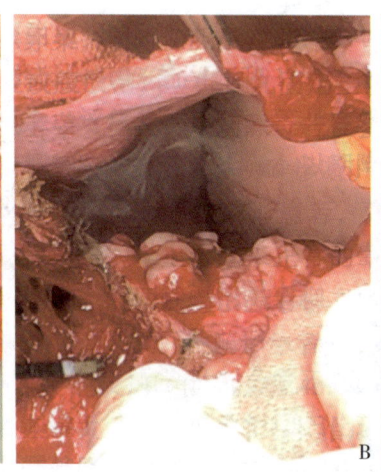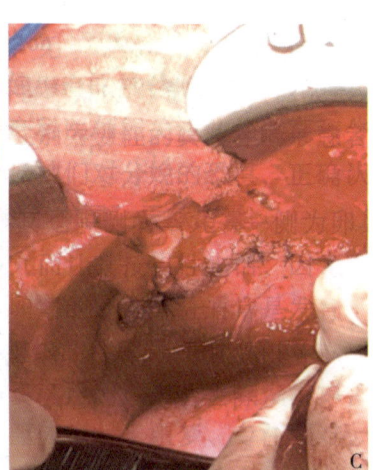

图3-7 卵巢癌病变累及横膈、胸膜面及部分横膈切除后外观

注：A. 卵巢癌病变累及横膈；B. 卵巢癌病变穿透横膈累及胸膜面；C. 部分横膈切除后

因此，对于Ⅳ期卵巢癌患者，将初次肿瘤细胞减灭术的手术范围从传统的包括全子宫、双侧附件、大网膜、阑尾、盆腔及腹主动脉旁淋巴结切除术扩大到包括广泛上腹腔肿瘤累及器官的切除术，达到R0切除是可行的。

五、手术团队与手术质控对R0切除的影响

为达到R0切除，晚期卵巢癌初次肿瘤细胞减灭术，特别是包括广泛上腹腔受累器官的切除术，无疑是对术者经验、手术技能、判断力及意志力的巨大挑战。从2018年开始，美国NCCN指南在有关手术治疗的原则中首先推荐，应该由妇科肿瘤医师完成卵巢癌患者实施初次肿瘤细胞减灭术的评估，以及治疗方案的制订。一项荟萃了18项相关研究的分析表明，妇科肿瘤医师完成理想减瘤术的比例为81.7%，普通妇科医师为37.8%；与普通妇科医师或外科医师的手术相比，妇科肿瘤医师的手术可以给患者带来平均为6~9个月的生存获益。此外，一支成熟的手术团队是完

成高质量减瘤术的保证。笔者手术团队的理想减瘤率为 95.1%。

术者的经验、意愿及进取精神对手术结局和患者生存的影响一直受到关注。2006 年，Aletti 等连续收集了 1994—1998 年在 Mayo 诊所接受手术的 194 例ⅢC 期上皮性卵巢癌患者，专门分析了理想减瘤术与临床病理特征和手术医师进取性的相关性。研究者将术者分为 2 组，一组为在 70% 以上的患者中进行根治性手术的术者，另一组为仅在不到 40% 的患者中进行根治性手术的术者。其结果发现，2 组患者的临床特征和肿瘤特征没有差异，但生存期分别为 42 个月和 24 个月（$P=0.001$），5 年疾病特异性生存率分别为 44% 和 17%（$P<0.001$）。该研究得出 3 个重要结论：①无肉眼可见残留病变的彻底减瘤术可以显著延长患者的 OS；②根治性减瘤术至少能部分抵消肿瘤负荷的影响；③晚期卵巢癌患者的生存预后强烈受术者的能力和承担完成最小残留病变的根治性手术的意愿影响。

实际上，大部分晚期卵巢癌患者并没有机会由经验丰富的妇科肿瘤医师诊治。Bristow 等将低经验的术者定义为每年处理 4 例或更少患者，中等经验的术者为每年处理 5~9 例患者，富有经验的术者为每年处理 10 例或更多患者；将低容量医院定义为每年处理 9 例或更少患者，中等容量医院为每年处理 10~19 例患者，大容量医院为每年处理 20 例或更多患者。统计发现，37% 的患者在低容量医院由低经验术者诊治，仅 14.4% 的患者可在高容量医院由富有经验的术者诊治。Bristow 等指出，术者的经验和医院的病例数与卵巢癌患者生存率的改善高度相关。

一项研究认为，引入卵巢癌手术治疗的质量管理计划（quality management plan，QMP）可能有助于提高 R0 切除率并改善晚期卵巢癌患者的预后。QMP 包括：①组建和培训专门的卵巢癌手术团队，并将卵巢癌手术限制在这些团队中；②术前和术中常规进行跨学科会诊，包括麻醉医师和内、外科医师；③如果术者在术中认为该患者不能达到 R0 切除，术中需要由经验更丰富的妇科肿瘤医师二次确认，如果其认为残留肿瘤可以切除，则由其接管手术并与首位术者一起完成手术；④跨学科进行并发症管理；⑤至少每年召开一次手术质量会议，评估包括并发症发生率和手术结果（短期和长期）等项目。QMP 在 2001 年被引入该研究作者所在的医疗中心，他们随后对连续 396 例行初次肿瘤细胞减灭术的晚期卵巢癌患者的数据进行分析。结果发现，晚期卵巢癌患者在 1997—2000 年（QMP 引入前）仅有 33% 达到 R0 切除，这一比例在 2001—2003 年上升到 47%（$n=86$），在 2004—2008 年上升到 62%（$n=259$）；患者的中位 OS 期从 1997—2000 年的 26 个月增加到 2001—2003 年的 37 个月和 2004—2008 年的 45 个月（$P=0.003$）。因此认为，优化手术技能，建立一支稳定、训练有素、配合默契的手术团队，以及引入质量管理计划，可以改善晚期卵巢癌患者的手术结局和生存预后。

笔者手术团队于 2008 年初见雏形，经过近 15 年的不断探索和磨合，手术理念不断更新，手术技能不断完善，手术质量进行性提高。

六、Ⅳ期卵巢癌患者 R0 切除的并发症

相较于较早期卵巢癌的传统肿瘤细胞减灭术，对Ⅳ期患者实施的 R0 切除的手术范围更广，加之患者因肿瘤负荷大、合并症多，一般情况差，围手术期并发症和死亡率均会增加。

Wright 等使用美国全境的住院样本调查了 1998—2007 年在美国接受肿瘤细胞减灭术的 28 651 例晚期卵巢癌患者的术后并发症发生率。其结果发现，在肿瘤细胞减灭术中包含了肠切除、脾切除、肝或横膈膜切除等任何一项手术的患者的围手术期并发症发生率为 34%，接受上述 2 个及更多手术患者的围手术期并发症发生率为 44%，高于未接受这些术式患者的围手术期并发症发生率 20.4%（$P<0.0001$）。未接受、接受 1 个及接受 2 个上述手术患者的围手术期死亡率分别为 1.3%、

2.6%及4.1%（$P<0.0001$）。

Eisenkop团队报道的手术队列R0切除率达85.3%，平均手术时间为254（75~435）分钟，平均出血量为1190（100~6000）ml，3例（1.8%）患者在术后30天内死亡。Chi等的研究包括广泛上腹腔手术的初次减瘤术队列，通过扩大手术范围，R0切除率提高了16%；52%患者的手术时间超过240分钟，21%患者的手术时间超过360分钟；平均失血量为500 ml，平均住院时间为10天；围手术期死亡率为0.6%。Benedetti等的手术队列的R0切除率为75.1%，中位手术时间为260（190~300）分钟，中位出血量为750（350~2100）ml；42%的患者接受了输血；术后严重并发症的发生率为19%，术后死亡1例（0.8%）；接受多个上腹腔手术的患者的并发症发生率高于接受单一手术的患者（40% vs. 21%，$P=0.042$）。多因素分析显示，横膈肌切除（$P=0.01$）、肝切除（$P=0.004$）、胰腺部分切除（$P=0.01$）及胆道手术（$P=0.049$）是严重（3~4级）并发症的独立预后因素。笔者手术团队的手术队列R0切除率为77.4%，平均失血量为550（100~6700）ml，中位手术时间为258（90~500）分钟，因手术并发症的二次手术率为2%。

总体来看，R0切除可以给Ⅳ期卵巢癌患者带来明显的生存获益，手术并发症的出现主要取决于手术范围。此外，患者的一般情况也是值得评估和考虑的因素。充分的术前准备对于减少手术并发症的发生具有重要意义。

七、小　　结

综上所述，对Ⅳ期卵巢癌患者实施致力于R0切除的肿瘤细胞减灭术可以显著改善其生存期，且包括广泛上腹腔手术的减瘤术显著增加了满意减瘤率。完成手术范围更广泛的减瘤术是对术者经验、手术技能、判断力及意志力的巨大挑战，需要经过长时间专业培训的妇科肿瘤医师及一支训练有素、配合默契的手术团队完成。引入质量管理计划和手术质控标准可以进一步提高减瘤术的质量，减少手术并发症发生率和围手术期死亡率。

参考文献

[1] The International Agency for Research on Cancer (IARC). The GLOBOCAN 2020 database. [2022-05-07]. https://www.iarc.who.int/faq/latest-global-cancer-data-2020-qa/.

[2] Siegel RL, Miller KD, Jemal A. Cancer statistics, 2019. CA Cancer J Clin, 2019, 69: 7-34.

[3] National Comprehensive Cancer Network (NCCN). Clinical practice guidelines in oncology. Ovarian cancer, version 2022. [2022-05-07]. https://www.nccn.org/professionals/physician_gls/default.aspx.

[4] Heintz AP, Odicino F, Maisonneuve P, et al. Carcinoma of the ovary. FIGO 26th annual report on the results of treatment in gynecological cancer. J Gynaecol Obstet, 2006, 95 (Suppl 1): S161-S192.

[5] Heintz AP, Odicino F, Maisonneuve P, et al. Carcinoma of the ovary. J Epidemiol Biostat, 2001, 6 (1): 107-138.

[6] Chiva L, Lapuente F, Castellanos T, et al. What should we expect after a complete cytoreduction at the time of interval or primary debulking surgery in advanced ovarian cancer? Ann Surg Oncol, 2016, 23 (5): 1666-1673.

[7] Ataseven B, Chiva LM, Harter P, et al. FIGO stage Ⅳ epithelial ovarian, fallopian tube and peritoneal cancer revisited. Gynecol Oncol, 2016, 142 (3): 597-607.

[8] Hacker NF, Rao A. Surgery for advanced epithelial ovarian cancer. Best Pract Res Clin Obstet Gynaecol, 2017, 41: 71-87.

[9] Meigs JV. Tumors of the female pelvic organs. New York: Macmillan, 1934.

[10] Griffiths CT. Surgical resection of tumor bulk in the primary treatment of ovarian carcinoma. Natl Cancer

Inst Monogr, 1975, 42: 101-104.

[11] Chang SJ, Bristow RE. Evolution of surgical treatment paradigms for advanced-stage ovarian cancer: redefining 'optimal' residual disease. Gynecol Oncol, 2012, 125 (2): 483-492.

[12] Hoskins WJ, Bundy BN, Thigpen JT, et al. The influence of cytoreductive surgery on recurrence-free interval and survival in small-volume stage Ⅲ epithelial ovarian cancer: a Gynecologic Oncology Group study. Gynecol Oncol, 1992, 47 (2): 159-166.

[13] Hoskins WJ, McGuire WP, Brady MF, et al. The effect of diameter of largest residual disease on survival after primary cytoreductive surgery in patients with suboptimal residual epithelial ovarian carcinoma. Am J Obstet Gynecol, 1994, 170 (4): 974-980.

[14] Bristow RE, Tomacruz RS, Armstrong DK, et al. Survival effect of maximal cytoreductive surgery for advanced ovarian carcinoma during the platinum era: a meta-analysis. J Clin Oncol, 2002, 20 (5): 1248-1259.

[15] Chiva LM, Castellanos T, Alonso S, et al. Minimal macroscopic residual disease (0.1~1 cm). Is it still a surgical goal in advanced ovarian cancer? Int J Gynecol Cancer, 2016, 26 (5): 906-911.

[16] Goldie JH, Coldman AJ. A mathematic model for relating the drug sensitivity of tumors to their spontaneous mutation rate. Cancer Treat Rep, 1979, 63 (11-12): 1727-1733.

[17] Griffiths CT, Parker LM, Fuller Jr AF. Role of cytoreductive surgical treatment in the management of advanced ovarian cancer. Cancer Treat Rep, 1979, 63 (2): 235.

[18] Crawford SC, Vasey PA, Paul J, et al. Does aggressive surgery only benefit patients with less advanced ovarian cancer? Results from an international comparison within the SCOTROC-1 trial. J Clin Oncol, 2006, 24 (7): 1224.

[19] Heintz A, Odicino F, Maisonneuve P, et al. Carcinoma of the fallopian tube. Int J Gynaecol Obstet, 2006, 95 (Suppl 1): S145-S160.

[20] Chang SJ, Bristow RE. Evolution of surgical treatment paradigms for advanced-stage ovarian cancer: redefining 'optimal' residual disease. Gynecol Oncol, 2012, 125 (2): 483-492.

[21] Chiva L, Lapuente F, Castellanos T, et al. What should we expect after a complete cytoreduction at the time of interval or primary debulking surgery in advanced ovarian cancer? Ann Surg Oncol, 2016, 23 (5): 1666-1673.

[22] du Bois A, Reuss A, Pujade-Lauraine E, et al. Role of surgical outcome as prognostic factor in advanced epithelial ovarian cancer: a combined exploratory analysis of 3 prospectively randomized phase 3 multicenter trials: by the Arbeitsgemeinschaft Gynaekologische Onkologie Studiengruppe Ovarialkarzinom (AGO-OVAR) and the Groupe d'Investigateurs Nationaux Pour les Etudes des Cancers de l'Ovaire (GINECO). Cancer, 2009, 115 (6): 1234-1244.

[23] Ataseven B, Grimm C, Harter P, et al. Prognostic impact of debulking surgery and residual tumor in patients with epithelial ovarian cancer FIGO stage Ⅳ. Gynecol Oncol, 2016, 140 (2): 215-220.

[24] Eisenkop SM, Friedman RL, Wang HJ. Complete cytoreductive surgery is feasible and maximizes survival in patients with advanced epithelial ovarian cancer: a prospective study. Gynecol Oncol, 1998, 69 (2): 103-108.

[25] Salani R, Axtell A, Gerardi M, et al. Limited utility of conventional criteria for predicting unresectable disease in patients with advanced stage epithelial ovarian cancer. Gynecol Oncol, 2008, 108 (2): 271-275.

[26] Chi DS, Eisenhauer EL, Zivanovic O, et al. Improved progression-free and overall survival in advanced ovarian cancer as a result of a change in surgical paradigm. Gynecol Oncol, 2009, 114 (1): 26-31.

[27] Benedetti Panici P, Di Donato V, Fischetti M, et al. Predictors of postoperative morbidity after cytoreduction for advanced ovarian cancer: analysis and management of complications in upper abdominal surgery. Gynecol Oncol, 2015, 137 (3): 406-411.

[28] Giede KC, Kieser K, Dodge J, et al. Who should operate on patients with ovarian cancer? An evidence-based review. Gynecol Oncol, 2005, 99 (2): 447-461.

[29] Bristow RE, Zahurak ML, Diaz-Montes TP, et al. Impact of surgeon and hospital ovarian cancer

surgical case volume on in-hospital mortality and related short-term outcomes. Gynecol Oncol, 2009, 115 (3): 334-338.

[30] Aletti GD, Dowdy SC, Gostout BS, et al. Aggressive surgical effort and improved survival in advanced-stage ovarian cancer. Obstet Gynecol, 2006, 107 (1): 77-85.

[31] Harter P, Muallem ZM, Buhrmann C, et al. Impact of a structured quality management program on surgical outcome in primary advanced ovarian cancer. Gynecol Oncol, 2011, 121 (3): 615-619.

[32] Wright JD, Lewin SN, Deutsch I, et al. Defining the limits of radical cytoreductive surgery for ovarian cancer. Gynecol Oncol, 2011, 123 (3): 467-473.

第4章 妇科肿瘤医师必须熟悉肠道手术

宋 磊 付晓宇 郑文瑾
中国人民解放军总医院

在死亡率居妇科恶性肿瘤之首的卵巢癌各类盆腹腔广泛转移中，肠道转移最常见、最严重。卵巢癌的肠道转移若不处理，不仅可造成肠穿孔和肠瘘，甚至会造成致命的肠梗阻，给患者的生命带来严重威胁，处理上也令不熟悉肠道手术的妇科肿瘤医师感到棘手。特别是当转移瘤侵犯直肠、乙状结肠时，受累肠管位置深、显露差、手术困难，严重影响肿瘤细胞减灭术的彻底性和患者的生存率。因此，有60%的卵巢癌直肠转移患者不得不行肠造口。人工肛门给患者造成许多生理和心理上的改变及生活上的诸多不便，患者的生活质量显著下降，许多晚期患者因此拒绝手术而失去挽救机会。

一、卵巢癌肠道转移的临床特点

由于卵巢癌盆腹腔广泛种植及解剖位置的特点，卵巢癌肠道转移率极高。临床资料表明，国际妇产科联盟（FIGO）Ⅲ～Ⅳ期卵巢癌患者的小肠转移率为66%，大肠转移率为78%；由于盆腔肿瘤的直接侵犯，大肠转移中有95.2%位于直肠-乙状结肠，其中94.1%直径>2 cm，而直径>10 cm者超过40%；小肠转移中有71.4%为直径≤2 cm的多发浅表小结节。临床上，卵巢癌大肠转移瘤与盆壁、子宫及膀胱粘连成一体，将盆腔封闭，如此大的肿物不经手术切除是无法去除的，故妇科把肠道手术列为卵巢癌肿瘤细胞减灭术的重要组成部分，有积极的现实意义。吴葆桢等总结了北京协和医院1982年1月至1987年10月行手术治疗的卵巢癌肠道转移（转移瘤直径≥2 cm）患者62例，占同期收治卵巢癌221例的28.1%。全部患者均有大肠受累，主要是直肠-乙状结肠，共59例，占95.2%；26例有小肠转移。其结果显示，手术达完全切除和基本切除者有46例（74.2%）；40例行肠壁肿瘤切除，22例行肠切除，6例同时行肠造口。术后随访，17例（27.4%）达完全缓解，平均生存期为30.3个月；其中，10例生存期超过10年，7例超过3年。该研究还分析了预后相关因素，并对卵巢癌肠道转移手术治疗的价值和可行性进行了讨论。张志毅等对102例卵巢癌肠道转移患者的手术进行分析，其中小肠转移28例（27.4%），结肠-直肠转移65例（63.7%），小肠-结肠多处肿物型转移9例（8.8%）。所有病例随访12个月以上，3年生存率为34.51%，5年生存率为27.71%，中位生存期为14个月；肠段切除和肿瘤局部切除者的5年生存率分别为31.37%和21.20%，规范化疗、不规范化疗者的5年生存率分别为35.95%和21.86%。因此认为，晚期卵巢癌肠道转移患者应尽量切除转移的肠段，术后辅以规范化疗，以提高患者生活质量。

二、卵巢癌肠道转移对肿瘤细胞减灭术的影响

肿瘤细胞减灭术自提出以来，大量临床资料已证明残留肿瘤直径对FIGO Ⅲ～Ⅳ期卵巢癌患者的预后影响最明显，残留肿瘤直径<1 cm患者的化疗有效率和生存率显著提高，临床上66%～76%的卵巢癌患者可完成满意的肿瘤细胞减灭术，其中12%～36%需要行肠切除。Castaldo等对45例卵巢癌患者进行研究，发现以肿瘤细胞减灭为目的而施行的肠道手术并发症少，预后良好，生存率提高，故提倡积极的肠切除。相关临床研究也得到类似结果，发现卵巢癌肠道手术的并发症比宫颈癌根治术少，是比较安全的手术。肠道手术不仅达到肿瘤细胞减灭的目的，还为术后化疗提供了条件，并提高了患者的生存率。就近期疗效来说，肠道手术解除了肠梗阻症状，减少了腹水，提高了患者的生活质量。但仍有24%～34%的患者未能达到理想的肿瘤细胞减灭效果，未能切除肿瘤的因素有患者的术中情况、失血量、年龄、医疗条件及残留肿瘤的部位等。临床资料表明，由于卵巢癌肠道转移的临床特点，尤其是直肠-乙状结肠的转移瘤位置深、显露差，使得许多对肠道手术不熟悉和担心并发症的妇科肿瘤医师"束手无策"，手术操作常仅能在最易接近的网膜瘤和腹壁瘤上取组织行活检。据报道，有50%的卵巢癌剖腹探查术因无法处理肠转移瘤不得不停止而关腹。在行肿瘤细胞减灭术的患者中，因无法切除肿瘤使术后残留肿瘤直径>1 cm者有50%位于肠管上，其中又有50%位于直肠-乙状结肠肠管上。Morris等报道，行再次肿瘤细胞减灭术的患者术后仍有残留肿瘤的部位有大肠（占42%）、小肠（占32%）等。这类患者残留的肠转移瘤直径常>2 cm，术后化疗效果不佳，可以认为肠转移瘤是实施肿瘤细胞减灭术最大的障碍。因此，妇科肿瘤医师必须熟悉和掌握肠道手术的相关技术，并尽可能在手术中将肠转移瘤彻底切除。

三、卵巢癌肠道转移的手术处理

1. 肠转移瘤的手术原则 ①以理想的肿瘤细胞减灭术为目的；②初次手术者按前述手术范围操作，再次手术者视前次手术范围及残留或复发的肿瘤而定；③转移瘤剥除、肠切除。

2. 肠切除的指征 ①肿瘤侵及肠肌层、黏膜层；②肿瘤与肠壁粘连固定，难以剥除；③肠道多发小肿瘤，集结成片块状，无法剥除；④因肿瘤浸润，肠管粘连成团或折角，无法松解，有肠梗阻症状；⑤剥除肿瘤后，肠壁破损，难以修补。

3. 肠切除后的处理——肠造口 ①优点：简单、易行、可靠、有效，尤其适用于肠梗阻急诊手术患者和复发卵巢癌严重肠粘连患者，结肠造口率为30%～70%。②缺点：患者生理和心理上的改变及生活上的不便导致抑郁、性功能低下，生活质量显著下降，最终多数患者拒绝此类手术，无法彻底切除盆腔肿瘤，失去挽救机会。

4. 肠切除后的处理——肠吻合 可保持肠道的连续性，维持肠道的生理特点，不给患者造成心理压力，不给患者带来生活不便；患者更愿意接受肠吻合，提高了手术的彻底性和自身的生活质量。

5. 肠吻合的处理 传统的手工吻合常用于小肠及位置高的结肠。对于低位直肠吻合，位置深，显露差，操作困难，勉强吻合易使吻合口愈合不良而发生吻合口漏等严重并发症。

消化道吻合器易操作，安全可靠，成功率高，并发症少，适用于盆腔深部低位直肠吻合，吻合口可低至距肛缘2～3 cm，手工吻合难以达到。其降低了结肠造口率，保证了肿瘤细胞减灭术的彻底实施，从而受到外科及妇科肿瘤医师的青睐。20世纪80年代以来，国外消化道吻合器在妇科手术中得到了广泛应用和重视，并取得了与手工吻合相同的效果。由于吻合器的使用提高了肿瘤

手术的彻底性，故卵巢癌肠道转移行肠切除后，肠造口已不再必要。但这仅是操作技术的一种改进，术者还必须掌握吻合器操作不成功而改行手工吻合和结肠造口的技术。

6. 多学科联合手术 由于妇科恶性肿瘤的解剖位置与消化道和泌尿系统紧密连接，故妇科肿瘤手术多涉及消化道和泌尿道，尤其是晚期卵巢癌肠道转移手术，妇科肿瘤医师在手术中必须面对涉及肠道的手术，这也是妇科肿瘤医师的短板。因此，妇科肿瘤医师必须熟悉肠道手术，学习和掌握肠道手术的相关技能和处理方法。小肠转移瘤由于位置高、体积小，易行切除和肠吻合。直肠-乙状结肠转移瘤由于位置深、显露差、手术操作困难，还易增加其他脏器的损伤，需要发挥多学科的作用，妇科肿瘤医师应尽量在术前组织多学科会诊，与外科联合进行手术。但肿瘤的位置具有不可预知性，有时手术台上会诊很不方便，常需要妇科肿瘤医师自行解决。

由于担心肠道手术的并发症和由此影响术后化疗的正常进行，有学者提出凡切除肠管不能达到肿瘤细胞减灭术目的患者应慎行肠切除，但发生肠转移的晚期卵巢癌患者术前肠梗阻症状比较明显，不仅影响营养状况，生理和心理上也极为痛苦，行肠切除吻合近期效果满意，患者能坚持术后化疗。因此，即使不能达到肿瘤细胞减灭术目的的患者和FIGO Ⅳ期患者也希望通过切除受肿瘤侵犯的肠管来解除肠梗阻症状，改善消化道功能和营养状况，为后期化疗创造条件。综上所述，主张对肠道手术采取积极的态度。

新辅助化疗对晚期卵巢癌是有效的，可使肿瘤缩小、松动，降低手术难度，缩短手术时间，减少出血量，避免肠道手术和脏器切除手术，减少并发症。对于发生肠道转移的患者，应尽量行术前化疗，使患者获益。

7. 肠吻合并发症

（1）吻合口漏：是肠吻合尤其是低位直肠吻合最常见的严重并发症，发生率为10%~20%，由各种原因造成吻合口愈合不良所致。吻合口位置越低，吻合口漏的发生率越高。发生吻合口漏的原因有：①肠腔有粪便，吻合不全；②吻合口周围感染；③吻合口张力过大，血供不良；④贫血；⑤低蛋白；⑥糖尿病；⑦吻合口切缘有肿瘤等。吻合口漏多发生于术后1~2周，故术者必须严格按肠吻合术要求操作，使用肠吻合器者必须严格按吻合器使用规定仔细操作。术者术中要注意松解肠系膜，游离结肠，松解吻合口的张力；进行充分的肠道准备，必要时术中行结肠灌洗；不要用手将肠腔内的大便挤出，手挤捏肠管易造成肠管水肿，导致近段、远段肠管粗细不一，进而影响吻合操作及愈合，手术结束前应放置冲洗引流管。

1）小肠漏：术后一旦发生小肠漏，患者很快出现剧烈腹痛且很快波及全腹（小肠液导致化学性腹膜炎），小肠漏口多呈唇样外翻，不易自愈。因此，一旦诊断明确，应立即手术。

2）直肠-结肠内瘘：术后肠内容物经肠道破孔流出，进入盆腹腔，后果严重。肠道瘘口与其他空腔脏器相通形成瘘管，如直肠子宫瘘、直肠膀胱瘘等，肠内容物及气体从宫颈口或尿道口出来。

3）直肠-结肠外瘘：如直肠腹壁瘘、直肠阴道瘘，患者常在术后发生阴道排气和（或）排便。妇科肿瘤医师可在直肠指诊时发现直肠阴道隔菲薄或检查可见直肠阴道瘘口，通过肠镜或肠道造影即可确诊。

术者术中发现直肠损伤，应立即修补；术后发现内瘘，可在超声引导下穿刺置管、冲洗引流，无效者可行手术，如肠切除、肠修补及结肠造口（单管瘘）；术后发现直肠损伤，外瘘者可行非手术治疗，加强支持治疗、局部护理、引流、抗感染、无渣饮食、促进切口愈合，小瘘口可能自然愈合，无效者3个月后行手术治疗。需要手术者应做好肠道手术的各项术前准备。若患者为直肠阴道瘘，可考虑行经阴道修补术。

（2）吻合口出血：消化道吻合器为"订书机式"的机械吻合，末梢血供良好，术后可能有少量渗血，无须特殊处理。

（3）吻合口感染：是造成吻合口漏和吻合口狭窄的重要原因，发生率为16.4%，常由骶前间隙渗液继发性感染所致，而术中肠腔粪便污染术野也增加了术后感染风险。因此，术中应注意术野免受粪便污染。操作完成后，应反复用稀碘伏水冲洗盆腹腔，加强支持治疗和抗感染治疗，纠正低蛋白和贫血。

（4）吻合口狭窄：原因有吻合口瘢痕收缩、吻合口周围炎症及吻合器口径选择不当等。除非造成肠梗阻，一般无须处理。由于粪便对吻合口有扩张作用，从远期来看，不会发生吻合口狭窄。

（5）排便问题：Wheeless等报道，行低位结直肠端端吻合的妇科肿瘤患者术后70%出现大便次数过多且有里急后重感，45%的患者在术后2年每天大便次数仍有4~6次，吻合口位置较高者大便次数减少。影响排便功能的因素有肛门括约肌的完整性、直肠存储的容积等。有研究发现，直肠感受器不仅存在于肠黏膜中，也存在于耻骨直肠肌中，排便节制功能不仅与直肠、肛门感受器有关，也与肛门括约肌及肛门的存储功能有关。Wheeless等对妇科恶性肿瘤患者行低位直肠吻合时采用端侧吻合建立了直肠"J"形储便囊，术后无一例患者出现排便次数超过每天3次，这对于提高患者的生活质量来说是值得采用的。

对于复发性卵巢癌，手术是放在"从属"地位的。妇科肿瘤医师应首选有效的化疗药物及靶向治疗药物等综合性治疗方案。临床资料证实，此类患者再次行肿瘤细胞减灭术是获益的。对于孤立的肠转移瘤，可行肠切除、肠吻合及肠修补。有肠梗阻症状者行肠切除是必要的。姑息性手术可选择结肠造口、回肠造口（单管瘘）及肠短路（小肠-小肠、结肠-小肠）。

四、小　　结

卵巢癌肠道转移的临床特点使其成为实施满意的肿瘤细胞减灭术的最大障碍。以肿瘤细胞减灭术为目的的肠道手术不仅提高了手术彻底性，且术后并发症少，恢复良好，改善了消化道功能和营养状况，为术后化疗创造了条件，这种手术是必要且可行的。肠道手术是复发性卵巢癌肠道转移的有效治疗手段。对于肠道手术，妇科肿瘤医师应采取积极态度并将其列为卵巢癌肿瘤细胞减灭术的一个重要组成部分。肠道手术中应用消化道吻合器对于提高肿瘤细胞减灭术的彻底性和患者的生活质量有积极意义，医院应发挥多学科优势，妇科肿瘤医师应熟悉和掌握肠道手术的技巧，尽可能在首次手术中切除肠转移瘤，并要熟悉和掌握肠道手术的并发症，做超出传统妇科范畴的手术。

参考文献

[1] Piver MS, Baker T. The potential for optimal (less than or equal to 2 cm) cytoreductive surgery in advanced ovarian carcinoma at a tertiary medical center: a prospective study. Gynecol Oncol, 1986, 24 (1): 1-8.

[2] 吴葆桢，郎景和，黄荣丽，等. 卵巢癌肠道转移的手术治疗——附62例分析. 中华妇产科杂志，1989, 24 (4): 224-227, 253.

[3] 陈洁，张志毅. 102例卵巢癌肠道转移的手术疗效分析. 中国癌症杂志，2000, 10 (2): 33-35.

[4] Delgado G. Use of the automatic stapler in urinary conduit diversions and pelvic exenterations. Gynecol Oncol, 1980, 10 (1): 93-97.

[5] Morris M, Gershenson DM, Wharton JT. Secondary cytoreductive surgery in epithelial ovarian cancer: nonresponders to first-line therapy. Gynecol Oncol, 1989, 33 (1): 1-5.

[6] Hammond RH, Houghton CR. The role of bowel surgery in the primary treatment of epithelial ovarian cancer. Aust N Z J Obstet Gynaecol, 1990, 30

（2）：166-169.

[7] Harris WJ, Wheeless CR Jr. Use of the end-to-end anastomosis stapling device in low colorectal anastomosis associated with radical gynecologic surgery. Gynecol Oncol, 1986, 23 (3): 350-357.

[8] Wheeless CR Jr. Incidence of fecal incontinence after coloproctostomy below five centimeters in the rectum. Gynecol Oncol, 1987, 27 (3): 373-381.

[9] McDermott F, Hughes E, Pihl E, et al. Long term results of restorative resection and total excision for carcinoma of the middle third of the rectum. Surg Gynecol Obstet, 1982, 154 (6): 833-837.

[10] Wheeless CR Jr, Hempling RE. Rectal J pouch reservoir to decrease the frequency of tenesmus and defecation in low coloproctostomy. Gynecol Oncol, 1989, 35 (2): 136-138.

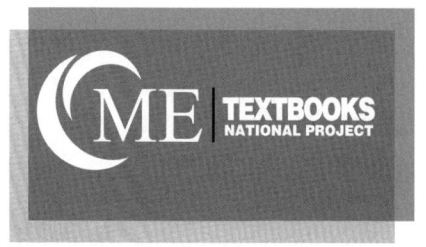

第二篇

产科疾病

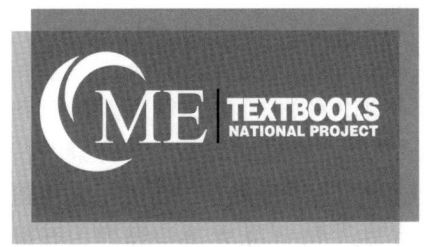

产科紧急手术的应对

第 5 章

刘俊涛
中国医学科学院　北京协和医学院　北京协和医院

一、概　　述

围产保健工作通过围产期有计划的、规律的产前检查和宣教等来努力保障广大孕妇顺利度过妊娠期、分娩期及产褥期，并获得良好的母婴结局。其工作内涵以预防为主。对于不适合妊娠的女性，产科医师应早干预，积极治疗原发病，控制病情，从而使其获得妊娠机会；对于妊娠期合并症，产科医师可采用多学科合作共同管理的方式控制和监测原发病，保护孕妇的生命安全和器官功能，努力改善胎儿的宫内环境，从而保障母婴结局；对于妊娠期并发症，产科医师要做到早预防、早发现、早干预，尽量减少和防治妊娠期并发症的发生。正如林巧稚教授所说的"妊娠不是病，妊娠要防病"。然而，产科有其特殊性，尽管广大围产工作者非常努力，但女性在妊娠期、分娩期及产褥期仍有发生意外情况的可能，此时产科医师需要做紧急手术以抢救母胎生命。

二、产科紧急手术的原因和阶段

1. 原因　产科紧急手术的原因可以概括为两大方面：①宫内胎儿、胎盘状况不佳，孕妇不能耐受继续妊娠和自然分娩；②母体原因导致必须通过紧急手术来终止妊娠或分娩。

2. 阶段　根据需要紧急手术的情况，产科紧急手术可分为妊娠期、分娩期及产褥期 3 个阶段。

（1）妊娠期（产程未发动）：因母体因素和子宫因素需要紧急手术，如异位妊娠、子宫破裂、妊娠期急性脂肪肝、HELLP 综合征及围产期心肌病。

随着我国生育政策的改变和实施，以及剖宫产手术增多、腔镜手术的广泛开展等情况，一些以往并不常见的妊娠期并发症逐渐出现，如腔镜手术相关妊娠期子宫破裂、胎盘异常植入等。

（2）分娩期：产妇在分娩过程中，常因胎儿、胎盘因素需要紧急手术，如急性胎儿宫内窘迫、胎盘早剥、脐带脱垂等；偶因子宫因素和母体因素需要紧急手术，如羊水栓塞等。

（3）产褥期：如晚期严重产后出血、手术切口缝合欠佳导致的腹腔内出血需要紧急手术。

三、产科紧急手术与急诊手术的区别

产科紧急手术不同于急诊手术，具体体现在非计划性、紧急性（分秒必争）及大多需要多学科协作。

1. 非计划性 随着围产保健工作的不断发展、完善，一些严重影响母婴健康的合并症和并发症得以妥善管理，妊娠期多学科的联合管理和分娩管理均经充分的讨论而制订较完备的计划，通常作为"计划性手术"得以实施。而一些妊娠期没有被发现或未表现出症状的潜在疾病（如隐匿的免疫性疾病等）会给孕妇带来严重风险，且一些产科并发症如严重的产后出血可能并没有潜在的高危因素，故医师很难提前得以认识并采取必要的预防手段，是非计划性的。产程中的急性胎儿宫内窘迫、肩难产、脐带脱垂、子宫破裂、子宫内翻、产后宫缩乏力及羊水栓塞等往往无可预见性，需要紧急手术。

2. 紧急性（分秒必争） 在孕产妇出现上述情况时，时间是第一要素。快速明确诊断和采取及时、准确的干预措施是抢救母婴生命的不二选择，犹豫不决是大忌。

3. 多学科协作 最常见的急性胎儿宫内窘迫的救治需要产科、儿科协作；羊水栓塞、严重的产后出血等需要产科、麻醉科、手术室、儿科、输血科、重症监护病房（intensive care unit，ICU）、外科及妇科等多学科协作。而产妇的抢救以产科医师为核心，各科室分工协作。因此，在产科的紧急手术中，产科医师的专业素养、组织能力、协调能力缺一不可。

（1）产科医师的专业素养：及时、准确地诊断病因是产科医师最基本的要求。

1）一线医师要及时发现问题，从患者的主诉、症状、体征及必要的辅助检查和病史中发现异常情况并及时请示汇报。例如，患者有腔镜手术史，当其妊娠期反复发生腹痛等症状时，一线医师就要意识到腔镜手术相关妊娠期并发症的可能；分娩过程中，产妇出现胸闷、烦躁及皮肤蚁行感等症状时，一线医师要警惕，这是羊水栓塞的前驱症状；一线医师在阴道指诊时触及脐带搏动，应充分重视，及时向上级医师请示汇报。

2）呼叫上级医师，可寻求护士的帮助，绝不能离开患者。一线医师要留在患者床旁观察其病情变化，做自己力所能及的救治工作。

3）上级医师到场后，一线医师要以最简洁的语言向其快速、准确地汇报患者的病情。

（2）产科医师的决断能力和执行能力：国内大医院一般采取三级医师负责制，当二线医师第一时间明确诊断并决定手术时或不能明确诊断时，必须马上呼叫三线医师到场，明确诊断和手术方式。立即启动抢救程序，此时医护的分工非常重要。同时，三线医师与家属谈话，交代患者的病情和医师的处理意见。产科开具并执行手术医嘱，通知手术室、麻醉科做手术准备，血库备血、启动紧急输血程序，根据患者的病情呼叫会诊科室医师到场协助抢救等，但要明确分工。

1）为争取时间，在最短的时间内完成医嘱开具，同时避免繁忙中出现遗漏，病房电脑内要预存好分类医嘱套（如产后出血医嘱套、羊水栓塞医嘱套等），需要时一键完成医嘱开具。

2）护士第一时间执行医嘱，做抽血、配血、插导尿管及备皮等术前准备并记录执行时间，呼叫外勤紧急送标本，及时通过电话获取重要检查的结果。

3）一线医师在患者床旁做必要的处理并观察其病情，粗略记录抢救经过（如重要医嘱和措施的实施时间）。

4）二线医师负责联系会诊科室，简要、准确地描述患者的病情和会诊要求，根据患者的病情决定会诊科室医师到产房或直接到手术室，避免由于信息混乱导致抢救延误。

5）三线医师负责与家属谈话，交代病情，充分考虑孕妇及其家属的要求和知情同意，以患者为中心强调个体化治疗。

6）确保孕妇、胎儿在转运途中安全。对于脐带脱垂、子痫孕妇的坠伤和舌咬伤等，转运过程中必须有产科医师陪伴。

7）三线医师协调各会诊科室医师的工作，明确任务、责任，给予会诊科室医师充分的尊重。

8) 通知医务处或孕产妇抢救办公室备案和协助医院内科和外科的协调等。

(3) 产科医师的团队协作能力和严格的规章制度：麻醉科、手术室、输血科、ICU 及其他会诊科室等应充分理解孕产妇抢救的重要性，会诊科室医师及时应答，迅速到场协助救治。

以北京协和医院为例，建立危重孕产妇抢救小组，由主管医疗的副院长担任组长，医务处长和产科主任担任副组长，由各临床、医技科室主任担任抢救小组成员。建立产科质量管理办公室，设在医务处。产科并发症由产科主任主要负责，产科合并症由专科负责，产科中心主动随诊。一线医师接诊高危孕产妇后，及时向上级医师报告情况，上级医师要立即到达现场。参加急危重孕产妇抢救的医师要在 10 分钟内到达现场并应具备相关专业副主任医师以上资质。各科室 24 小时设值班医师，随叫随到，院内呼叫 5 分钟内应答。院科两级应定期组织危重病例讨论、演练，以提升专科的救治能力，熟悉掌握救治流程。

产科主任为第一责任人，具体负责。会诊科室医师应具有高级职称，可加快决策速度（夜班需要二线医师以上）。

此外，还有紧急输血程序启动制度（可及时输血，缩短备血时间，产科总值班有权启动紧急输血程序），危重病例讨论制度（可总结经验教训，提高救治能力），不良事件上报制度及死亡病例讨论制度。

(4) 确保抢救系统顺利运行

1) 加强日常培训，提高各级医师的业务能力：各级医师要充分了解产科常见合并症、并发症的特点和临床表现，充分重视患者的主诉；工作中强调"要临床，不要离床"，做到及时发现异常情况。同时，对于重点患者，各级医师要格外关注。对于"异常安静"的患者，更应给予重视；对于病史不明、外院转诊来的患者，要详细追问病史，不可仅阅读转诊病历，更应仔细查体，寻找对诊断有意义的体征，原有的诊断仅供参考，不可轻信，避免被误导而延误救治。例如，1 例外院剖宫产患者术后出现心悸症状，产妇妊娠期曾疑诊"甲状腺功能亢进症"，其以"剖宫产术后，甲状腺功能亢进症"转诊至北京协和医院。一开始，急诊科医师并未仔细询问其病史，简单查体后发现其心率快、血压尚可，遂根据"甲状腺功能亢进症可能"开具了相关检查并等待结果，且并未仔细观察患者的病情变化。后血常规结果回报此例患者极度贫血，存在凝血功能障碍，此时才考虑为剖宫产切口出血可能，超声检查发现腹膜后巨大血肿，严重延误了治疗时机，此为"血的教训"。另 1 例患者产后无不适主诉，护士常规巡视时发现其双眼凝视，立刻呼叫产科医师，产科医师到场后紧急请脑外科会诊，行急诊计算机体层成像（computed tomography，CT）确诊脑出血，及时手术，获得了良好预后。因此，对患者进行临床观察和仔细的查体是发现重大疾病最初级且最重要的手段。

2) 有针对性地反复培训抢救流程和流程中的要点、节点：产科医师、护士及巡回护士等要明确各自的职责，一旦启动抢救程序，要明确自己的职责，准确执行流程中的各个步骤。在演练中，各医务人员要及时发现问题，解决问题，不断完善。

3) 周期性检查、修改医嘱套：各级医师应熟悉内容并熟练操作。根据相关研究进展，产科可能需要定期修改医嘱套的部分内容。每个专用医嘱套要名称明确，轮转医师要熟练掌握具体的医嘱内容，并明确医嘱套名称，避免因开具医嘱简单、方便却用错医嘱套的情况出现。

4) 加强平时的演练：①专科医院定期进行队伍演练，熟练流程、磨炼配合是非常有效的手段。对于角色扮演、分工协作及科室配合等，要做到了然于胸、熟能生巧。②综合医院产科和儿科队伍的配合相对默契。产科人员轮换频繁，科室需要根据人员的轮换情况不断培训新团队，可能更需要增加培训、演练的频率，但应根据具体情况进行。

四、小　　结

产科紧急手术涉及母婴安危，围产保健工作中应尽量避免紧急手术的发生。一旦发生孕产妇需要紧急手术的情况，产科医师的决断力、执行力及团队的协作能力就非常重要。严格的规章制度的保证、产科医师的职业素养及合作团队的鼎立支持和密切配合是抢救成功的必要保障。

早期剖宫产瘢痕妊娠影像学检查新进展

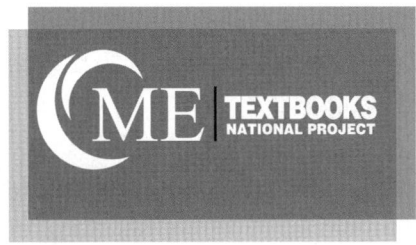

第6章

刘欣燕　刘真真　陈　宇
中国医学科学院　北京协和医学院　北京协和医院

一、早期剖宫产瘢痕妊娠

剖宫产瘢痕妊娠（cesarean scar pregnancy，CSP）是指妊娠囊（gestational sac，GS）着床在前次剖宫产瘢痕处，其胎盘绒毛向肌层或瘢痕的深处生长，可能发生子宫破裂、大出血，甚至孕产妇死亡等严重后果。CSP属于特殊类型的异位妊娠，发生在妊娠早期（≤12周）的CSP被称为早期剖宫产瘢痕妊娠。全球剖宫产率的上升导致越来越多的女性有剖宫产史。剖宫产后再次妊娠发生CSP、前置胎盘、胎盘植入及妊娠中晚期子宫破裂的风险增加。CSP通常在妊娠早期被终止，但也有继续妊娠且胎儿存活的报道。

1978年，Larsen首次以"CSP"报道 Pregnancy in a uterian scar sacculus-an unusual case of post-abortal haemorrhage. A case report。1995年，尹雪彬、范光升及张川在《北京医学》杂志上发表了《超选择性子宫动脉栓塞治疗人工流产术中大出血1例》。2003年，刘欣燕、范光升及郎景和等在国内首次报道了4例CSP，并有图片和病理证实子宫下段剖宫产瘢痕妊娠合并胎盘植入。医学界对CSP的认识经历了一个漫长的过程。随着时间的推移和研究工作的深入，中国对CSP的认识从一种发病率极低的"罕见病"逐渐演变为比较"常见"的疾病。人们也从最初对它了解甚少，总是猝不及防地"遭遇"后才"终身难忘"，到目前很多人都知道剖宫产后再妊娠要警惕CSP，这是一个巨大的进步。

CSP是一种主要依靠影像学检查来明确诊断的疾病，超声诊断早期CSP的敏感性可达86.4%。早期CSP的超声诊断标准主要有3个征象：①宫腔和宫颈管空虚，GS或包块（即病灶）位于剖宫产瘢痕处；②膀胱与病灶之间的子宫肌壁变薄甚至中断；③病灶周围有高速低阻血流。早期CSP的诊断以阴道超声为主，联合腹部超声和三维超声有利于明确病灶种植部位与周围脏器的关系，尤其是针对较大包块型CSP。Kaelin等认为需要区分位于"愈合良好"剖宫产瘢痕的CSP和植入剖宫产裂开瘢痕或瘢痕憩室的CSP。也有学者认为，应该采用GS植入肌层的深度和瘢痕处残余肌层厚度对CSP进行分型，但到目前为止，CSP还没有标准化的影像学报告系统，且如何在妊娠早期通过超声定位GS与剖宫产瘢痕的关系也无公认的指南。

二、最新专家共识解读

为了提高产科医师对CSP的正确认识，更准确地诊断CSP，确立安全的治疗方案，预防危及生命的并发症，2022年欧洲超声学会组织相关专家在总结CSP影像学检查的研究成果的基础上，参考多位专家的诊治经验编写了早期CSP超声影像学评估报告系统的专家共识（简称"2022欧洲超声学会早期CSP专家共识"），其中CSP的定义和影像学评估内容等都有新进展。

1. 该共识的4个主要观点

（1）CSP的评估时间：建议有剖宫产史的女性在妊娠6~7周时使用经阴道超声进行第1次CSP相关评估，确定GS位置，无须使用磁共振成像（MRI）。

（2）CSP的最新定义：与以往不同，该共识把CSP定义为GS植入或紧密接触剖宫产瘢痕憩室（cesarean scar diverticulum, CSD）。CSP与愈合良好的剖宫产瘢痕没有关系，只有在有CSD的情况下才会发生。

（3）超声检测的内容：GS的大小，血供情况，血管位置，残余子宫肌层厚度，GS与子宫腔和子宫浆膜的相对位置。

（4）CSP的最新分型：按照GS的位置将CSP分为3种类型。①GS最大部分向宫腔突出的CSP；②GS最大部分嵌入子宫肌层，但不穿过浆膜轮廓的CSP；③部分位于宫颈或子宫浆膜轮廓外的CSP。CSP的类型可能会随妊娠进展而改变，临床需要进一步的研究来验证此种CSP分型的价值。

2. 该共识的4个主要问题

（1）早期CSP的定义：CSP包括所有GS和（或）胎盘植入憩室或与之密切接触的妊娠。CSP应与低植入妊娠（位于剖宫产瘢痕或憩室附近但没有与之直接接触的妊娠）、先兆流产或不全流产相鉴别。CSP只能发生在憩室存在时，与愈合的瘢痕无关。剖宫产瘢痕附近妊娠见图6-1。Kuleva等还提出了经阴道超声评估妊娠期子宫瘢痕的主要原则（图6-2）。

（2）早期CSP的影像学描述

1）早期发现CSP的重要性：建议所有剖宫产后再妊娠的女性都进行CSP相关评估，GS和胎盘的位置与胎龄（gestational age, GA）有关，妊娠6~7周是评估CSP的最佳时间。近期的一项研究证实了早期发现CSP的重要性，妊娠≤9周诊断的CSP与妊娠>9周诊断的CSP相比，复合不良

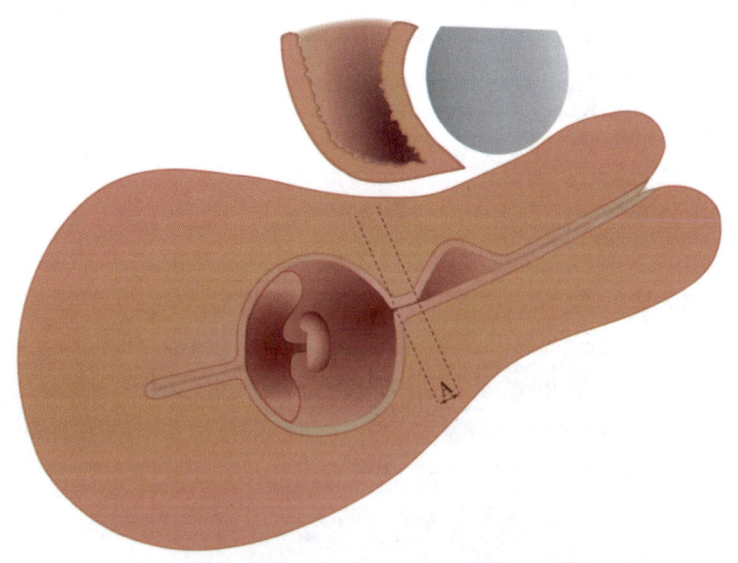

图6-1 剖宫产瘢痕附近妊娠

注：A. 憩室近端边缘与妊娠囊最远端边缘之间的距离

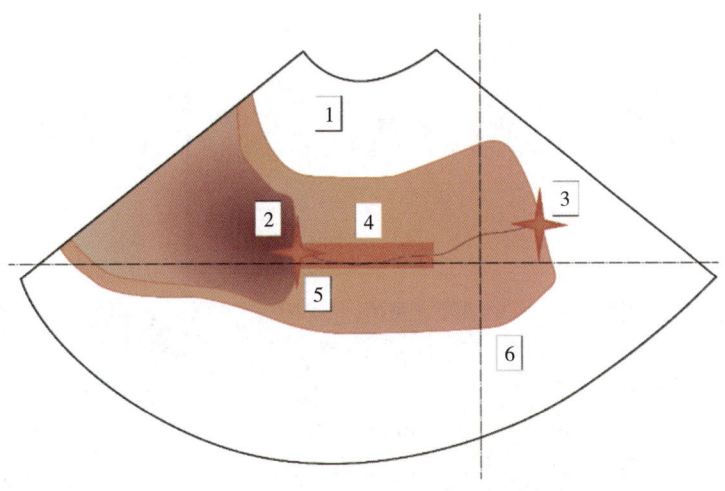

图 6-2 经阴道超声评估妊娠期子宫瘢痕的主要原则

注：1. 膀胱不可见（空）；2. 宫颈内口清晰可见；3. 宫颈外口可见；4. 宫颈-峡管可见；5. 宫颈内口位于图像的中位 1/3 处；6. 宫颈后唇的后侧面位于图像的最深处。引自 Kuleva M, Castaing O, Fries N, et al. A standardized approach for the assessment of the lower uterine segment at first trimester by transvaginal ultrasound: a flash study. J Matern Fetal Neonatal Med, 2016, 29: 1376-1381

结局（包括大出血和子宫破裂）的风险显著降低（OR 0.14，95% CI 0.1～0.4，$P<0.001$；$I^2=1.6\%$）。

2）CSP 的分型：可通过 GS 与 2 条虚拟线（宫腔线和浆膜线）的关系来描述 CSP 并将 CSP 分型（图 6-3，图 6-4）。

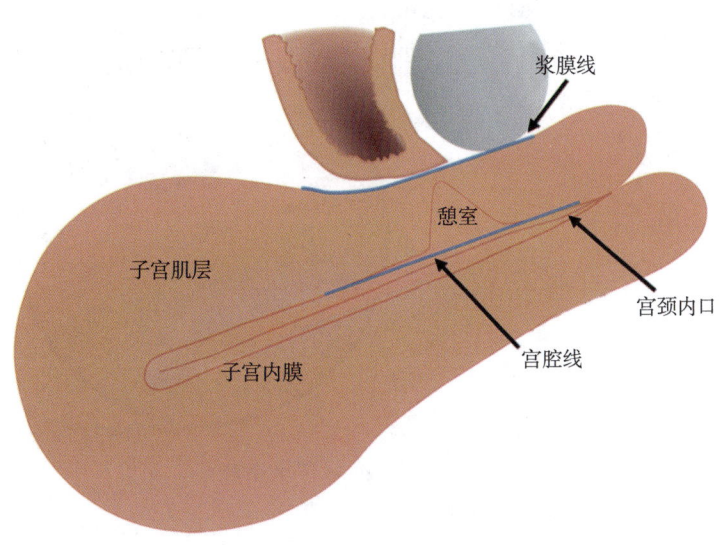

图 6-3 2 条虚拟线

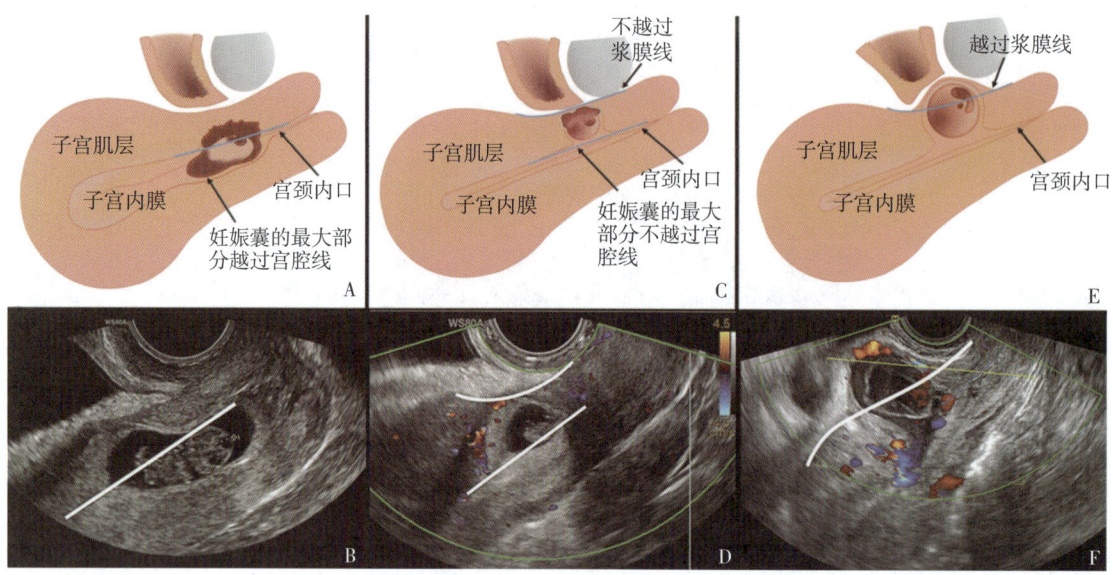

图 6-4 依据妊娠囊与宫腔线和浆膜线的关系进行 CSP 分型

注：A、B. CSP 中 GS 的最大部分越过宫腔线；C、D. CSP 中 GS 的最大部分嵌入子宫肌层，不越过宫腔线和浆膜线；E、F. CSP 中 GS 越过浆膜线，被子宫肌层/内脏腹膜覆盖，并向膀胱或阔韧带膨出

3）二维超声：可用于测量矢状面上的残余肌层厚度（residual myometrial thickness，RMT）和相邻肌层厚度（adjacent myometrial thickness，AMT）（图 6-5）。

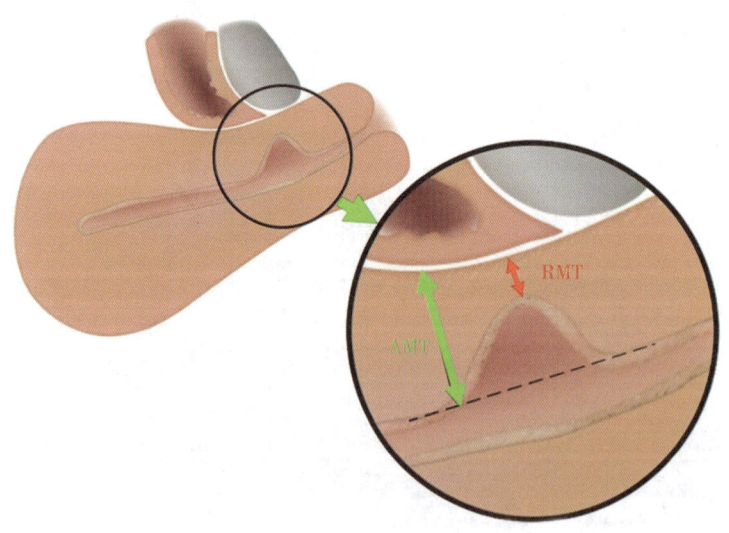

图 6-5 RMT 和 AMT 的测量

注：RMT. 残余肌层厚度；AMT. 相邻肌层厚度

4）彩色多普勒血流成像：有助于评估滋养层浸润，识别 CSP 并与低植入妊娠或流产进行鉴别。因此，在疑似 CSP 的情况下，建议使用彩色多普勒血流成像评估血管模式及其与憩室、宫颈

和邻近子宫血管解剖结构的关系。建议在横切面上评估 CSP（包括与子宫动脉之间的关系）（图 6-6）。

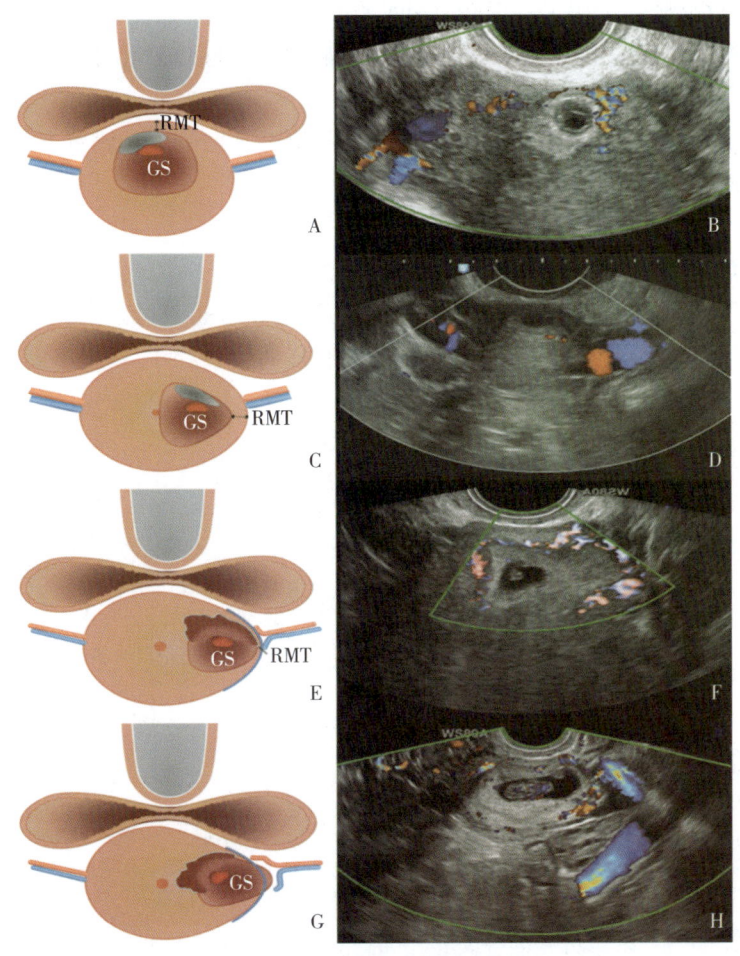

图 6-6　横切面下 CSP 的位置与子宫动脉的关系

注：RMT. 残余肌层厚度；GS. 妊娠囊。A、B. CSP 位于中间位置；C、D. CSP 位于偏心位置，GS 位于宫颈轮廓外，与宫颈管相连；E、F. CSP 位于侧方，GS 向宫外的阔韧带突出，RMT 可见（GS 的较大部分位于子宫肌层内，未穿过浆膜线）；G、H. CSP 位于侧方，GS 膨出超出宫颈外轮廓，RMT 缺失（CSP 越过浆膜线）

CSP 部分自发排出后子宫瘢痕内的残留胎盘组织可导致持续出血，并有间歇性大出血风险。在 CSP 药物治疗和不完全手术清宫后，也常见到这些残留组织。残留的胎盘组织在超声上很难与血凝块或子宫肌瘤等相鉴别。专家一致认为，彩色多普勒血流成像不仅在残留胎盘的鉴别诊断方面至关重要，且在寻找 CSP 治疗中预示高出血风险的子宫肌层血管增多征象方面也至关重要。虽然有专家认为应在进一步的研究中评估定量彩色多普勒血流成像参数（血管评分、血管直径、流速）的值，但大多数专家认为不应把这些参数纳入基本或高级评估中。需要强调的是，为了获得可重复的结果，正确的多普勒设置对于血流量、血管模式及血液流速的测量至关重要。CSP 彩色多普勒血流成像的最佳设置还有待进一步研究。

5）脉冲多普勒、三维超声和 MRI：专家一致认为，脉冲多普勒和三维超声可用于研究，它们在 CSP 的常规评估中无须强制采用。MRI 对 CSP 的诊断没有增加获益。

6）早期 CSP 与宫颈妊娠或流产的鉴别：GS 可以位于宫腔上部，也可以位于宫腔下部或宫颈管内，后两者很难与 CSP 区分。如果 GS 位于宫腔下部或宫颈，则可能是低植入妊娠、CSP 或流产。滋养层细胞浸润和血管的部位可用于鉴别。

A. GS 是否向膀胱隆起可用于鉴别 CSP 和宫颈妊娠。

B. 如果剖宫产瘢痕处的组织在超声检查时可以滑动，则与 CSP 相比，更可能是持续或不完全流产。

C. 是否有血供及 GS 着床和滋养层浸润的位置可用于鉴别 CSP、低植入妊娠和正在发生的流产。彩色多普勒血流成像的使用有价值。

D. GS 的形状与 CSP 和宫颈妊娠的鉴别无关。

（3）早期 CSP 的评估

1）早期 CSP 的评估流程：有剖宫产史的女性早期妊娠时超声可能遇到的不同情况见图 6-7。需要强调的是，CSP 的征象可能会随妊娠时间的推移而改变，下文描述的体征适用于妊娠早期（妊娠 12 周）。

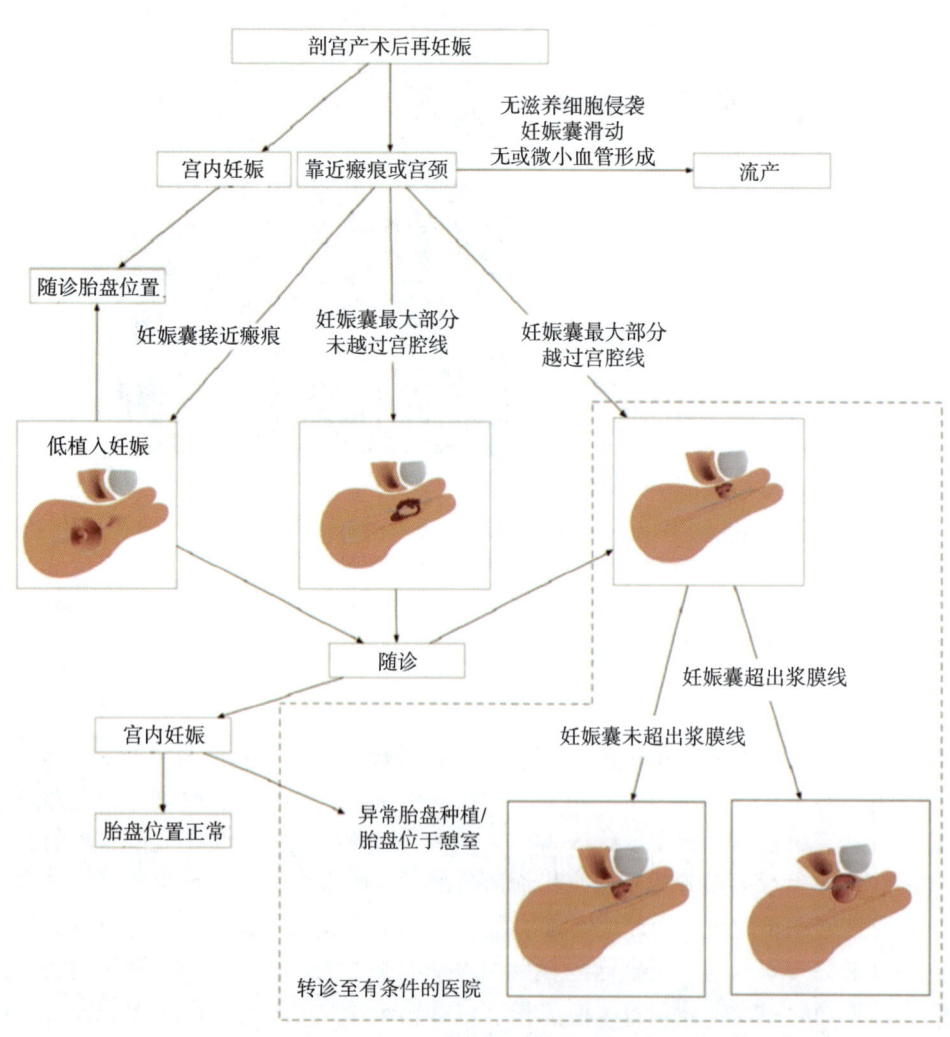

图 6-7　早期 CSP 的评估流程

第1步：确定妊娠位置，如宫内妊娠、低植入妊娠、CSP 或流产。

第2步：确定 CSP 的类型，根据 GS 最大部分是否穿过宫腔线（uterine cavity line，UCL）来确定。①如果 GS 的最大部分穿过 UCL，则应确定 GS 的最大部分是位于宫腔还是位于宫颈管内。②如果 GS 的最大部分未穿过 UCL，则应确定是否存在膨出。若没有膨出，如妊娠完全位于浆膜/浆膜线（serosal line，SL）水平内，则 GS 位于子宫肌层；若有膨出，如一部分妊娠组织位于浆膜/SL 水平外，则为穿过浆膜/SL 的 CSP。

第3步：确定胎盘的位置，是在憩室中，或靠近憩室，或胎盘前置。

第4步：评估是否存在异常胎盘粘连的表现。

2）低植入妊娠和早期 CSP 超声检查的评估项目（表6-1）

A. 基础评估：对于低植入妊娠，GS/胎盘与剖宫产瘢痕的相对位置比其精确位置更重要；建议剖宫产后再妊娠女性在妊娠早期（≤12周）通过超声明确胎盘位置，除外 CSP，并评估是否有胎盘植入和憩室等。RMT 和 AMT 需要在矢状面上进行测量。此外，应评估超出 UCL 和 SL 的 GS 的确切突出量。

B. 高级评估：彩色多普勒血流成像评估 GS 周围的环绕血流，有助于确定 GS 种植的位置、胎盘侵入肌层的程度及植入胎盘与子宫动脉的关系。RMT、GS 与子宫动脉的位置和 GS 膨出程度的评估对于选择治疗方案有重要意义。

表6-1 低植入妊娠和早期 CSP 超声检查的评估项目

	基础评估	C（%）	高级评估/研究使用	C（%）
纵切面	GS 的位置	100	GS 周围环绕血流（彩色多普勒血流成像）	100
	胎心	100	胎盘或绒毛位置（彩色多普勒血流成像）	88
	AMT	100	应用三维（多普勒）超声（研究使用）	88
	GS 在 UCL 和 SL 以上的确切凸出量	100	子宫内膜覆盖憩室可能与胎盘异常粘连有关	81
	胎盘与瘢痕的位置关系	93	频谱多普勒（研究使用）	81
	胎盘前置	94	胎盘植入及其与肌层、浆膜层、膀胱的关系（彩色多普勒血流成像）	80
	RMT 或 LUS 厚度	93		
	憩室的存在	87	胎盘血管与浆膜层之间的距离（提示 PAS 存在的可能性）	75
	妊娠囊在浆膜外向膀胱或内脏凸起	87		
	胎盘或滋养细胞侵入子宫肌层（彩色多普勒超声）	75		
	胎盘血管在浆膜外向膀胱或内脏凸起	73		
横切面	-	-	GS 与子宫动脉的距离（彩色多普勒血流成像）	100
	-	-	浆膜外轮廓的凸起水平	100

注：C（%）= 共识（百分比）；GS. 妊娠囊；RMT. 残余肌层厚度；LUS. 子宫下段；AMT. 相邻肌层厚度；UCL. 宫腔线；SL. 浆膜线；PAS. 胎盘植入性疾病；-. 本项无内容

（4）妊娠进展及随访：随着孕周增加、胎盘生长及血供增加，CSP 的评估变得更加困难；CSP 患者由于广泛的滋养细胞浸润，胎盘植入性疾病（placenta accreta spectrum，PAS）风险很高，

CSP 的类型也可能随妊娠推进而改变。例如，GS 大部位于子宫肌层的 CSP 可能进展为穿过 SL 的 CSP，但也可能进展为 GS 大部穿过 UCL 的 CSP，或胎盘（部分）位于憩室或合并 PAS 的宫内妊娠；在低植入妊娠的情况下，可能会发生 PAS。

CSP 或低植入妊娠的进展取决于憩室的大小、滋养细胞的浸润程度及孕周。重要的是，产科医师要意识到随着孕周的增加，上述指标会发生变化；在 CSP 或低植入妊娠随访期间，PAS 风险会增加。

此外，尽管罕见，但 CSP 可能同时合并宫内妊娠或其他部位的异位妊娠。在辅助生殖技术（assisted reproductive techology，ART）下，异位妊娠的发生率增加。因此，建议所有有剖宫产史且 ART 后明显单胎妊娠的女性及超声证实超数排卵的女性均排除 CSP。

三、小　　结

所有有剖宫产史的女性都应考虑 CSP 的可能性。建议在妊娠 6~7 周时使用经阴道超声对剖宫产瘢痕/憩室进行超声评估，以排除 CSP。

CSP 被定义为植入或密切接触憩室的妊娠。CSP 只有在有憩室存在时才会发生，而与愈合良好的剖宫产瘢痕无关。

超声检查指标包括 GS 的大小、血供情况、子宫血管的位置、残余肌层厚度及 GS 与宫腔和浆膜的关系。

CSP 的分型取决于 GS 最大部分相对于 UCL 的位置，以及 GS 突出是否超出子宫颈/子宫外轮廓。随着妊娠进展，GS 大部分位于子宫肌层且未穿过 SL 的 CSP 可能发展为其他 2 种 CSP 类型之一或宫内妊娠（合并或不合并 PAS）。由于低植入妊娠有发展为 PAS 的可能，故需要严密随访。需要强调的是，超声检查的 CSP 分型并不等同于治疗的指征。

总之，CSP 的处理要综合考虑孕龄、超声指标（RMT、GS 周围血供、滋养层浸润子宫肌层水平、GS 与 UCL 和 SL 的关系及 PAS 征象等）及循证咨询后患者的意愿。然而，循证咨询只有在收集证据后才有可能进行。2022 年欧洲超声学会组织相关专家编写的早期 CSP 超声影像学评估报告系统应该有助于收集此类信息，但还需要更多的研究来证实。

参考文献

[1] Jordans PM, Verberkt C, de Leeuw RA, et al. Definition and sonographic reporting system for cesarean scar pregnancy in early gestation：modified Delphi method. Ultrasound Obstet Gynecol，2022，59：437-449.

[2] National Collaborating Centre for Women's and Chil-dren's Health. Caesarean section（NICE clinical guideliine 132）. London：RCOG Press，2011.

[3] Jauniaux E, Collins S, Burton GJ. Placenta accreta spectrum：pathophysiology and evidence-based anatomy for prenatal ultrasound imaging. Am J Obstet Gynecol，2018，218：75-87.

[4] Tower AM, Frishman GN. Cesarean scar defects：an underrecognized cause of abnormal uterine bleeding and other gynecologic complications. J Minim Invasive Gynecol，2013，20：562-572.

[5] Vikhareva Osser O, Valentin L. Clinical importance of appearance of cesarean hysterotomy scar at transvaginal ultrasonography in nonpregnant women. Obstet Gynecol，2011，117：525-532.

[6] Timor-Tritsch IE, Monteagudo A, Calì G, et al. Cesarean scar pregnancy：patient counseling and management. Obstet Gynecol Clin North Am，2019，46：813-828.

[7] Kaelin Agten A, Cali G, Monteagudo A, et al. The clinical outcome of cesarean scar pregnancies

implanted "on the scar" versus "in the niche". Am J Obstet Gynecol, 2017, 216: 510.
[8] Timor-Tritsch IE, Monteagudo A, Cali G, et al. Cesarean scar pregnancy: diagnosis and pathogenesis. Obstet Gynecol Clin North Am, 2019, 46: 797-811.
[9] Nukaga S, Aoki S, Kurasawa K, et al. A case of misdiagnosed cesarean scar pregnancy with a viable birth at 28 weeks. Case Rep Obstet Gynecol, 2014: 375685.
[10] Zosmer N, Fuller J, Shaikh H, et al. Natural history of early first-trimester pregnancies implanted in cesarean scars. Ultrasound Obstet Gynecol, 2015, 46: 367-375.
[11] Ahmadi F, Moinian D, Pooransari P, et al. Ectopic pregnancy within a cesarean scar resulting in live birth: a case report. Arch Iran Med, 2013, 16: 679-682.
[12] 尹雪彬, 范光升, 张川. 超选择性子宫动脉栓塞治疗人工流产术中大出血1例. 北京医学, 1995, 17: 191.
[13] Xinyan L, Guangsheng F, Zhengyu J, et al. Lower uterine segment pregnancy with placenta increta complicating first trimester induced abortion: diagnosis and conservative management. Chin Med J (Engl), 2003, 116 (5): 695-698.
[14] Lin SY, Hsieh CJ, Tu YA, et al. New ultrasound grading system for cesarean scar pregnancy and its implications for management strategies: an observational cohort study. PLoS One, 2018, 13: e0202020.
[15] Zhang H, Huang J, Wu X, et al. Clinical classification and treatment of cesarean scar pregnancy. J Obstet Gynaecol Res, 2017, 43: 653-661.
[16] RCOG. Diagnosis and management of ectopic pregnancy: green-top guideline No.21. BJOG, 2016, 123: e15-e55.

[17] Ash A, Smith A, Maxwell D. Caesarean scar pregnancy. BJOG, 2007, 114: 253-263.
[18] Kuleva M, Castaing O, Fries N, et al. A standardized approach for the assessment of the lower uterine segment at first trimester by transvaginal ultrasound: a flash study. J Matern Fetal Neonatal Med, 2016, 29: 1376-1381.
[19] Cali G, Timor-Tritsch IE, Palacios-Jaraquemada J, et al. Outcome of cesarean scar pregnancy managed expectantly: systematic review and meta-analysis. Ultrasound Obstet Gynecol, 2018, 51: 169-175.
[20] Dubuisson JB, Ben Ali N, Bouquet de Joliniere J, et al. Laparoscopic treatment of placenta percreta retention in a cesarean scar: a case report. Front Surg, 2014, 1: 6.
[21] Jiang T, Liu G, Huang L, et al. Methotrexate therapy followed by suction curettage followed by Foley tamponade for caesarean scar pregnancy. Eur J Obstet Gynecol Reprod Biol, 2011, 156: 209-211.
[22] Osborn DA, Williams TR, Craig BM. Cesarean scar pregnancy: sonographic and magnetic resonance imaging findings, complications, and treatment. J Ultrasound Med, 2012, 31 (9): 1449-1456.
[23] Ash A, Smith A, Maxwell D. Cesarean scar pregnancy. BJOG, 2007, 114 (3): 253-263.
[24] Abbas A, Ali S, Nagy M, et al. Accidental diagnosis and conservative management of a case of first-trimester cesarean scar ectopic pregnancy. Int J Reprod Contracept Obstet Gynecol, 2018, 7 (4): 1628-1630.
[25] Larsen JV, Solomon MH. Pregnancy in a uterian scar sacculus-An unusual case of postabortal haemorrhage. A case report. S Afr Med J, 1978, 28: 142-143.

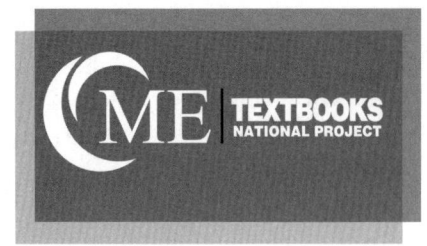

胎盘植入产后出血的手术处理

第 7 章

高劲松　胡惠英
中国医学科学院　北京协和医学院　北京协和医院

胎盘植入性疾病（PAS）最早于1966年由Luke提出，是一组疾病的统称，包括胎盘粘连、胎盘植入及穿透性胎盘植入3类。前次剖宫产史和前置胎盘是胎盘植入最常见的高危因素，而同时符合这2点者发生PAS的风险显著升高。随着剖宫产率的迅速上升，既往剖宫产史成为PAS最主要的发病因素，且随着剖宫产次数的增加而增加。PAS的其他风险因素有子宫发育异常、子宫腔手术或操作史及多胎妊娠等。

PAS尤其是重度胎盘植入（植入性和穿透性）的最大风险为灾难性产后出血，1~2小时出血量可高达10 000~15 000 ml，从而导致孕产妇产后出血相关并发症和死亡风险增加，故手术处理策略尤为重要。国外文献报道，PAS的子宫切除率超过50%。近几年，国外已发布多版PAS指南，均提出剖宫产时子宫切除术是首选术式。但我国近年来有越来越多的PAS患者通过姑息性手术治疗成功。多中心大样本回顾性研究表明，我国PAS患者的子宫切除率低于20%，这得益于各种姑息性术式的进展。当患者有强烈的保留生育功能的意愿时，应进行个体化治疗，在风险可控的基础上可先尝试姑息性手术，失败后再行子宫切除术，以减少子宫切除率。

姑息性手术治疗PAS的措施涉及术中胎盘的处理方式和各种止血技术的结合。胎盘的处理包括胎盘原位保留、胎盘局部切除及胎盘完全清除。在保留子宫的姑息性手术中，应在血管阻断（止血带或止血钳临时阻断血流）、宫腔填塞或介入放射治疗（栓塞或球囊阻断）等缓解出血措施的基础上，灵活采用多种缝合止血方法，可有效减少胎盘剥离面出血，达到保留子宫的目的。

目前尚没有大规模的前瞻性研究在PAS中比较各种姑息性术式的优劣，各版指南均将其视为探索性研究。也有研究者将多种术式相结合，形成多种改良术式，为临床工作者提供了多种选择。本章将介绍胎盘植入产后出血的各种手术处理方法。

一、术前评估和准备

胎盘植入手术风险大，可靠的术前评估和充分的术前准备是手术成功的重要保障。对于严重的PAS患者，应及时转诊，选择合适的手术时机，组建多学科团队，做好充分的术前准备，制订合理的手术方案和抢救预案，并由有经验的术者实施手术，可将风险降至最低。

对于胎盘植入的产前评估，主要依靠超声，必要时可行磁共振成像（MRI）进一步明确。随着对胎盘植入的认识不断深入，近期有研究报道，超声诊断胎盘植入的敏感性为87%~95%，特异性为76%~98%，阳性预测值为82%~93%。与胎盘植入相关的普通超声和彩色多普勒超声的特征有子宫肌层界面消失，其下血管床扩张，胎盘内血流紊乱，胎盘后间隙血流量增加，以及异形血管穿过胎盘表面。胎盘位置低时，可通过阴道超声观察接近宫颈内口的子宫胎盘界面来评估胎盘的侵袭程度。对于 PAS 患者，MRI 的价值有一定争议，必要时可作为超声诊断困难患者的有益补充，如后壁胎盘超声检查受限时，MRI 有助于确定胎盘异常的范围，评估子宫肌层的浸润深度。胎盘植入时，MRI 表现为子宫肌层局部中断，T_2 加权序列存在胎盘暗带，膀胱隆起，以及子宫膨出等。国内报道，采用胎盘植入超声量表，结合是否有剖宫产史，对胎盘植入进行评分，有助于评估胎盘植入的类型，并预测术中出血和子宫切除的风险。

对于重度胎盘植入、泌尿道损伤风险大的患者，可在术前放置输尿管支架帮助术中识别输尿管。在子宫切口的选择上，应尽量避免破坏胎盘的完整性（可导致不可控制的大出血），必要时可采用子宫底部切口或后部切口，若决定保留子宫，待胎儿娩出后，可行子宫下段的二次切口以便于操作。重度胎盘植入者子宫切除的风险高，但对于有再次生育需求和子宫切除风险大的患者，在仔细评估后，可尝试进行保留子宫的姑息性手术。

对于姑息性手术，无论选择哪一种术式，都需要具备以下条件：①患者有保留生育功能的强烈意愿，知晓高并发症风险，能接受紧急子宫切除术；②医疗中心需要有丰富的诊治经验，有专业团队进行治疗和随访，有条件进行介入放射治疗和施行紧急子宫切除术，血库能支持大量输血方案。据统计，PAS 的复发率高达 13.3%~28.6%，医患需要就是否同时行输卵管结扎术在产前达成共识。

二、胎盘植入的姑息性手术

1. 胎盘处理

（1）胎盘原位保留：Eller 等、Oyelese 和 Smulian 及 Wong 等的研究显示，对于严重胎盘植入患者，原位保留胎盘并行子宫切除术可减少术中出血和其他并发症的风险。然而，近些年有关保留子宫的胎盘植入手术的理念在全球再次兴起，有学者主张，在切除子宫会引起更大出血风险的情况下，可考虑保留子宫，甚至保留胎盘。该术式多用于胎盘大面积植入、穿透性植入及胎盘剥离困难患者，尤其是前置胎盘伴植入或膀胱植入，且需要满足术中出血速度不快、患者病情稳定等条件。

具体方法：胎儿娩出后将胎盘保留在原位，结扎脐带插入胎盘处，随后常规缝合子宫，术中酌情应用促宫缩药物、子宫压迫缝合、宫腔填塞及子宫动脉栓塞或结扎等方法防止产后出血。之后，随着产褥期子宫复旧，子宫血供减少，胎盘绒毛逐渐坏死，胎盘碎片逐渐排出。有胎盘组织残留的患者可再通过宫腔镜去除残留胎盘。Steins 等通过系统评估分析了保留胎盘后不同处理方式（包括期待治疗、子宫动脉栓塞、甲氨蝶呤、动脉结扎及子宫缝合等）的预后（包括子宫切除率、死亡率、月经恢复情况及再次妊娠率等），但并未比较出优劣。

有回顾性研究显示，胎盘原位保留发生严重并发症的风险高达 42%，包括败血症、动静脉瘘形成等；40% 的患者可能因败血症、阴道大出血需要行紧急子宫切除术。基于其较高的并发症风险、患者恢复期较长、需要多次随访，胎盘原位保留的姑息性手术应慎用。

（2）植入部位局部切除修复术：当胎盘植入范围局限时，可选择局部切除修复术，即将植入部位的肌层和胎盘组织一并切除，然后缝合切口、重建子宫。该术式可起到 2 个作用：①去除植入胎盘，缩小术后出血创面；②切除被植入的肌层并保留子宫，减少下次妊娠复发 PAS 的风险。Palacios 等、Chandraharan 等及 Clausen 等分别报道了保留子宫同时切除植入胎盘的成功经验。Teixidor 等分享了应用"3P 法"成功治疗严重胎盘植入的经验，包括：①术前通过 B 型超声确定胎盘位置，在胎盘上缘选择切口并娩出胎儿；②放置球囊阻断髂内动脉血流；③切除胎盘植入部分子宫肌壁，进行子宫肌壁重建。该研究回顾性分析了单中心共 30 例 PAS 患者的临床信息，其中 19 例采用了"3P 法"，11 例采用了保留胎盘的方法，比较 2 组结局，结果显示，"3P 法"可以有效减少胎盘植入患者的产后出血率（15.8% vs.54.5%，$P<0.05$）和子宫切除率（0 vs.27.3%，$P<0.05$）。但放置球囊阻断髂内动脉血流的费用昂贵，且存在盆腔内感染、器官缺血、发热、白细胞计数升高、组织神经疼痛及血管栓塞等非产科因素的并发症。

(3) 产时剥离胎盘：由于胎盘原位保留的并发症风险高，越来越多的学者倾向于剖宫产时完全清除胎盘，后续采用多种止血术式控制出血。对于有强烈意愿保留子宫的胎盘植入或穿透性胎盘植入患者，评估可在剥离胎盘后通过缝合止血、宫腔填塞、血管阻断或介入放射治疗达到止血目的时，也可以尝试采用。

2. 止血缝合技术 当出血范围局限时，局部缝合剥离面血窦就可达到止血效果。子宫体部位或下段较高部位出血广泛时，可采用各种压迫缝合技术。当胎盘植入子宫下段甚至宫颈管，即前置胎盘伴植入时，子宫下段肌层菲薄导致收缩不良，此时采用外压迫缝合技术难以达到止血目的，故国内诸多学者开创了多种缝合方式，通过各种缝合技巧折叠缝合薄弱的子宫下段，起到止血和加固的作用。

(1) 压迫缝合：B-Lynch 缝合（图 7-1）、Cho 方形缝合（图 7-2）、Hayman 缝合（图 7-3）及 Meydanli 压迫缝合（图 7-4）等可以压迫子宫体，减少胎盘剥离面出血。

对于阴道分娩后的出血，可考虑采用 Hayman 缝合或其改良方式（图 7-5），可无须进入宫腔，也不用将子宫的前后壁缝合在一起，可将对子宫的创伤降到最小。

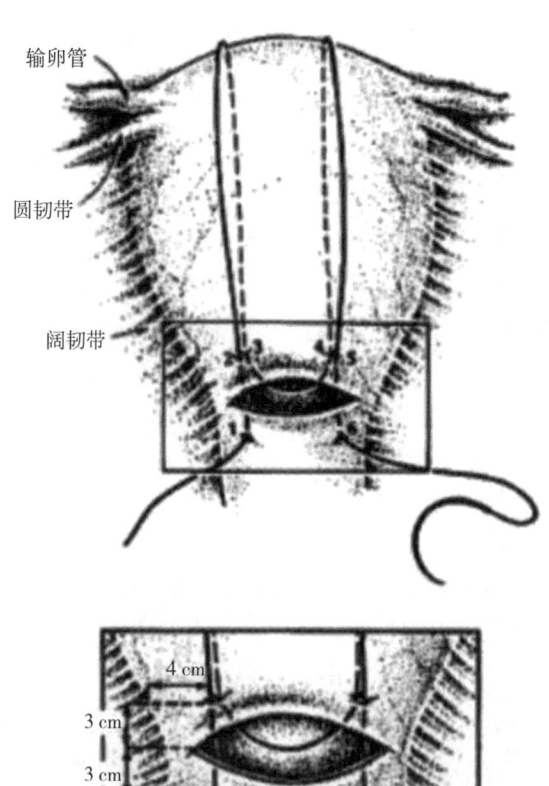

图 7-1 B-Lynch 缝合

注：引自 B-Lynch C, Coker A, Lawal AH, et al. The B-Lynch surgical technique for the control of massive postpartum haemorrhage: an alternative to hysterectomy? Five cases reported. Br J Obstet Gynaecol, 1997, 104 (3): 372-375

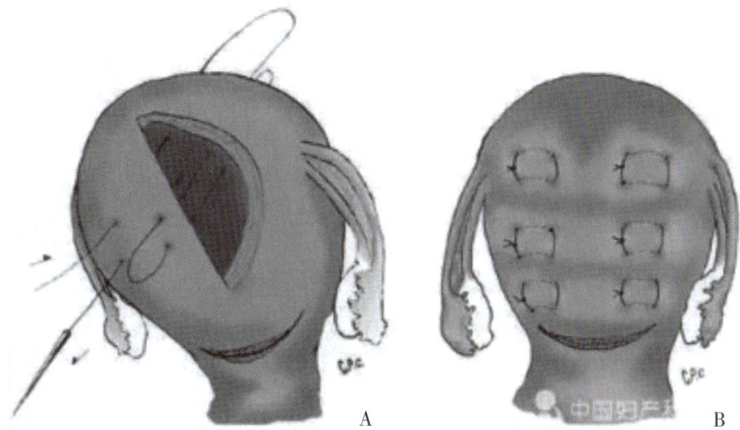

图 7-2　Cho 方形缝合

注：A. 缝合；B. 缝合后。引自 Cho JH, Jun HS, LEECN. Hemostatic suturing technique for uterine bleeding during cesarean delivery. Obstet Gynecol, 2000, 96（1）：129-131

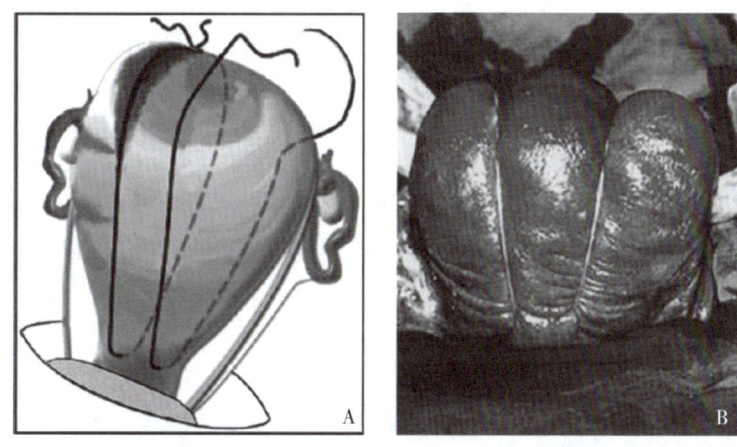

图 7-3　Hayman 缝合

注：A. 子宫前面观，显示缝线位置；B. 压迫缝合后的术中子宫。引自 Ghezzi F, Cromi A, Uccella S, et al. The Hayman technique：a simple method to treat postpartum hemorrhage. BJOG, 2007, 114（3）：362-365

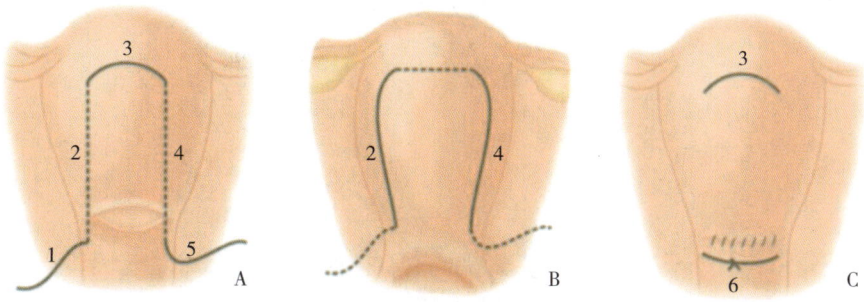

图 7-4　Meydanli 压迫缝合

注：A. 前面观；B. 后面观；C. 最终外观；1~6 为操作进针的顺序，最后一步是打结。引自 Meydanli MM, Türkçüoğlu I, Engin-Üstün Y, et al. Meydanli compression suture：new surgical procedure for postpartum hemorrhage due to uterine atony associated with abnormal placental adherence. J Obstet Gynaecol Res, 2008, 34（6）：964-970

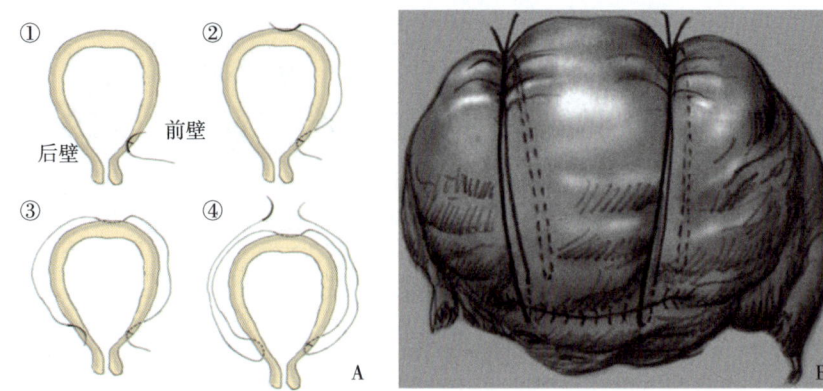

图 7-5　改良 Hayman 缝合

注：A.①前壁下段进针的深度不穿透黏膜；②缝针在宫底插入中间层；③后壁下段进针的深度不穿透黏膜；④带针的两端在宫底打结；B. 打结后的子宫外形。引自 Zheng J，Xiong X，Ma Q，et al. A new uterine compression suture for postpartum haemorrhage with atony. BJOG，2011，118（3）：370-374

此外，还有学者提出了子宫"三明治"缝合（图 7-6），将子宫压迫缝合（B-Lynch 缝合和 Hayman 缝合）与宫腔内放置 Bakri 球囊结合起来，11 例用此方法的患者都免于子宫切除。也有文献报道了子宫下段的"三明治"缝合法（图 7-7）。

对于难以显露的宫体部出血，也可以采用全层贯穿式缝合，但有宫腔粘连风险；有研究对含 43 例 PAS 患者在内的产后出血患者进行了"Nausicaa 蠕虫式缝合"（图 7-8），单独对前壁或后壁进行缝合，止血成功率达 97%，故认为该术式对没有宫旁侵犯的前壁或后壁广泛植入有效。

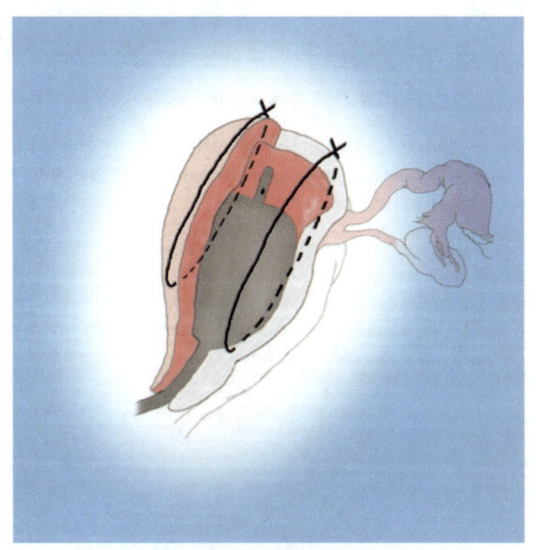

图 7-6　子宫"三明治"缝合

注：引自 Çalışkan E，Akar B，Ceylan Y，et al. A novel low uterine segment sandwich technique（Caliskan's technique）for the management of post-cesarean hemorrhage due to placenta previa accreta. Turk J Obstet Gynecol，2021，18（2）：79-84

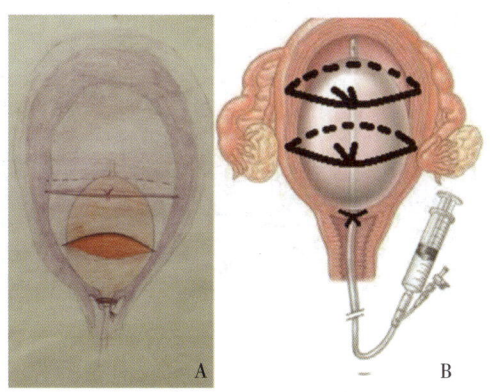

图 7-7 子宫下段的"三明治"缝合

注：A. 绘制图；B. 示意图。引自 Yoong W, Ridout A, Memtsa M, et al. Application of uterine compression suture in association with intrauterine balloon tamponade ('uterine sandwich') for postpartum hemorrhage. Acta Obstet Gynecol Scand, 2015, 91 (1)：147-151

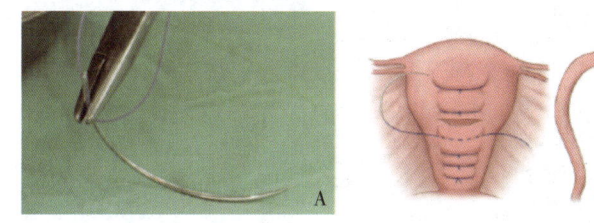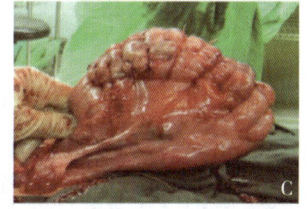

图 7-8 Nausicaa 蠕虫式缝合

注：A. 缝合时使用的针和线；B. Nausicaa 蠕虫式缝合示意图；C. 使用该技术的首个病例。引自 Shih JC, Liu KL, Kang J, et al. 'Nausicaa' compression suture：a simple and effective alternative to hysterectomy in placenta accreta spectrum and other causes of severe postpartum haemorrhage. BJOG, 2019, 126 (3)：412-417

（2）子宫下段及宫颈植入出血的各种缝合技术

1) 子宫下段环形蝶式缝合（图 7-9）：2015 年北京大学第一医院妇产科杨慧霞团队结合既往的手术经验，提出了止血带捆绑下子宫下段环形蝶式缝合技术。在胎儿娩出后将止血带捆绑在子宫下段，子宫出血减少后人工剥离胎盘，之后进行子宫下段环形蝶式缝合。杨慧霞等通过总结 2012 年 4 月至 2014 年 11 月共 12 例应用此技术的胎盘植入患者的临床结局发现，12 例手术均成功，术中平均出血量为 1000（400~2000）ml，其中 3 例出血量<1000 ml；2 例未行红细胞输注，其余 10 例输注红细胞 400~1200 ml；12 例患者的平均住院时间≤7 天。因此认为，止血带捆绑全子宫血管+子宫下段环形蝶式缝合能有效减少出血，保留子宫。术中在胎盘剥离后进行子宫下段环形蝶式缝合，具体操作方式有 2 种：一种是在子宫下段子宫腔内反折加固，另一种是在子宫前壁外面反折折回加固。后者在子宫侧壁肌层内以 1 号肠线自右后向前贯穿进针，在出针点附近肌层较厚处再次进针，在宫腔内横向跨过薄弱的子宫前壁自内向外出针，再后退至离出针点一半距离处重复自外向内贯穿进针，反复跨过部分薄弱的子宫前壁由内向外出针，如此反复数针直至前壁重叠效果满意；再在子宫侧壁肌层内由前向后出针，于子宫后壁打结。

2) 子宫下段螺旋式缝合成形（图 7-10）：2016 年华中科技大学同济医学院附属同济医院曾万江团队提出子宫下段螺旋式缝合成形，并在临床上取得了良好的治疗效果。主要结合凶险性前

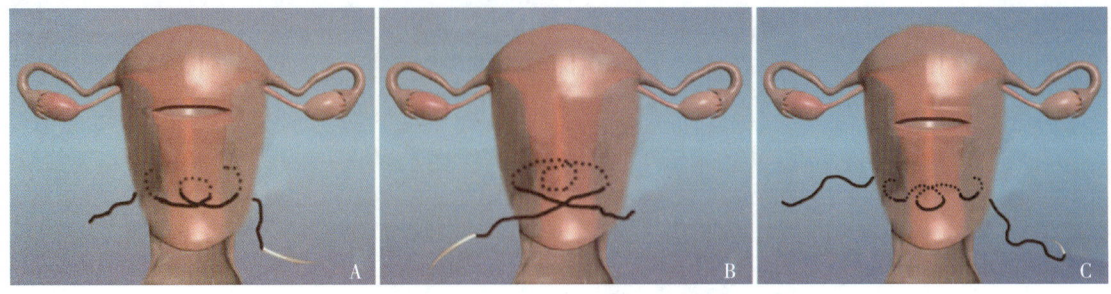

图 7-9 子宫下段环形蝶式缝合

注：A. 方法一的子宫前面观；B. 方法一的子宫后面观；C. 方法二的子宫前面观。引自杨慧霞，余琳，时春艳，等．止血带捆绑下子宫下段环形蝶式缝扎术治疗凶险性前置胎盘伴胎盘植入的效果．中华围产医学杂志，2015，18（7）：497-501

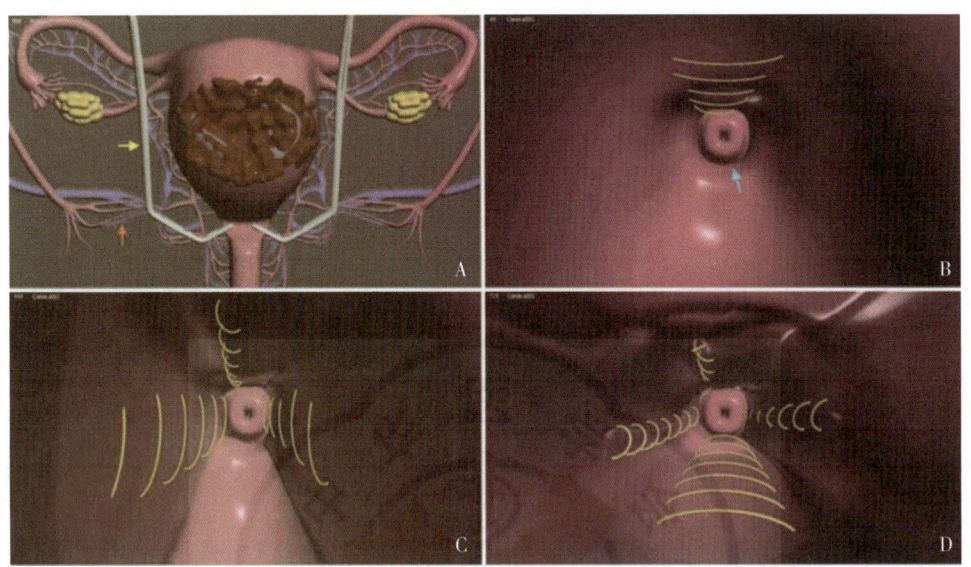

图 7-10 子宫下段螺旋式缝合成形

注：A. 在子宫阔韧带的无血管区打洞，置入沙氏钳（黄色箭头）阻断子宫动脉（红色箭头）；B. 起始缝合（以子宫前壁起始缝合为例），自下而上连续缝合子宫下段宫腔面的前壁区域（蓝色箭头指向宫颈内口）；C. 将子宫下段宫腔面分为前、后、左、右 4 个区域，分别进行螺旋式缩窄缝合，缝合 1 个区域后应观察出血情况，决定是否需要缝合其他区域，通常缝合 1~3 个区域即可；D. 缝合完成。引自乌剑利，曾万江．子宫下段螺旋式缝合成形术治疗凶险性前置胎盘．中华围产医学杂志，2017，20（9）：640-643

置胎盘发生时的子宫下段解剖学特点和产后出血特征，在胎儿娩出后逐一采取以下步骤：①采用沙氏钳（Satinsky 钳）钳夹双侧子宫血管；②在子宫血管有效阻断的情况下，钝性分离与锐性分离相结合快速、彻底地清除胎盘组织，特别是子宫下段近宫颈内口处，力求做到无胎盘组织残留；③当胎盘剥离后发现胎盘位于子宫下段、胎盘剥离面大出血时行子宫下段螺旋式缝合成形。将子宫下段宫腔内侧面分为前、后、左、右 4 个区域，在各自区域内分别自黏膜面向浆膜面、从下（宫颈）至上（宫腔），连续、快速地横向缩窄缝合，下缘达宫颈内口平面，上缘超过活动出血点上方 1 cm。子宫下段的 4 个区域由于胎盘附着部位和粘连、植入情况不同，术中出血情况也不同，应以出血量最大的一侧作为缝合的起始区域；术前的影像学检查结果可提示血供最丰富或疑有胎盘植入部位，可帮助术者确定起始缝合区域。缝合1个区域后应观察出血情况，决定是否需要缝合其他区域，通常缝合1~3个区域即可，必要时4个区域均缝合。缝线选择1-0可吸收缝线，控制缝合深度不超出子宫浆膜层；若前壁菲薄且与膀胱紧密粘连，则应尽量避免穿透膀胱黏膜面。

3）宫颈内口缝合成形（图7-11）：四川大学华西第二医院的研究者首次报道56例完全性前置胎盘伴植入患者行宫颈内口缝合成形术后止血成功率高。术者将左手掌置于患者子宫下段后壁，拇指对合置于宫腔，探查子宫下段后壁缺乏肌肉组织的"薄弱区域"。该薄弱区域上端为自受损子宫下段环形肌纤维分离移位的子宫体纵行肌纤维末端，将组织钳自薄弱区域向下伸入子宫颈内口，钳夹位于该薄弱区域下端的子宫下段环形肌纤维，轻轻向上提拉、钳夹该处组织，感觉到阻力并出现环形条带时，采用可吸收缝线"8"字缝合子宫下段环形肌纤维条带和移位的子宫体纵行肌纤维末端，缝合覆盖胎盘附着面的薄弱区域，达到止血目的，同时恢复宫颈内口的正常解剖结构，彻底控制胎盘附着面出血。

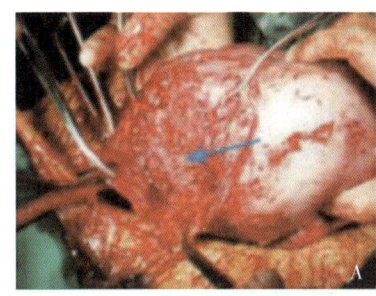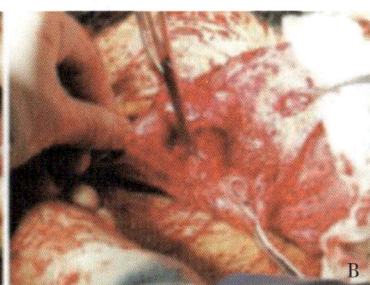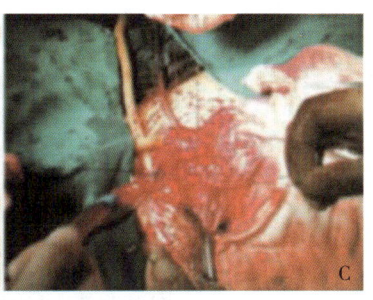

图7-11 宫颈内口缝合成形

注：A. 显露子宫下段胎盘附着损伤薄弱区域的出血面（箭头）；B. 使用组织钳钳夹位于薄弱区域下端的子宫下段环形肌纤维；C. 采用可吸收缝线"8"字缝合子宫下段环形肌纤维和移位的子宫体纵行肌纤维末端。引自黄桂琼，王晓东，余海燕，等. 宫颈内口成形术在完全性前置胎盘伴胎盘植入患者剖宫产术分娩中的应用. 中华妇幼临床医学杂志（电子版），2019，15（1）：19-24

4）宫颈提拉加固缝合（图7-12）：2018年北京大学第三医院赵扬玉团队报道了62例重型-凶险性胎盘植入患者使用宫颈提拉加固缝合的结果，发现总体子宫保留率达87.1%，且产后均未见明显的并发症。术中自子宫第二切口清理胎盘时，术者用手指探明子宫下段深部环形有韧度的宫颈管组织，用4把Allis钳前、后、左、右分别钳夹并提拉宫颈内口以下无胎盘附着的宫颈管组织，将其与薄弱的子宫下段叠加，前、后、左、右分别全程"8"字或"U"形缝合止血。需要注意的是，进针位置应低于Allis钳提拉的宫颈组织，同时应避免将前后壁一同关闭缝合而导致术后宫腔积血不能排出，胎盘剥离面仍出血处可行Cho方形缝合止血。目前，重型-凶险性胎盘植入术中子宫下段深处，特别是宫颈处，乃至侵及宫颈口深处的出血，是临床上处理前置胎盘合并胎盘植入术中的"盲区"。此处位于盆腔的低点位置，血供极为丰富，且膨大的子宫下段使显露术野和手术操作变得困难。该方法的优点有：①将子宫下段出血分阶段处理，更加准确定位术野和手术操作部位，更易处理子宫下段深处出血。②将宫颈的正常组织向上牵拉，能将盆腔的最低出血点上移，并将正常组织覆盖缝合于出血面上，对于深处组织的出血，达到压迫止血的目的。③同时，能将四壁的子宫下段最低点"变相捆绑"，进一步阻断子宫下段的血供。④缝合后不影响恶露的流出。

5）子宫后壁下段防波堤样缝合（图7-13）：2018年华中科技大学同济医学院附属协和医院的妇产科团队报道了47例前置胎盘术中胎盘剥离部位子宫下段后壁采用防波堤样缝合技术的结

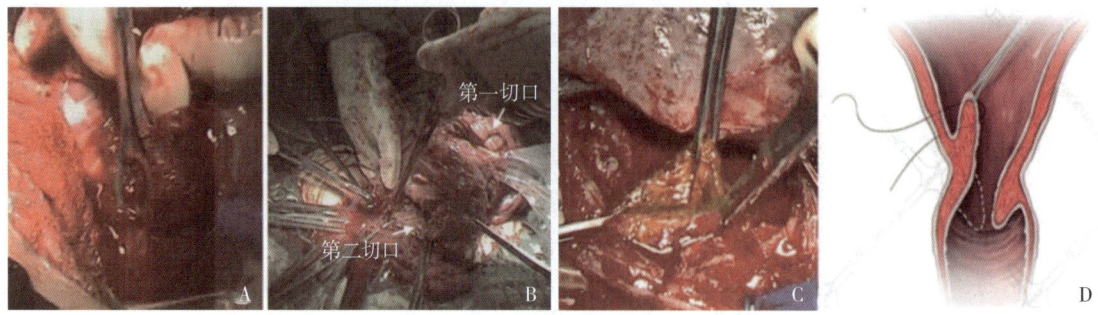

图 7-12　宫颈提拉加固缝合

注：A. 剥离重型-凶险性胎盘植入患者的胎盘，用卵圆钳清除植入的胎盘组织；B. 子宫下段第二切口；C. 使用 Allis 钳钳夹宫颈内口以下无胎盘附着的宫颈管组织；D. 加固缝合。引自陈运山，赵扬玉，张龑，等. 子宫颈提拉加固缝合术在重型-凶险性胎盘植入手术止血中的应用. 中华妇产科杂志，2018，53（7）：459-463

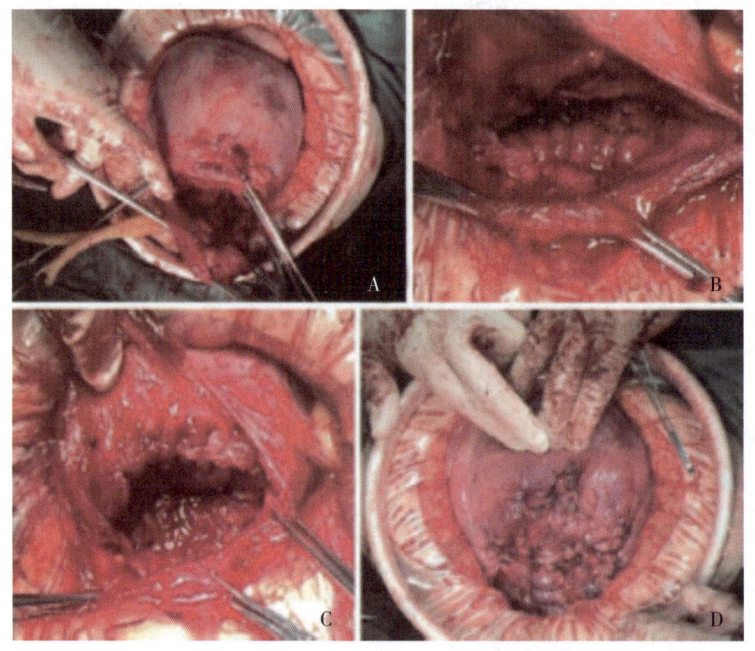

图 7-13　子宫后壁下段防波堤样缝合

注：A. 止血带捆扎子宫下段；B. 子宫下段后壁防波堤样缝合；C. 子宫前后壁防波堤样缝合；D. 子宫下段前壁编织样缝合。引自赵茵，朱剑文，吴迪，等. 子宫下段防波堤样缝合术在前置胎盘手术止血中的应用. 中华妇产科杂志，2018，53（4）：234-238

果，发现止血快速、安全。具体操作：在尽量去除全部胎盘后寻找宫颈内口，明确内口上方子宫后壁胎盘剥离面易出血的"嵴"，使用组织钳钳夹，确保全部出血面显露于术野内，连续横向缝合，如防波堤样，达到止血目的。必要时，向下平行再缝 1 道"防波堤"。此方法的处理要点为迅速找到宫颈内口，利用组织钳牵拉，增加后壁张力，暂时减少出血，夹持活动性出血部位，再横行缝合，成排推进，达到止血和加固子宫下段前后壁的目的。缝线应穿透子宫内膜直达肌层，缝合可略宽，既能达到止血目的，又不会过度损伤子宫内膜。

6）以宫颈为中心的放射状改良大"8"字缝合（图 7-14）：2021 年赵先兰团队报道了 45 例

穿透性胎盘植入患者应用以宫颈为中心的放射状改良大"8"字缝合的结果，发现止血效果良好。对于深达宫颈管的广泛穿透性胎盘植入患者，剥离胎盘组织后，子宫下段各壁均仅剩大面积菲薄的浆膜层，且创面上布满粗大异生的断裂血管，下方的宫颈及子宫中上段收缩后的肌层相对较厚，子宫中下段似大面积中断。缝合从子宫内部进行，自宫颈内胎盘剥离面下缘外约 2 mm 处进针，向中上段子宫肌层走行，其间穿透缝合残留的子宫浆膜 2~3 针，从胎盘剥离面上缘外约 2 mm 处出针（将宫颈内口周围的组织与子宫中上段相对较厚的子宫肌层连接起来），暂不打结，第 2 针依然起自子宫颈内胎盘剥离面下缘外约 2 mm 处，距第 1 针进针处向侧方平移约 5 mm，缝合方法与第 1 针相同，然后打结完成一次改良大"8"字缝合。继续后续的改良大"8"字缝合，将其"肩并肩"呈放射状排列于自宫颈至子宫中上段肌层区域内（分布于子宫下段前后壁及左右侧壁一周），压迫此区域内布满血管的菲薄浆膜层组织，达到止血目的，同时将胎盘剥离面的上下缘子宫肌层连接起来。

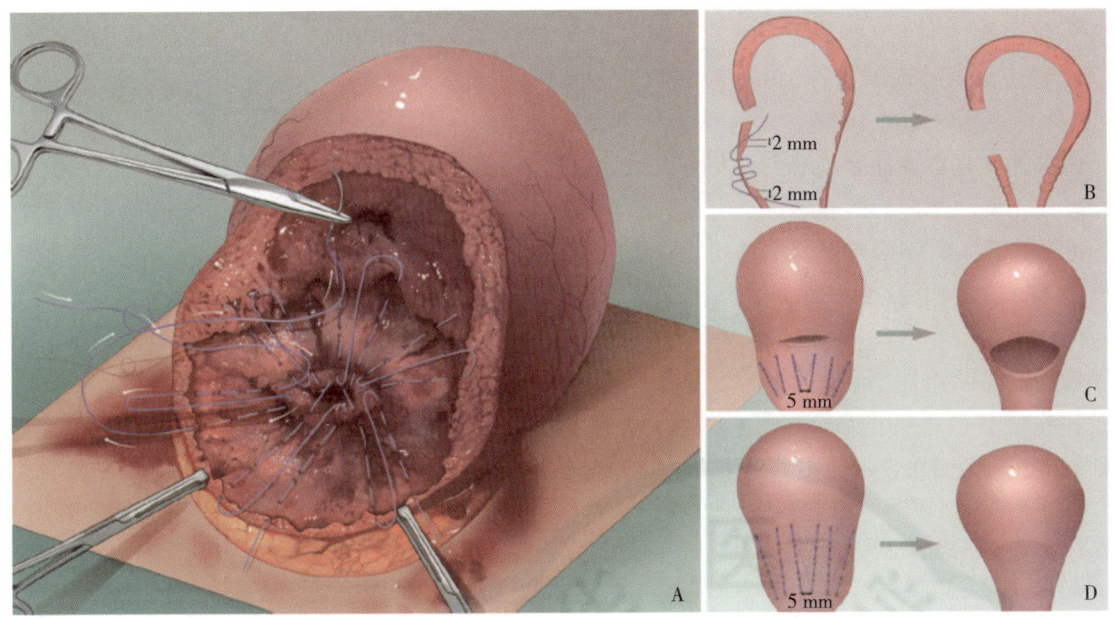

图 7-14 以宫颈为中心的放射状改良大"8"字缝合

注：A. 各改良大"8"字缝合"肩并肩"以宫颈为中心呈放射状排列于自宫颈至子宫中上段的区域内；B. 每一次缝合的进针点位于胎盘剥离面下缘 2 mm，出针点位于胎盘剥离面上缘 2 mm；C. 每一次缝合的第 1 针与第 2 针的侧向距离约 5 mm，子宫前壁下段的缝合位于子宫前壁切口以下；D. 子宫后壁下段的缝合取决于胎盘剥离面的范围，高度可以超过前壁切口水平。引自赵会丹，赵先兰，王新燕，等. 以宫颈为中心放射状改良大八字缝合在穿透性胎盘植入术中止血的效果. 中华妇产科杂志，2021，56（1）：68-72

3. 其他止血措施 除了采用各种缝合止血方法外，术中还需要结合宫腔填塞、血管阻断等方法减少胎盘剥离面出血，达到保留子宫的目的。

（1）宫腔填塞：传统的宫腔填塞为纱条填塞，但不易填紧，纱条吸血可导致宫腔隐匿性积血，近年来逐渐被宫腔球囊填塞替代。剖宫产术中、阴道分娩时均可使用宫腔填塞，连接收集后也可以较直观地进行出血计量。

（2）血管阻断：按手术途径分为术中结扎止血、介入放射治疗 2 类，前者包括髂内动脉结扎、子宫动脉结扎。在没有介入放射治疗条件的基层医院，大出血时可以考虑术中结扎止血。

止血带捆扎作为一种简单易行的操作，不受医院级别的限制，可以在基层医院开展。该技术既可为术中的下一步处理提供时间和准备，也可与其他止血措施如子宫压迫缝合、动脉栓塞等结合应用。

随着介入放射治疗技术的发展，球囊阻断及球囊栓塞被逐渐应用于PAS。既往有研究认为，可采用子宫动脉栓塞、髂内动脉栓塞、髂内动脉球囊阻断、髂总动脉球囊阻断及腹主动脉下段球囊阻断等不同方案以减少术中出血，为尝试剥离植入胎盘提供条件，降低子宫切除率。但近期有前瞻性研究显示，髂内动脉球囊阻断并不能改善患者的结局，可能与妊娠期间盆腔血供丰富、存在大量的侧支循环有关。腹主动脉下段球囊阻断相较于其他方式受盆腔侧支循环影响小，但操作难度较大，且存在缺血再灌注损伤、血管神经损伤、血栓形成等风险。目前，介入放射治疗在产科手术中的应用仍处于探索阶段，尚无统一规范。

也有文献报道，低位腹主动脉血管外阻断无血管内膜损伤、假性动脉瘤及母胎X线暴露风险，实施与否应结合术前胎盘植入的超声评估及术中直视下植入程度临时决定，可减少不必要的侵入性操作，尤其适用于紧急状态。

三、小　　结

PAS尤其是穿透性胎盘植入、大面积胎盘植入及前置胎盘伴植入可导致严重的产后出血和出血并发症，威胁孕产妇的健康甚至生命，故手术处理策略尤为重要。子宫切除术被视为严重PAS的标准治疗术式，但对于保留生育功能意愿强烈的患者，可以在具备诊疗条件的医院，且在充分的准备下，尝试性使用一种或联用多种保留子宫的术式，并充分告知患者并发症风险高。

参考文献

[1] lausen C, Lönn L, Langhoff-Roos J. Management of placenta percreta: a review of published cases. Acta Obstet Gynecol Scand, 2014, 93(2): 138-143.

[2] Zhang H, Dou R, Yang H, et al. Maternal and neonatal outcomes of placenta increta and percreta from a multicenter study in China. J Matern Fetal Neonatal Med, 2019, 32(16): 2622-2627.

[3] Committee on Obstetric Practice. Gynecology: committee opinion No. 529: placenta accreta. Obstet Gynecol, 2012, 120(1): 207.

[4] Jauniaux E, Collins SL, Jurkovic D, et al. Accreta placentation: a systematic review of prenatal ultrasound imaging and grading of villous invasiveness. Am J Obstet Gynecol, 2016, 215(6): 712-721.

[5] 种轶文，张爱青，王妍，等．超声评分系统预测胎盘植入凶险程度的价值．中华围产医学杂志，2016，19(9)：705-709.

[6] Obstetric care consensus No. 7 summary: placenta accreta spectrum. J Obstet Gynecol, 2018, 132(6): 1519-1521.

[7] Eller AG, Porter TF, Soisson P, et al. Optimal management strategies for placenta accreta. BJOG, 2009, 116(5): 648-654.

[8] Oyelese Y, Smulian J. Placenta previa, placenta accreta, and vasa previa. Obstet Gynecol, 2006, 107(4): 927-941.

[9] Wong HS, Hutton J, Zuccollo J, et al. The maternal outcome in placenta accreta: the significance of antenatal diagnosis and non-separation of placenta at delivery. N Z Med J, 2008, 121(1277): 30-38.

[10] Bisschop C, Schaap TP, Vogelvang TE, et al. Invasive placentation and uterus preserving treatment modalities: a systematic review. Arch Gynecol Obstet, 2011, 284(2): 491-502.

[11] Pather S, Strockyj S, Richards A, et al. Maternal outcome after conservative management of placenta percreta at caesarean section: a report of three cases and a review of the literature. Aust N Z J Obstet Gynaecol, 2014, 54(1): 84-87.

[12] Palacios Jaraquemada JM, Pesaresi M, Nassif JC, et al. Anterior placenta percreta: surgical approach,

hemostasis and uterine repair. Acta Obstetricia Et Gynecologica Scandinavica, 2004, 83（8）：738-744.

[13] Chandraharan E, Rao S, Belli AM, et al. The Triple-P procedure as a conservative surgical alternative to peripartum hysterectomy for placenta percreta. Int J Gynaecol Obstet, 2012, 117（2）：191-194.

[14] Teixidor Viñas M, Belli AM, Arulkumaran S, et al. Prevention of postpartum hemorrhage and hysterectomy in patients with morbidly adherent placenta：a cohort study comparing outcomes before and after introduction of the Triple-P procedure. Ultrasound Obstet Gynecol, 2015, 46（3）：350-355.

[15] Viñas M, Belli AM, Arulkumaran S, et al. Prevention of postpartum hemorrhage and hysterectomy in patients with morbidly adherent placenta：a cohort study comparing outcomes before and after introduction of the Triple-P procedure. Ultrasound Obstet Gynecol, 2015, 46（3）：350-355.

[16] Ghezzi F, Cromi A, Uccella S, et al. The Hayman technique：a simple method to treat postpartum hemorrhage. BJOG, 2007, 114（3）：362-365.

[17] Meydanli MM, Türkçüoğlu I, Engin-Üstün Y, et al. Meydanli compression suture：new surgical procedure for postpartum hemorrhage due to uterine atony associated with abnormal placental adherence. J Obstet Gynaecol Res, 2008, 34（6）：964-970.

[18] Zheng J, Xiong X, Ma Q, et al. A new uterine compression suture for postpartum haemorrhage with atony. BJOG, 2011, 118（3）：370-374.

[19] Çalıkan E, Akar B, Ceylan Y, et al. A novel low uterine segment sandwich technique（Caliskan's technique）for the management of post-cesarean hemorrhage due to placenta previa accreta. Turk J Obstet Gynecol, 2021, 18（2）：79-84.

[20] Yoong W, Ridout A, Memtsa M, et al. Application of uterine compression suture in association with intrauterine balloon tamponade（'uterine sandwich'）for postpartum hemorrhage. Acta Obstet Gynecol Scand, 2015, 91（1）：147-151.

[21] Shih JC, Liu KL, Kang J, et al. 'Nausicaa' compression suture：a simple and effective alternative to hysterectomy in placenta accreta spectrum and other causes of severe postpartum haemorrhage. BJOG, 2019, 126（3）：412-417.

[22] 杨慧霞, 余琳, 时春艳, 等. 止血带捆绑下子宫下段环形蝶式缝扎术治疗凶险性前置胎盘伴胎盘植入的效果. 中华围产医学杂志, 2015, 18（7）：497-501.

[23] 乌剑利, 曾万江. 子宫下段螺旋式缝合成形术治疗凶险性前置胎盘. 中华围产医学杂志, 2017, 20（9）：640-643.

[24] 黄桂琼, 王晓东, 余海燕, 等. 宫颈内口成形术在完全性前置胎盘伴胎盘植入患者剖宫产术分娩中的应用. 中华妇幼临床医学杂志（电子版）, 2019, 15（1）：19-24.

[25] 陈运山, 赵扬玉, 张龑, 等. 子宫颈提拉加固缝合术在重型-凶险性胎盘植入手术止血中的应用. 中华妇产科杂志, 2018, 53（7）：459-463.

[26] 赵茵, 朱剑文, 吴迪, 等. 子宫下段防波堤样缝合术在前置胎盘手术止血中的应用. 中华妇产科杂志, 2018, 53（4）：234-238.

[27] 赵会丹, 赵先兰, 王新燕, 等. 以子宫颈为中心放射状改良大八字缝合在穿透性胎盘植入术中止血的效果. 中华妇产科杂志, 2021, 56（1）：68-72.

[28] 杨娉, 蒋玉蓉, 黄建华. 低位腹主动脉血管外阻断下子宫成形术及改良Cho缝合术在凶险性前置胎盘伴胎盘植入剖宫产术中的联合应用价值. 实用妇产科杂志, 2019, 35（12）：954-956.

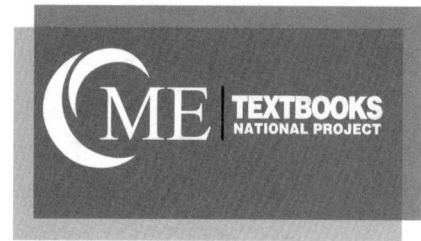

第8章 异位妊娠的保守性手术——输卵管是"毒蛇"吗？

金 力
中国医学科学院 北京协和医学院 北京协和医院

一、没有输卵管就没有"生命"

1. 输卵管的解剖结构 输卵管是一对细长而弯曲的管道，左右各一，位于子宫两侧，内侧与宫角相连通，外端游离，且与卵巢接近，全长 8~14 cm。输卵管起自圆韧带后上方的子宫体。阔韧带的结缔组织增厚形成输卵管系膜，从而给输卵管提供支持。输卵管腔与宫腔和腹腔相连。每条输卵管可分为 4 个部分（图 8-1）：间质部，即输卵管穿过宫角的部分；峡部，管腔较窄，肌层较厚；壶腹部，管腔较大，黏膜皱襞粗大；伞部，位于输卵管末端，有羊齿状凸起，这个凸起可增加输卵管末端的表面积，从而有助于拾卵。输卵管肌层由内环、外纵 2 层平滑肌纤维组成。输卵管黏膜是由许多细小的乳头状皱褶（皱襞）组成的，包括 3 种细胞，即纤毛柱状细胞、无纤毛的柱状分泌细胞、闰细胞（可能仅为无活性的分泌细胞）。

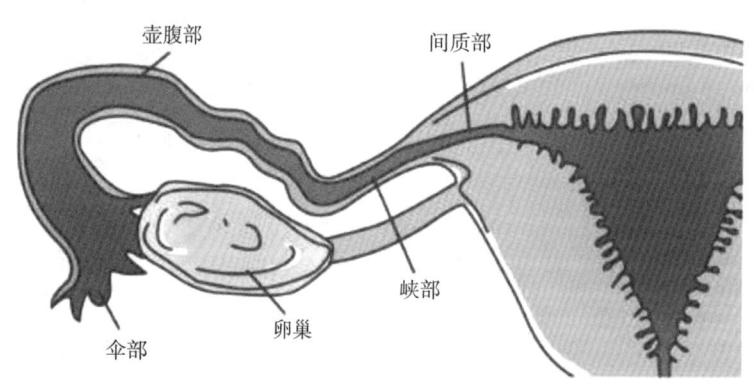

图 8-1 输卵管的解剖结构

2. 输卵管的功能 输卵管是精子和受精卵的通道，能捕捉卵子，并为卵子和精子的结合提供场所，故其对女性受孕具有重要作用。精子从宫腔进入输卵管后，其运行受输卵管蠕动和输卵管系膜活动影响，而这些活动又受卵巢激素控制。排卵期，由于高水平雌激素的影响，输卵管蠕动的方向为由近端向远端，推动精子由宫角向输卵管壶腹部移动。同时，输卵管峡部内膜分泌增加，其液体向腹腔方向移动，从而有助于精子运行。当卵巢排出卵子后，输卵管的伞部（又称漏斗部）便"拾捡"卵子，并使之飘浮于输卵管液中。输卵管壶腹部存在大量皱襞，有利于精子和卵子在此停留、受精。之后，受精卵在孕激素的作用下，借助输卵管的蠕动性收缩和纤毛的摆动，向宫腔运行。输卵管黏膜受女性激素的影响，也有周期性的组织学变化，但不如子宫内膜明显。此外，在排卵期，输卵管液中的糖原含量迅速增加，从而为精子提供足够的能量。

二、异位妊娠发生——输卵管就是"毒蛇"了

异位妊娠也称宫外孕，是指妊娠囊着床在宫腔以外的妊娠，大多发生于输卵管（96%）。一项病例系列研究纳入了 1800 例行手术治疗的异位妊娠患者，结果显示，异位妊娠的位置分布为输卵管壶腹部（70%）、输卵管峡部（12%）、输卵管伞端（11.1%）、卵巢（3.2%）、输卵管间质部（2.4%）及腹腔（1.3%）。临床上，异位妊娠也见于其他部位，包括宫颈、宫角、剖宫产瘢痕处及子宫肌壁间等。异位妊娠破裂可导致内出血、失血性休克，危及生命。异位妊娠引发的出血是早期妊娠母体死亡的主要原因，占所有妊娠相关死亡的 4%~10%。

1. 输卵管妊娠的病因　输卵管妊娠的发病机制可能涉及多个因素，但通常被认为是由以下原因引起的。

（1）慢性输卵管炎：在高达 90% 的异位妊娠手术标本中可以观察到输卵管病变，尤其是慢性输卵管炎；发生异位妊娠的输卵管存在慢性输卵管炎的比例是正常输卵管的 6 倍。慢性输卵管炎的组织学特征是皱襞变薄、变平及输卵管壁存在浆细胞和淋巴细胞浸润。

（2）峡部结节性输卵管炎：其发生于约 10% 的输卵管妊娠患者。该病的主要表现为双侧输卵管峡部呈结节状态；组织学上，输卵管黏膜延伸进入输卵管肌。

（3）关于输卵管妊娠的研究已发现数种可能影响胚泡植入的因素：①过早植入的胚胎层导致受累肌层肥大；②其他因素（如凝集素、整合素、前列腺素、生长因子及细胞因子等）可能会导致受精卵在输卵管内过早种植。

2. 异位妊娠的发生率、死亡率、危险因素及异位妊娠与不孕的关系

（1）异位妊娠的发生率：据报道，异位妊娠的发生率因时间和患者群体而异。1997—2000 年，某大型健康网络的数据显示，异位妊娠的发生率为每 1000 次妊娠 20.7 例。一项研究纳入了 2002—2007 年美国 200 多份商业健康计划，结果显示，异位妊娠的发生率更低，为每 1000 次妊娠 6.4 例。有研究显示，异位妊娠的发生率随患者年龄的增长而增加，15~19 岁为每 1000 次妊娠 2.8 例，20~24 岁为每 1000 次妊娠 4.4 例，25~29 岁为每 1000 次妊娠 7.4 例，35~39 岁为每 1000 次妊娠 9.9 例，40~44 岁为每 1000 次妊娠 9.8 例。一项纳入美国 14 个州 2004—2008 年医疗补助受益人群的研究报道，异位妊娠的发生率为每 10 000 次妊娠 14.7 例；该研究中 3 个州的数据显示，2000—2008 年异位妊娠的发生率有所降低。此外，还有研究报道，异位妊娠在黑种人中的发生率是白种人的 1.5 倍。

（2）异位妊娠的死亡率：据报道，中国近 2 年异位妊娠的死亡率约为 4/100 000。近年来，我国大城市频繁出现因异位妊娠死亡的病例，已引起高度重视。美国 1980—1984 年和 2003—2007 年的数据显示，异位妊娠的死亡率下降了 57%，从 1.15/100 000 例活产降至 0.50/100 000 例活产。一项研究纳入 2004—2008 年美国 14 个州的医疗补助受益人群，发现了相近的异位妊娠死亡率，即 0.48/100 000 例活产，但非白种人的异位妊娠并发症风险更高。2003—2007 年，非洲裔美国人的异位妊娠死亡率是美国白种人的 6.8 倍，年龄>35 岁女性的相应死亡率是年龄<25 岁女性的 3.5 倍。1998—2007 年，因异位妊娠住院治疗的女性中有 76 例死亡，其中 71% 的妊娠位于输卵管而非

其他部位。

(3) 异位妊娠的危险因素

1) 各种因素(如感染、手术、先天畸形或肿瘤)引起的正常输卵管解剖结构的破坏:解剖结构异常可伴纤毛活动受损引起的功能损害。具有异位妊娠或输卵管手术史的患者的异位妊娠风险最高。

2) 既往异位妊娠:对于有异位妊娠史的患者,再次异位妊娠的风险是其他孕妇的 3~8 倍。这种风险与导致首次异位妊娠的基础输卵管疾病及其治疗方式均有关。因异位妊娠行输卵管造口术是异位妊娠复发的一个危险因素(校正 OR 3.04)。盆腔炎(pelvic inflammatory disease, PID)和其他生殖系统感染(如非特异性输卵管炎、衣原体感染及淋病等),特别是反复感染,是输卵管发生病变的一个主要原因,故也会增加异位妊娠的风险。盆腔感染可以改变输卵管的功能,还可导致输卵管梗阻和盆腔粘连性疾病。异位妊娠发生率的持续升高与 PID 发生率的上升有密切关联。具有 PID 病史的女性异位妊娠风险较正常女性增加约 3 倍。一项丹麦的回顾性人群队列研究纳入 15~44 岁的女性(1995—2012 年),结果显示,衣原体检测阳性者与阴性者相比,前者的异位妊娠风险升高 31%(校正 HR 1.31, 95%CI 1.25~1.38)。盆腔结核通常不与异位妊娠有关。大多数盆腔结核女性都有可致自然受孕概率降低的输卵管损伤。

(4) 异位妊娠与不孕的关系:不孕患者的异位妊娠发生率较正常女性增加 2~3 倍,但这可能反映了该群体的输卵管异常发生率增加,而输卵管异常也可能是不孕的病因。体外受精(in vitro fertilization, IVF)与输卵管妊娠和子宫内、外同时妊娠的风险升高有关。我国的一项多中心病例对照研究纳入 2411 例异位妊娠患者和其他匹配孕妇,结果显示,IVF 使异位妊娠风险增至 9.3 倍。一项 meta 分析显示,与在第 3 天植入胚胎相比,在第 5 天植入胚胎可使异位妊娠的风险显著降低。在另一项纳入 103 070 例 IVF 后实现临床妊娠的研究中,异位妊娠的发生率为 1.38%。有研究显示,冷冻胚胎移植的异位妊娠发生率比新鲜胚胎移植低 65%,这可能是因为新鲜胚胎在移植过程中使用了激素刺激。除输卵管妊娠外,IVF 后女性更常出现宫颈、输卵管间质部及宫内、宫外同时妊娠。

三、早期诊断异位妊娠的重要性

在因早期妊娠出血和(或)疼痛而前往急诊科的女性中,异位妊娠的发生率为 6%~16%。临床上,妇产科医师诊断异位妊娠时,需要结合血清人绒毛膜促性腺激素(human chorionic gonadotropin, hCG)定量测定和经阴道超声(transvaginal ultrasound, TVS)的结果。早期诊断非常重要,在避免各种并发症发生的同时,还避免了手术或降低了手术风险,保证了输卵管的完整性。

1. 动态监测血清 hCG 在患者主诉有停经史或不规则阴道出血且不排除妊娠可能的情况下,首先最能反映妊娠与否及胚胎发育状况的检测方法是动态监测血清 β-hCG(或 hCG)和孕激素。初次检测血清 β-hCG 作为基础,然后每间隔 2~3 天抽血一次,动态观察血清 β-hCG 数值的变化,如果增长幅度在 1 倍以上,正常宫内妊娠的可能性比较大,如果增长幅度低于 1 倍,提示异常妊娠、胚胎停止发育的可能性较大,应进一步行超声波检查。

2. 监测单次孕酮 妊娠前 8 周的血清 β-hCG 水平和孕酮水平也能帮助预测妊娠结局和早期诊断异位妊娠。与升高的血清 β-hCG 水平相反,妊娠前 9~10 周的孕酮水平是稳定的。与血清 β-hCG 水平不同,一次单独的孕酮水平就能预测妊娠结局。孕酮水平低于 15.85 nmol/L(5 ng/ml)可能与不良的妊娠结局有关(如自然流产或异位妊娠),而孕酮水平超过 79.25 nmol/L(25 ng/ml)则提示宫内妊娠存活,其敏感性为 97.5%。在不能及时进行超声检查的地区,等待做血清

β-hCG 水平的系列测定并不现实，单项孕酮指标就能提示妊娠是否正常。其值低于 15.85 nmol/L 就表示胚胎已死亡，但不能确定妊娠部位。但当孕酮的测定值在 15.85~79.25 nmol/L 时，无法确定结果。有研究报道，10% 的正常妊娠女性的孕酮水平低于 79.25 nmol/L。Hahlin 等的研究报道，无一例宫内妊娠的孕酮水平低于 31.7 nmol/L，而 88% 异位妊娠和 83% 自然流产的孕酮水平均较低。可将连续 2 次血清 β-hCG 和 1 次孕酮的检测结果联合起来进行判断，如果连续 2 次血清 β-hCG 水平成倍增长且 1 次孕酮水平超过 79.25 nmol/L，则可以较肯定地认为此次妊娠为宫内活胎；反之，则有胚胎停止发育或异位妊娠的可能。

宫内、宫外同时妊娠指的是发生宫内妊娠的同时合并异位妊娠。宫内、宫外同时妊娠的估计发生率取决于异位妊娠和双卵双胎的发生率。临床上，其发生率正逐渐上升，主要原因为经辅助生殖技术实现的妊娠数量不断增加，此时血清 hCG 或孕酮改变的规律就不符合诊断标准了，妇产科医师需要结合超声明确诊断。

3. 动态超声检查适时定位　停经 6 周时出现卵黄囊，可以确诊为宫内妊娠。因此，过早的超声检查既不能确定宫内妊娠，也不能排除异位妊娠。在妊娠早期选择行超声检查时，要考虑当时血清 hCG 水平的高低，当血清 β-hCG>1800 U/L 或血清 hCG>2 000 U/L 时，超声特别是经阴道超声可看到宫内妊娠囊；反之，如果超声未见妊娠囊，应高度怀疑异位妊娠。或当连续 2 次的血清 hCG 水平没有成倍增长（无论数值高低），或单次孕酮<79.25 nmol/L，也要行动态超声检查，及时发现异位妊娠。

四、异位妊娠治疗方法的新进展和新认识

1. 异位妊娠的治疗方法　分为手术治疗和药物治疗。目前，腹腔镜手术是异位妊娠的标准治疗术式。以输卵管妊娠为例，手术治疗包括根治性手术和保守性手术。根治性手术即输卵管切除术（salpingectomy），没有持续异位妊娠存在的可能，且避免了重复输卵管妊娠的风险，但只留下了一侧输卵管。保守性手术即输卵管切开术（salpingotomy），又称输卵管开窗术，保留了输卵管，但有妊娠组织残留（持续异位妊娠）的风险，以及因此造成后续额外治疗或未来同一输卵管再次发生异位妊娠的风险。那么究竟哪种术式更好，尤其是对于未来有生育需求的女性？临床上，无论哪种术式，妇产科医师应对异位到输卵管的妊娠组织常规行病理检查，即使是停育，也要警惕妊娠滋养细胞疾病（如部分/完全葡萄胎、绒毛膜癌）的可能。必要时，免疫组织化学可帮助排除葡萄胎。绒毛和滋养层上皮在甲氨蝶呤治疗后可表现出退化，提示对标本进行全面评估有助于指导治疗和随访。

如果患者确诊异位妊娠，且伴有腹部症状或血流动力学不稳定，或初始血清 hCG 水平很高，或超声于宫腔外检测到胎儿的心脏活动，或有药物治疗禁忌证等情况，应立即行手术治疗。而早期诊断的异位妊娠可以选择甲氨蝶呤等药物治疗。

2. 输卵管切开的利弊　输卵管切开术的疗效多年来一直争议不休。有研究显示，输卵管切开术后持续输卵管妊娠占 4%~15%。该术式面临的主要问题有未来宫内妊娠的概率、持续异位妊娠的风险及重复异位妊娠的风险。持续异位妊娠是指输卵管妊娠行保守性手术时，若术中未完全清除妊娠组织，或残留的滋养细胞继续生长，导致术后血清 β-hCG 水平不降或上升。以下就一些临床热点问题进行讨论。

（1）患者更倾向于选择输卵管切开术还是输卵管切除术？有研究通过一个由 16 个选择集组成的网络问卷调查接受过输卵管妊娠手术的女性和渴望妊娠的低生育女性对输卵管切开术和输卵管切除术的偏好，即关注的是未来更好的生育预后，还是持续异位妊娠的潜在风险和未来再次发生

异位妊娠的风险等。其结果显示，担心重复异位妊娠负面影响的女性是自然宫内妊娠女性的1.6倍。在输卵管妊娠的手术选择中，患者更倾向于避免再次异位妊娠，以获得更高的自然宫内妊娠概率。对于患者来说，在输卵管切开术后滋养细胞持续存在的情况下，如果能通过宫内妊娠率的小幅度上升进行补偿，那么额外治疗的风险也是可以接受的。

(2) 输卵管切开术后再妊娠的结局如何？有 meta 分析对因异位妊娠接受手术治疗（输卵管切除术和输卵管切开术）的女性随后的宫内妊娠和重复异位妊娠进行统计。其结果显示，在随机对照研究中，输卵管切除和输卵管切开术后的宫内妊娠率没有显著差异（OR 0.97，95%CI 0.71~1.00）；但在队列研究中，输卵管切除和输卵管切开术后的宫内妊娠率有显著差异，输卵管切除术后宫内妊娠率较低（OR 0.45，95%CI 0.39~0.52）。在随机对照研究中，输卵管切除和输卵管切开术后重复异位妊娠没有显著差异（OR 0.77，95%CI 0.41~1.47）；但在队列研究中，输卵管切开术后重复异位妊娠的累计风险较高（OR 0.73，95%CI 0.60~0.90）。进一步对输卵管病理风险因素进行分析，发现行输卵管切除术的高危患者后续宫内妊娠率的降低更显著（OR 0.30，95%CI 0.17~0.54），而行输卵管切开术的患者后续重复异位妊娠率更高（OR 1.96，95%CI 0.88~4.35）。一项发表在《柳叶刀》上的开放、多中心、随机临床对照研究于2004年9月24日至2011年11月29日纳入18岁及以上经腹腔镜证实的一侧输卵管妊娠且对侧输卵管健康的女性446例，随机分配接受输卵管切开术（215例）和输卵管切除术（231例），43例（20%）输卵管切开术组患者因持续输卵管出血改为输卵管切除术，随访至2013年2月1日。其结果显示，输卵管切开术后的累计持续妊娠率为60.7%，输卵管切除术后的累计持续妊娠率为56.2%（生育功能比为1.06，95%CI 0.81~1.38，P=0.678）；输卵管切开术组持续滋养细胞存在的发生率高于输卵管切除术组 [14例 (7%) vs. 1例 (<1%)，RR 15.0 (2.0~113.4)]；输卵管切开术组重复异位妊娠 18例 (8%)，输卵管切除术组重复异位妊娠 12例 (5%) [RR 1.6 (0.8~3.3)]；诱导排卵、宫内受精或体外受精后持续妊娠的数量2组间无显著差异。因此，在一侧输卵管妊娠且对侧输卵管健康的女性中，与输卵管切除术相比，输卵管切开术不能显著改善生育前景。

有研究者对2项随机对照研究和8项队列研究（共1229例患者）进行了分析。随机对照研究的荟萃分析显示，输卵管切开术组的宫内妊娠率和重复异位妊娠率与输卵管切除术组相比无显著差异。但队列研究的亚组分析显示，输卵管切开术组的宫内妊娠率高于输卵管切除术组，而重复异位妊娠率、持续异位妊娠率也高于输卵管切除术组；当随访时间超过36个月时，输卵管切开术比输卵管切除术更易发生宫内妊娠。

(3) 切除输卵管是否会影响卵巢功能？因为卵巢主要是由卵巢动脉及来自子宫动脉的输卵管系膜中的弓状血管网供血的，故临床医师担心切除输卵管会导致卵巢的血供下降，进而影响卵巢功能。有研究对这一问题进行了综合评估，监测输卵管切开术或输卵管切除术患者手术前后的卵巢储备功能 [包括抗米勒管激素（anti-Müllerian hormone，AMH）水平、有腔卵泡数（antral follicle count，AFC）、基础卵泡刺激素（follicle-stimulating hormone，FSH）水平及基础雌二醇水平] 和卵巢反应（包括促性腺激素的剂量、促性腺激素的刺激天数、hCG触发日的雌二醇水平及回收的卵母细胞数量）。其结果显示，输卵管切除术不会影响输卵管妊娠患者的卵巢功能；2组患者的卵巢储备功能和卵巢反应没有显著差异。比较标准输卵管切除术和较宽输卵管切除术的随机对照研究报道，在输卵管切除术中广泛切除输卵管系膜不改变失血量和卵巢储备功能，这可能意味着输卵管系膜的供血只占卵巢供血的一小部分。有研究通过AMH水平来衡量接受体外受精前行单侧输卵管切除术的患者，比较了98个手术周期和154个非手术周期，结果显示，单侧输卵管切除术并不影响卵巢对药物刺激的反应。总之，输卵管妊娠患者行输卵管切除术后卵巢血供的减少不会影响卵巢功能。

（4）术前、术中有无量化的指标来判断何时适合切除输卵管？妊娠囊的植入深度根据异位妊娠在输卵管内发生的位置而异。一项纳入 84 例输卵管妊娠患者的组织病理学研究显示，在 50% 的输卵管壶腹部妊娠中，妊娠囊位于输卵管腔内，其中大多数病例的肌层未受损伤。相比之下，在异位妊娠位于输卵管峡部的患者中，通常在管腔外发现妊娠组织，或在管腔内、外都发现妊娠组织，且输卵管壁的破坏更广泛，这表明在输卵管峡部妊娠时滋养层穿入输卵管壁相对较早。根据滋养细胞浸润输卵管壁的深度对输卵管壶腹部妊娠进行组织学分类：Ⅰ类，滋养细胞浸润局限于输卵管黏膜；Ⅱ类，滋养细胞浸润延伸至输卵管肌层；Ⅲ类，输卵管壁完全浸润伴或不伴浆膜破裂。那么滋养细胞浸润输卵管的深度与血清 hCG 水平有何相关性？有研究者按照这个分类标准进行了随机双盲临床研究，结果显示，输卵管Ⅰ类浸润 15 例（40.5%），Ⅱ类浸润 14 例（37.8%），Ⅲ类浸润 8 例（21.6%）；3 组间孕龄和管径无差异；Ⅰ类浸润患者的中位血清 hCG 水平为 1710.5（113~5635）mU/ml，Ⅱ类浸润患者的中位血清 hCG 水平为 4690（150~21 531）mU/ml，Ⅲ类浸润患者的中位血清 hCG 水平为 15 700（13 809~21 650）mU/ml（血清 hCG≥6000 mU/ml 为Ⅱ类或Ⅲ类浸润）。这些结果可能解释了为什么行输卵管切开术的高血清 hCG 异位妊娠患者比低血清 hCG 患者失败率高。高血清 hCG 的异位妊娠患者适合选择输卵管切除术。

超声作为术前诊断异位妊娠的主要手段，是否可以提示滋养细胞在输卵管中浸润深度并用于指导手术方式的选择？有研究对 38 例患者进行分析，发现异位妊娠胚胎有心跳的患者Ⅱ类（47.8%）或Ⅲ类（8.7%）浸润的比例较高，2 组患者手术当天血清 β-hCG 水平的差异有统计学意义（$P=0.028$），建议选择输卵管切除术。

（5）输卵管切开术后持续异位妊娠该如何处理？输卵管切开术的缺点是有妊娠滋养细胞持续存在的风险。那么如何能早期发现并积极应对？有研究纳入 417 例输卵管切开术，结果显示，术前和术后早期使用血清 hCG 水平预测持续异位妊娠的敏感性（0.38~0.66）和特异性（0.74~0.77）均较低。多因素 logistic 分析显示，手术时间、腹腔镜入路、输卵管妊娠史、下腹部手术史、输卵管妊娠破裂、盆腔粘连、镜检未见妊娠物及腹膜积血等临床变量均与持续异位妊娠无相关性。在 417 例患者中，71 例确诊持续异位妊娠，其中 48 例（11.5%）术后血清 hCG 水平下降较慢患者通过重复手术（25 例）或甲氨蝶呤（23 例）治疗。19 例口服甲氨蝶呤的患者中有 4 例失败，而 4 例肌内注射甲氨蝶呤的患者全部成功。该研究提示，持续异位妊娠既不能从临床变量中预测，也不能从单次血清 hCG 的测量中预测。

有研究显示，术后第 5~10 天观察到的血清 β-hCG 水平变化是持续异位妊娠的预测指标（OR 0.80，$P=0.01$），手术方法并不是复发异位妊娠的预测因素。当仅考虑围手术期变量时，体重指数是持续异位妊娠的预测指标。但这些指标有待临床进一步验证。

五、没有输卵管也可以妊娠

如果非妊娠侧输卵管外观正常，选择切除异位妊娠的输卵管，之后还可通过未切除的输卵管受孕。38%~89% 的异位妊娠患者会实现后续宫内妊娠。据统计，异位妊娠的复发率约为 15%；2 次异位妊娠后复发风险上升至 30%。如果异位妊娠患者在术后 12~18 个月没有自然受孕，可以咨询 IVF。如果异位妊娠患者曾行一侧输卵管妊娠切开术或切除术，或术中发现另一侧输卵管积水、粘连、结构破坏严重，则可行双侧输卵管切除术，之后选择行 IVF。行输卵管切除术时，一定要完全切除，避免以后发生输卵管残端妊娠及输卵管近端积水，后者会降低 IVF 的成功率。

参考文献

[1] Bouyer J, Coste J, Fernandez H, et al. Sites of ectopic pregnancy: a 10 year population-based study of 1800 cases. Hum Reprod, 2002, 17: 3224.

[2] Horn LC, Opitz S, Handzel R, et al. Histopathology and clinical aspects of extrauterine pregnancy. Pathologe, 2018, 39 (5): 431-444.

[3] Berg CJ, Callaghan WM, Syverson C, et al. Pregnancy-related mortality in the United States, 1998 to 2005. Obstet Gynecol, 2010, 116: 1302.

[4] Zane SB, Kieke BA Jr, Kendrick JS, et al. Surveillance in a time of changing health care practices: estimating ectopic pregnancy incidence in the United States. Matern Child Health J, 2002, 6: 227.

[5] Van Den Eeden SK, Shan J, Bruce C, et al. Ectopic pregnancy rate and treatment utilization in a large managed care organization. Obstet Gynecol, 2005, 105: 1052.

[6] Stulberg DB, Cain LR, Dahlquist I, et al. Ectopic pregnancy rates and racial disparities in the Medicaid population, 2004—2008. Fertil Steril, 2014, 102: 1671.

[7] Stulberg DB, Cain L, Dahlquist IH, et al. Ectopic pregnancy morbidity and mortality in low-income women, 2004—2008. Hum Reprod, 2016, 31: 666.

[8] Creanga AA, Shapiro-Mendoza CK, Bish CL, et al. Trends in ectopic pregnancy mortality in the United States: 1980—2007. Obstet Gynecol, 2011, 117: 837.

[9] Li C, Zhao WH, Zhu Q, et al. Risk factors for ectopic pregnancy: a multi-center case-control study. BMC Pregnancy Childbirth, 2015, 15: 187.

[10] Zhang D, Shi W, Li C, et al. Risk factors for recurrent ectopic pregnancy: a case-control study. BJOG, 2016, 123 (Suppl 3): 82.

[11] Kamwendo F, Forslin L, Bodin L, et al. Epidemiology of ectopic pregnancy during a 28 year period and the role of pelvic inflammatory disease. Sex Transm Infect, 2000, 76: 28.

[12] Bouyer J, Coste J, Shojaei T, et al. Risk factors for ectopic pregnancy: a comprehensive analysis based on a large case-control, population-based study in France. Am J Epidemiol, 2003, 157: 185.

[13] Davies B, Turner KM, Frølund M, et al. Risk of reproductive complications following chlamydia testing: a population-based retrospective cohort study in Denmark. Lancet Infect Dis, 2016, 16: 1057.

[14] Du T, Chen H, Fu R, et al. Comparison of ectopic pregnancy risk among transfers of embryos vitrified on day 3, day 5, and day 6. Fertil Steril, 2017, 108: 108.

[15] Perkins KM, Boulet SL, Kissin DM, et al. Risk of ectopic pregnancy associated with assisted reproductive technology in the United States, 2001—2011. Obstet Gynecol, 2015, 125: 70.

[16] Zhang B, Cui L, Tang R, et al. Reduced ectopic pregnancy rate on day 5 embryo transfer compared with day 3: a meta-analysis. PLoS One, 2017, 12: e0169837.

[17] Londra L, Moreau C, Strobino D, et al. Ectopic pregnancy after in vitro fertilization: differences between fresh and frozen-thawed cycles. Fertil Steril, 2015, 104: 110.

[18] Zhang YL, Sun J, Su YC, et al. Ectopic pregnancy in frozen-thawed embryo transfer: a retrospective analysis of 4034 cycles and related factors. Syst Biol Reprod Med, 2013, 59: 34.

[19] Daily CA, Laurent SL, Nunley WC Jr. The prognostic value of serum progesterone and quantitative-human chorionic gonadotropin in early human pregnancy. Am J Obstet Gynecol, 1994, 171 (2): 380-383.

[20] Case Records of the Massachusetts General Hospital. Case 3-1996. Severe abdominal pain during early pregnancy in a womanwith previous infertility. N Engl J Med, 1996, 334 (4): 255-260.

[21] Rachel R, Linda P. Ectopic pregnancy: diagnosis and management. Am Fam Physician, 2020, 101 (10): 599-606.

[22] Farquhar CM. Ectopic pregnancy. Lancet, 2005, 366: 583-591.

[23] van Mello NM, Mol F, Opmeer BC, et al. Salpingotomy or salpingectomy in tubal ectopic pregnancy: what do women prefer? Reprod Biomed Online, 2010, 21 (5): 687-693.

剖宫产手术的陷阱

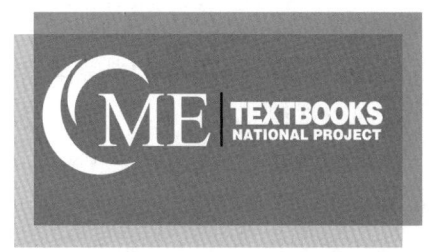

第 9 章

宋亦军
中国医学科学院　北京协和医学院　北京协和医院

全球各地的剖宫产率不尽相同。据报道，中国的剖宫产率超过50%；紧急剖宫产的风险和并发症均高于择期剖宫产。临床上，剖宫产手术是常规手术，看似不难，但却隐藏了很多陷阱，产科医师稍有疏忽，患者便有可能发生很多并发症。

一、出血和感染

剖宫产手术的主要并发症是出血和感染，对于复杂程度不同的病例，病因各不相同。产程延长、破膜时间较长及多次阴道检查都容易导致感染，剖宫产术后感染的最主要部位是生殖道，尤其是胎膜在术前破裂的情况下。一项系统评估显示，剖宫产手术部位感染的发生率为9%。临床上，减少剖宫产手术部位感染的措施包括切皮前使用抗生素、阴道准备。剖宫产手术在切皮前预防性使用抗生素能极大地降低产妇发热、子宫内膜炎、切口感染及严重感染并发症的发生。

据报道，剖宫产手术史、前置胎盘和胎盘粘连及产程延长会增加产后出血的风险。多次剖宫产手术容易发生产后出血，胎儿娩出困难和术后粘连更常见。胎盘粘连、植入、穿透与危及生命的大出血、子宫破裂、围产期子宫切除术及产妇死亡有关。多次剖宫产手术会增加上述并发症的风险。

剖宫产手术中应尽早使用宫缩剂，可在娩出胎儿后尽早预防性使用；对于有产后出血高危因素的孕妇，术前应备足血，甚至术前将血取到手术室，以缩短取血时间。术中既可根据产妇的具体情况采用B-Lynch缝合、宫内纱布填塞或Bacri球囊及局部窗口缝合止血，也可采用子宫动脉或髂内动脉结扎术等止血。术后若出血仍活跃，可采用子宫动脉栓塞术。

二、腹腔器官损伤

腹腔内致密粘连时，容易损伤腹腔器官，可能由于既往手术形成的致密粘连导致进入腹腔困难。

1. 膀胱和泌尿道损伤　膀胱是剖宫产手术中主要受损伤的器官，尤其是在盆腔存在多处粘连的情况下。据统计，初次剖宫产有0.2%~0.5%发生了一种手术损伤，如阔韧带血肿、膀胱切开、肠道损伤及输尿管损伤等。另一项研究纳入了近30 000例初次和再次剖宫产，结果显示，泌尿道损伤的总发生率为0.27%，其中3%为输尿管损伤，其余为膀胱全层或部分损伤。与在第一产程进行剖宫产相比，在第二产程进行剖宫产发生膀胱切开的风险更高，而再次剖宫产发生膀胱切开的风险也更高。

如果有可能，应将腹膜向上打开以允许下推膀胱。如果无意中损伤了膀胱，应通过观察缺损的位置、大小及其与输尿管口的关系来评估损伤情况。如果出现大面积损伤，应联系泌尿外科医师上手术台。输尿管损伤非常罕见，一旦发生，应立即由泌尿外科医师修复，立即修复可减少并发症的发生。但有些损伤在产后才被发现，在这种情况下，需要紧急咨询泌尿外科医师，以进行适当的检查并提供相应治疗，如计算机体层成像（CT）尿路造影。

2. 肠道损伤　当腹前壁与子宫前表面致密粘连或腹腔器官致密粘连时，容易发生肠道损伤，通常有前次腹腔手术史或盆腹腔炎症。肠道损伤通常发生在进入腹腔时。如果在胎儿娩出前就怀疑或确认有肠道损伤，则应在该区域缝针以做标记并用湿纱布覆盖。子宫切口缝合后，应与外科医师一起修复肠道。小肠和大肠的损伤应使用两层缝合，但有时需要行暂时性结肠造口旷置术。术后应给予广谱抗生素。

应尽可能靠近上腹部打开腹膜，以避开这些粘连区域，仔细找到壁层腹膜，钝性分离，也可以锐性分离，应在直视下小心做一小而浅的切口，还可以从外侧开始手术或通过膀胱旁或膀胱上的腹膜外入路来避开致密的中线粘连部位。当需要仔细分离累及重要结构的致密粘连时，需要擅长复杂腹部手术的外科医师上台协助。

3. 输尿管损伤　最常见的输尿管损伤机制为处理其他结构时不慎结扎或切断了输尿管。剖宫产手术中子宫下段的横切口向两侧延长时可能损伤两侧输尿管，通常发生在产程停滞、胎头进入盆腔较深的情况下，取胎头时导致子宫下段横切口向两侧延长，在缝合子宫切口时过多缝合了子宫切口的两侧组织，尤其是在有严重粘连的情况下。术前置入输尿管支架有助于术中识别和避开输尿管，但其很少在剖宫产手术中使用。

在进行每一步操作时都应注意辨别输尿管，以避免损伤。如果需要广泛分离盆腔粘连才能显露子宫下段，但存在损伤肠道、泌尿道或大血管的风险，可以只进行最小范围的粘连松解，并在能显露的范围内选择最合适的部位切开子宫。

剖宫产手术史会增加前置胎盘和胎盘粘连的风险。在术前通过影像学检查明确胎盘的位置非常重要。如果在术前明确中央性前置胎盘且有胎盘植入的可能，在剖宫产手术中可能切除子宫时，可于术前置入输尿管支架。该手术需要高年资产科医师和麻醉医师到场。

4. 腹膜后血肿　其通常是由髂内动脉分支的损伤导致的。剖宫产手术中发生腹膜后血肿的原因主要为在子宫切开时子宫动脉撕裂，缝合子宫切口两侧时未能结扎子宫动脉的断端，其导致的出血可能非常严重，可立即或在手术后导致血流动力学不稳定。重点是要确定子宫切口的两端，并使用 Allis 钳钳夹切口两端大的血管断端，在切口尖端外 0.5～1.0 cm 处缝合第 1 针，以确保切口尖端止血，之后连续使用可吸收缝线双层缝合子宫下段。

三、错误缝合

在子宫下段横切口剖宫产手术中缝合子宫切口时，因术野的局限性，可能发生错误缝合，尤其是在第二产程停滞转剖宫产手术时。子宫下段的肌层较薄，有时会向下隐藏在膀胱腹膜反折下方，此时如果不仔细探查，有可能将子宫后壁的横向皱褶误认为子宫切口下缘，将其与子宫切口上缘缝合，导致子宫下段未恢复正常的解剖结构，子宫下段宫腔内出血直接到腹腔，可导致失血性休克、局部血肿、继发性感染及盆腹腔粘连等。因此，在缝合子宫下段横切口时，尤其是在第二产程停滞转剖宫产手术时，应仔细探查并确认子宫切口下缘，必要时可将子宫取出盆腔仔细探查。

参考文献

[1] Hammad IA, Chauhan SP, Magann EF, et al. Peripartum complications with cesarean delivery: a review of Maternal-Fetal Medicine Units Network publications. J Matern Fetal Neonatal Med, 2014, 27: 463.

[2] Carter EB, Temming LA, Fowler S, et al. Evidence-based bundles and cesarean delivery surgical site infections: a systematic review and meta-analysis. Obstet Gynecol, 2017, 130: 735.

[3] Alexander JM, Leveno KJ, Rouse DJ, et al. Comparison of maternal and infant outcomes from primary cesarean delivery during the second compared with first stage of labor. Obstet Gynecol, 2007, 109: 917.

[4] Phipps MG, Watabe B, Clemons JL, et al. Risk factors for bladder injury during cesarean delivery. Obstet Gynecol, 2005, 105: 156.

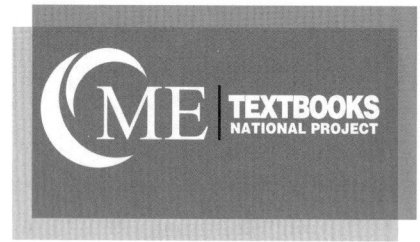

第10章 宫颈环扎术的决策、技巧及围手术期处理

宋英娜
中国医学科学院　北京协和医学院　北京协和医院

宫颈环扎术是指使用缝线或其他特殊材料环形缝合宫颈肌层，从而增加宫颈的抗张强度，避免宫颈功能不全相关围产期并发症的一种手术。

一、宫颈环扎术的绝对指征
——明确诊断的宫颈功能不全

美国妇产科医师学会（ACOG）将宫颈功能不全定义为：妊娠中期时，在没有临床宫缩和（或）临产的情况下，宫颈扩张导致无法维持妊娠。先天性宫颈结构性薄弱或创伤导致的宫颈结构性薄弱是宫颈功能不全的原因或促成因素。宫颈的先天性异常包括累及胶原的遗传病（如埃勒斯-当洛斯综合征）、子宫畸形、宫内己烯雌酚暴露及生物学变异等。导致宫颈创伤的原因包括临产或分娩（如自然分娩、产钳或胎头吸引助产、剖宫产等），妇科操作前的快速机械性宫颈扩张或宫颈上皮内瘤变的治疗［如宫颈锥切、宫颈环形电切（loop electrosurgical excision procedure，LEEP）等］。

出现以下3种情况可以明确诊断为宫颈功能不全，有明确的指征行宫颈环扎。

1. 曾连续2次或多次发生胎儿晚期流产或超早产（即妊娠<28周分娩），且几乎无症状（无宫缩），而体格检查可发现与其轻度症状不符的子宫口扩张和宫颈管消退，患者同时存在宫颈结构性薄弱的危险因素。从发现症状至分娩，时间可能极短，在后续的妊娠中，患者的分娩时间可能越来越早。可根据该典型产科史做出宫颈功能不全的诊断。

2. 既往有晚期流产史或早产史，但产科史不典型，推荐行连续经阴道超声宫颈长度测量，如果妊娠24周前宫颈长度≤2.5 cm，可以诊断为宫颈功能不全。

3. 对于妊娠14~27周的女性，如果体格检查发现子宫口扩张和宫颈管消退，但无宫缩或仅出现不规则的无力宫缩，可以根据体格检查结果做出宫颈功能不全的诊断。

二、可能存在宫颈环扎术指征的临床情况
——不太明确的宫颈功能不全

1. 有早产史或晚期流产史者　有的有早产史或晚期流产史者不能充分且准确地描述事件当时的细节过程，病历中也未完好地记录既往妊娠的相关信息，有时患者到达医院时比较晚，故是否为宫缩或其他原因导致的宫颈扩张进而发生晚期流产或早产已无法确定。

2. 有宫颈手术史者　有研究显示，行宫颈锥切、LEEP、多次扩宫及清宫术者后续妊娠发生早

产的风险增加。可能的机制包括宫颈基质缺失导致宫颈失去抗张强度、宫颈腺体缺失使感染易感性增加及瘢痕导致宫颈失去可塑性。这些后天因素导致的宫颈结构性薄弱可能会导致孕妇在妊娠中期出现无痛性宫颈扩张，即宫颈功能不全，但这种不良结局并不一定会发生。

3. 超声偶然发现宫颈短者 近年来，随着经阴道超声宫颈长度测量的普及，越来越多的医疗机构将该检查纳入常规的产检项目。一些首次妊娠，或无晚期流产史或早产史，也无既往宫颈手术史的孕妇在<24 周的超声中偶然发现宫颈长度≤2.5 cm，此类患者是否存在宫颈功能不全也是无法确定的。

4. 非妊娠期扩宫棒试验阳性者 20 世纪 90 年代，有学者曾采用扩宫棒试验等对宫颈的顺应性进行评分，发现得分高的女性（较低的宫颈阻力）比得分低的女性分娩时间早，且更有可能出现宫颈功能不全的临床表现；在随后的妊娠中，得分高的女性有 24% 在妊娠<30 周时分娩，高于得分低的女性。因此认为，评估非妊娠状态的宫颈顺应性可能可以预测女性后续的妊娠结局，扩宫棒试验对于宫颈功能不全的诊断可能有一定价值。但近年来的研究表明，对于非妊娠女性，任何检查均无法诊断或排除宫颈功能不全。扩宫棒试验阳性是宫颈功能不全的一个危险因素，但不具有诊断性。

针对上述临床常见的几种无法明确也无法排除宫颈功能不全的情况，产科医师应与这些患者讨论现有相关资料和局限性，建议此类患者在妊娠 18~24 周时行经阴道超声测量宫颈长度，并对过短宫颈或宫颈进行性缩短者给予相应治疗，治疗方法主要包括宫颈环扎术和阴道孕酮用药。

三、经阴道宫颈环扎术的技巧

大多数宫颈环扎术经阴道即可完成，环扎线通常最终放置在宫颈内口远端。经腹宫颈环扎术的创伤更大，但其环扎线的位置更高，可放置在宫颈峡部水平。McDonald 宫颈环扎术与 Shirodkar 宫颈环扎术是 2 种最常用的经阴道宫颈环扎术。大量数据显示，这 2 种术式的妊娠结局差异无统计学意义。Shirodkar 宫颈环扎术分离前部的膀胱和后部的直肠，尽可能靠近宫颈内口水平放置环扎线，其缝线不穿过宫颈基质。而 McDonald 宫颈环扎术是不分离任何结构的荷包缝合，因此，从理论上讲，其环扎线不像 Shirodkar 宫颈环扎术距离宫颈内口水平那样近。

1. Shirodkar 宫颈环扎术的技巧 术前排空膀胱有利于清晰显露宫颈。用卵圆钳或组织钳将宫颈拉向术者，同时助手往回压住阴道侧壁。用 10 号刀片或电刀在宫颈前后部的阴道上皮和宫颈连接处分别做一个 1~3 cm 的横切口。在做切口前于黏膜下层注射 1~2 ml 0.9% 氯化钠溶液，以形成一个"水丘"，有助于分离组织平面。然后钝性分离直肠、宫颈后壁和膀胱、宫颈前壁至足够远，使术者可以触及宫颈内口水平上的子宫骶韧带和主韧带在宫颈的止点。可用长弯的鼠齿钳或组织钳钳夹并靠拢前后壁横切口的侧缘和部分宫颈旁组织。用带有 2 根防损伤针的 5 mm 环扎线缝扎。一端针尖从宫颈内口水平（或尽可能接近宫颈内口水平）的前壁切口侧缘进针，穿过邻近宫颈基质的黏膜下层（位于宫颈分支的内侧）到宫颈内口水平的后壁切口侧缘出针。然后，在对侧位置重复操作，打 4~7 个方结。阴道上皮切开的小口可用细的可吸收缝线缝合，但如果止血良好，也可以不缝合。

2. McDonald 宫颈环扎术的技巧 手术开始时，用卵圆钳或组织钳钳夹宫颈的前后壁。用带有较粗不可吸收合成缝线的弯针在有皱褶的阴道上皮和平滑宫颈交界处 12 点钟位置进针，且在宫颈外口上至少 2 cm。也可从宫颈-阴道连接处的后壁约 6 点钟位置进针。在保证安全的前提下，尽可能靠上用缝针穿过宫颈 4~6 次环形荷包缝合整个宫颈，避开膀胱、直肠及子宫血管（3 点钟和 9 点钟位置）。出针和下一个进针之间保持约 1 cm 的间距。进针深度至少达宫颈基质的一半，但不应进入宫颈管，以减少缝线随时间脱落的风险。6 点钟位置进针的缝合尤为重要，因为此处最易发生缝线撕脱。随后，将缝线两端牢固打结并剪断，同时保留足够长的尾端，以便于拆线时钳夹。

缝线打结处应位于宫颈的前壁还是后壁,不同术者有不同的偏好。将缝线结打在宫颈前壁更容易,在诊室拆线时也较容易,但前壁的线结偶尔会导致患者膀胱不适,甚至嵌入膀胱。

3. 环扎线条数 预防性宫颈环扎术的操作相对容易,如果环扎线缝合到位,那么通常使用1条环扎线就足够了。在某些特殊情况下,如在紧急的宫颈环扎术中,尤其是胎膜膨出且宫颈扩张较大时,1条环扎线往往不能到位,应于第1条环扎线缝合后在更合适的位置上放置第2条环扎线,即更加接近宫颈内口部位而使宫颈闭合充分。如果有2条缝扎线,那么通常在同一时间拆除。有研究表明,常规放置2条环扎线并不能改善妊娠结局,也不能减少新生儿重症监护病房(ICU)的入住天数和新生儿死亡率,故不建议在第1条环扎线缝合到位的情况下常规放置2条环扎线。

4. 如何还纳脱出的胎膜 胎膜脱出于宫颈外口时行宫颈环扎术会导致医源性胎膜破裂,其风险可能超过50%,是宫颈环扎术的相对禁忌证。但此时如果不进行宫颈环扎术,流产或早产将很快发生且不可避免。尝试将脱出的胎膜还纳到宫腔,之后再行紧急的宫颈环扎术,能有效延长妊娠周数,改善胎儿的不良结局。一项meta分析的结果显示,与无环扎相比,以体格检查为指征的宫颈环扎术改善了妊娠结局[宫颈环扎术组的新生儿生存率为71%,期待治疗组为43%(*RR* 1.65,95%*CI* 1.19~2.28)];宫颈环扎术组和期待治疗组诊断后至分娩的平均时间分别为57天和19天,分娩时的平均妊娠周数分别为30.6周和25.2周。

将患者置于头低足高的截石位,在宫颈外口周围放置组织钳或丝线,然后轻轻拉动并晃动宫颈以利用重力还纳胎膜。如果仅利用体位改变不能成功还纳,可以加用子宫松弛药(如静脉使用硝酸甘油50~200 μg)。通过导尿管向膀胱内注入一定量的0.9%氯化钠溶液也有助于胎膜还纳回子宫,但膀胱充盈易使宫颈回缩到阴道更深处,并减少术野的显露,造成手术困难,故向膀胱内注入的具体液体量因人而异,由术者把握。

术者也可以通过戴手套的手指、填满海绵的避孕套或膀胱导管球囊将胎膜推入宫腔,但这种侵入性方法可能会增加胎膜破裂的风险。超声引导下经腹羊膜穿刺术可减少羊水量和降低脱出囊的压力,使胎膜回缩到宫腔。抽出的羊水量通常为150~250 ml。

四、围手术期相关问题的处理

1. 抗生素 根据病史进行的预防性宫颈环扎术导致羊膜腔感染的风险很小。对于根据超声或体格检查行宫颈环扎术的患者,没有充分的证据支持在宫颈环扎术时预防性使用抗生素可防止羊膜腔感染或改善亚临床感染的妊娠结局。ACOG认为,目前的证据不足以推荐对根据病史、超声或体格检查行宫颈环扎术的患者预防性使用抗生素。感染B族链球菌的患者行产科手术(如宫颈环扎术)时也不推荐预防性使用抗生素。

2. 宫缩抑制剂 对于根据病史需要行宫颈环扎术的患者,不建议使用宫缩抑制剂,因为此类患者没有临床可测的子宫收缩。尚无充足的证据表明妊娠中期孕妇在围手术期应用任何宫缩抑制剂可以延长妊娠时间。对于根据体格检查需要行紧急宫颈环扎术的患者,因为环扎时前列腺素水平可一过性升高,故可在围手术期预防性使用吲哚美辛。吲哚美辛是一种前列腺素合成酶抑制剂,可以抑制前列腺素诱发的宫缩。几项研究的结果表明,宫颈环扎术后应用吲哚美辛对于延长妊娠周数有效果,但无统计学意义的差别。

3. 术后活动 根据病史行预防性宫颈环扎术的患者在麻醉恢复且能离床活动和排尿后即可出院,术后至少禁止性生活1周,并在之后的性生活中使用避孕套。出院后患者无须卧床,但应尽量避免剧烈的体力活动。根据非病史原因(超声或体格检查)行宫颈环扎术的患者在术后需要更加保守的处理。根据体格检查行紧急宫颈环扎术的患者由于并发症风险较高而需要住院观察更长一段时间，体力活动和性生活也需要严格限制，直到妊娠 32~34 周。

4. 胎膜破裂后的处理 目前，胎膜破裂发生时是否应拆除环扎线尚有争议。拆除环扎线会导致更早的分娩，但异物留置也可能增加感染性并发症的发生风险。几项观察性研究已报道了此类患者的处理情况，得出了不同的结果。唯一一项在胎膜破裂后比较是否拆除环扎线的随机研究显示，2 组患者的任何妊娠结局差异无统计学意义，但该研究原计划纳入 142 例患者，却在完成了 56 例（40%）患者后提前终止了，且所有结局测量指标的效力不足。基于目前有限的证据和临床经验，对于有任何绒毛膜羊膜炎表现或妊娠至少达 32 周时发生胎膜破裂的情况，建议拆除宫颈环扎线，妊娠 32 周前拆除环扎线的早产风险增加比环扎线留置的上行感染风险增加更严重。

5. 是否需要孕酮辅助治疗 目前还未证实宫颈环扎术后继续补充孕酮的有效性。一项系统分析纳入了 4 项评估单纯宫颈环扎术对比宫颈环扎术联合己酸羟孕酮的观察性研究（396 例），结果显示，联合治疗未减少自发性复发早产，也未改善围产期结局，但妊娠 28 周和妊娠 24 周前早产有获益趋势。现有的资料既不能充分支持也不能反驳继续对此类女性补充孕激素。对于因早产史而已在宫颈环扎术前使用孕酮的患者，多数产科医师会在宫颈环扎术后继续给予孕酮。

参考文献

[1] American College of Obstetricians and Gynecologists. ACOG practice bulletin No. 142：cerclage for the management of cervical insufficiency. Obstet Gynecol, 2014, 123：372.

[2] Zlatnik FJ, Burmeister LF. Interval evaluation of the cervix for predicting pregnancy outcome and diagnosing cervical incompetence. J Reprod Med, 1993, 38（5）：365-369.

[3] Shirodkar VN. A new method of operative treatment for habitual abortion in the second trimester of pregnancy. Antiseptic, 1955, 52：299.

[4] Mcdonald IA. Suture of the cervix for inevitable miscarriage. J Obstet Gynaecol Br Emp, 1957, 64：346.

[5] Giraldo-Isaza MA, Fried GP, Hegarty SE, et al. Comparison of 2 stitches vs 1 stitch for transvaginal cervical cerclage for preterm birth prevention. Am J Obstet Gynecol, 2013, 208：209.

[6] Brix N, Secher NJ, McCormack CD, et al. Randomised trial of cervical cerclage, with and without occlusion, for the prevention of preterm birth in women suspected for cervical insufficiency. BJOG, 2013, 120：613.

[7] Simcox R, Shennan A. Cervical cerclage in the prevention of preterm birth. Best Pract Res Clin Obstet Gynaecol, 2007, 21：831.

[8] Ehsanipoor RM, Seligman NS, Saccone G, et al. Physical examination-indicated cerclage：a systematic review and meta-analysis. Obstet Gynecol, 2015, 126：125.

[9] Committee on Practice Bulletins-Obstetrics. ACOG practice bulletin No. 199：use of prophylactic antibiotics in labor and delivery. Obstet Gynecol, 2018, 132：e103.

[10] Berghella V, Prasertcharoensuk W, Cotter A, et al. Does indomethacin prevent preterm birth in women with cervical dilatation in the second trimester? Am J Perinatol, 2009, 26：13.

[11] Miller ES, Grobman WA, Fonseca L, et al. Indomethacin and antibiotics in examination-indicated cerclage：a randomized controlled trial. Obstet Gynecol, 2014, 123：1311.

[12] Kominiarek MA, Kemp A. Perinatal outcome in preterm premature rupture of membranes at < or = 32 weeks with retained cerclage. J Reprod Med, 2006, 51：533.

[13] Galyean A, Garite TJ, Maurel K, et al. Removal versus retention of cerclage in preterm premature rupture of membranes：a randomized controlled trial. Am J Obstet Gynecol, 2014, 211：399.

[14] Locatelli A, Vergani P, Bellini P, et al. Amnioreduction in emergency cerclage with prolapsed membranes：comparison of two methods for reducing the membranes. Am J Perinatol, 1999, 16：73.

第11章 人工流产和宫腔占位等宫腔手术技巧

彭 萍
中国医学科学院　北京协和医学院　北京协和医院

一、宫腔手术的范畴和适应证

1. 人工流产　流产是指妊娠<28周、胎儿体重<1000 g的妊娠终止。人工流产（artificial abortion）是相对于自然流产（spontaneous abortion）而言的人工终止妊娠的方法。广义的人工流产包括人工流产术、钳刮术及妊娠中期引产。

（1）人工流产术：通常指狭义的早期人工流产术（妊娠≤10周），也称吸宫术、抽吸刮宫术、扩宫和吸宫术、清宫术或手术流产，包括所有妊娠相关的操作，其中流产、葡萄胎的操作在临床上常称为清宫术。

（2）钳刮术：通常在妊娠10~14周进行。临床上，随着药物流产的安全使用，钳刮术的使用明显减少。

（3）妊娠中期引产：适用于妊娠≥14周、因母胎等各种原因选择终止妊娠者。其包括依沙吖啶（利凡诺）羊膜腔内注射、米非司酮联合米索前列醇药物引产等。临床上，依沙吖啶引产失败及妊娠≤16周者目前广泛采用药物流产，甚至部分妊娠周数更大且无羊水者等也采用药物流产。剖宫产适用于少数合并症严重且要求尽快终止妊娠者。

2. 宫内节育器（intrauterine device，IUD）的放置和取出

（1）放置：适用于进行宫内避孕的适宜人群，如未经产女性、青春期女性、产后或流产后女性及希望紧急避孕或节育的女性。

（2）取出：适用于绝经后及有意愿取出IUD者。

3. 扩宫和刮宫术、子宫内膜活检术、宫腔镜检查

（1）扩宫和刮宫术：在宫颈扩张后，将器械伸入宫腔，对子宫内膜进行取样或使用刮匙进行全面刮宫。扩宫和刮宫术既可用于治疗，也可用于诊断。用于诊断时，扩宫和刮宫术被称为诊断性刮宫，简称"诊刮"。由于在扩宫和刮宫术中遍吸宫腔有助于减少漏刮，故为降低漏诊率及出血不净等情况，临床上通常会增加吸宫一圈，也因此，扩宫和刮宫术与扩宫和吸宫术的流程基本一致。其适用于孕激素撤退无效的异常子宫出血或绝经后出血者，宫内妊娠、异位妊娠诊断不明确且无生育需求者，以及早期子宫内膜癌患者药物治疗后的评估。

（2）子宫内膜活检术：无须扩张宫颈，探及宫腔后，将子宫内膜取样器伸入宫腔，置管后适量退出，将子宫内膜取样器在宫腔内转动1~2圈后取出，将取出的组织标本送病理检查。其适用于可疑子宫内膜结核的诊断，了解子宫内膜是否处于分泌期，明确异常子宫出血伴全身状态较差的病因。

（3）宫腔镜检查：宫腔镜是一种内镜，经宫颈置入宫腔内以观察子宫内膜、输卵管口及宫颈管等。适用于诊断不孕、异常子宫出血或子宫内膜病变及阴道横隔。

1）不孕：宫腔镜检查通常联合腹腔镜和输卵管通液术同时进行，必要时可取漂浮的子宫内膜或用刮匙轻轻取少量的子宫内膜送病理检查。

2）异常子宫出血或子宫内膜病变：与扩宫和刮宫术相比，宫腔镜取样更容易发现异常。

3）阴道横隔：宫腔镜可发现阴道横隔并检查其后方的宫颈和阴道，有助于行阴道横隔切开术。

4. 宫腔镜治疗　宫腔镜也可用于治疗性手术，指征如下。

（1）宫腔占位切除/清除术：适用于子宫内膜息肉或子宫内膜增厚，黏膜下肌瘤和部分肌壁间肌瘤，妊娠物残留，宫内节育器异位、嵌顿、残留，以及其他异物。

（2）子宫纵隔切开/切除术：适用于不孕或反复流产的子宫纵隔患者。子宫纵隔患者面临较高的自然流产风险（21%~44%）和早产风险（12%~33%），子宫纵隔越长，反复流产的风险越高。

（3）宫腔粘连分离术：适用于有症状且有生育需求的宫腔粘连患者。宫腔粘连指宫腔内形成纤维组织条带，通常伴有子宫内膜变薄，甚至缺如。有研究报道，选择期待治疗的宫腔粘连患者随访7年的妊娠率为45.5%。

（4）子宫内膜切除术：适用于孕激素撤退无效的异常子宫出血者。

1）非电切镜子宫内膜去除术：将特制装置插入宫腔，释放能量，导致子宫内膜破坏。

2）电切镜子宫内膜去除术：采用电外科滚球电极、单极/双极环形电极去除或切除子宫内膜。当切除的子宫内膜过薄时，异常子宫出血易复发；当切除的子宫内膜过深时，可能发生部分宫腔粘连，尤其是子宫下段粘连，可能造成梗阻性腹痛，进而导致子宫切除。临床上，随着缓释孕激素的宫内节育器的使用和推广，该术式有被取代的趋势。

（5）宫腔镜绝育：指从宫腔镜下将一根导管或微栓置入输卵管口，诱发输卵管瘢痕形成，继而堵塞输卵管腔，通常需要3~6个月。与高效避孕药具相比，该术式临床应用很少。

（6）宫颈管占位切除术：主要用于宫颈管息肉或子宫肌瘤。

二、宫腔手术的禁忌证

子宫腔手术的绝对禁忌证为子宫内活胎、希望继续妊娠。相对禁忌证包括：①活动性生殖系统感染，即阴道、子宫颈或盆腔感染，如白带清洁度高、子宫颈举痛或附件区压痛等；②出血倾向，抗凝治疗或先天性凝血因子缺乏；③全身状态不能耐受手术。

三、宫腔手术的术前准备

1. 术前评估　①明确手术指征，包括采集病史，明确症状，进行有重点的全身体格检查，注意子宫的大小和活动度，行超声检查核对妊娠周期或子宫腔占位及评估并发症等。②选择合适的手术方案。③除外手术禁忌证。④对于内、外科合并症，请专科或多学科会诊，进行充分的评估和准备。⑤操作时机，对于早期终止妊娠的手术，妊娠囊在2~3 cm时相对更容易被完整吸出，妊娠囊太小易漏吸，妊娠囊太大则易发生出血和子宫穿孔；对于月经规律者非妊娠的子宫腔手术，子宫纵隔或子宫内膜切除术选择早卵泡期最佳；对于子宫腔占位的手术，避开月经期即可；对于异常子宫出血的手术，随时可以进行。

2. 宫颈准备

（1）吸宫术、IUD 的放置或取出、刮宫术及子宫内膜活检术：通常不需要宫颈准备，尤其是有顺产史者。但当预计机械性扩张存在困难或宫颈损伤风险升高时，如妊娠周数大（钳刮术）、既往有宫颈手术史、未经产（含剖宫产史）、青春期、子宫肌瘤阻碍宫颈扩张路径或绝经后宫颈、穹隆萎缩等情况，建议考虑使用渗透性扩张器或促宫颈成熟药物。

（2）宫腔镜手术：建议术前促宫颈成熟（2B 级）。一项 meta 分析纳入 19 项在宫腔镜手术前使用促宫颈成熟药物的研究，发现与接受安慰剂或无干预（$OR\ 0.08$, $95\%CI\ 0.04\sim0.16$）或接受地诺前列酮处理（$OR\ 0.58$, $95\%CI\ 0.34\sim0.98$）相比，接受米索前列醇处理的绝经前和绝经后女性需要额外机械性扩张的可能性更小，且并发症更少。此外，有研究提出绝经后女性在术前连续 2 周经阴道使用雌激素（25 μg/d）可能会强化米索前列醇的作用。因此，建议患者术前使用 200~400 μg 米索前列醇（经阴道、颊黏膜或舌下给药）或采用渗透性扩张（如海藻棒等）。

3. 镇痛、麻醉

（1）依沙吖啶羊膜腔穿刺术和子宫内膜活检术：通常不需要麻醉。

（2）吸宫术、IUD 的放置或取出、刮宫术及宫腔镜检查：根据手术预估和患者的耐受情况来知情选择不麻醉、宫颈局部麻醉或静脉麻醉。不麻醉的益处包括无药物不良反应、操作时间短、花费少及避免了宫颈旁阻滞引起的疼痛。

（3）宫腔镜治疗：需要麻醉、镇痛，必要时（如较大的黏膜下肌瘤等）行支气管插管麻醉。

4. 其他

（1）人工流产术、钳刮术、妊娠中期引产：所有终止妊娠的手术都需要进行流产后关爱（post-abortion care，PAC），通常在术前开始，应根据患者的生育计划给予适当的妊娠前指导或避孕指导并及时落实。

（2）IUD 的放置或取出

1）放置 IUD 前，与使用者探讨各种避孕措施的不良影响（尤其是出血模式的影响）。对于哺乳期闭经、月经周期不规律者，应有妊娠试验阴性记录。

2）取出 IUD 前了解 IUD 的类型、放置时间，并行超声检查明确其位置，必要时行下腹部 X 线片检查以了解是否需要同时更换新的 IUD。

（3）扩宫和刮宫术、子宫内膜活检术、宫腔镜手术：对于宫腔占位，必要时应增加盆腔磁共振成像（MRI）评估。

四、宫腔手术的技巧

1. 宫腔手术的基本技巧

（1）宫颈钳牵拉宫颈：在操作过程中可以使子宫轴变直，即宫颈和子宫交角的中位值由 75° 减少至 10°，从而降低了子宫穿孔风险。对于绝经后宫颈萎缩、阴道穹隆消失的女性，使用"8"字钳、组织钳（Allis 钳）等替换一次有助于夹紧宫颈。

（2）探宫腔：使用探针探宫腔的深度和曲度，如果探针不能轻松穿过宫颈，应使用细探针或宫颈扩张器轻轻扩张宫颈。镇痛或局部麻醉、超声引导下操作有助于探针顺利探入，后者还有助于降低子宫穿孔风险。

（3）扩张宫颈管：应用宫颈扩张器使手术用到的最大直径设备或器械可以通过宫颈。通常，人工流产术需要选择扩张直径=妊娠周数或妊娠周数减1；钳刮术需要扩张至卵圆钳能够通过子宫颈；IUD的放置或取出不需要使用宫颈扩张器；使用刮匙时需要将子宫口扩张至直径8 mm；操作宫腔镜时，宫颈的扩张程度应根据所使用的套管鞘和镜头直径决定。

2. 人工流产术、钳刮术、依沙吖啶引产

（1）人工流产术

1）子宫排空：抽吸使用软性或硬性、弯曲或直的金属套管或塑料套管进行，套管连接于电动负压抽吸器或手动子宫抽吸器。一般情况下，前位子宫时，妊娠囊着床在前壁；后位子宫时，妊娠囊着床在后壁；也可以使用超声明确妊娠囊的位置，以-500~-400 mmHg针对妊娠囊进行抽吸。当子宫异常或畸形时，如存在大的子宫肌瘤或子宫纵隔，或妊娠囊位置偏远或妊娠囊偏大，可在超声监测下手持套管，侧孔直对妊娠囊，适当增加负压有助于吸出妊娠囊。也有个案报道将软性套管串联，或在套管内插入一根可塑性金属宫腔探针，以引导套管越过子宫肌瘤。降低负压至约-200 mmHg，转动吸管，遍吸宫腔一圈。

2）刮匙搔刮：由于套管均为侧孔，故选择刮匙在两侧宫角进行轻度搔刮，以避免发生套管顶端遗漏。

3）组织评估：吸宫后，检查妊娠物是否符合，或超声监测提示宫腔无残留。

（2）钳刮术

1）钳夹：手持卵圆钳夹出妊娠囊，引起胎膜破裂、羊水流出，或直接钳夹出部分妊娠囊或胎盘组织。

2）子宫排空和组织评估：行宫腔组织负压吸引，如人工流产术。

（3）依沙吖啶引产

1）依沙吖啶羊膜腔内注射：①穿刺点尽量选择靠近宫底的部位，避开胎盘和胎儿，超声下可以直接测量穿刺距离，更加有助于选择合适的穿刺点。②穿刺至合适的深度后拔出针芯，空注射器回吸，确认有羊水。③注射依沙吖啶前、中、后回吸，有羊水进入注射器则确认在宫腔内。④针芯置入穿刺针后再拔出穿刺针。

2）钳夹：使用依沙吖啶引产时，胎盘滞留或部分剥离率较高。患者通常在依沙吖啶羊膜腔内注射后24~48小时发动宫缩，胎儿娩出后应及时使用缩宫素（催产素），以促进胎盘娩出。当胎盘部分剥离时，阴道出血较活跃，需要及时行钳夹术。无须扩张宫颈，使用一把宫颈钳或卵圆钳钳夹宫颈，使用另一把卵圆钳进入宫腔，分次钳夹残留的胎盘和蜕膜组织。若流产时胎儿、胎盘及胎膜完整娩出，则无须行钳夹术。

3）子宫排空：选择适当大小的刮匙，裹上纱布后遍刮宫腔，确认妊娠组织无残留。通常不进行吸宫术。超声监测下操作更安全。

4）组织评估：针对胎儿异常进行妊娠组织相关的遗传学和病理检查，有助于下一次生育。

3. IUD的放置和取出

（1）IUD的放置：因IUD的类型不同而不同。牵拉宫颈钳，将置入管穿过宫颈口到达宫底水平。IUD可以在妊娠终止、自然流产或分娩后立即放置。产后放置IUD应在胎盘娩出后10分钟内进行。

1）T形IUD的放置：将置入管向后退，稍微离开宫腔。此时轻微向上移动上推杆，IUD从置入管释放出来，会感觉到一个小的弹出感，确认有宫底阻力。依次将上推杆和置入管取出。

2）固定式IUD的放置：解开尾丝锁扣，摁下按钮，同时向上移动上推杆，有针扎入子宫肌层的感觉，依次将上推杆和置入管取出，轻轻牵引尾丝，确认IUD固定于子宫肌壁内。

确认IUD放置正确后，在距子宫颈外约2 cm处剪断尾丝，并注意拧弯尾丝，避免尾丝直接对外而导致性生活时男方扎痛。

（2）IUD 的取出：探及宫腔深度和 IUD 的位置后，牵拉宫颈钳，取环器械置入宫腔，钳夹或钩住 IUD 并取出。

4. 分段诊断性刮宫、扩宫和刮宫术、子宫内膜活检术及宫腔镜检查

（1）分段诊断性刮宫与扩宫和刮宫术：不除外宫颈病变时需要行分段诊断性刮宫。在探针探及宫腔前使用刮匙对宫颈管的所有象限进行全面搔刮，然后探宫腔，再进行宫腔操作。将宫颈、宫腔组织分别送病理检查。

（2）扩宫和刮宫术：诊断性扩宫和刮宫术可以选用金属刮匙或抽吸刮宫。刮出的组织可疑恶性时，不必全面清宫，以免出血不止或子宫穿孔。治疗性扩宫和刮宫术则优选抽吸刮宫，仔细遍吸宫腔，至有粗糙感，表明成功清除了子宫内膜。

（3）子宫内膜活检术：以诊断为目的，根据不同需求选择月经周期的不同时期操作，且取少量标本足够诊断即可。

（4）宫腔镜检查：需要清晰的术野，故一般在其他宫腔操作前进行。

5. 宫腔镜治疗

（1）电切镜的组装应在手术前掌握。

（2）选择合适的宫腔镜系统

1）宫腔镜视角和膨宫介质：增加视角使术者可在无须移动下观察到中线左边或右边的区域，常采用0°或12°视角。宫腔镜的光学系统主要有2种，即直接式和接触式。直接式光学宫腔镜需要使用膨宫介质，能为术者提供宫腔的全局视图。当使用单极电切镜时，患者必须接地，且使用绝缘的膨宫介质，如甘露醇。双极电切镜或检查镜可以使用电解质的膨宫介质，如0.9%氯化钠溶液或乳酸林格液。而接触式宫腔镜无须膨宫，但仅能提供宫腔的局部视图。

2）宫腔镜绝育：在宫腔镜下向每侧输卵管置入输送导管，再经导管置入微栓或经导管顶端释放双极射频能量破坏输卵管腔上皮。微栓留置在子宫输卵管连接部，然后膨胀填充输卵管腔，诱发炎症反应，促进瘢痕组织形成。有研究报道，宫腔镜绝育后的妊娠率为0.25%~2.40%，与腹腔镜绝育相比效果稍差。

（3）手术器械：宫腔镜主要用于清除宫颈管或宫腔占位（如黏膜下肌瘤、子宫内膜息肉、妊娠物残留、IUD 嵌顿和残留或其他异物），实施子宫纵隔或子宫内膜切开/切除术。术者应根据占位的性质选择合适的器械。

1）传统电切镜：通常包含一个直径7~10 mm 的外鞘、电切环、电切针（组织切割）及滚球（电凝）。电切环适用于宫腔或宫颈管占位及较大子宫纵隔的切除；电切针适用于子宫纵隔切开和子宫腔粘连切开，其切开子宫纵隔时可见子宫纵隔"弹开"并使宫腔上部开放；滚球（电凝）适用于电凝子宫内膜，达到子宫内膜破坏或切除的作用。

2）新型电切镜：①各种类型的剪刀等器械，可以锐性分离、切断组织，可对占位病变的蒂部进行剪切及分离粘连。②宫腔镜粉碎器，包含一个切除病变的旋转刀片，切碎的组织可由粉碎器吸出。粉碎器通过宫腔镜的工作通道插入，可用于直径为6 mm、7 mm 和9 mm 的宫腔镜。粉碎器不能电凝。

（4）手术难点：宫腔镜操作可能会因为水中毒或子宫穿孔而被迫停止。在子宫纵隔较大或宫腔粘连较重时，超声或腹腔镜监测有助于减少假窦道和子宫穿孔的发生风险。在一项包含26 000多例宫腔镜操作的系统评估中，其失败率约为3.6%。

1）宫颈狭窄：术前的宫颈准备和术中的超声监测有助于引导宫腔镜顺利进入宫腔。有研究报道，向宫颈管注射稀释的升压素（每80 ml 0.9%氯化钠溶液加入4 U）有助于子宫口扩张。

2）子宫极度前倾、后屈或子宫畸形：为先天性或由粘连、子宫腺肌病或子宫肌瘤等引起。宫颈钳牵拉和超声监测有助于宫腔镜顺利进入宫腔。子宫纵隔合并双宫颈患者手术的挑战是第1个切口从子宫纵隔的一侧穿到另一侧，且不损伤宫颈内口。

3）膨宫困难：宫腔内梗阻，如粘连、肿瘤。切开部分或全部粘连有助于膨宫。对于高度可疑的恶性肿瘤，取组织送病理检查即可，无须全面膨宫。

4）出血：通过持续灌流灌洗宫腔，或刮宫清除子宫内膜碎片及血块，然后再使用连续灌流后宫腔镜操作。

5）子宫腔粘连：完全闭塞的宫腔在置入导丝后使用气囊扩张，从宫腔中线开始分离，再侧向分离。

疏松粘连：可以选择锐性分离、钝性分离或双极分离，后者可使粘连带被直接汽化。

致密粘连：仔细判断显露的正常部分宫腔，识别粘连部位，于粘连张力最大处剪开或切开粘连，尽量恢复正常的子宫解剖结构。操作中注意保护子宫内膜，识别输卵管口，避免过度操作。

预防复发：宫腔粘连术后的复发率为30%~66%。预防方式：①抗粘连治疗。一项针对抗粘连治疗（如IUD、透明质酸凝胶、激素治疗或人羊膜移植术）的meta分析的结果显示，对于生育功能低下者，治疗组与安慰剂或无干预组相比，不确定临床有效。虽然在二次宫腔镜检查时治疗组的宫腔粘连复发更少，但治疗组与安慰剂组在活产率方面无差异。②干细胞治疗。有研究者构建了宫腔受损小鼠模型，经干细胞治疗后验证干细胞具有重建子宫内膜和预防宫腔粘连的效果，但其在宫腔粘连患者中的应用还在探索中。

五、宫腔手术的术后处理

1. 术后的常规处理

（1）术后使用抗生素有助于预防子宫内膜炎。

（2）禁止性生活、盆浴2~4周。

2. 术后的特殊处理

（1）妊娠中期引产后应及时退奶。

（2）孕激素缓释IUD置入后，若患者之前没有使用避孕方法，且IUD在月经开始超过7天后放置，则应在置入后7天内避免性生活或使用避孕套。

（3）宫腔粘连分离术后，人工周期（高雌激素）需要在宫腔残留一定面积的子宫内膜基础上发挥作用，对于残留子宫内膜面积不足宫腔面积1/3且出现闭经或点滴经血临床表现的重度宫腔粘连患者及高龄薄型子宫内膜患者，人工周期的效果欠理想。

3. 随访

（1）异常症状：患者若出现阴道出血多、下腹部剧痛及发热等表现，应及时就诊。

（2）体格检查：术后2~4周复诊，必要时行盆腔检查，有助于预防慢性盆腔炎。

（3）生化检查：如遗传学检查和病理检查。

（4）月经情况：月经恢复提示术后恢复良好，如果患者月经异常（孕激素缓释IUD除外），应及时就诊。

（5）超声检查：IUD置入者在术后初次月经后应行超声检查，以了解IUD的位置是否因月经而改变。

4. 后续方案　应根据患者的术中情况、病理检查结果及生育计划，制订后续方案。

参考文献

[1] Kortsmit K, Jatlaoui TC, Mandel MG, et al. Abortion surveillance-United States, 2018. MMWR Surveill Summ, 2020, 69: 1.

[2] Dzuba IG, Chong E, Hannum C, et al. A non-inferiority study of outpatient mifepristone-misoprostol medical abortion at 64-70 days and 71-77 days of gestation. Contraception, 2020, 101: 302.

[3] Allen RH, Goldberg AB, Grimes DA. Expanding access to intrauterine contraception. Am J Obstet Gynecol, 2009, 201: 456.

[4] Angioni S, Loddo A, Milano F, et al. Detection of benign intracavitary lesions in postmenopausal women with abnormal uterine bleeding: a prospective comparative study on outpatient hysteroscopy and blind biopsy. J Minim Invasive Gynecol, 2008, 15: 87.

[5] Grimbizis GF, Camus M, Tarlatzis BC, et al. Clinical implications of uterine malformations and hysteroscopic treatment results. Hum Reprod Update, 2001, 7: 161.

[6] Schenker JG, Margalioth EJ. Intrauterine adhesions: an updated appraisal. Fertil Steril, 1982, 37: 593.

[7] Allen RH, Goldberg AB. Cervical dilation before first-trimester surgical abortion (<14 weeks' gestation). Contraception, 2016, 93: 277.

[8] Al-Fozan H, Firwana B, Al Kadri H, et al. Preoperative ripening of the cervix before operative hysteroscopy. Cochrane Database Syst Rev, 2015, 4: CD005998.

[9] Oppegaard KS, Lieng M, Berg A, et al. A combination of misoprostol and estradiol for preoperative cervical ripening in postmenopausal women: a randomised controlled trial. BJOG, 2010, 117: 53.

[10] Curtis KM, Tepper NK, Jatlaoui TC, et al. U. S. Medical eligibility criteria for contraceptive use, 2016. MMWR Recomm Rep, 2016, 65: 1.

[11] Phillips DR, Milim SJ, Nathanson HG, et al. Preventing hyponatremic encephalopathy: comparison of serum sodium and osmolality during operative hysteroscopy with 5.0% mannitol and 1.5% glycine distention media. J Am Assoc Gynecol Laparosc, 1997, 4: 567.

[12] Perkins RB, Morgan JR, Awosogba TP, et al. Gynecologic outcomes after hysteroscopic and laparoscopic sterilization procedures. Obstet Gynecol, 2016, 128: 843.

[13] Vilos GA, Abu-Rafea B. New developments in ambulatory hysteroscopic surgery. Best Pract Res Clin Obstet Gynaecol, 2005, 19: 727.

[14] Clark TJ, Voit D, Gupta JK, et al. Accuracy of hysteroscopy in the diagnosis of endometrial cancer and hyperplasia: a systematic quantitative review. JAMA, 2002, 288: 1610.

[15] Phillips DR, Nathanson HG, Milim SJ, et al. The effect of dilute vasopressin solution on the force needed for cervical dilatation: a randomized controlled trial. Obstet Gynecol, 1997, 89: 507.

[16] Kriseman M, Schutt A, Appleton J, et al. A novel ultrasound-guided technique for hysteroscopic adhesiolysis in high-risk patients. J Ultrasound Med, 2019, 38: 1383.

[17] AAGL Elevating Gynecologic Surgery. AAGL practice report: practice guidelines on intrauterine adhesions developed in collaboration with the European Society of Gynaecological Endoscopy (ESGE). J Minim Invasive Gynecol, 2017, 24: 695.

[18] Bosteels J, Weyers S, Kasius J, et al. Anti-adhesion therapy following operative hysteroscopy for treatment of female subfertility. Cochrane Database Syst Rev, 2015, 11 (11): CD011110.

[19] Domnina A, Novikova P, Obidina J, et al. Human mesenchymal stem cells in spheroids improve fertility in model animals with damaged endometrium. Stem Cell Res Ther, 2018, 9: 50.

[20] The Morbidity and Mortality Weekly Report. US selected practice recommendations for contraceptive Use, 2013. (2013-06-21) [2022-04-06]. http://www.cdc.gov/mmwr/preview/mmwrhtml/rr6205a1.htm.

[21] Johary J, Xue M, Zhu X, et al. Efficacy of estrogen therapy in patients with intrauterine adhesions: systematic review. J Minim Invasive Gynecol, 2014, 21: 44-54.

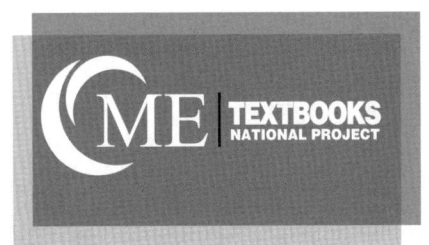

胎儿宫内治疗

第12章

戚庆炜
中国医学科学院　北京协和医学院　北京协和医院

在过去20年内,"胎儿也是患者"这一观点已被广泛接受,胎儿已成为科学研究和尝试被施加治疗的对象。医学技术的进步使产科医师有能力接近胎儿,并对其进行相应的操作。目前,对胎儿的干预已从实验性的验证阶段进展到临床实施阶段,这得益于创新性研究、产前诊断及胎儿手术技术的进步。侵入性的开放手术需要切开子宫,伴有显著的母胎相关风险,已逐渐被侵入性更小的胎儿镜手术取代。对先天性疾病自然病程及其病理生理学改变更好的理解也对产前诊断有一定的促进作用,通过再生长或再发育来改变畸形胎儿器官的自然病程,即所谓的"再生医学",已逐渐被转化到母胎医学领域中来。

一、胎儿宫内治疗的指导原则

对胎儿进行宫内干预和治疗的目的是提高其围产期生存率,但实际上胎儿宫内治疗的作用已被扩大到降低发病率、提高胎儿/婴儿的生活质量及对畸形的胎儿器官进行再生或修复等方面。把握正确的干预指征是非常重要的,目的是避免对手术风险很高且患有致命性疾病的胎儿和预后较好且不需要进行干预的胎儿实施不必要的操作。国际胎儿医学和外科学会(International Fetal Medicine and Surgery Society,IFMSS)对胎儿的宫内干预和治疗提出了以下指导原则:①准确的产前诊断;②对胎儿先天性异常的病理生理学改变有正确的认识;③胎儿不患有遗传病或染色体疾病;④胎儿无相关重大异常;⑤胎儿的先天性异常即使在出生后进行了相应处理,也可能会危及婴儿生命或导致婴儿出现严重衰弱;⑥对胎儿进行干预导致的并发症风险能被孕妇和胎儿接受;⑦需要对胎儿的宫内干预进行多学科评估并取得共识;⑧胎儿的先天性异常在出生后缺乏足够的治疗手段;⑨对胎儿进行宫内干预具有可行性;⑩对胎儿进行宫内干预不违反伦理原则。

二、胎儿医学团队和胎儿治疗中心的构建

胎儿医学是复杂的多学科工作,其团队由下列人员组成:①产科医师,负责妊娠期管理,并可能实施微创干预措施,如经皮分流术和置管;②母胎医学医师,也被称为围产期医师,对高危孕妇和胎儿进行诊断和治疗方面的工作;③遗传学家,专注于产前诊断、对胎儿的预后判断、遗传咨询及与产前诊断相关的操作;④新生儿科医师,为孕妇及其家属提供有关新生儿预期和结局方面的咨询,并准备在胎儿出生后继续对其进行治疗和护理;⑤儿外科医师,与新生儿科医师一起在产后继续对婴儿的疾病进行管理,并制订相应的治疗方案;⑥产科超声医师,对胎儿的结构

异常做出影像学诊断，并判断严重程度，引导介入性产前诊断和宫内治疗；⑦其他专科医师，如心内科医师、心胸外科医师、神经外科医师及泌尿科医师，主要取决于胎儿的具体情况。

为了能更好地对胎儿进行宫内干预，建立专门的胎儿治疗中心是有必要的。胎儿治疗中心具备很多优势，其中一个突出优势是其配备了胎儿外科医师，他们既可以是产科医师，也可以是外科医师，具备有关胎儿生理和相关操作方面的知识，并接受了广泛的有关胎儿治疗的培训（如同一团队在动物模型上进行专业培训）且具备相应技能。胎儿治疗中心的另一个优势是每个围产期专家都在同一家治疗中心工作，可以建立良好的工作关系。在同一家治疗中心中，既有高危产科病房，也有新生儿重症监护病房，临床工作和研究也可以同时进行。考虑所有的胎儿手术尚处于早期阶段，甚至是在实验阶段，故团队必须定期分析结果，并向更大的医疗团体报告。在这样的治疗中心中，应建立标准的操作步骤和知情同意书。此外，医疗委员会应制定病例选择标准和治疗时机，并对治疗结果进行审核。生物伦理学家和遗传学家也可以向孕妇家庭和治疗团队提供咨询和支持。胎儿治疗中心的另一项重要工作就是定期召开多学科会议，包括护士和社会工作人员，要对每个病例进行审查、随访，寻求治疗中心内、外的专家意见，并与转诊医师进行联系和沟通。

三、胎儿宫内治疗的伦理和法律问题

目前，对胎儿进行宫内治疗还存在很多伦理和法律方面的问题。在伦理上，将胎儿作为患者尚存在一定争议，而法律条文方面的缺乏则使决策的确定更加混乱。产科医师需要考虑的问题主要包括：①母亲的获益和自主权，以及胎儿的获益和自主权；②胎儿作为人的法律地位的争议；③确定胎儿为可存活和潜在可存活的个体，并将其作为治疗候选者。

产科医师对可存活胎儿的法律责任取决于母亲对胎儿"患者身份"的认定并决定继续妊娠。而伦理的概念是，以获益为基础，对胎儿作为患者的治疗要在母亲的自主权和获益之间进行协调。对于可存活的胎儿，如果对其治疗以预防严重疾病或残疾可使其获益或拯救其生命，或胎儿不太可能死亡或受到损伤，或母亲不太可能患病或死亡，则孕妇有道德义务接受给予胎儿的治疗。如果提供给孕妇的治疗是实验性的，那么伦理建构是从胎儿角度出发的。但在实际的临床工作中，每一个决定要点的词都是主观的，且有多种解释。以下是常出现的问题：①胎儿什么时候能"存活"？②什么是"严重疾病或残疾"？③需要什么样的"获益"来证明这个决定？④就母亲或胎儿的发病率或死亡率而言，"不太可能"指的是什么？⑤胎儿的生物学父亲在这些决定中扮演什么角色？如果父母离婚了，这个角色会有什么不同？⑥当母亲的决定违背了胎儿的最佳合理获益时会发生什么？

四、胎儿宫内治疗的选择

在过去几十年内，产前诊断的目标已从仅决定是否终止妊娠转变为有可能通过积极的干预来改善胎儿的远期预后。对胎儿进行内、外科治疗已成为对各种胎儿畸形进行处理的选择。对于那些会影响胎儿生命的严重畸形，终止妊娠是家庭的一种选择，如严重的致死性染色体异常（如13三体综合征、18三体综合征），某些代谢性疾病及解剖缺陷，尤其是颅脑和肾脏缺陷。如果胎儿畸形可能会导致难产，或需要立即在无菌环境中对胎儿进行外科手术来矫正畸形并改善预后，或受累胎儿无法通过阴道分娩，则应考虑择期剖宫产，如连体双胎、大的脐膨出、严重的脑积水、脊膜脊髓膨出或破裂、巨大的骶尾部畸胎瘤及巨大的囊性水瘤等。对于孕妇和胎儿的疾病，如果继续妊娠对胎儿的器官功能或存活带来的风险比早产带来的风险要大，则应选择早产。在理想的情况下，应在分娩后能立即对胎儿进行早期矫正干预并使胎儿能够获益的地方实施分娩，这些情况包括胎儿泌尿道梗阻、进行性脑积水、水肿、伴有脐血流异常的生长受限。

产前的内科处理对很多疾病是有益的。其可以更容易和更安全地接触胎儿，给胎儿提供他所缺乏的营养物质、激素及底物，并绕过某些被阻断的代谢途径。在选择对胎儿进行治疗前，应对胎儿的异常情况进行正确诊断并准确评估其严重程度。治疗的获益应大于对胎儿异常不予处理所致的风险，以及治疗操作本身对孕妇和胎儿带来的风险。在孕妇分娩前应排除其他严重畸形，并确定胎肺成熟度，在对胎儿进行干预后应给予足够的后续处理。

产前侵入性胎儿外科手术在某些选择性的情况下可能是有益的。目前，这些手术一般在胎儿治疗中心进行，且所针对的胎儿异常情况也在不断增多。治疗方法包括姑息性手术，以促进胎儿器官的发育，但各种先天性畸形的最终修复仍是长期目标。

1. 产前的内科处理 产前的内科处理包括很多方面，最为人所熟知和研究最广泛的是针对胎儿的神经管缺陷进行药物干预。有研究证明，无论是已生育过1个或多个受累胎儿的女性，还是没有任何风险因素的女性，服用叶酸都可以降低胎儿罹患神经管缺陷的概率。因此，建议所有女性在妊娠前3个月每天服用0.8 mg叶酸；对于既往生育过受累胎儿的女性，则建议每天服用4 mg叶酸，至少从妊娠前1个月开始并持续至妊娠3个月。所有胎儿有罹患先天性肾上腺皮质增生风险的孕妇（如既往生育过先天性肾上腺皮质增生患儿）在妊娠7~9周时应开始服用地塞米松（0.25 mg，每天3次），在分娩时应用应激剂量的糖皮质激素，并在分娩后逐渐减量。该治疗方案可以有效地预防女胎男性化。给予孕妇皮质类固醇的主要目的是诱导胎儿肺成熟和表面活性剂合成。多项研究已证明，孕妇使用皮质类固醇能有效减少新生儿呼吸窘迫综合征的发生率。对于有极度早产风险的胎儿，产前使用类固醇治疗也能降低新生儿脑室内出血的发生率，其是早产儿脑瘫的主要原因之一。对于妊娠不足34周且有早产风险的孕妇，建议在妊娠34周前使用倍他米松（12 mg，肌内注射，每12小时一次，共2次）或地塞米松（6 mg，肌内注射，每12小时一次，共4次）。上述药物在第1次给药后的48小时对胎儿起作用。

超声心动图可对胎儿的先天性心脏病进行精确诊断，这为在产前对胎儿进行外科治疗或介入性心导管治疗创造了条件。在胎儿左心发育不全综合征的治疗中，可以尝试在宫内通过脐血管置入导管，对狭窄的主动脉瓣通过球囊扩张达到瓣膜成形的目的，但疗效还不确定。对于严重的胎儿肺动脉狭窄，在宫内实施实验性的瓣膜切开术可预防右心室发育不全。目前，对于胎儿先天性心脏病进行产前诊断的主要目的是在三级治疗中心进行遗传咨询和分娩，从而可在新生儿期进行早期和最佳的治疗。

大多数胎儿的心律失常是良性的，90%为房性期前收缩。应每周观察2次以排除胎儿持续性室上性期前收缩或心房扑动。还应除外胎儿室性期前收缩、心肌缺血及肿瘤（如横纹肌瘤）。抗心律失常治疗的先决条件包括：①对异常节律的电生理基础及其自然史有很好的理解；②对药物在母体、胎儿和胎盘中的药代动力学有很好的理解；③孕妇同意治疗；④胎儿水肿伴持续性室上性心律失常；⑤孕妇在妊娠早期就出现持续性心律失常，发生胎儿水肿的风险较高。抗心律失常治疗的缺点是导致孕妇和胎儿早期和晚期的死亡风险增加。如果是持续性室上性心动过速，或合并胎儿水肿，或有左心房预激或小卵圆孔的证据，则必须进行治疗。对住院孕妇进行12~24小时的胎心监测后开始治疗。先做孕妇心电图以排除孕妇预激综合征，并在地高辛负荷试验开始前检测血电解质、血尿素氮及肌酐水平。地高辛是抗心律失常治疗的一线药物，普萘洛尔、普鲁卡因胺及奎尼丁也被使用过。所有抗胎儿心律失常的药物都有导致孕妇和胎儿发生心律失常和死亡的风险。对进行治疗的孕妇应慎重选择，监测药物水平和毒性。在治疗前必须排除胎儿心脏结构缺陷。在约50%的患者中，先天性完全性心脏传导阻滞与先天性心脏病有关，包括左心房异构、生理矫正转位、房室管畸形及室间隔缺损。这组疾病的充血性心力衰竭或发绀发生率高，胎儿出生后需要安装永久性起搏器。其余 50% 的患者与母体的免疫性疾病有关，可以采用免疫抑制剂、β 拟合物及肌力抑制剂等进行实验性治疗，但结果各不相同。

胎儿贫血的治疗可能是目前胎儿宫内治疗领域中能阐释其治疗理念的最完善范例。流程为发现高风险胎儿→评估疾病进展→在超声引导下给予胎儿宫内输血及其他后续治疗。母体检测、超声测量、胎儿脐血采样的精准操作及减轻疾病严重性的治疗都对胎儿宫内输血的作用有影响，可以增加可操作性和安全性，从而带来更好的效果。胎儿宫内输血的一个重要指征是治疗和降低严重 Rh 溶血造成的围产期死亡率。目前，严格的 Rh 溶血的预防管理大幅度降低了胎儿围产期死亡的发生，但宫内输血依然是严重异源免疫性贫血及其他先天性和获得性疾病的重要治疗手段。胎儿感染也可导致不同类型的贫血：①胎儿水肿伴重度贫血，可能通过宫内输血纠正（如细小病毒 B19 感染）；②胎儿水肿伴中度贫血，经宫内输血后可维持正常的血红蛋白水平，但病情无好转（多数为其他感染，甚至是某些类型的细小病毒）。随着贫血的加重，胎儿的体征也逐渐明显，同时会出现不同类型的反应。在胎儿的代偿表现中，低度溶血时有效的网织红细胞增加和胆红素生成升高可导致贫血进展非常缓慢，器质性的改变可仅限于肝径线增大（由髓外造血所致），中度心血管改变（轻度心腔增大，大脑和全身系统循环收缩期血流峰值流速增加，心排血量增加，以及心率增加的"动力亢进"胎儿循环状态），以及羊水量增加（增加的心排血量导致胎儿的肾小球滤过率增加）。更严重的贫血可导致局部血管内低氧，伴有大血管床的血管扩张。红细胞的减少降低了血液黏度，从而增加了血流速度，是多普勒超声预测贫血的原理基础。胎儿肝脏和妊娠 26~28 周后的胎儿肾脏是促红细胞生成素的潜在释放源。促红细胞生成素不仅作用于髓内造血，同时作用于肝、脾等器官内的外周造血。一旦促红细胞生成素水平升高，髓外的红细胞造血就会取代正常的肝功能。肝功能异常会导致代谢缺陷，包括低蛋白血症、酸碱平衡的失代偿性紊乱及静脉回心血流的机械性梗阻。增大的肝导致淋巴回流阻塞，低蛋白血症引起低渗性水肿，低氧血症导致腹腔血管通透性增加，以及静脉压增高导致胎儿腹水，这些是胎儿水肿的初始症状。低蛋白血症加重、静脉回流受阻及组织低氧造成的水潴留导致胎儿全身水肿逐渐加重，发生严重的胸腔积液和心包积液，以及头皮和皮下水肿，胎盘也会逐渐水肿。胎儿水肿进一步发展将导致心率降低并引发心力衰竭，是致死性水肿的表现。上述体征反映了胎儿一定范围内的病理生理学变化。例如，少量的心包积液在轻中度水肿中较为常见。在晚期水肿中，大量的心包积液是全身水肿的一部分，而不是心脏功能失常。在细小病毒感染中，心包积液可能由贫血和（或）病毒性心肌炎导致。在超声介导下可对水肿胎儿进行脐血采样。在确定病因后（如异源性免疫、细小病毒感染），可以开始宫内输血。在一些非免疫性水肿胎儿中，在输血前对其进行全面检查非常重要，因为输入的成人血细胞成分会导致诊断困难。在操作前，高水平的超声检查和细致的采样计划是必不可少的。

2. 胎儿的外科治疗　随着胎儿子宫内手术技术的发展，手术麻醉也在不断发展。麻醉的主要目标是确保母胎安全，具体目标是预防孕妇缺氧和低血压，同时又要维持最佳的子宫血流。为了保障胎儿的安全，手术一般在妊娠中期进行，如果有可能，应避免使用有潜在致畸作用的麻醉药物。为防止胎儿窒息，应保持孕妇动脉血氧分压（PaO_2）正常，并维持血压。

目前，临床常用的胎儿外科手术有 3 类，即超声引导下的分流置管、胎儿镜手术及开放性胎儿外科手术。侵入性的开放手术需要切开子宫，伴有显著的母胎相关风险，已逐渐被侵入性更小的胎儿镜手术取代。

在超声引导下，膀胱羊膜腔分流术和较少见的胸膜腔羊膜腔分流置管术可从妊娠 16 周开始，直至胎肺成熟，从而在产后进行进一步的治疗。并发症包括胎儿功能不全、引流管移位或脱落。

目前,胎儿镜手术已在临床上应用于无心双胎的脐带结扎,采用选择性激光凝固对双胎输血综合征进行吻合血管的凝固,以及切开后尿道瓣膜,手术在宫腔内通过内镜实施,其对子宫的切口比开放手术的子宫切口要小得多,减少了早产和胎儿体温过低的风险,还减少了胎儿出血。胎儿镜手术的成功依靠术中经腹超声视图和同时引导胎儿镜套管针(trocar)的放置,缺点是有出血(避开经胎盘途径可降低这种风险)、胎膜破裂及绒毛膜羊膜炎风险。如果胎儿体位不佳或孕妇羊水过多,产科医师有可能会很难接近胎儿,这也是胎儿镜手术的困难之一。

胎儿的开放手术需要在胎儿治疗中心进行,前提是已明确诊断胎儿预后不佳且与手术对孕妇和胎儿造成的风险相比,手术的获益更大。常见的并发症包括绒毛膜羊膜炎、早产、出血及对胎儿造成的直接创伤。

在过去20年内,随着手术技巧的掌控、手术指征的把握、手术器械的进步,胎儿的外科手术有了长足发展。在对胎儿的先天性异常进行处理的三级治疗中心中,胎儿的宫内干预已越来越成为产前诊断和围产期选择的一部分,胎儿外科手术也被应用于促进胎儿畸形器官的恢复、再生、生长及发育,从而提高胎儿的围产期生存率,降低死亡率和发病率。理解胎儿器官的恢复和再生机制也为胎儿的外科治疗提供了微创操作的机会。胎儿的外科治疗是很有前景的,还需要研究者进行更多的临床研究。

参考文献

[1] Ruano R. Prenatal regenerative fetoscopic interventions for congenital anomalies. BMJ, 2020, 370: m1624.

[2] Graves CE, Harrison MR, Padilla BE. Minimally invasive fetal surgery. Clin Perinatol, 2017, 44(4): 729-751.

[3] Begovic D. Maternal-fetal surgery: does recognising fetal patienthood pose a threat to pregnant women's autonomy? Health Care Anal, 2021, 29(4): 301-318.

[4] Sviggum HP, Kodali BS. Maternal anesthesia for fetal surgery. Clin Perinatol, 2013, 40(3): 413-427.

[5] Sharma D, Tsibizova VI. Current perspective and scope of fetal therapy: part 1. J Matern Fetal Neonatal Med, 2020, 1: 1-19.

[6] Sharma D, Tsibizova VI. Current perspective and scope of fetal therapy: part 2. J Matern Fetal Neonatal Med, 2020, 1: 20-29.

第13章 分娩恐惧与分娩创伤

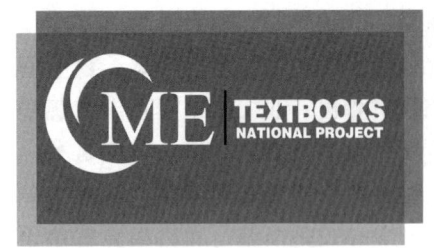

马良坤[1] 余梦婷[2] 谢菲[3]

中国医学科学院 北京协和医学院 北京协和医院[1]

杭州医学院[2] 北京育见教育科技有限公司[3]

在产科提到分娩,很多产科医师会想到难产、产伤、产后出血,但从人类学意义角度来看待分娩,新生命是带来爱与希望的、神圣的、伟大的种族延续和家族传承,新生命的诞生是幸福的、带来希望的、充满挑战的、值得期待的生命洗礼和庄严仪式,不应该让分娩等同于疼痛、出血、创伤、风险及恐惧。目前,世界卫生组织(World Health Organization,WHO)已将孕产妇的心理健康确定为全球卫生优先事项。据统计,10%的孕妇和13%的产妇患有未被诊断的精神障碍。本章将介绍分娩恐惧和分娩创伤的概念、评估及干预方法等,希望产科医师能关注分娩教育和分娩的人性化支持,帮助孕产妇做好分娩的心理和生理准备,以期降低她们对分娩的恐惧,正确认识分娩创伤并积极应对,从根本上支持国家的生育政策,为建立"健康中国"贡献力量。

一、分娩恐惧

1. 概念 分娩恐惧(fear of childbirth)是女性对分娩不良事件及未知经历的非理性恐惧,严重时可发展为分娩恐惧症(tokophobia)。分娩恐惧会使孕妇出现躯体症状、噩梦、专注困难,增加剖宫产诉求,影响社会活动和母婴健康。

2. 发病现状 目前,我国分娩恐惧的发病率为65.4%~86.0%,分娩恐惧症的发病率为10.5%~14.9%,而全球分娩恐惧症的发病率为12%~16%。我国分娩恐惧的相关调查以广东居多,北京、江苏、重庆等地亦有报道。近30年,全球分娩恐惧的发病率明显上升,应引起社会关注,尤其是婴儿出生率相对较高的发展中国家。

3. 母婴危害 分娩恐惧可影响分娩过程和母胎结局,主要与儿茶酚胺分泌增多影响子宫收缩有关。患有分娩恐惧的孕妇的产程时间较正常孕妇平均延长47分钟,会增加硬膜外镇痛和选择性剖宫产的需求,提高难产、器械助产及紧急剖宫产的概率。在分娩过程中,胎儿更易发生宫内窘迫,出生后窒息风险也显著提升。而母亲产后可发展为分娩创伤后压力综合征,增加精神科诊疗需求。不良的分娩经历会进一步加重分娩恐惧,使女性陷入恶性循环。

4. 发病原因 分娩恐惧的发生与孕妇过往不良的妊娠分娩经历、社会支持不足、压力和焦虑状态密切相关,而孕妇的年龄、产次、学历、就业情况及经济状况对分娩恐惧的影响有待进一步验证。分娩使女性感到恐惧的事物主要有产程中紧急的医疗干预、麻醉、出血、疼痛、母婴死亡、自我失控及产后的角色转变、夫妻生活改变等。

5. 评估方法 对于分娩恐惧,我国常用的评估工具主要有Wijma分娩预期问卷(Wijma Delivery Expectancy Questionnaire,W-DEQ-A)和分娩态度问卷(Childbirth Attitudes Questionnaire,

CAQ)。W-DEQ-A 通过孕妇对分娩的预期反应评估分娩恐惧程度，总分为 0~165 分，≤37 分为轻度分娩恐惧，38~65 分为中度分娩恐惧，≥66 分为高度分娩恐惧，并建议以"≥85 分"作为分娩恐惧症的诊断标准。CAQ 通过孕妇对分娩相关事物的态度评估分娩恐惧程度，总分为 16~64 分，16~27 分为无分娩恐惧，28~39 分为轻度分娩恐惧，40~51 分为中度分娩恐惧，52~64 分为高度分娩恐惧。

6. 干预方法　分娩恐惧的干预措施主要有心理干预和分娩教育。心理干预的方式包括心理教育、心理咨询、认知行为疗法、正念疗法、催眠疗法及放松技巧，但认知行为疗法、正念疗法、催眠疗法及放松技巧的效果需要更多的研究加以验证。分娩教育的形式主要有短期分娩课程和长期孕产教育项目，发挥同伴教育的优势能达到良好的干预效果。而孕妇通过接受心理干预和分娩教育所增加的社会接触和加强的社会支持也有利于分娩恐惧的改善。有研究报道，艺术治疗、产前瑜伽对分娩恐惧也有一定的干预效果。建议患有分娩恐惧症或高度分娩恐惧的孕妇及时到心理医学门诊接受专业的心理治疗。

二、分娩创伤

1. 概念　分娩创伤（birth trauma）是指发生在待产和分娩过程中的事件，给母亲和（或）婴儿造成了实际或威胁性的严重伤害甚至死亡，从而让母亲产生了强烈的恐惧感、失控感、无力感及无助感。分娩创伤是由 Beck 在其 2004 年首次发表的研究中提出的。在我国现有的相关文献中，分娩创伤的定义基本都引自该研究。Beck 在其之后的研究中还提出了分娩创伤具有的 5 个属性，分别是缺乏关爱、尊严剥夺、失控的恐惧感、沟通忽视及被遗忘。

创伤后应激障碍（post traumatic stress disorder，PTSD）是临床上一个常见但诊断不足的心理问题，对女性健康有中期和长期影响。美国心理学协会（American Psychological Association，APA）在第 5 版《精神障碍诊断和统计手册》（DSM-5）中将创伤后应激障碍的状态分为痛苦、回避的记忆、恐惧、内疚甚至羞耻感。女性从妊娠开始到分娩后 1 年，创伤后应激障碍可以随时发生。一项对创伤后应激障碍危险因素的荟萃分析显示，分娩、手术分娩及缺乏支持的主观负面经历与创伤后应激障碍和抑郁的发生有关。另一项对创伤后应激障碍危险因素进行研究的荟萃分析显示，创伤后应激障碍在妊娠期间的流行率为 3.3%，在产后的流行率为 4.0%，主要与产妇分娩期间经历的创伤性事件有关。创伤性分娩被视为涉及母亲或婴儿受伤甚至严重危险或死亡的事件。间接接触创伤与一系列不良的心理反应有关，这均是产妇围产期经历创伤性事件的特征。

2. 流行病学　据调查，女性产后创伤后应激症状的患病率从 1.25% 升高到 41.2%。从表 13-1 的研究中可以看出，继发于创伤性分娩的创伤后应激症状是一种国际现象，涉及美国、加拿大、英国、瑞典、澳大利亚、意大利、瑞士、荷兰、尼日利亚及以色列等国家。表 13-1 列出的研究使用了多种不同的测量工具（下文将提供几种不同测量工具的说明）。

表 13-1　创伤后应激症状升高的流行率

研究者（年）/国家	样本（n）	数据收集	测量工具	流行率（%）
Menage（1993）/英国	102	平均产后 4.6 年	PTSD-I	29
Wijma 等（1997）/瑞典	1640	产后第 1 年	TES	1.7
Ryding 等（1998）瑞典	326	产后 2 天和 1 年	IES	2.2~5.6
Creedy 等（2000）/英国	499	产后 4~6 周	PSS-SR	5.6

（续　表）

研究者（年）/国家	样本（n）	数据收集	测量工具	流行率（%）
Czarnocka 等（2000）/英国	264	产后 6 周	PTSD-I	3
Turton 等（2001）/英国	66	产后 1 年	PTSD-I	20
Soet 等（2003）/美国	103	产后 4 周	TES	1.9
Cigoli 等（2006）/意大利	160	产后 3~6 个月	PTSD-Q	1.25
Maggioni 等（2006）/意大利	93	产后 3~6 个月	PTSD-Q	2.4
Onoye 等（2009）/美国	54	产后 4~8 天	TLEQ	21
Soderquist 等（2006）/瑞典	1224	产后 1~11 个月	TES	3
Adewuya 等（2006）/尼日利亚	876	产后 6 周	MINI	5.9
Zaers 等（2008）/瑞士	47	产后 6 周和 6 个月	PDS	6/14.9
Ayers 等（2009）/英国	502（社区）	产后 10 个月	PDS	2.5
	921（网络）	产后 12 个月	PDS	21
Sawyer 等（2009）/英国	219（网络）	产后最多 36 个月（平均产后 11 个月）	PDS	12.4
Anderson（2010）/美国	85	产后 72 小时	IES	41.2
Beck 等（2011）/美国	903	产后 7~18 个月	PSS-SR	9
McDonald 等（2011）/英国	81	产后 2 年	IES	17.3
Stramrood 等（2011）/荷兰	137	产后 6 周和 15 个月	PSS-SR	11（PE）/17（PPROM）
Polachek 等（2012）/以色列	89	产后 1 个月	PDS	25.9
Verreault 等（2012）/加拿大	308	产后 1、3、6 个月	MPSS-SR	7.6/6.1/4

注：PTSD-I. 创伤后应激障碍访谈；TES. 创伤性事件量表；IES. 事件影响量表；PSS-SR. 创伤后应激障碍自评量表；PTSD-Q. 创伤后应激障碍量表；TLEQ. 创伤性生活事件量表；MINI. 简明国际神经精神访谈；PDS. 创伤后应激诊断量表；PE. 子痫前期；PPROM. 胎膜早破；MPSS-SR. 改良创伤后应激障碍自评量表

Beck 的研究列出了研究样本中女性确认的分娩创伤（表 13-2）。基于分娩创伤的定义，在生育的任何阶段的创伤性经历和负面结局都被归类在其中，包括死胎、产科并发症（如紧急剖宫产）或心理困扰（恐惧硬膜外麻醉）。

表 13-2　分娩创伤的内容

英文术语	中文术语
stillbirth / infant death	死产/婴儿死亡
emergency cesarean delivery / fetal distress	紧急剖宫产/胎儿窘迫
cardiac arrest	心搏骤停
inadequate medical care	医疗护理不充分
fear of epidural	对硬膜外麻醉的恐惧
congenital anomalies	先天性畸形

(续　表)

英文术语	中文术语
inadequate pain relief	镇痛不充分
postpartum hemorrhage / manual removal of placenta	产后出血/人工剥离胎盘
forceps / vacuum extraction / skull fracture	产钳/胎吸/颅骨骨折
severe toxemia	重度子痫前期
premature birth	早产
separation from infant in NICU	与新生儿重症监护病房中的婴儿分离
prolonged, painful labor	漫长的、痛苦的分娩
rapid delivery	急产
degrading experience	有辱人格的经历

2021年，陈颖等进行了产后创伤后应激障碍影响因素的荟萃分析。该研究系统检索了国内外数据库，检索时限为建库至2020年9月，共纳入质量均为中高等的文献12篇，其中6篇为横断面研究，6篇为队列研究。其结果显示，8个因素是产后创伤后应激障碍的危险因素，危险性由强到弱依次为妊娠期不良心理（焦虑、抑郁），妊娠期并发症，创伤性分娩体验，剖宫产，紧急剖宫产，器械助产，心理一致感水平低，以及硬膜外麻醉。

3. 评估方法　女性产后创伤后应激症状水平的评估工具（以下列出几种）可供产科医师在对产妇进行常规筛查时使用，并可提供定量评估数据，有助于评估治疗方式减少症状的效果。

（1）事件影响量表（Impact of Event Scale，IES）和事件影响量表修订版（Impact of Event Scale Revised，IES-R）：IES是由Horowitz等于1979年编制的，由15个项目组成，测量创伤后应激障碍的侵入症状（7个项目）和回避症状（8个项目），但不包括唤起症状。

1997年，Weiss和Marmar修订了IES（IES-R），加入了评估创伤后应激障碍的唤起症状（6个项目），如愤怒/烦躁、夸张的惊吓反应及难以集中注意力等。在德国和瑞士，IES-R也被用于评估分娩引起的创伤后压力。

（2）创伤后应激障碍自评量表（Posttraumatic Stress Disorder Symptom Scale-Self Report，PSS-SR）和创伤后诊断量表（Posttraumatic Diagnostic Scale，PTDS）：Foa等于1993年编制了PSS-SR，由17个项目组成，根据DSM-4的诊断标准，这些项目与创伤后应激障碍的症状相对应。这17个项目被分为3个症状组，即幻觉子量表（4个项目）、回避子量表（7个项目）和唤醒子量表（6个项目）。受试者被要求使用4分法的李克特（Likert）量表（0分=完全没有，1分=很少，2分=有一点，3分=非常有）来评估过去2周每个症状的严重程度。如果PSS-SR的总分≥12分，说明产妇的创伤后应激症状加重。如果一位产妇至少认可幻觉子量表中的1个项目、回避子量表中的3个项目及唤醒子量表中的2个项目，就可以做出符合DSM-4标准的创伤后应激障碍诊断的积极筛选。

Foa等于1997年对PSS-SR进行了修订，以包括创伤后应激障碍的额外标准，并将该工具命名为PTDS。类似于PSS-SR，PTDS提供有关创伤后应激障碍的症状，但没有评估厌恶性事件是否符合DSM-4定义的创伤标准，也没有评估人的损伤程度。PTDS的第一部分包括一份有12个创伤性事件的核对表（其中一个是"其他"类别），由个人指出他们曾经经历或目睹过哪些创伤。然后，个人被要求挑选在过去4周中最令他们感觉不安的创伤性事件，并被指示在完成量表中的其余项目时参考这一事件。

（3）创伤性事件量表（Traumatic Event Scale，TES）：其是由 Wijma 等于 1997 年根据 DSM-4 的创伤后应激障碍标准编制的，有 4 个评估分娩压力的陈述，即"分娩是一种艰难的经历""分娩对于我的身体健康来说是一种威胁""在分娩过程中，我害怕我将会死去""在分娩过程中，我感到焦虑/恐惧/害怕"。在这些压力陈述之后，TES 由 17 个 DSM-4 创伤后应激障碍症状组成，这 17 个症状中有 10 个是专门针对分娩经历的。

（4）围产期创伤后应激障碍调查量表（Perinatal Posttraumatic Stress Disorder Questionnaire，PPQ）：Hynan 等于 1998 年编制了 PPQ。其是一个由 14 个项目组成的"是/否"调查，用于测量与分娩有关的创伤后应激障碍症状，回避症状或麻木反应是最后 6 个项目的重点，包括回避那些让母亲想起有关她分娩或婴儿住院的事情，以及难以记住她分娩的部分。此后，Callahan 和 Hynan 于 2002 年进一步评估了 PPQ 的建构效度，并对 PPQ 进行了修改，将项目选项从二分法的"是/否"改为 5 分法的李克特量表（0 分=完全没有，1 分=1 次或 2 次，2 分=有时，3 分=经常，但不到 1 个月，4 分=经常，超过 1 个月），母亲对每个症状（共 14 个）的频率进行回答。

（5）城市分娩创伤量表（City Birth Trauma Scale，City BiTS）：由于 DSM-5 对创伤后应激障碍的诊断标准较之前版本有显著改变，故 2018 年 Ayers 等针对创伤后应激障碍的最新诊断标准编制了 City BiTS，用于产妇创伤后应激障碍的诊断。江苏大学医学院连同江苏大学附属医院产科等针对 City BiTS 进行了汉化和信效度检验的研究，为对分娩创伤这一领域有研究意愿的医院或研究团队提供了临床研究和应用的工具。

4. 危害　分娩创伤导致的不良结果不仅体现于产妇本身，Beck 用"涟漪效应"解释了分娩创伤产生的深远影响。她提出，分娩创伤应激事件的影响不仅涉及产妇的心理健康，更会在产妇分娩之后直接影响其与婴儿母乳行为和依恋关系的建立，同时还会波及伴侣和医务人员。

Beck 等的一项纳入 52 例创伤性分娩母亲的研究显示，创伤性分娩会阻碍母乳喂养的 5 个主题分别为侵入性闪回、母婴分离、身体上的疼痛、感觉被侵犯及泌乳量不足。另外，在普通人群中，抑郁和创伤后应激障碍存在共病性，美国有研究报道创伤后应激症状升高与产后抑郁症状之间有显著的相关性。Ayers 等进行了一项定性研究，纳入 6 例创伤后应激障碍产妇，分析创伤后应激障碍对人际关系的影响。其结果显示，这些产妇与伴侣的关系紧张，且她们与朋友的关系也因为产后创伤后应激障碍而受到影响。大多数母亲承认，婴儿出生后她们立即对其产生了排斥感，尽管 1~5 年后她们能与婴儿产生依恋。这些母亲都对分娩感到恐惧，且由于分娩创伤，她们再生育的计划也发生了变化。White 等进行了一项有 21 位父亲参加的分娩后创伤后压力体验的现象学研究，从定性数据中出现了 4 个主题：①这不是一项可观看的活动；②这个过程与被接纳相关；③这是性创伤；④这需要强行忍受。父亲们认为他们在妻子的生育过程中被排斥，因为他们没有被承认是家庭单位的重要组成部分。父亲们还反馈他们在性生活时心理和生理上都有强烈的痛苦，因为他们回忆起妻子的创伤性分娩；在妻子分娩期间，压抑情绪的痛苦导致父亲们感到羞耻、羞辱和无助。

2012 年，Beck 和 Gable 对 464 名产科护士进行了继发性创伤压力（也被称为替代性创伤，是指目睹涉及死亡、伤害或身体完整性威胁的创伤性事件者也会经历同样的心理创伤）研究。其结果显示，35% 的产科护士出现了中重度继发性创伤压力。参与研究的产科护士描述她们在创伤性分娩中的经历可概括为 6 个主题：①扩大创伤性分娩的暴露；②与受创伤的产妇在一起时努力维持专业角色；③为发生的事情而苦恼；④减轻暴露于创伤性分娩的后果；⑤被继发性创伤压力症状困扰；⑥考虑为了生存而放弃产科和分娩的职业。

5. 干预方法　分娩创伤产生的不良影响无疑是深远的。目前，对于分娩创伤的修复和干预，相关研究还不丰富，但其已越来越被关注。对于经历了分娩创伤的女性而言，目前使用的心理干预疗法主要有暴露疗法、认知行为疗法及眼动脱敏疗法，这些疗法都具有共同的核心要素，即包括支持个体克服和处理其创伤记忆及对创伤性事件的认知和归因，故又被统称为"以创伤为中心的心理疗法"。随着应用人群的拓展和医学技术的进步，以上心理干预疗法也得到了发展和优化。对于孕产妇来说，适用于其的治疗方式应该是轻柔、便捷、更具人性化的，主要有正念认知疗法、表达性写作、心理教育干预、哀伤咨询、视频互动指导干预及产前教育课程等。以上疗法由助产士和心理咨询师主导，根据产妇不同的创伤性分娩经历实施不同的干预，最终实现疗效最大化。

对于经历了继发性创伤的医务人员，Crumpton 等建议他们每天进行短时间的正念练习，十分有益。Showalter 等在其研究中鼓励医务人员应找到一些个人的干预和治疗方法，以便他们能保持和滋养身体、情感及精神水平。经历了继发性创伤的医务人员需要恢复生活中的平衡并承认自己的个人需求：①安静下来，正念练习是连接自己和实现内在平衡的最佳方式；②每天为自己"充电"，定期锻炼、冥想，饮食健康，滋养自己的精神；③每天进行一次有意义的谈话，可以与家属、朋友或心理顾问交谈；④理解自己经历的疼痛是正常的，日常工作是紧张的；⑤获得足够的休息和睡眠；⑥发展和培养工作之外的兴趣；⑦找到对自己真正重要的东西；⑦保持熟悉的生活规律和健康的饮食；⑧被令人沮丧的事情困扰时，寻求心理咨询师帮助；⑨尊重自己。

三、小　　结

WHO 认为"积极的分娩体验"是所有分娩女性的一个重要终点。医务人员需要更多地了解分娩恐惧与分娩创伤，创造更多积极的分娩体验，满足或超过女性先前的个人经历和社会文化信仰所期望的经历，包括使产妇在临床和心理安全的环境中分娩健康的婴儿，并持续提供分娩陪伴和实际技术或情感支持。在关注广大产妇及其家属的分娩健康时，也需要为产科的医务人员提供有针对性的精神/心理健康资源。

参考文献

[1] O'Connell MA, Leahy-Warren P, Khashan AS, et al. Worldwide prevalence of tocophobia in pregnant women: systematic review and meta-analysis. Acta Obstet Gynecol Scand, 2017, 96 (8): 907-920.

[2] 刘珊珊, 刘均娥. 北京地区孕妇分娩恐惧现状及影响因素分析. 中华现代护理杂志, 2015, 21 (9): 997-1000.

[3] Dencker A, Nilsson C, Begley C, et al. Causes and outcomes in studies of fear of childbirth: a systematic review. Women Birth, 2019, 32 (2): 99-111.

[4] Rondung E, Thomten J, Sundin O. Psychological perspectives on fear of childbirth. Anxiety Disord, 2016, 44: 80-91.

[5] 蒲丛珊, 王义婷, 丁磊, 等. 孕产妇分娩恐惧测评工具的研究进展. 护理学报, 2022, 29 (1): 30-34.

[6] Aguilera-Martín Á, Gálvez-Lara M, Blanco-Ruiz M, et al. Psychological, educational, and alternative interventions for reducing fear of childbirth in pregnant women: a systematic review. J Clin Psychol, 2021, 77 (3): 525-555.

[7] O'Connell MA, Khashan AS, Leahy-Warren P, et al. Interventions for fear of childbirth including tocophobia. Cochrane Database Syst Rev, 2021, 7 (7): D13321.

[8] Stoll K, Swift EM, Fairbrother N, et al. A systematic review of nonpharmacological prenatal interventions for pregnancy-specific anxiety and fear of childbirth. Birth, 2018, 45 (1): 7-18.

[9] Rahman A, Fisher J, Bower P, et al. Interventions for common perinatal mental disorders in women in low-and middle-income countries: a systematic review and meta-analysis. Bull World Health Organ, 2013, 91: 593-601.

[10] Vesel J, Nickasch B. An evidence review and

model for prevention and treatment of postpartum posttraumatic stress disorder. Nurs Womens Health, 2015, 19: 504-525.

[11] McKenzie-McHarg K, Ayers S, Ford E, et al. Post-traumatic stress disorder following childbirth: an update of current issues and recommendations for future research. J Reprod Infant Psychol, 2015, 33: 219-237.

[12] Ford E, Ayers S, Bradley R. Exploration of a cognitive model to predict post-traumatic stress symptoms following childbirth. J Anxiety Disord, 2010, 24: 353-359.

[13] Ayers S, Bond R, Bertullies S, et al. The aetiology of post-traumatic stress following childbirth: a meta-analysis and theoretical framework. Psychol Med, 2016, 46: 1121-1134.

[14] Yildiz PD, Ayers S, Phillips L. The prevalence of posttraumatic stress disorder in pregnancy and after birth: a systematic review and meta-analysis. J Affect Disord, 2017, 208: 634-645.

[15] American Psychiatric Association. Diagnostic and statistical manual of mental disoerders. 5th ed. Washington, DC: American Psychiatric Publishing, 2013.

[16] Yonkers KA, Smith MV, Forray A, et al. Pregnant women with posttraumatic stress disorder and risk of preterm birth. JAMA Psychiatry, 2014, 71: 897-904.

[17] Shaw JG, Asch SM, Kimerling R, et al. Posttraumatic stress disorder and risk of spontaneous preterm birth. Obstet Gynecol, 2014, 124: 1111-1119.

[18] Beck CT. Birth trauma: in the eye of the beholder. Nurs Res, 2004, 53 (1): 28-35.

[19] Beck CT. Middle range theory of traumatic childbirth: the ever-widening ripple effect. Glob Qual Nurs Res, 2015, 2: 233.

[20] Foa EB, Riggs DS, Dancu CV, et al. Reliability and validity of a brief instrument for assessing posttraumatic stress disorder (PSS-SR). J Trauma Stress, 1993, 6: 459-473.

[21] Foa EB, Cashman L, Jaycox L, et al. The validation of a self-report measure of posttraumatic stress disorder: the posttraumatic diagnostic scale. Psychol Assess, 1997, 9: 445-451.

[22] Wijma K, Soderquist MA, Wijma B. Posttraumatic stress disorder after childbirth: a cross sectional study. J Anxiety Disord, 1997, 11: 587-597.

[23] Horowitz M, Wilner N, Alvarez W. Impact of event scale: a measure of subjective stress. Psychosom Med, 1979, 41: 209-218.

[24] Weiss DS, Marmar CR. The impact of event scale-revised//Wilson JP, Keane TM. Assessing psycho-logical trauma and PTSD: a handbook for practitioners. New York: Guilford, 1997.

[25] Hynan MT. The perinatal posttraumatic stress disorder (PTSD) questionnaire (PPQ) //Wood R, Zalaquette CP. Evaluating stress: a handbook of resources. Lanham, MD: Scarecrow Press, 1998.

[26] Ayers S, Wright DB, Thornton A. Development of a measure of postpartum PTSD: the city birth trauma scale. Front Psychiatry, 2018, 9: 409.

[27] 沈子晨, 周漾, 朱冬梅, 等. 城市分娩创伤量表的汉化及信效度检验. 中华护理杂志, 2020, 55 (11): 1757-1761.

[28] Cigoli V, Gilli G, Saita E. Relational factors in psychopathological responses to childbirth. J Psychosom Obstet Gynaecol, 2006, 27: 91-97.

[29] Anderson C. Impact of traumatic birth experience on Latina adolescent mothers. Issues in Mental Health Nursing, 2010, 31: 700-707.

[30] Verreault N, DaCosta D, Marchand A, et al. PTSD following childbirth: a prospective study of incidence and risk factors in Canadian women. J Psychosom Res, 2012, 73: 257-263.

[31] 陈颖, 钱红艳, 朱雨婷, 等. 产后创伤后应激障碍影响因素的 Meta 分析. 中国全科医学, 2021, 24 (21): 2729-2733, 2743.

[32] Beck CT. Middle range theory of traumatic childbirth: the ever-widening ripple effect. Glob Qualit Nurs Res, 2015, 2: 1986799343.

[33] Beck CT, Gable RK, Sakala C, et al. Post-traumatic stress disorders in new mothers: results from a two-stage U. S. national survey. Birth, 2011, 38: 216-227.

[34] Sorenson DS, Tschetter L. Prevalence of negative birth perception, disaffirmation, perinatal trauma symptoms, and depression among postpartum women. Perspect Psychiatr Care, 2010, 46: 14-25.

[35] Ayers S, Eagle A, Waring H. The effects of childbirth related post-traumatic stress disorder on women and their relationships: a qualitative study. Psycho Health Med, 2006, 11: 389-398.

[36] White G. You cope by breaking down in private: fathers and PTSD following childbirth. Br J Midwifery, 2007, 15: 39-45.

[37] Beck CT, Gable RK. Secondary traumatic stress in labor and delivery nurses: a mixed methods study. J Obstet Gynecol Neonatal Nurs, 2012, 41: 747-760.

[38] 张兰, 刘颖, 郭娜菲, 等. 围产期创伤后应激障碍干预策略研究进展. 中华现代护理杂志, 2020, 26 (27): 3844-3849.

[39] Crumpton NM. Secondary traumatic stress and mindfulness training. J Emerg Nurs, 2010, 36: 3-4.

[40] Showalter SE. Compassion fatigue: What is it? Why does it matter? Recognizing symptoms, acknowledging the impact, developing the tools to prevent compassion fatigue, and strengthen the professional already suffering from the effects. Am J Hosp Palliat Me, 2010, 27: 239-242.

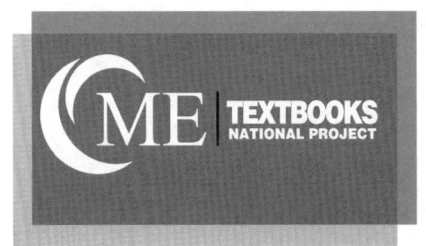

第三篇

普通妇科疾病

第 14 章 妇科单孔腹腔镜手术的标本取出方法

孙大为
中国医学科学院　北京协和医学院　北京协和医院

腹腔镜手术是经微型切口手术方式，单孔腹腔镜又将多路通道整合为一个入路，达到了更微创的目的。那么如何通过一个小切口将大的器官或组织取出是微创手术中越来越应该考虑的问题。本章将介绍各种类型单孔腹腔镜手术的组织取出方法。

标本取出的途径一般可分为：①经脐取出；②经阴道切口取出；③经宫颈取出（如次全子宫切除术时的子宫体取出）。取出标本的方法有：①使用取物袋；②标本机械粉碎法；③标本电机械粉碎法。

一、经脐取出

1. 直接取出　可以使用 5 mm 抓钳将卵巢囊肿、卵巢冠囊肿等较薄的囊肿壁经脐手术平台通道中取出，而异位妊娠病灶、输卵管及附件可以使用 10 mm 勺状钳自通道中取出。使用大通道取出较大的组织时，可以在手术结束时将 10 mm 的套管插入脐部平台通道，镜头转换为 5 mm，在监视下使用 10 mm 抓钳或勺状钳插入套管抓住组织取出。如果组织呈条形或很难抓取，则可以通过另一个通道使用抓钳辅助把持和选择标本轴向。如果组织较大且难以整块取出，则可以使用剪刀"Z"形剪开组织，再沿其径线取出。

近 10 年来，单孔腹腔镜辅助下巨大卵巢囊肿体外剥除术被应用于临床。该术式先探查卵巢囊肿、对侧卵巢、腹膜表面及大网膜，然后通过腹腔冲洗液留取细胞样本，再拆下可拆卸的端口盖，开始体外卵巢囊肿剥除；在识别囊肿后，直视下荷包缝合囊肿表皮，然后穿刺囊肿，吸引器迅速吸出囊肿内液；为了防止囊肿内容物溢出，囊肿穿刺部位用 Kelly 钳固定，然后通过脐部切口将收缩的囊肿取出，剥除过程与开腹卵巢囊肿剔除术相同；囊肿剥除后用 3-0 可吸收缝线缝合塑形后将卵巢放回腹腔。

2. 使用取物袋

（1）取物袋的选择：为了避免肿物内容物溢出，如畸胎瘤等类型的卵巢囊肿标本应使用取物袋（图 14-1）。理想的取物袋应选用透明、强度大且防水的材料，以避免因操作导致取物袋破裂、肿物内容物溢出于腹腔。目前，市场上有多种商业化的不同规格取物袋，但大多价格昂贵。如果没有专业的取物袋，可以将无菌手术手套做

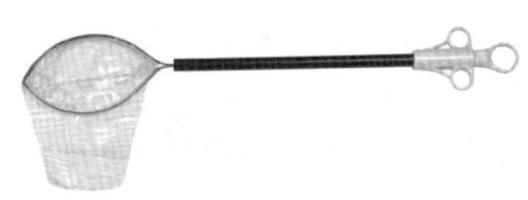

图 14-1　取物袋

成简易的取物袋,方法为用丝线环形扎紧手套的手掌部分并将手指部分剪除。也可以将医用包装用无菌塑料袋放入腹腔作为取物袋,最后使用勺状钳夹持袋口取出。

(2)取物袋的使用:取物袋的优点是在非单纯性卵巢囊肿[如卵巢子宫内膜异位症(又称巧克力囊肿)和畸胎瘤等]取出标本时防止囊肿内容物泄漏或溢出。方法为将装有囊肿壁的取物袋用取物钳拉向脐孔,取下脐部通道,将取物袋牵出切口。如果囊肿较大,可以在袋中缩减肿物体积或机械粉碎后再通过切口取出,但使用粉碎器装置时必须注意避免取物袋破裂。经脐使用取物袋的缺点是在取物过程中需要将脐部的手术平台通道、内镜镜体也一并移除,无法在直视下观察取物袋在腹腔内部分的情况。2014年,Cohen等介绍了一种可充气的取物袋,将大的袋子放入腹腔,标本放入取物袋中,然后将袋口通过切口放置于体外,再将袋子充气,在袋中使用电机械粉碎器粉碎标本。

3. 经脐切口标本机械粉碎 在取子宫肌瘤时,可以使用抓钳将瘤体牵到切口,拔出手术平台通道,然后进一步把子宫肌瘤牵至切口水平,直视下使用手术刀将其小心切开,自脐部切口直接取出(图14-2)。该方法尤其适用于单发巨大子宫肌瘤,具有效率高、无子宫肌瘤播散之忧。

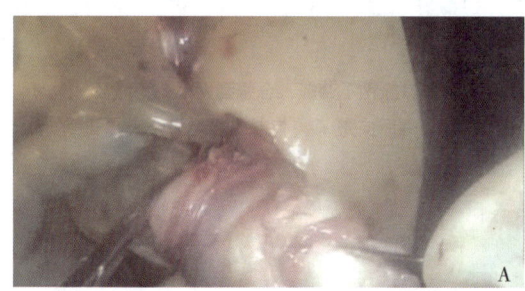 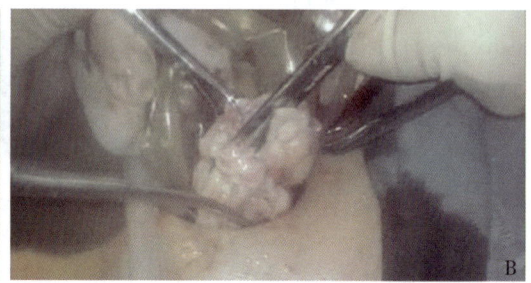

图 14-2 经脐切口取出较大肌瘤

注:A、B. 均为具体操作

4. 使用经脐的电机械粉碎器 经脐平台将 10~15 mm 的旋切套管直接插入一个适合孔径的通道;更改 5 mm 镜头监视,抓钳抓持子宫肌瘤后用刀具旋切瘤体,完成子宫肌瘤的切割取出(图14-3,图14-4)。该方法的主要缺点为要有合适的手术平台足以插入旋切套管,监视旋切刀具的前端术野非常有限。

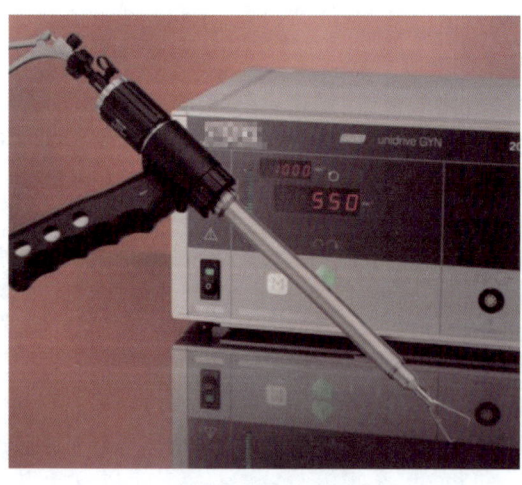 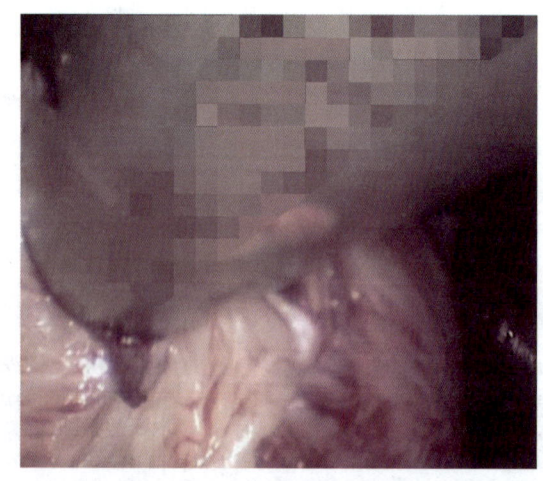

图 14-3 组织粉碎器　　　　　图 14-4 子宫肌瘤粉碎器旋切子宫肌瘤

二、经阴道切口取出

1. 方法 ①在腹腔镜下做后穹隆切口时,可以应用杯状举宫器或纱布卷顶起阴道后穹隆,在腹腔镜下定位子宫骶韧带之间的切口位置,镜下使用单极钩或超声刀切开后穹隆。②直接经阴道切开后穹隆,扩大切口进入腹腔。③将抓钳或取物袋插入切口,抓住或包裹住组织标本取出。④经阴道或腹腔镜下缝合后穹隆切口。

2. 优缺点

(1) 优点:①通过后穹隆切口可以直接取出体积大的囊肿壁或小肌瘤,若为全子宫切除术,可以在阴道断端直接取出子宫;②可以在腹腔镜直视下完成标本的取出、粉碎;③通过自然腔道,体表无额外切口。

(2) 缺点:①有些情况不能经阴道后穹隆切口取出组织标本,如子宫内膜异位症的道格拉斯(Douglas)窝封闭、无性生活史的患者或阴道狭窄的患者;②需要使用特殊阴道内装置以减少阴道切口漏气;③其他,如阴道瘢痕可能导致性生活疼痛,有损伤肠管的风险,以及 Douglas 窝继发粘连。

3. 操作方法

(1) 使用取物袋:同经脐使用。通过取物钳将取物袋口牵拉至阴道切口,使用卵圆钳等夹持经阴道取出。

(2) 经阴道使用子宫肌瘤粉碎器

1) 方法:在完成子宫肌瘤切除后,使用宫颈钳夹持宫颈后唇,显露子宫颈后穹隆,用纱布卷顶起阴道后穹隆,在腹腔镜下观察并确定子宫骶韧带和直肠的确切位置。可以经阴道或腹腔镜下做 15 mm 的横切口,然后在腹腔镜监视下置入旋切套管。建议在粉碎子宫肌瘤时增加气腹压力以确保术野良好。旋切后要仔细检查周围的组织和器官以早期发现损伤。阴道切口可以缝合或不缝合。有文献报道,传统腹腔镜及单孔腹腔镜经阴道使用子宫肌瘤粉碎器粉碎子宫肌瘤的效果良好。

2) 经阴道使用子宫肌瘤粉碎器的注意事项:①增加腹腔气腹压力以获得良好的术野;②患者的臀部应超出手术台边缘一拳距离,有利于术者操作变换方向;③旋切刀具的前端必须在腹腔镜下监视,旋切时要注意刀头超过子宫以防损伤;④术者手动激活并控制开关,能及时关闭器械以防误伤;⑤注意核对子宫肌瘤的数目以免遗漏。

临床上,经阴道使用子宫肌瘤粉碎器较经脐使用子宫肌瘤粉碎器更具有优势。经阴道子宫肌瘤粉碎因旋切套管和光学视管为 2 个通道,有更好的术野,故可以看到旋切刀具的全长,而经脐旋切因光学视管和子宫肌瘤粉碎器均通过脐部通道,器械间相互干扰,导致无法观察到全景。此外,如果使用辅助抓钳,经阴道的旋切套管可以与辅助钳成角,更有利于操作,而经脐子宫肌瘤粉碎则因器械间平行而较难操作。

三、经宫颈取出

2010 年,Rosenblatt 等在腹腔镜次全子宫切除术中首次应用了一种新的经宫颈粉碎标本的方法。该方法可以避免增大侧腹部切口引发的疼痛,减少切口感染和穿刺口疝的风险。同年,Rosenblatt 等在使用传统腹腔镜完成次全子宫切除术时将子宫体自宫颈部横断后移除举宫器,测定宫颈轴及深度后,在腹腔镜监视下使用 15 mm 的扩张棒扩张宫颈或使用 10 mm、15 mm 的子宫肌瘤钻进行宫颈旋切。旋切宫颈的整个过程都要在腹腔镜监视下进行,以确保不损伤内脏。当宫颈通道打通后，使用旋切器进入盆腔切除子宫。使用 10 mm 抓钳或钩通过旋切套管、助手协助下旋切出子宫体。标本已完全移除后封闭宫颈。2012 年，Rosenblatt 等进一步报道了该方法。2014 年，Graziano 等报道了 365 例经子宫颈取出子宫体（次全子宫切除术）的病例。

综上所述，在单孔腹腔镜手术中取出标本的方法多类似于传统的腹腔镜手术。因为单孔腹腔镜手术通道径线更大，更便于手术标本的取出，在保证患者医疗安全的前提下，针对具体疾病和病情，将经阴道和经脐取出标本的方法综合考虑，避害趋利，必能获得事半功倍的临床效果。

参考文献

[1] 马秀清，苗庆松. 经脐单孔腹腔镜辅助阴式全子宫切除术. 腹腔镜外科杂志，2011，16（5）：337-338.

[2] 张俊吉，孙大为，熊巍，等. 单孔腹腔镜子宫全切除术 23 例临床分析. 中华妇产科杂志，2014，4（9）：287-289.

[3] 宋华，国晓梅，姚南峰. 自制塑料袋在妇科单孔腹腔镜手术中的应用. 中国微创外科杂志，2012，12（6）：497-498.

[4] Cohen SL, Einarsson JI, Wang KC, et al. Contained power morcellation within an insufflated isolation bag. Obstet Gynecol, 2014, 124（3）：491-497.

[5] Rosenblatt P, Makai G, DiSciullo A. Laparoscopic supracervical hysterectomy with transcervical morcellation: initial experience. J Minim Invasive Gynecol, 2010, 17（3）：331-336.

[6] Rosenblatt PL, Apostolis CA, Hacker MR, et al. Laparoscopic supracervical hysterectomy with transcervical morcellation and sacrocervicopexy: initial experience with a novel surgical approach to uterovaginal prolapse. J Minim Invasive Gynecol, 2012, 19（6）：749-755.

[7] Graziano A, Lo Monte G, Hanni H, et al. Laparoscopic supracervical hysterectomy with transcervical morcellation: our experience. J Minim Invasive Gynecol, 2015, 22（2）：212-218.

[8] 王丹莹，刘海元. 单孔腹腔镜在巨大卵巢囊肿剔除术中的应用. 中华腔镜外科杂志（电子版），2018，12（6）：331-335.

[9] 林文雯，赵仁峰. 经脐单孔腹腔镜手术在妊娠合并巨大卵巢囊肿治疗中的研究及应用现状. 中华腔镜外科杂志（电子版），2018，8（4）：251-254.

子宫内膜异位症手术和妇科恶性肿瘤手术的比较

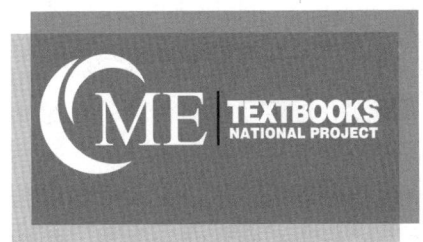

第15章

冷金花　李晓燕
中国医学科学院　北京协和医学院　北京协和医院

手术是子宫内膜异位症患者长期管理过程中的重要环节。复杂、困难的子宫内膜异位症手术一直是妇科手术医师想攻克的难题。子宫内膜异位症病灶的生物学行为特点类似肿瘤，但相对于部分妇科恶性肿瘤患者来说，子宫内膜异位症患者往往更年轻，对生育、生活质量的要求更高，对手术效果的期望值也更高，而对相关手术风险的接受度更低。因此，是否手术、何时手术、如何手术这3个问题是需要术者时时考虑的，从术前评估到术中决策等环节，子宫内膜异位症手术非常考验术者的综合水平，是一种"不好做"的手术。

一、重度子宫内膜异位症的病变特点

美国生殖医学会（American Society for Reproductive Medicine，ASRM）分期为Ⅲ～Ⅳ期的子宫内膜异位症患者的盆腔往往广泛粘连，与普通肿瘤浸润或术后形成的粘连不同的是，子宫内膜异位症相关的粘连会使盆腔组织瘢痕挛缩、解剖结构扭曲，原本位于盆壁的组织、器官（如输尿管）会向后盆腔中心部位移位，且直肠窝的封闭程度和侧腹膜的挛缩程度不同，输尿管被牵拉的位置和角度也不同。直肠窝因为致密的广泛粘连而完全封闭，从而使直肠壁也更邻近后盆腔中心区域。把子宫内膜异位症病灶最多的部位（子宫和双侧附件）作为中心，其像一块磁铁把盆腔周围的组织和器官聚集、粘连在一起，增加了术中并发症的发生率，提高了子宫内膜异位症手术的难度。而子宫内膜异位症病灶往往被这些粘连阻挡，不易暴露，术中未切净的病灶也是术后疾病复发的原因之一。现代外科解剖学中清晰的术野和膜解剖的理念在遇到粘连成团的子宫内膜异位症病灶时，可能也只能成为一件理想化的事情。

二、子宫内膜异位症手术需要的技巧

子宫内膜异位症患者应尽量避免反复多次手术，在进行临床综合评估后，需要初次手术的子宫内膜异位症患者应选择最合理的术式。

1. 粘连分离　这是子宫内膜异位症手术的"基本功"。无论是哪一种临床表型，子宫内膜异位症手术中最关键的步骤均是粘连分离。只有充分地分离粘连，把黏附于子宫、双侧附件周围的组织分离开，恢复盆腔解剖，同时暴露所有的子宫内膜异位症病灶，并尽可能地将其一一切除，才能保证初次手术的质量。在术前，术者并不能完全了解子宫内膜异位症病灶的粘连程度，故相对于腹腔镜肿瘤手术，子宫内膜异位症手术单纯粘连分离这一部分在很多情况下类似于一种"遭遇战",只有在术前进行腹腔镜探查,才能真正了解病灶的粘连情况。往往一台手术,粘连分离的时间就占据一大半,而粘连状态多种多样,故没有一种固定的"最佳术式",多数是靠术者的经验和现场决策力。粘连分离分为钝性分离和锐性分离。若子宫内膜异位症病灶与周围组织的粘连并不致密,可以采用钝性分离,提高手术效率,减少电、热相关损伤。但多数子宫内膜异位症病灶相关的粘连比较致密,且伴明显的纤维化,使粘连两侧的组织质地弹性下降,增加了术野显露的难度。因此,解剖层次和分离间隙难度大,无法找到类似肿瘤手术中好的平面和疏松间隙,此时需要行锐性解剖,才能尽可能保证术野的干净、清晰,避免周围组织和脏器受损。

子宫内膜异位症手术粘连分离中重要的一部分是游离输尿管和无病灶浸润的肠管。基于子宫内膜异位症病灶与周围组织之间的浸润、粘连特点,切除病灶前,术者先应把重要的脏器游离,之后方能安全、有效地尽可能切净子宫内膜异位症病灶。

2. 卵巢子宫内膜异位症囊肿手术　因为子宫内膜异位症的独特性,卵巢子宫内膜异位症囊肿手术与普通良性卵巢肿瘤手术的区别较大。术中主要权衡2点:①尽量切净病灶,减少复发;②尽量保护卵巢。这2点存在一定程度的矛盾。基于卵巢子宫内膜异位症囊肿的特点,病灶与正常卵巢皮质之间有致密的纤维粘连,且多数卵巢子宫内膜异位症病灶都呈"多房"的形式存在。为了避免卵巢上残留的子宫内膜异位症病灶在日后成为复发根源,术者往往会尽量彻底剔除囊肿,将每个病灶都尽可能剔除干净。但在剔除囊壁时,或部分病灶致密粘连导致解剖层次不清楚时,出血常见,而止血等操作会不同程度地损伤卵巢。对于仍有生育需求的子宫内膜异位症患者,保护卵巢储备功能与预防疾病复发同等重要,这一点对于术者的临床决策和手术水平也是较大的考验。

3. 深部浸润型子宫内膜异位症（deeply infiltrating endometriosis, DIE）病灶手术　DIE病灶是浸润深度在0.5 cm以上或浸润至其他器官固有肌层的病灶。DIE病灶通常位于子宫直肠窝等后盆腔部位。DIE病灶位置的特殊性加上其极易聚集粘连的特点,使术者在切除病灶前需要游离双侧输尿管,打开子宫直肠窝,必要时需要游离直肠左、右侧窝。累及子宫直肠窝的妇科恶性肿瘤往往是腹膜种植转移的肿瘤,多数仅存在于直肠窝腹膜反折上方,不浸润至直肠阴道隔深处。但DIE在子宫直肠窝腹膜反折下方还可能存在更深的病灶,直至浸透阴道后穹隆、直肠阴道隔或浸透至距肛门6~7 cm的直肠前壁。此类DIE病灶的切除难度大,手术过程中肠道损伤的风险大,可能还需要经阴道手术进行辅助。因此,在单纯的妇科良恶性肿瘤手术中,肠道损伤较少见,而DIE术中常见出血和肠道损伤。临床上,DIE的手术原则是既要尽量切除病灶、避免复发,又要保证手术的安全性和保留重要脏器的功能。需要强调的是,后盆腔DIE病灶所在的解剖位置通常是支配泌尿生殖道的神经分布区域,切除病灶时,还需要尽可能保留神经。因此,需要术者对子宫直肠窝和直肠阴道隔的局部解剖非常熟悉,术中尽量精准止血,避免因大面积出血而造成继发的手术对周围组织和器官的副损伤。这些都离不开术者丰富的手术经验和高超的手术技巧。

4. 合并子宫腺肌病的子宫内膜异位症手术　子宫内膜异位症在很多情况下合并子宫腺肌病,无论是否涉及子宫切除,增大的腺肌病子宫都会给手术带来很多阻碍,如增大的子宫影响术野显露,宫旁和子宫骶韧带周围血管增生,以及组织挛缩、纤维化和质地变硬等。宫颈癌手术是一种"解剖"手术,在涉及宫旁的操作时,能将子宫的深、浅静脉等一一解剖出来,因为这些血管周围的间隙较疏松。对于合并子宫腺肌病的DIE病灶切除,很可能宫旁血管的周围组织有子宫内膜异位症病灶浸润,原来疏松的间隙被增粗变硬的挛缩组织取代,很多情况下像"冰冻盆腔",而从这些又厚又硬的组织中分离出血管是一件非常困难的事情,故这些因素都将使子宫内膜异位症手术的难度增加。

三、复杂、难治的子宫内膜异位症需要多学科协作

合并不孕的复发性子宫内膜异位症或特殊部位子宫内膜异位症（如腹壁、胸膜、肺及膈肌等）患者在术前需要多学科团队综合评估，团队成员应包括妇科、普通外科、泌尿外科、胸外科、整形外科、辅助生殖中心及放射科等专业科室的专家。困难子宫内膜异位症手术中比较常见的是累及输尿管、膀胱及直肠的DIE，当DIE病灶较大、浸润程度较深且影响脏器功能而同时药物治疗又无效时，可能需要切除部分输尿管和肠管，此时需要泌尿外科、基本外科医师的协作配合。在巨大的腹壁子宫内膜异位症手术中，还可能需要整形外科医师协助进行腹壁重建。在多学科团队协作的过程中，为了能使效率更高，需要妇科医师有相应的理论、解剖知识储备及手术技能的积累，这对子宫内膜异位症手术医师的全面性也提出了更高要求。

四、小　　结

子宫内膜异位症患病人群年龄跨度大、不同年龄阶段处理方式不一、患者需求不一等原因使得术者需要充分评估手术指征、手术时机及手术方式。且由于子宫内膜异位症病灶的黏附、浸润、生长等特殊性，使复杂的重度子宫内膜异位症手术难度增加，以及广泛致密的粘连使手术并发症发生率增加，故其难度系数不亚于困难的妇科恶性肿瘤手术。

参考文献

[1] Keckstein J, Becker CM, Canis M, et al. Recommendations for the surgical treatment of endometriosis. Part 2: deep endometriosis. Hum Reprod Open, 2020, 2020 (1): hoaa002.

[2] Clark NV, Dmello M, Griffith KC, et al. Laparoscopic treatment of endometriosis and predictors of major complications: a retrospective cohort study. Acta Obstet Gynecol Scand, 2020, 99 (3): 317-323.

[3] Li X, Zhang W, Chao X, et al. Clinical characteristics difference between early and late recurrence of ovarian endometriosis after laparoscopic cystectomy. Arch Gynecol Obstet, 2020, 302 (4): 905-913.

[4] Taylor HS, Kotlyar AM, Flores VA. Endometriosis is a chronic systemic disease: clinical challenges and novel innovations. Lancet, 2021, 397 (10276): 839-852.

[5] Falcone T. Ureter dissection at pelvic surgery for endometriosis. BJOG, 2020, 127 (7): 867.

[6] Donval L, Niro J, Gaillard T, et al. Nomogram for predicting a complex ureteral procedure in pelvic endometriosis surgery. J Minim Invasive Gynecol, 2022, 29 (5): 656-664.

[7] Roman H, Merlot B, Darwish B. Excision of deep endometriosis nodules of the parametrium and sacral roots in 10 steps. Fertil Steril, 2021, 115 (6): 1586-1588.

[8] 中国医师协会妇产科医师分会，中华医学会妇产科学分会子宫内膜异位症协作组. 子宫内膜异位症诊治指南（第三版）. 中华妇产科杂志，2021，56 (12): 812-824.

[9] Pacheco F, Mol BW. Surgery for endometriosis-related infertility. BJOG, 2020, 127 (1): 115.

[10] Li XY, Chao XP, Leng JH, et al. Risk factors for postoperative recurrence of ovarian endometriosis: long-term follow-up of 358 women. J Ovarian Res, 2019, 12 (1): 79.

[11] Jago CA, Nguyen DB, Flaxman TE, et al. Bowel surgery for endometriosis: a practical look at short-and long-term complications. Best Pract Res Clin Obstet Gynaecol, 2021, 71: 144-160.

[12] Roman H, Tuech JJ, Huet E, et al. Corrigendum. Excision versus colorectal resection in deep endometriosis infiltrating the rectum: 5-year follow-up of

patients enrolled in a randomized controlled trial. Hum Reprod, 2020, 35 (3): 736.

[13] Roman H, Bridoux V, Merlot B, et al. Risk of bowel fistula following surgical management of deep endometriosis of the rectosigmoid: a series of 1102 cases. Hum Reprod, 2020, 35 (7): 1601-1611.

[14] Sun TT, Li XY, Shi JH, et al. Clinical features and long-term outcomes after laparoscopic surgery in patients co-existing with endometriosis and adenomyosis. Front Med (Lausanne), 2021, 8: 696374.

[15] Ferreira H, Smith AV, Vilaça J. Ghost ileostomy in anterior resection for bowel endometriosis: technical description. J Minim Invasive Gynecol, 2020, 27 (5): 1014-1016.

[16] Arena A, Del Forno S, Orsini B, et al. Ureteral endometriosis, the hidden enemy: multivariable fractional polynomial approach for evaluation of preoperative risk factors in the absence of ureteral dilation. Fertil Steril, 2021, 116 (2): 470-477.

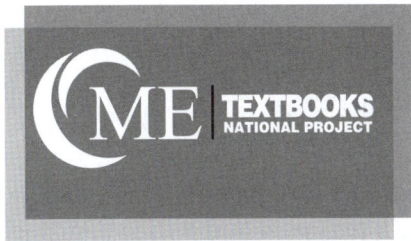

盆底及其他妇科手术相关的临床应用解剖

第 16 章

朱兰 周莹

中国医学科学院 　北京协和医学院 　北京协和医院

盆底是盆腔器官的底，包括所有位于盆腔腹膜和外阴皮肤之间的结构。女性盆底由封闭骨盆出口的多层肌肉和筋膜组成，有尿道、阴道和直肠等器官贯穿其中，并伴随多条供血血管。盆底肌肉群、筋膜、韧带及其神经构成了复杂的盆底支持系统，其互相作用和支持，承托并保持子宫、膀胱及直肠等盆腔器官的正常位置。临床上，盆底重建术存在"盲区"，掌握盆腔的解剖知识至关重要。

一、骨盆重要的骨骼及韧带

1. 骨盆 　成人的骨盆（图16-1）由左右髂骨、骶骨和尾骨构成，是所有骨盆韧带和肌肉附着的坚实基础。骨盆的前方为耻骨联合下缘，后方为尾骨尖，两侧为耻骨降支、坐骨升支及坐骨结节。韧带是由胶原纤维和弹性纤维组成的致密结缔组织结构，提供软组织和骨之间的连接和支持。

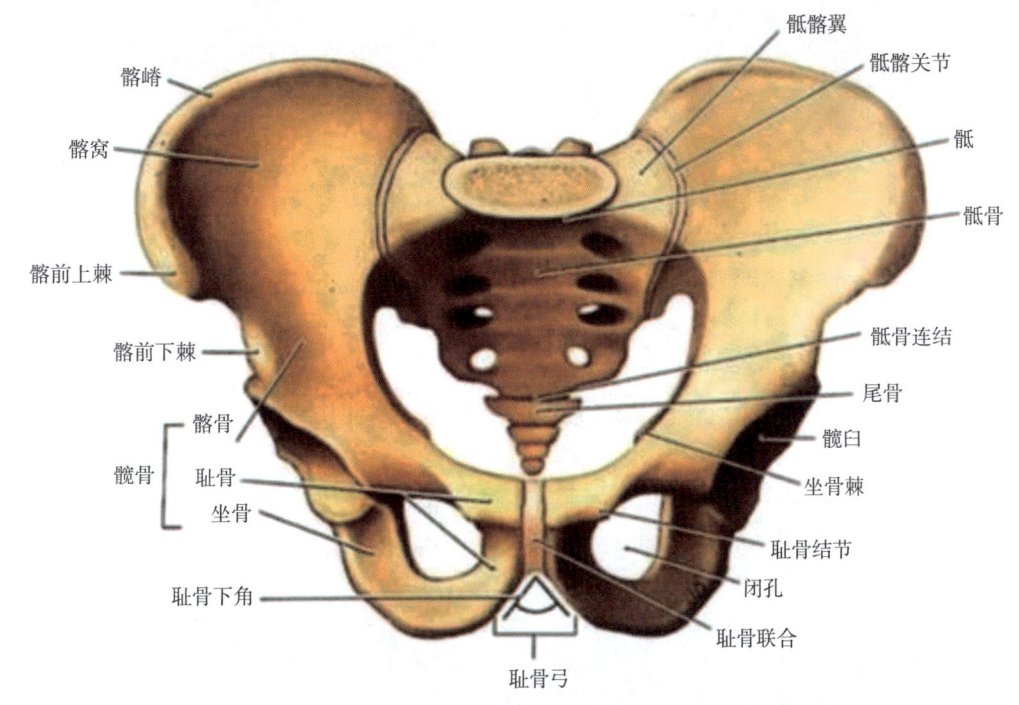

图 16-1 　骨盆的骨骼和闭孔

2. 闭孔 闭孔（图 16-1）是一个近三角形结构，其上缘为耻骨上支，内侧缘为耻骨体和耻骨下支，下缘为坐骨支，外侧缘为坐骨体前缘，由闭孔膜封闭，内外面有闭孔内外肌附着，前上方和闭孔间有闭膜管，闭孔动静脉和闭孔神经穿过其中。经闭孔入路的尿道中段悬吊术治疗压力性尿失禁时吊带穿过闭孔。

3. 坐骨棘 坐骨棘（图 16-2）是重要的手术标记，是位于坐骨内侧后缘明显的凸起。其是尾骨肌、髂尾肌及骶棘韧带的起点，也是肛提肌腱弓、盆筋膜腱弓及闭孔内肌筋膜的附着处，表面有层较厚的肌肉筋膜组织。其是坐骨棘筋膜固定术的缝合位点，距离血管、神经更远，故缝合损伤的风险更低。

4. 骶棘韧带 骶棘韧带（图 16-2）是阴道顶端脱垂修复术中重要的手术标记。其顶端在外侧缘与坐骨棘相连，底端在内侧缘与骶骨远端和尾骨相连。尾骨肌位于韧带上面。骶棘韧带是常用的骶棘韧带固定术阴道顶端的附着点，也是网片固定装置的放置位点，但骶棘韧带附近有丰富的血管和神经结构，手术必须避免损伤这些结构。

5. 髂耻韧带 髂耻韧带（图 16-2）即库柏韧带（Cooper 韧带），附着在耻骨上支上方内侧面的脊状突耻骨肌线上方，是抗尿道高活动性压力性尿失禁的耻骨后膀胱尿道悬吊术（又称 Burch 手术）的重要附着点。Burch 手术将膀胱颈旁 1 cm 外的阴道筋膜组织和同侧的髂耻韧带缝合（缝合点距耻骨联合 4 cm）（图 16-3），使膀胱颈上抬约 2 cm，以治疗压力性尿失禁。

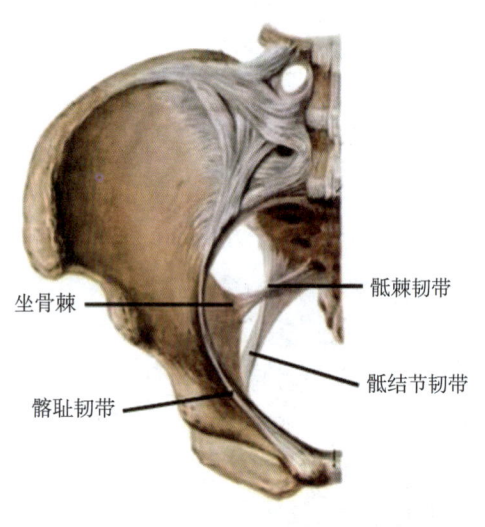

图 16-2 盆底韧带

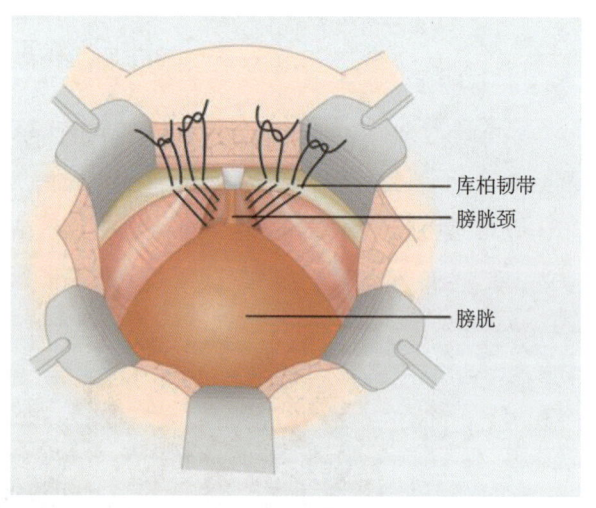

图 16-3 开腹 Burch 手术示意图

二、盆底肌肉、筋膜及间隙

盆底肌肉为盆腔器官提供支持，并在控制排尿、排便及性功能中发挥不可或缺的作用。盆筋膜是腹内筋膜的延续，被覆盆壁肌内膜，并延续包被于盆腔器官的血管神经束周围，形成它们的鞘、囊或韧带，对盆内器官具有保护和支持作用。其按部位不同可分为：①覆盖于盆腔四壁的盆壁筋膜；②覆盖于肛提肌、尾骨肌的盆膈上、下筋膜；③包绕盆腔器官周围的盆脏筋膜。由肛提肌、尾骨肌和盆膈上、下筋膜构成骨盆的后底，成为盆膈（图 16-4），封闭骨盆后口的大部分，支托盆腔器官。

1. 肛提肌 肛提肌（图 16-4）是盆底最重要的支持结构。其是一对三角形肌肉，两侧对称，尸体解剖中呈漏斗形,由两侧盆底向下、向中线走行。其起自耻骨联合后面、肛提肌腱弓及坐骨棘,止于尾骨、肛尾韧带及会阴中心腱。肛提肌按纤维起止和排列不同可分为 3 个部分,由前内向后外依次为耻尾肌、髂尾肌及坐尾肌。其中,耻骨阴道肌、耻骨直肠肌的肌纤维从耻尾肌分出,但这 2 块肌肉独立发挥作用,可主动收缩,是盆底康复的主要结构。

2. 肛提肌腱弓 肛提肌腱弓(图 16-4,图 16-5)是覆盖在闭孔内肌上的一层增厚的线形筋膜,从坐骨棘延伸至同侧耻骨上支背侧面。髂尾肌起源于肛提肌腱弓,在中线处进入肛尾缝和尾骨。

3. 盆筋膜腱弓 盆筋膜腱弓(图 16-5)是闭孔内肌筋膜上部明显增厚形成的弓形肌腱。其起自坐骨棘,止于耻骨联合下方,在近端坐骨棘处与肛提肌腱弓后 1/3 重叠,远端靠近耻骨联合处分离。阴道前、后壁侧向悬吊于盆筋膜腱弓,为肛提肌起端和盆膈上筋膜的附着处,是将盆腔器官、盆底肌及盆壁筋膜组织联系起来的重要结构。盆筋膜腱弓薄弱可导致阴道旁缺陷和阴道前壁膨出。同时,盆筋膜腱弓是治疗尿失禁的尿道悬吊术的重用固定点。

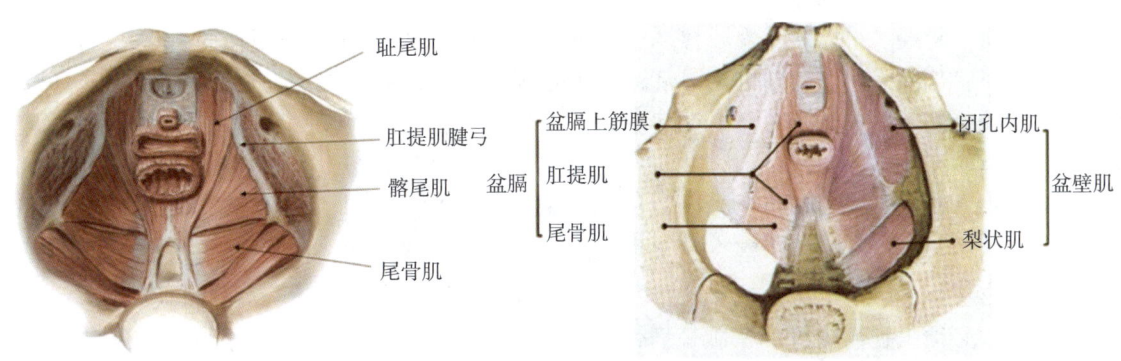

图 16-4 肛提肌、肛提肌腱弓及盆膈

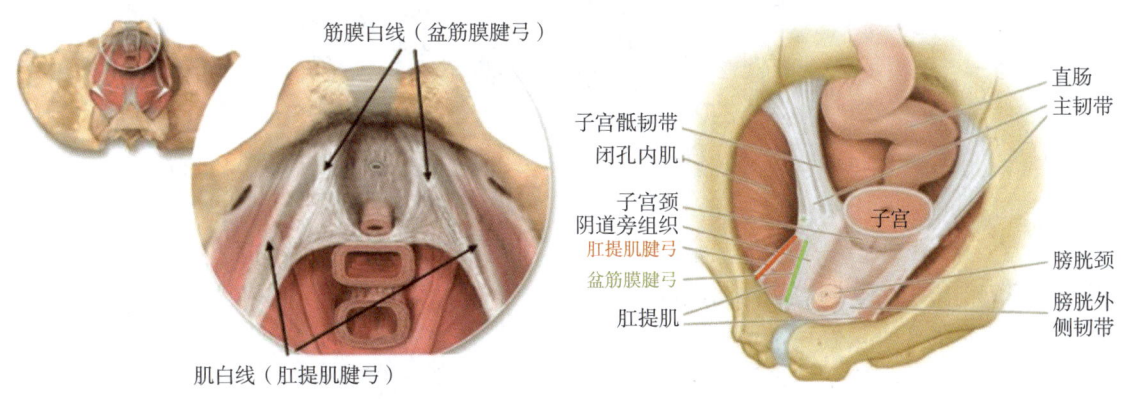

图 16-5 肛提肌腱弓和盆筋膜腱弓

4. 盆筋膜间隙 盆筋膜间隙(图 16-6)是盆壁筋膜与覆盖盆腔的腹膜之间的结缔组织层,这些潜在的筋膜间隙使泌尿系统、生殖系统、胃肠道系统相互独立发挥作用。这些间隙缺乏血管、神经,充满了疏松的蜂窝组织,有利于钝性分离器官而不易出血,同时由于组织疏松,血液和其他液体也易在间隙内聚集。重要的间隙包括:①耻骨后间隙,又称 Retzius 间隙、膀胱前间隙,位

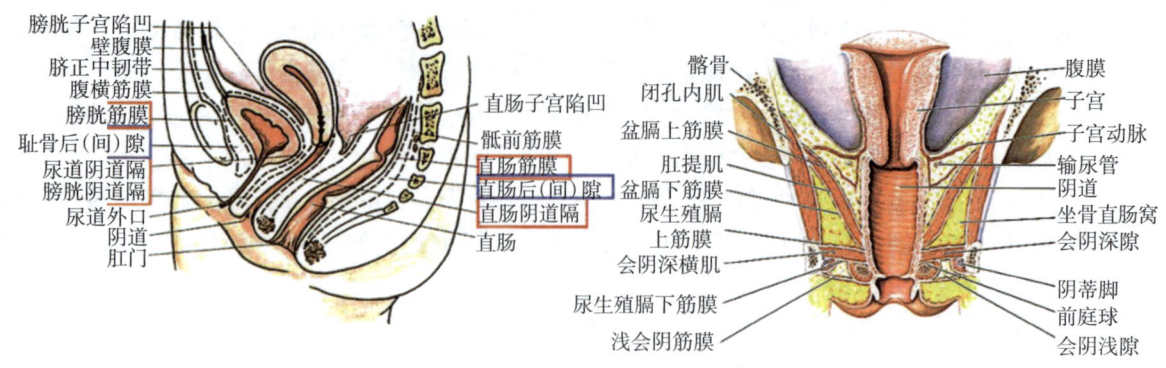

图 16-6　盆腔的侧面和冠状面

于耻骨联合后方与膀胱之间，两侧为盆筋膜腱弓和坐骨棘，可经此间隙行抗尿失禁手术（如经阴道无张力尿道悬吊术）和 Burch 手术。②膀胱旁间隙，位于膀胱旁窝的腹膜下方，顶为膀胱旁窝的腹膜和脐内侧韧带，底为盆膈上筋膜，内侧为膀胱柱（即膀胱子宫韧带），外界为闭孔内肌的筋膜、髂内血管、神经、淋巴管及输尿管等。该间隙位于耻骨后间隙内，是 Burch 手术常用的路径。在行根治性子宫切除术时，切断圆韧带后，向下打开阔韧带前叶，之后向内游离，在脐内侧韧带外侧打开膀胱旁间隙，直达肛提肌，评估主韧带前壁及宫旁组织。③直肠旁间隙，又称骨盆直肠间隙，位于直肠两侧与盆侧壁之间。其前方为主韧带，内侧为直肠，后方为骶骨，外侧为盆腔侧壁。输尿管自直肠侧韧带外侧腹膜下行向下内，经该韧带向前，穿过子宫主韧带可至膀胱前（旁）间隙。当子宫内膜异位症导致子宫直肠窝封闭时，必须进入该间隙，松解双侧输尿管盆腔段。在行根治性子宫切除术时，也需要打开该间隙，在骨盆漏斗韧带后外侧向头端打开阔韧带后叶即可进入该间隙，必须识别输尿管。在骶棘韧带悬吊术中，同样需要进入直肠旁间隙找到骶棘韧带，先游离紧贴直肠的阴道后壁，然后钝性分离进入直肠侧方该间隙，直至触及坐骨棘。④直肠后间隙，又称骶前间隙，为骶前筋膜与直肠筋膜之间的疏松结缔组织，向上与腹膜后间隙相通，两侧为直肠侧韧带。该间隙内有骶丛神经、直肠上血管及骶前淋巴结等。出血、渗血、尿液等易向腹膜后隙蔓延，骶骨固定术需要进入该间隙。

三、盆底器官

盆底负责承托并保持子宫、膀胱及直肠等盆腔器官的正确位置。骨盆出口有尿道、阴道及直肠等器官贯穿其中。

1. 子宫　子宫（图 16-7）位于膀胱与直肠之间，其前面隔膀胱子宫陷凹与膀胱上面相邻，宫颈阴道上部的前方借膀胱阴道隔与膀胱底部相邻，子宫后面借直肠子宫陷凹和直肠阴道隔与直肠相邻。成人正常的子宫呈轻度前倾、前屈，子宫颈保持在坐骨棘平面以上。4 对韧带维持子宫的正常位置，包括：①子宫阔韧带，限制子宫向两侧移动；②子宫圆韧带，是维持子宫前倾的主要结构；③子宫主韧带，又称宫颈横韧带，主要负责固定宫颈，维持子宫在坐骨棘平面以上；④子宫骶韧带，向后上方牵引宫颈，防止子宫前移，维持子宫前屈。子宫骶韧带悬吊术的手术缝合部位也是手术中重要的解剖标记，子宫骶韧带内侧为直肠，输尿管走行于其外侧。

将宫颈周围 3~4 cm 的相关解剖结构和组织提出一个与盆底功能障碍性疾病相关的应用解剖概念，即宫颈周围环，具体来说就是经子宫骶韧带、子宫主韧带的一个平面环，其侧面 3 点钟、9 点钟位置连接子宫主韧带，前部位于膀胱底和宫颈前壁之间，11 点钟、1 点钟位置连接耻骨宫颈韧带和耻骨宫颈筋膜，后壁在 5 点钟、7 点钟位置连接子宫骶韧带和近端直肠阴道隔，其内包括 3 个系统的器官、3对韧带、7个间隙及若干重要的血管、神经，在坐骨棘之间稳定宫颈。

2. 阴道 阴道（图 16-7）是可扩张的中空纤维肌性管道，上端环绕宫颈，下端开口于阴道前庭。阴道穹隆后部较深，与直肠子宫陷凹紧邻。腹膜腔内有脓液积存时，可经此部进行穿刺或切开引流。阴道前壁短，上部借膀胱阴道隔与膀胱底、膀胱颈相邻，下部与尿道后壁直接相贴。阴道后壁较长，上部与直肠子宫陷凹相邻，中部借直肠阴道隔与直肠壶腹部相邻，下部与肛管之间有会阴中心腱。

3. 直肠 直肠（图 16-7）位于盆腔后部，后面借疏松的结缔组织与骶骨、尾骨及梨状肌邻接，疏松的结缔组织内有骶正中血管、骶外

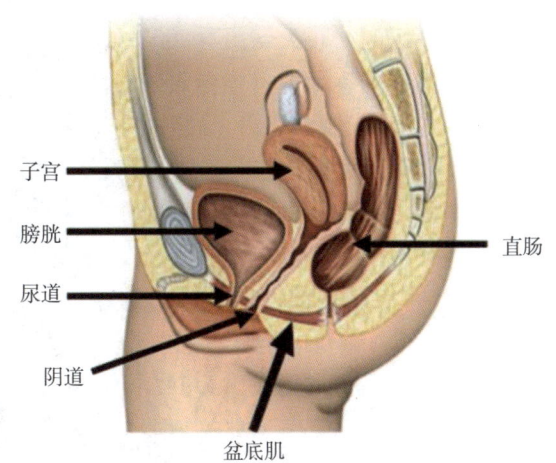

图 16-7　盆底器官

侧血管、骶静脉丛、骶丛、骶交感干及奇神经节等。直肠两侧上部为腹膜腔的直肠旁窝，两侧下部与盆丛、直肠上血管、直肠下血管及肛提肌等邻贴。

4. 膀胱 膀胱（图 16-7）位于盆腔前部，其上界约与骨盆上口相当。膀胱底呈三角形，朝向后下。膀胱底与宫颈、阴道前壁直接相贴，与尿生殖膈相邻。膀胱尖与膀胱底之间的部分为膀胱体，其上面有腹膜覆盖，下外侧面紧贴耻骨后隙内的疏松结缔组织及肛提肌、闭孔内肌。

5. 输尿管 输尿管（图 16-8）腹部在骨盆上口处分别越过左髂总动脉末段和右髂外动脉起始部的前面进入盆腔，与输尿管盆部相延续。输尿管盆部位于卵巢的后下方，在经子宫阔韧带基底部至宫颈外侧约 2 cm 处（阴道穹侧部的上外方）时有子宫动脉从前上方跨过，恰似"水在桥下流"。行子宫切除术结扎子宫动脉时，慎勿损伤输尿管。输尿管行至膀胱底外上角处，向内下斜穿膀胱壁，开口于膀胱三角的输尿管口，此段长约 1.5 cm，即壁内部，是输尿管最狭窄处。

四、盆腔血管及神经

1. 腹主动脉 腹主动脉为盆腔的主要供血血管，在腰 4~5 水平分叉形成左、右髂总动脉，髂总动脉分支形成髂内动脉和髂外动脉。髂外动脉沿腰大肌内侧向下走行，最终形成股动脉，在盆腔发出腹壁下动脉、闭孔动脉回旋支、旋髂动脉等分支。髂内动脉后支向坐骨棘走行，分为骶外侧动脉、髂腰动脉及臀上动脉；髂内动脉前支分支有闭锁的脐动脉、子宫动脉、膀胱上动脉、闭孔动脉、阴道动脉、臀下动脉及阴部内动脉。

2. 骶前血管 腹主动脉末端上方 0.1~1.4 cm 处后壁上的骶正中动脉起自腰 4~5 椎体、骶骨及尾骨前面，终于尾骨体。骶正中动脉全程行于骶前筋膜后，于骶骨和直肠之间下行，骶正中静脉与其伴行。骶前静脉丛位于骶前筋膜前方与直肠深筋膜之间的直肠后间隙内，由骶前静脉横干、骶中静脉、骶外侧静脉、骶椎旁静脉、骶椎椎前穿通静脉及其属支共同组成。骶前静脉丛紧贴骨面，血管壁薄，大多数无静脉瓣膜，弹性差，故损伤后难以止血。骶前静脉横干连接两侧的骶外侧血管（或直接连接髂内静脉），呈"楼梯"状，在骶前区中线上距离骶骨岬 3 cm 和边长 3 cm 正方形的 4 个顶点附近为相对无血管区，是阴道骶骨固定术的适宜区域（图 16-9）。梨状肌前方，腰骶干和所有骶神经、尾神经的前支组成骶丛，是躯体神经最大的神经丛，分支主要有臀上神经、臀下神经、阴部神经、股后皮神经及坐骨神经等，分布于臀部、会阴及下肢。

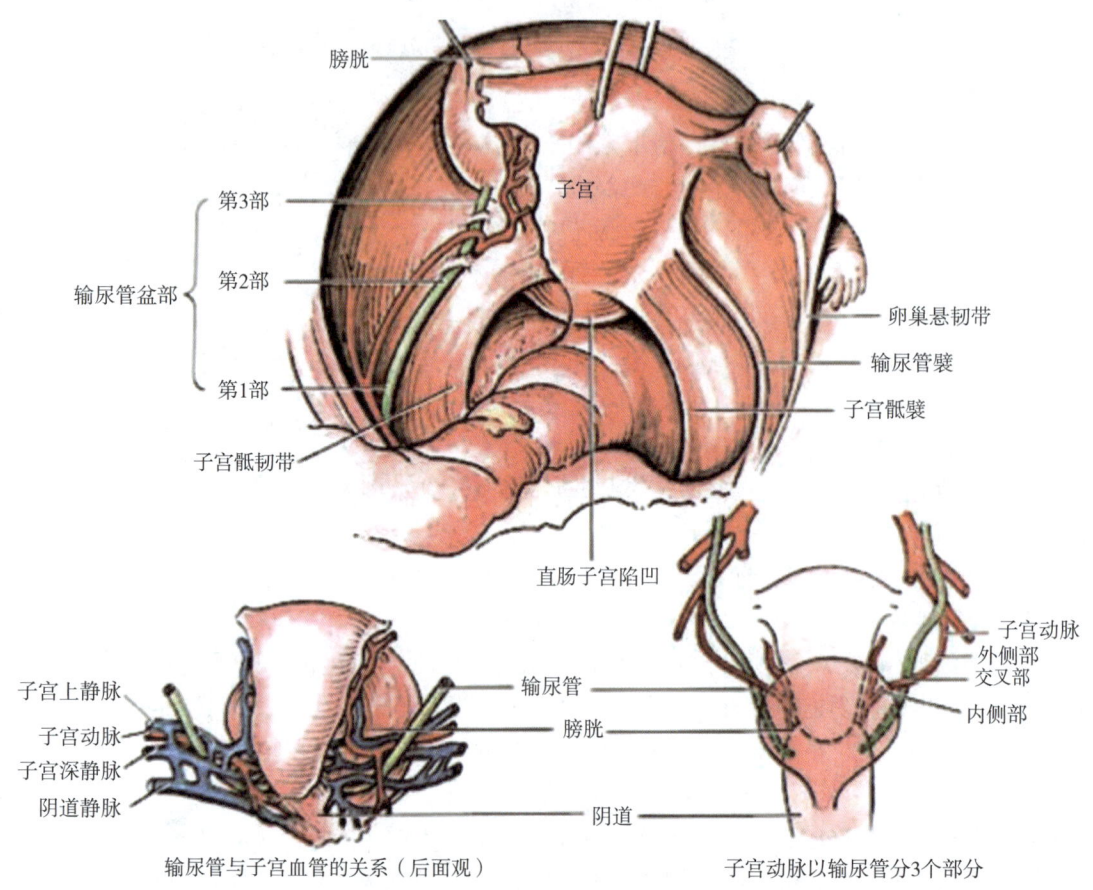

图 16-8 输尿管的解剖位置

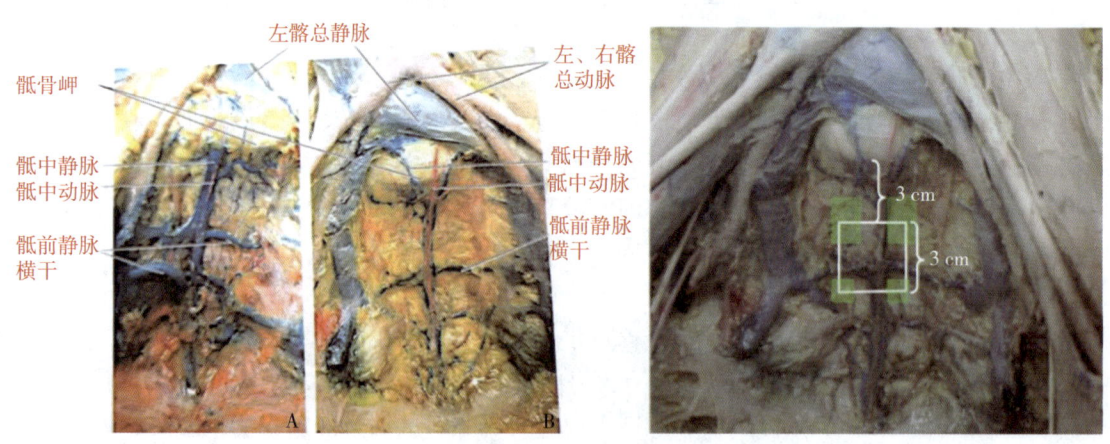

图 16-9 骶前血管

3. 闭孔血管和闭孔神经 闭孔动脉发自髂内动脉前干，沿盆侧壁经闭膜管至股部，闭孔静脉伴行。闭孔神经由第 2~4 腰神经前支组成，从腰大肌内侧缘向下，紧贴耻骨走向盆侧壁前、中

1/3 交界处的闭膜管内口处，随后闭孔神经分为前、后支，均支配大腿内收肌群运动，前支支配髋关节及大腿前内侧的感觉，后支支配膝关节的感觉（图 16-10）。

4. 阴部神经和阴部内动、静脉　阴部内动脉是髂内动脉前干的分支，出梨状肌下孔后绕坐骨棘和骶棘韧带，经坐骨小孔入坐骨直肠窝，行于外侧壁的阴部管内，分布于会阴部，阴部内静脉伴行。阴部神经起自骶丛（骶 2~4），从骶丛发出后伴随阴部内动、静脉走行，经过骶棘韧带外侧 1/3 的后方和坐骨棘后方。骶棘韧带在盆底重建术中是重要的承力支持组织，骶棘固定缝合术和中盆腔植入术可损伤阴部神经，引起神经痛（图 16-11）。

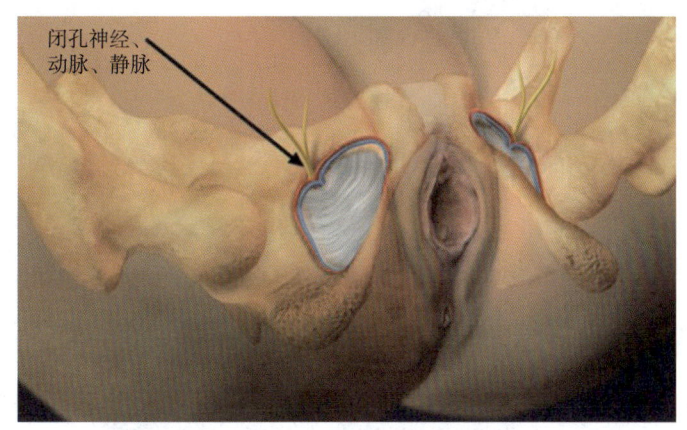

图 16-10　闭孔血管和闭孔神经

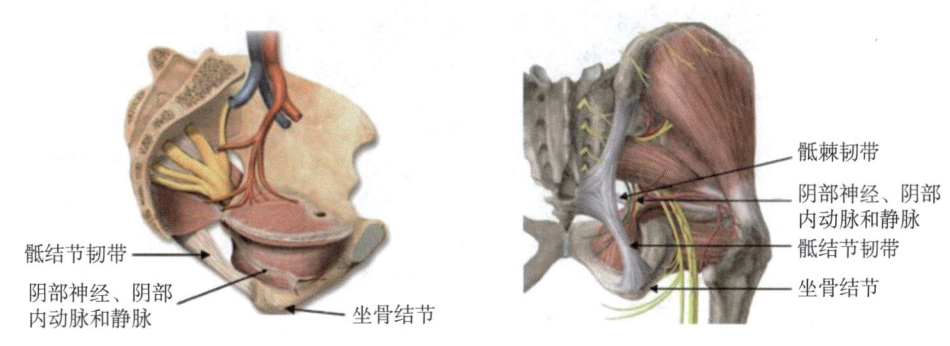

图 16-11　阴部神经和阴部内动、静脉

五、抗尿失禁手术相关解剖

1. 耻骨后路径阴道无张力尿道中段悬吊术　耻骨后路径阴道无张力尿道中段悬吊术（图 16-12）的穿刺针穿过尿道旁的盆腔内筋膜进入耻骨。穿入点位于盆腔筋膜腱弓、耻骨起点外侧，耻尾肌、耻骨起点内侧，距中线约 1.2 cm。因此，穿刺针并未穿过盆膈，而是穿透覆盖尿生殖裂孔的盆腔内筋膜。在耻骨后隙内，髂外血管、闭孔血管和闭孔神经、副闭孔血管均位于穿刺针的外侧，由腹壁下血管和副闭孔血管发出的耻骨血管紧贴耻骨联合后表面走行，位于穿刺针的前方。在耻骨结节处，穿刺针在髂耻韧带内侧向上穿入前腹壁。手术中由于放置了福莱（Foley）导尿管

和导引杆指示尿道,且分离阴道前壁黏膜至耻骨支,即从尿道旁间隙穿入,故损伤尿道的概率小。但若穿刺针刺入耻骨后隙过深,未紧贴耻骨后,有导致膀胱穿孔的可能。穿刺针的失控、侧偏及轴向旋转都会导致髂外血管、闭孔血管等损伤,进而引发耻骨后间隙血肿(图16-13)。

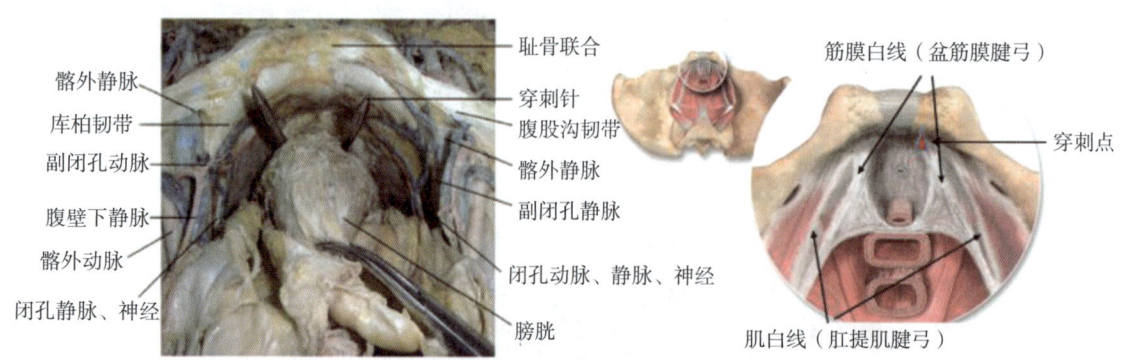

图16-12 耻骨后路径阴道无张力尿道中段悬吊术

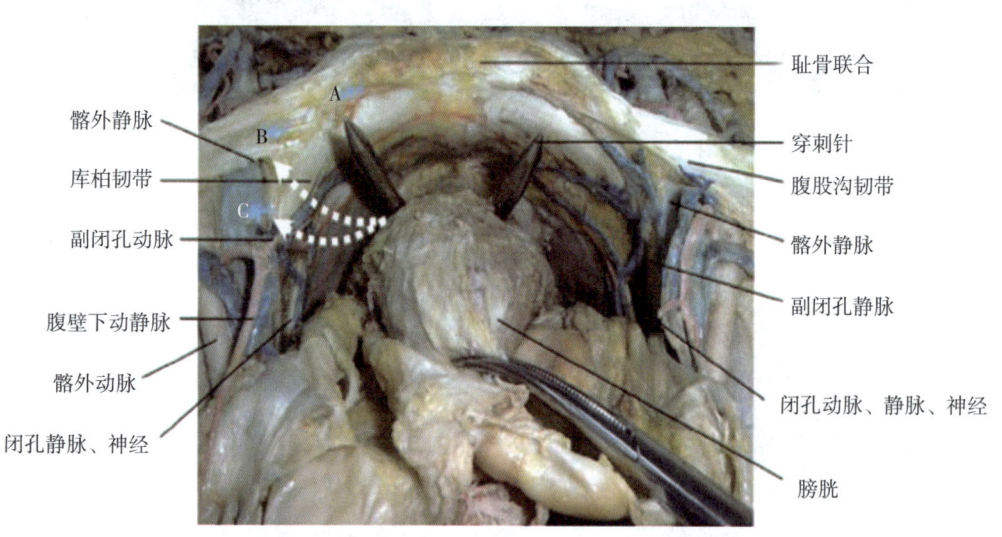

图16-13 穿刺针移位

注:A、B、C为移位点

2. 闭孔路径阴道无张力尿道中段悬吊术 闭孔路径阴道无张力尿道中段悬吊术(图6-14)的穿刺针由尿道外口内1 cm处的尿道阴道间隙向侧方进入会阴深隙与其深方的肛提肌之间,然后在与尿道矢状面呈45°的方向绕过坐骨耻骨支的上段,紧贴骨面穿透闭孔内肌、闭孔膜、闭孔外肌、大收肌及股薄肌。此路径位于会阴和盆腔的分隔,并未进入盆腔,不会损伤盆腔内的膀胱、血管及神经。闭孔神经在出闭孔管后,前支及伴行静脉走行于短收肌前表面,后支及伴行静脉走行于大收肌前表面,2个分支基本沿大腿轴方向走行,闭孔外上方闭孔管内自内向外有闭孔静脉、闭孔动脉、闭孔神经走行。穿刺正确则不会损伤闭孔管中的神经和血管。阴蒂的血管和神经与耻骨下支位于同一水平,耻骨下支可以保护其不被深处穿过的螺旋导引杆损伤。但分布在大收肌和短收肌上的坐骨神经前、后支因走行各异,无法预防穿刺路径对坐骨神经前支和分支的损伤,故腿痛是无法避免的并发症。

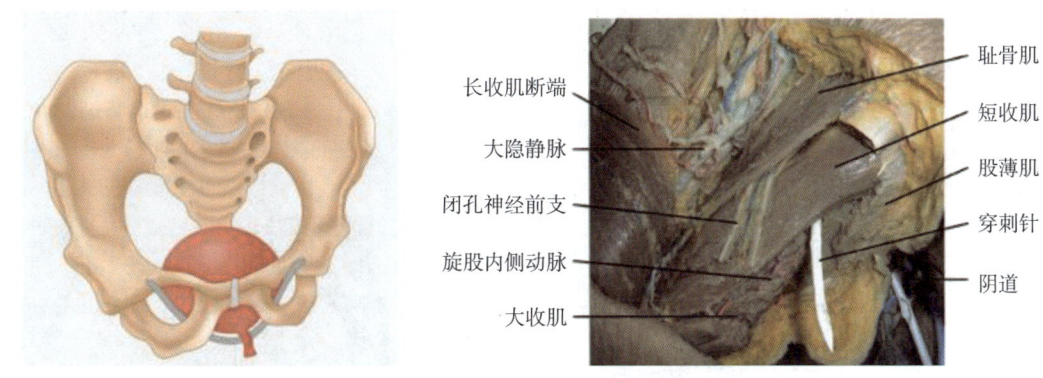

图 16-14　闭孔路径阴道无张力尿道中段悬吊术

六、盆腔器官脱垂相关手术解剖

1. 骶棘韧带固定术和坐骨棘筋膜固定术　骶棘韧带固定术的要点是将阴道顶端用不可吸收缝线在距离坐骨棘 2 cm 一侧骶棘韧带下 1/2 缝合固定 2 针。坐骨棘筋膜固定术的要点是将阴道顶端在坐骨棘最突出处外侧 1 cm 用不可吸收缝线缝合至坐骨棘筋膜。阴部神经、血管在坐骨棘内侧骶棘韧带后方走行（1 cm 以外，2.5 cm 以内），其上方还有臀下血管和髂内静脉丛等丰富的血管网络。骶棘韧带缝合时应距坐骨棘 2 cm 以外，缝线穿过组织不要过深（以深度约 0.5 cm 为宜）、过高（以下 1/2 为主），以避免损伤阴部血管和坐骨棘附近的血管丛。骶棘韧带的小神经分支及骶棘韧带邻近阴股管的阴部内神经和坐骨神经的小分支损伤无法避免，可引起会阴、臀部的疼痛或麻木。坐骨棘筋膜距离血管、神经更远，故损伤风险更低，其位置更浅，更易于缝合，耐牵拉力也不逊于骶棘韧带（图 16-15）。闭孔内肌神经位于坐骨棘外侧 1 cm 处，比坐骨棘更凹陷，坐骨棘后外侧的坐骨神经位置较深，坐骨棘前外侧的闭孔血管神经束位置也较远，都不容易受到损伤。

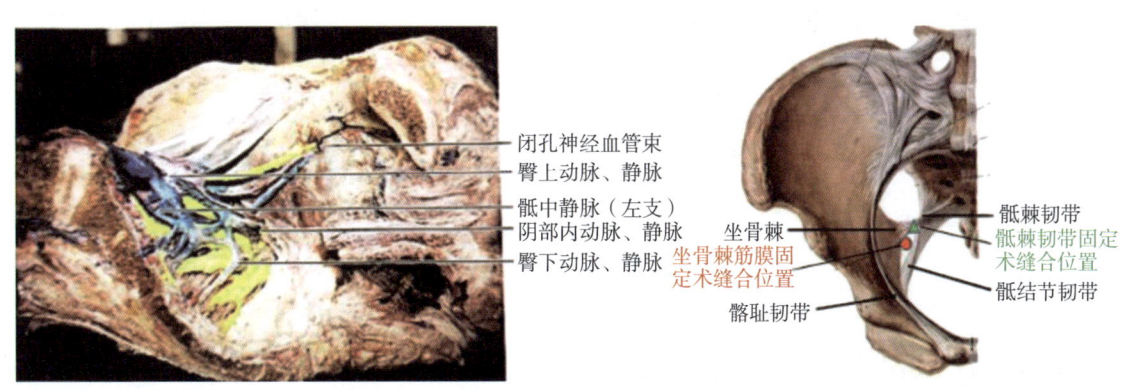

图 16-15　骶棘韧带固定术和坐骨棘筋膜固定术

2. 子宫骶韧带悬吊术　因子宫骶韧带悬吊术通过折叠子宫骶韧带而达到上提阴道穹隆的目的，使输尿管扭曲、损伤、梗阻的概率增加，故术中需要正确识别子宫骶韧带和输尿管的解剖关系（图16-16）。腹腔镜下操作可用"水垫"暂时推开输尿管，再打开输尿管和子宫骶韧带之间的腹膜，增加手术的安全性，减少输尿管扭曲、缝扎的并发症。如果经阴道操作，则必须行膀胱镜检查，以明确双侧输尿管开口有喷尿，无梗阻。

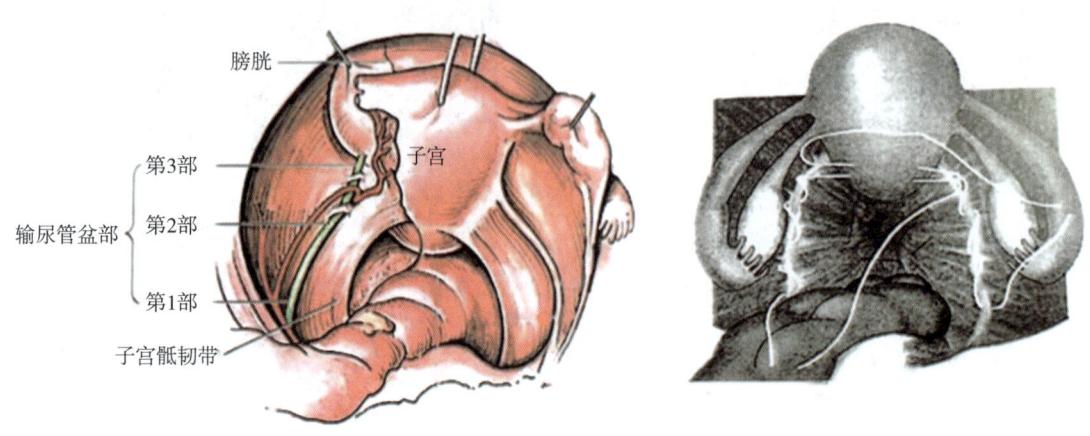

图 16-16　子宫骶韧带悬吊术

3. 植入合成网片的盆底重建术及"协和式"全盆底重建术

（1）前盆底重建术：前盆底重建术（图16-17）需要纵向打开尿道外口下方 3 cm 至阴道前穹隆的全层阴道黏膜，并分离阴道黏膜至坐骨棘水平，触及双侧闭孔内肌和肛提肌腱弓。在"协和式"全盆底重建术中，浅带皮肤切口为平阴蒂水平，深带皮肤切口为浅带向下 2 cm、向外 1 cm 处。前路浅带穿刺针从闭孔最内侧盆筋膜腱弓近端起点 1 cm 处紧贴耻骨降支穿过闭孔，深带穿刺针从盆筋膜腱弓中部穿过，向深带皮肤切口方向穿刺。前盆腔操作容易损伤膀胱和尿道。

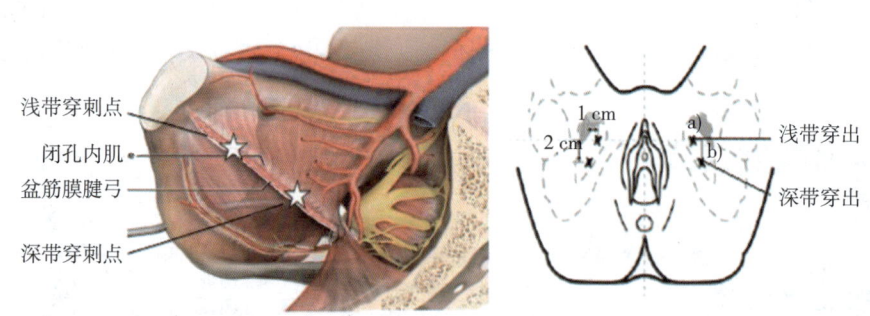

图 16-17　前盆底重建术

（2）中腔盆底重建术：中腔盆底重建术（图16-18）自阴道顶端向阴道中段纵向切开后壁黏膜约 3 cm，并分离阴道黏膜直至触及双侧坐骨棘。中腔穿刺针依次穿过坐骨肛门窝、骶棘筋膜。全盆底重建术的中腔穿刺针从骶棘韧带悬吊术缝合处穿出，而"协和式"全盆底重建术的中腔穿刺针在接近坐骨棘的部位（以坐骨棘为中心半径 1 cm 的区域）穿过坐骨棘筋膜。2 个网片分别缝合在双侧子宫骶韧带上。直肠损伤主要发生在中、后盆腔操作中，建议穿刺时助手行直肠指诊避免损伤。在中盆腔骶棘韧带穿刺时，也要警惕骶棘韧带后方阴股管内的阴部内动脉受到损伤。

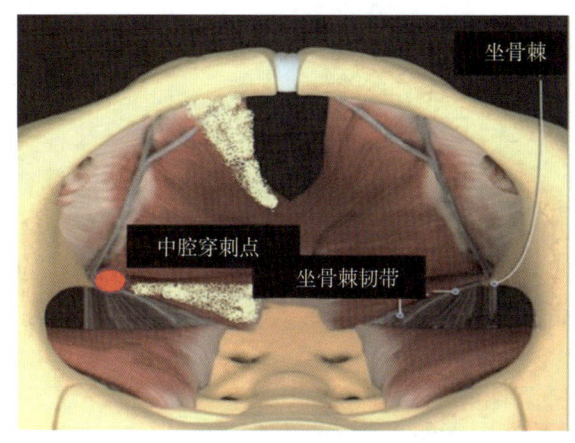 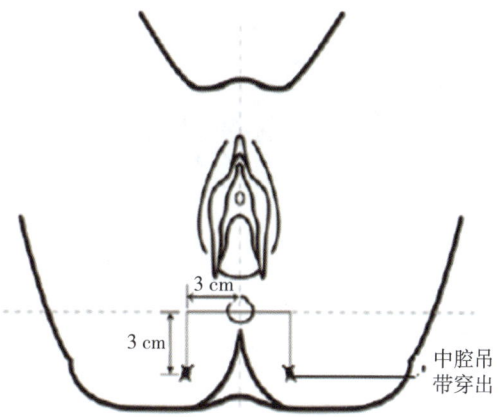

图 16-18 中腔盆底重建术

七、小　　结

解剖学是外科学的基础，没有熟练的解剖，手术将寸步难行。预防手术损伤和并发症最重要的就是术者熟悉解剖，术中充分显露及规范操作。

第17章 子宫肌瘤剔除术的技术要点——"子宫保卫战"

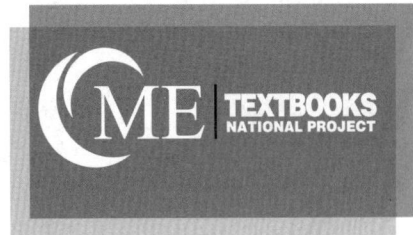

樊庆泊
中国医学科学院　北京协和医学院　北京协和医院

子宫肌瘤是女性最常见的良性肿瘤，是由子宫平滑肌组织增生形成的。据报道，子宫肌瘤在育龄期女性中的发生率为20%~30%。亦有研究报道，其发生率可高达70%，在年龄50岁以上的女性中发生率高达80%，在黑种人女性中发生率高达90%，这些女性20%~50%需要治疗。

郎景和院士指出："一种理想的外科手术，应当在治疗疾病的同时保持器官的正常功能。"强调子宫肌瘤剔除术的重要意义在于：①患者丧失一个器官的心理和精神损害可能超过这个器官疾病给其带来的生理和身体损害；②子宫肌瘤剔除术后的妊娠率可达60%以上；③子宫肌瘤剔除术后的总复发率只有30%。子宫肌瘤的治疗方法包括手术治疗和非手术治疗，外科手术是主要的治疗手段，但具体治疗的选择应根据患者的年龄和是否保留生育功能决定，避免扩大化处理。手术治疗包括子宫肌瘤剔除术（宫腔镜、腹腔镜或开腹），子宫切除术（经阴道、腹腔镜或开腹），子宫动脉栓塞术（uterine artery embolization，UAE），聚焦超声，以及其他微无创手术等。子宫肌瘤剔除术是最常用的保留子宫的手术方式，熟练掌握子宫的解剖结构、子宫肌瘤剔除术的技术要点，对于保留子宫的生育功能尤为重要。

一、子宫的解剖

子宫是女性重要的生殖器官，主要由平滑肌构成，富于扩展性，形状和大小随女性年龄的不同而异，并受月经周期和妊娠的影响而发生改变。

1. 子宫的形态　成年未孕女性的子宫呈倒置的"梨"形。子宫重40~50 g，长7~9 cm，宽4~5 cm，厚2~3 cm。生育过的子宫的重量比未生育过的子宫约大1倍，各径和内腔均较大。

子宫壁的组织结构由内膜、肌层、浆膜3层构成。外层为紧贴平滑肌的脏腹膜，前与膀胱腹膜反折相连，后与直肠腹膜反折相续，形成腹腔内最低的直肠子宫凹陷。在非妊娠期，已生育女性和未生育女性子宫肌壁厚度不尽相同，变化于1.2~1.5 cm，峡部和宫角最薄（约1 cm）。子宫肌层可再分为外纵、内环、中交叉3层。

2. 子宫的位置　子宫居盆腔中央，未妊娠时，宫底位于小骨盆入口平面以下，朝向前上方。宫颈下端（子宫口）位于坐骨棘平面稍上方。子宫轻度前倾、前屈属于正常位置，但过度前倾、前屈或后倾、后屈均属于子宫位置异常。

子宫的正常位置主要依靠子宫韧带维持，同时，盆底肌和阴道的托持、周围结缔组织及腹膜皱襞等对子宫位置的固定也起很大作用。此外，盆腔器官及腹盆腔内压对子宫的位置也有一定影响。

3. 子宫的血管

（1）子宫动脉：是髂内动脉较大的分支，多起自其前干，沿盆侧壁向前内下行，并转向内侧进入子宫阔韧带基底部，于该韧带的 2 层腹膜间内行，距宫颈外侧约 2 cm 处自前方横向越过输尿管的盆部，与输尿管交叉（通常称为"小桥流水"），继续向内至宫颈侧缘。分出降支后，主干沿子宫侧缘迂曲上行达宫底，称为升支。子宫动脉在宫颈外侧发出：①宫颈支，多由主干发出，分出数个分支，分布于宫颈处，其中较大一支的分支经过宫颈的前面和后面，与对侧的同名支相互吻合，形成宫颈冠状动脉。②阴道支，为降支的延续或起自降支，走行向内下至阴道上部，分出许多小支至阴道组织和膀胱底后部。此外，阴道支与宫颈支在阴道前壁和后壁的中线常形成一纵干，被称为阴道奇动脉。

子宫动脉主干（升支）沿途发出 20~40 条分支，分布于子宫壁，并于中线附近与对侧血管吻合。主干行至宫角处分为以下几个终支：①底支，分布于宫底；②输卵管支，经输卵管系膜至输卵管；③卵巢支，在输卵管系膜内与输卵管平行向外至卵巢，并与卵巢动脉吻合；④子宫圆韧带支，伴随子宫圆韧带，经腹股沟管至外阴部，与阴部外动脉浅支吻合。

子宫的血供主要来自子宫动脉，其尚有分支至子宫圆韧带、阔韧带、输卵管、卵巢及阴道等处。子宫动脉的分支进入肌层的血管层后，呈弓状走行，向子宫内膜发出许多分支。该分支在肌层与子宫内膜的交界处发出短而直的小分支进入基底层，称为基底动脉，可营养基底膜，其既不受卵巢激素影响，也不参与月经周期的变化。子宫动脉分支的主干进入功能层后呈螺旋走行，被称为螺旋动脉。迂曲的螺旋动脉从基底层直达子宫内膜表层，其对卵巢激素极为敏感，随月经周期而变化。螺旋动脉的分支形成毛细血管网和血窦，然后汇合为小静脉，穿过肌层后汇入子宫静脉。螺旋动脉的终末支与小静脉有 2 种连接形式：①螺旋动脉穿入功能层后再分为数支，在子宫内膜表层彼此吻合形成毛细血管网，再由此汇集成小静脉；②动静脉吻合，为独立、较大的血管，于吻合支进入小静脉处扩大形成血窦。

（2）子宫静脉：其随子宫动脉走行，起自子宫内膜中的小静脉，汇聚成肌层中较大的子宫静脉属支，合成子宫静脉离开子宫，注入髂内静脉。较粗大的子宫静脉属支有时直接注入髂内静脉，或经卵巢静脉进入下腔静脉或左肾静脉。子宫静脉于子宫下部的两侧形成子宫静脉丛。该丛前接膀胱静脉丛，后连直肠静脉丛，向下则连接阴道静脉丛，合称子宫阴道静脉丛。

4. 子宫和子宫肌瘤的血管解剖 掌握子宫和子宫肌瘤的血管解剖对于掌握子宫肌瘤剔除术的技术要点至关重要。子宫的上行血供来自子宫动脉，子宫动脉在子宫峡部水平穿过主韧带。子宫的下行血供来自卵巢动脉，卵巢动脉穿过骨盆漏斗韧带（卵巢悬韧带）为卵巢、输卵管及子宫角供血。子宫动脉和卵巢动脉汇合，为子宫供血。弓状动脉横向走行于子宫壁中，辐射状动脉深入肌层。子宫肌瘤的存在会扭曲子宫正常的血管结构，故弓状动脉可能沿着任意轴线走行，而非横向走行。因此，在子宫肌瘤剔除术中采用横切口或纵切口都有可能横断这些血管。

通常认为，每个子宫肌瘤的基底部都有一个血管蒂，子宫肌瘤剔除术中结扎血管蒂可止血。但一项采用血管腐蚀铸型和电子显微镜技术的研究发现，子宫肌瘤完全被一个为其供血的致密血管层包绕，子宫肌瘤和肌层被一个狭窄的无血管裂隙分开。在此假性血管包膜下剔除子宫肌瘤是减少出血的关键。

二、子宫肌瘤的手术方法

手术是子宫肌瘤最直接、最有效的治疗方法。近年来，腔镜技术的进步大大改善了子宫肌瘤的处理结果。尽管腹腔镜子宫肌瘤剔除术和子宫切除术在临床上普遍开展，但由于子宫肌瘤的类型、大小差异很大，且患者的治疗要求各异，故针对不同患者应选择不同的治疗方式、手术路径、手术技巧及有效的术前处理，以提高患者术后的疗效和生活质量。在公元前 5 世纪的希波克拉底时代，就有子宫切除的文献记录。1517 年，意大利的 Jacopo 做了第 1 例经阴道子宫切除术。1600 年，奥地利的 Schenk 报道了 26 例经阴道子宫切除术。这些最早的子宫切除术都是经阴道的，患者通常是因子宫脱垂或子宫内翻而做手术。1840 年，法国的 Amussat 创造了子宫肌瘤剔除术。1844 年，Atlee 兄弟、Washton 及 John 在美国成功施行了世界首例经腹子宫肌瘤剔除术。1853 年，Walter 成为首位为子宫肌瘤患者成功行子宫切除术的医师。1878 年，德国的 Freund 对经腹子宫切除术进行了改良，他使用麻醉、消毒技术及特伦德伦伯（Tredelenburg）体位对韧带和大血管进行结扎。从 20 世纪开始，子宫切除术被越来越多地应用于妇科疾病。20 世纪早期，随着医学技术的进步，经腹子宫肌瘤剔除技术得到了很大发展。1922 年，美国的 Mayo 报道了 909 例子宫肌瘤剔除术。1945 年，英国的 Bonney 报道了 806 例子宫肌瘤剔除术。但由于手术并发症（如出血、感染、术后粘连造成肠梗阻等）发生率太高，故直到 20 世纪中期，该术式并未得到广泛应用。1976 年，Neuwirth 等首次报道宫腔镜黏膜下肌瘤切除术。1979 年，Semm 首次报道腹腔镜子宫肌瘤剔除术。1982—1988 年，格雷迪纪念医院完成了 43 例腔镜子宫肌瘤剔除术，1989—1995 年完成了 168 例腔镜子宫肌瘤剔除术。1989 年，美国的 Harry 完成了首例子宫肌瘤的腹腔镜全子宫切除术。随着手术技术的进步，术者可以有效控制术中出血；伴随麻醉、输血技术的发展，以及联合应用促性腺激素释放激素激动剂（GnRHa），子宫肌瘤剔除术渐渐成为治疗有症状子宫肌瘤的有效方法。

子宫肌瘤的手术方式包括不保留生育功能的子宫切除术和保留生育功能的子宫肌瘤剔除术。子宫肌瘤按照解剖学部位可以生长在子宫体的前后壁、阔韧带或子宫颈。按照组织学部位，子宫肌瘤可以分为黏膜下肌瘤、肌壁间肌瘤及浆膜下肌瘤。国际妇产科联盟（FIGO）将子宫肌瘤分为 9 型。子宫肌瘤主要由增生的平滑肌细胞组成，其内存在少量结缔组织纤维。典型的子宫肌瘤呈实性球形或分叶状结节，与周围组织有明显的界限。位于子宫肌瘤周围的肌层受压而形成假包膜，血管由肌层穿入假包膜给子宫肌瘤供应营养。一般情况下，子宫肌瘤越大，血管数目越多。子宫肌瘤的颜色和硬度因其内含纤维组织的多少而不同。含纤维组织多时，子宫肌瘤呈白色且坚硬；含平滑肌组织多时，子宫肌瘤则颜色略红，质地较软。由于子宫肌瘤为增生的平滑肌纤维相互交叉形成的实性结节，且与周围的假包膜之间有明显的分界和疏松间隙，故可通过切开肌层和假包膜将子宫肌瘤完整切除。北京协和医院单次手术剔除子宫肌瘤的最多数目为 320 个。

根据子宫的大小，子宫肌瘤的数目、直径和部位，以及术者的经验和条件，子宫肌瘤剔除术可通过经腹、经阴道、腹腔镜或宫腔镜等途径完成。

不同的手术方式各有优劣。Neuwirth 等对比了腹腔镜子宫肌瘤剔除术和开腹子宫肌瘤剔除术 2 种术式，在术后疼痛、住院时间、手术时间、月经症状改善、生活质量改善、子宫肌瘤复发及后续二次手术（再次子宫肌瘤剔除或子宫切除）等方面进行比较，结果显示，腹腔镜手术的主要优点是术后疼痛、发热较少出现和住院时间较短。近年来，单孔腹腔镜子宫肌瘤剔除术、机器人腹腔镜子宫肌瘤剔除术在临床上开始应用，但这些术式的临床实际意义和优点仍需要进一步评估。

1. 经腹子宫肌瘤剔除术

（1）适应证：适用于有生育需求和期望保留子宫者。对于子宫肌瘤数目较多、直径较大（如>10 cm）、部位特殊、盆腔严重粘连且手术难度增大或可能增加未来妊娠时子宫破裂风险者，宜行开腹手术。对于可能存在不能确定恶性潜能的子宫肌瘤甚至平滑肌肉瘤者，在子宫肌瘤的粉碎过程中可能存在播散风险（ⅢB 级证据），应选择开腹手术。Radosa 等对 224 例行子宫肌瘤剔除术的患者进行回顾性研究，平均随诊 108 个月，75 例（33.4%）复发；年龄 30~40 岁的女性若手术切除 1 个以上子宫肌瘤，则术后复发率较高。Kim 等观察到年龄>45 岁的女性接受子宫肌瘤剔除术的复发率降低。

为了减少手术并发症，提高手术成功率，术前可通过药物干预缩小子宫肌瘤的体积，增加其术前血红蛋白水平。最常用方法是 GnRHa 治疗。Lethaby 等发现，术前注射 GnRHa 可明显提高子宫肌瘤患者术前和术后的血红蛋白水平且缩小子宫肌瘤体积，不良反应为治疗期间出现更年期症状。根据 meta 分析的结果，推荐子宫肌瘤剔除术前使用 GnRHa 治疗 3~4 个月。GnRHa 的另一个潜在益处是缩小子宫体积，以便选择腹腔镜手术，或使用横切口来替代纵切口的开腹手术。但术前使用 GnRHa 有一些严重的局限性。GnRHa 可使子宫肌瘤与子宫肌层间的界限不清，从而增加子宫肌瘤切除术的难度。目前，没有证据表明，子宫肌瘤剔除术前使用 GnRHa 能降低输血风险和术后子宫肌瘤持续存在/复发的风险。使用 GnRHa 的主要优点是能采用更有利的经腹切口，或可能能采用腹腔镜手术。Donnez 等发现，醋酸乌利司他可减少出血症状并缩小子宫肌瘤体积。但该研究的结果显示其并不能改变手术途径，醋酸乌利司他对于手术的影响尚需要进一步评估。还有研究将子宫动脉栓塞或预防性子宫动脉阻断（永久性或暂时性）用于腹腔镜子宫肌瘤剔除术的术前处理，其疗效尚需要进一步探讨。

推荐对子宫创面应用防粘连制剂以减少粘连，有助于降低再次手术的难度，但该操作在改善生育及妊娠结局方面尚无足够的数据支持。术后 3 个月常规行超声检查，若发现仍有子宫肌瘤，为残留；若此后检查出子宫肌瘤，为复发。远期随访，子宫肌瘤的术后复发率接近 50%，约 1/3 的患者需要再次手术。

（2）手术步骤及技巧：1946 年，Bonney 出版了关于子宫肌瘤剔除和卵巢囊肿剔除的专著——《Bonney 妇科手术学》，书中描述了子宫肌瘤剔除术、卵巢囊肿剔除术的具体方法和技巧。Bonney 曾在 1 例患者的子宫上剔除了 258 个肌瘤。为了减少剔除子宫肌瘤时的出血，Bonney 还设计和使用了"Bonney 子宫肌瘤剔除钳"（简称"Bonney 钳"）。他在剔除子宫肌瘤前，在圆韧带下方紧靠宫颈的位置用这一工具钳夹宫颈，暂时阻断子宫动脉的上行血供。同样，也可在相同部位使用子宫动脉止血带。一般阻断 15 分钟，放松 1~2 分钟，可减少出血量，方便手术。

1）腹壁切口的选择：子宫肌瘤剔除术主要用于年轻和未生育的患者，在选择手术切口时，应考虑子宫肌瘤复发或剖宫产可能需要再次手术而采用下腹左旁正中纵切口或耻骨联合上方横切口。

2）子宫切口的选择：开腹后，术者不要急于切开子宫，应对子宫及子宫肌瘤进行全面检查，设计切口，要仔细、全面地检查子宫肌瘤的数目和位置，特别是子宫肌瘤靠近输卵管、宫颈或阔韧带内时，同时要参考患者的症状和术前 B 型超声或磁共振成像（MRI）的提示（如有无黏膜下肌瘤等），设计剔除方案。开腹子宫肌瘤剔除术一般选择纵切口。最好在前壁正中行纵切口，尽量从一个切口把附近的或能剔除的子宫肌瘤全部剔除。单发子宫肌瘤的切口，宜选择子宫肌瘤隆起最明显的部位，深达子宫肌瘤的表面。多发子宫肌瘤的切口，则应兼顾从一个切口能取出多个子宫肌瘤。对于位于前壁峡部或宫颈内口处的子宫肌瘤，应先打开子宫膀胱反折腹膜，下推膀胱后再做切口。对于宫底肌瘤，选择切口时应注意输卵管间质部与其的解剖关系，以免引起术后输卵管功能障碍。

3）剔除子宫肌瘤的方法：掌握正确的解剖层次和血供是顺利完成子宫肌瘤剔除术的要点。每例患者的子宫肌瘤数目、大小、位置各异，剔除的方法应因地制宜。对于体积较大的子宫肌瘤，可根据形状和大小，做环形或梭形切口，以避免剥离面过大、出血多。用双爪钳或缝线牵引子宫肌瘤，形成张力，便于剥离。位于子宫肌瘤周围的肌层受压会形成一层假包膜，与子宫肌瘤间有一层疏松间隙。在子宫做切口，显露子宫肌瘤后，以巾钳夹住瘤体牵引，沿子宫肌瘤表面逐步切开假包膜，再以手指在子宫肌瘤与周围正常肌层之间的疏松间隙中钝性分离，很容易将子宫肌瘤剔除，一般出血很少。

子宫肌瘤剔除的关键是找好子宫肌瘤与正常肌层的界限。在囊性变、恶性变、妊娠及红色变性时，子宫肌瘤与正常肌层的界限会不清晰。找寻界限的方法有2种：一是要切深一些，最好切入子宫肌瘤，此时层次便会显露出来；二是钝性剥离，以手指或血管钳进行，避免分出"假层次"。层次分得对，则手术进展容易；如果子宫肌瘤不容易剔除，通常是层次不对。因此，深切入、钝性剥离是顺利剔除子宫肌瘤的关键所在。

阔韧带内的子宫肌瘤因深入阔韧带中，术中要特别注意其与输尿管和膀胱的关系。有时输尿管会匍行于大的子宫肌瘤表面，有时输尿管就"搂"在子宫肌瘤旁或压在其下方，在剔除前需要先辨认其走行，先打开阔韧带前、后叶，使子宫肌瘤和周围组织分离，输尿管也因此与子宫肌瘤分开，此时再剔除就安全了。

宫颈肌瘤的剔除要注意2点：其一，该部位的解剖较为复杂，前有膀胱，侧有输尿管和丰富的子宫血管，故在剥离肌瘤时尤应小心，应在"假包膜"上剥离，层次要清晰，层次混乱易导致出血和损伤。其二，尽量避免宫颈管受损，最好不进入宫颈管，不破坏宫颈管内膜，否则会引起宫颈管狭窄。同理，在缝合时切勿缝闭宫颈管。

在进行此类手术的操作时，尤其在解剖关系复杂的部位，郎景和院士指出："在分离时遇到条索状物，万不可粗暴撕拉或盲目剪断！紧贴子宫肌瘤表面完成各种操作也是手术的要点。"

既往认为，剔除子宫肌瘤时不应进入宫腔。当子宫肌瘤较大且突向宫腔时，进入宫腔是不可避免的，而黏膜下肌瘤的剔除必须进入宫腔。进入宫腔还可以仔细检查有无肌壁间小肌瘤，比不进入宫腔检查得更清楚，还可以根据具体情况进行刮宫等。北京协和医院妇产科团队的经验认为，切开宫腔并不增加术后并发症和再次妊娠破裂的风险，故进入宫腔不可怕，但不进入宫腔亦有其优点，如可避免感染、降低子宫内膜异位症风险及减少子宫内膜破损和宫腔变形。为防止剔除子宫肌瘤时进入宫腔，术前放置宫腔导管是有效措施，一则是个标记，二则可检查不孕患者的输卵管通畅度。一旦进入宫腔，为防止宫腔粘连，可放置避孕环，2~3个月取出；或填塞碘仿纱布，从宫颈引出，2~3周撤除。术者在缝合时也要注意勿使宫腔过于狭小。综上所述，是否进入宫腔各有利弊，应具体问题具体分析，个体化处理。

4）止血及关闭瘤腔：子宫肌瘤剔除后会留下体积不同的腔隙，这些腔隙若不能很好地关闭，就会形成无效腔，腔内聚集的血液、渗出液及继续渗血会形成血肿，成为术后发热甚至感染的根源。为了关闭瘤腔，可适当将切口两侧的子宫壁加以修剪，既可减少宫腔的容积，又可防止缝合后子宫过度变形。但这种修剪必须适度，不能过多，以防缝合困难或张力过大造成组织坏死。缝合和关闭无效腔时，要顾及子宫的形体。一般使用可吸收缝线，兜底、间断缝合，根据腔的深浅分两层或三层缝合，有的区域可增加几针。缝合子宫切口和关闭瘤腔是恢复子宫正常解剖外观和止血的重要步骤。一般使用两层缝合。先以0号可吸收缝线间断缝合切口全肌层，关闭全部无效腔，再以0号可吸收缝线连续缝合切口的浆肌层。对于一些多发性肌瘤、黏膜下肌瘤或肌壁间肌瘤，有时完成全层缝合比较困难，每缝一针都需要用手指触摸检查，以保证关闭无效腔。郎景和院士在《妇科手术笔记》一书中指出："缝合的方法与目标是采取各种缝合技巧以消灭无效腔，彻底止血，防止血肿形成。"

除了术中电切、电凝、压迫止血外，用Bonney钳或止血带暂时阻断血供可明显减少术中出血。有时也可在肌层注射缩宫素、肾上腺素或垂体后叶素。在剥除子宫肌瘤根部时，以一个方向拧出后于根部结扎或缝扎。缝合至浆膜面，有时每个针眼都在出血，可用热盐水纱垫压迫，也可用小针细丝线表浅"8"字缝合止血。

2. 经阴道子宫肌瘤剔除术 经阴道手术通过人体的自然腔道进行，能保持腹部皮肤和腹壁组织的完整性，具有减少围手术期并发症、缩短住院时间、减少疼痛、改善生活质量、恢复快及无须昂贵的医疗设备、医疗费用低等优点（Ⅰ级证据）。若伴有肥胖、糖尿病、高血压及肺心病等情况的子宫肌瘤患者不能耐受开腹手术或腹腔镜手术，经阴道子宫肌瘤剔除术是理想术式；对于合并盆腔器官脱垂的子宫肌瘤患者，可同时行盆底修复术。但经阴道子宫肌瘤剔除术也具有局限性，如：①术野小，操作空间受限，手术难度大；②操作不当易损伤邻近器官，增加感染风险；③对术者的操作技巧有较高要求。因此，提高手术熟练程度至关重要，术前充分的评估是保证手术成功的重要基础。

经阴道子宫肌瘤剔除术应选择子宫活动好、子宫肌瘤数目≤2个、子宫肌瘤直径≤6 cm及子宫肌瘤位于宫颈、宫颈峡部、子宫下段、子宫前后壁的已婚患者。术者术前应充分掌握患者的病情，严格选择适应证并做好中转开腹的准备。以下患者不适宜行经阴道子宫肌瘤剔除术：①因阴道炎症、阴道狭窄、阴道畸形而无法显露术野；②盆腔重度粘连，子宫活动度受限，有可能伤及盆腔器官；③有2次及以上妇科腹部手术史，尤其是不能排除子宫体剖宫产史，有增加手术难度、中转开腹的可能；④年老不能耐受手术或不能取膀胱截石位；⑤存在盆腔恶性肿瘤及有开腹探查指征等。

当带蒂的黏膜下肌瘤突出宫腔时，宫颈管会逐渐扩张，其会通过宫颈管排出子宫；即使是巨大的子宫肌瘤，也可通过明显扩张的宫颈管而脱垂。由于蒂很长，血供难以保证，故子宫肌瘤往往发生坏死和感染。1845年，Atlee首次对一个带蒂的黏膜下肌瘤成功施行经阴道子宫肌瘤切除术。经阴道子宫肌瘤切除术是治疗带蒂的黏膜下肌瘤的首选方法。此类手术在子宫肌瘤患者中不常施行，带蒂的黏膜下肌瘤往往在术前查体时偶尔发现，故对于子宫肌瘤且贫血患者，常规的妇科检查非常重要。

郎景和院士在《妇科手术笔记》一书中总结了从阴道去除黏膜下肌瘤的几种方法，有拧除、钳夹、结扎或套环勒紧及减缩、切断摘除等。能拧除黏膜下肌瘤的条件是：子宫肌瘤已脱入阴道内，根蒂或在宫颈，或在宫腔，但检查预估根蒂直径<1 cm，愈长愈好；直径5 cm以下的子宫肌瘤旋拧基本无困难。拧除的方法：用宫颈钳牢固钳夹子宫肌瘤，按一个方向旋扭，若旋扭2~3圈患者无特殊不适，则成功有望；继续按一个方向旋扭，不要逆向，不要强拉；离断后，会有"脱落"感，乃为完成。患者会稍有不适，若疼痛严重，或有其他明显主诉，则应停止操作。拧除处理，90%不出血；而单纯切断，90%出血。拧除后若有明显出血，可结扎残端。拧除多无并发症和后遗症，除出血外，感染偶尔发生。个别会因粗暴操作和牵拉发生子宫内翻，为适应证掌握不对或技术不精。

对于黏膜下肌瘤根蒂较粗者，可采用根部结扎、钳夹及套环来拧除。即用粗丝线在根部结扎，或用长血管钳夹持根蒂，或用橡皮弹力套环于根部套勒，使根蒂缺血、坏死，便于拧除。一般在上述方法实施后约48小时拧除子宫肌瘤。

如果根蒂粗大，难以用上述方法拧除子宫肌瘤，应给予静脉麻醉，时间控制在10分钟左右，麻醉后阴道会松弛，便于操作。牵拉子宫肌瘤，在蒂部，或仅见子宫肌瘤上极，切开包膜，向上游离，用电刀最好，减缩根蒂，当其变狭细后即可拧除，残根可以结扎。如果子宫肌瘤较大且难以操作，也可将子宫肌瘤部分劈开，让出空间；若子宫肌瘤恰好在宫颈管内，使宫颈管变薄扩张，但又未脱出宫颈口，可切开宫颈显露子宫肌瘤，再用减缩根部的方法摘除子宫肌瘤，然后缝合、修复宫颈。

总之，经过完善的术前准备，包括应用广谱抗生素、纠正贫血等，可在手术室静脉麻醉下进行经阴道子宫肌瘤剔除术。对于巨大的子宫肌瘤，可将子宫肌瘤分解切除，一般术中出血不多，应避免过分牵拉子宫肌瘤使子宫内翻。郎景和院士总结了经阴道黏膜下肌瘤剔除术的"12"字诀，即"决心大、方法对、技术巧、操作慎"。

3. 宫腔镜子宫肌瘤切除术　1976年，Neuwirth首次报道临床应用宫腔镜黏膜下肌瘤切除术。Donnez等的研究纳入60例巨大黏膜下肌瘤患者，术前应用GnHRa，在宫腔镜下应用镭射（Nd：YAG）激光将子宫肌瘤切除，其中12例患者分两步完成手术。Perino等给予58例因不孕或月经失调而做检查发现的黏膜下肌瘤患者 GnRHa 治疗，结果发现，与对照组相比，GnRHa 组患者的手术时间、术中出血、输液量及手术失败率均明显下降；另外，GnRHa 组患者在术前达到子宫肌瘤体积缩小、血细胞比容恢复到正常水平。宫腔镜下切除巨大子宫肌瘤可能会增加围手术期的并发症和（或）需要 1 次以上手术。目前，巨大子宫肌瘤的定义尚不十分明确。一项纳入 122 例患者的前瞻性研究探讨了子宫肌瘤体积的影响，发现子宫肌瘤直径≤3 cm 的患者在术后 4 年内需要行后续子宫肌瘤相关手术的风险显著低于子宫肌瘤直径≥4 cm 的患者（10% vs. 60%）。切除较大的子宫肌瘤需要术者具备细致的宫腔镜技术。当患者存在多个子宫肌瘤或子宫肌瘤直径>3 cm 或子宫肌瘤位于子宫肌层深处时，谨慎的做法是在知情同意书里写明可能需要进行二期手术（即 2 次宫腔镜手术）。

（1）宫腔镜用于治疗子宫肌瘤的适应证与禁忌证：宫腔镜子宫肌瘤切除术适用于宫腔内肌瘤，即黏膜下肌瘤和某些肌壁间肌瘤（即瘤体的大部分突入宫腔）。主要包括：①0 型黏膜下肌瘤；②Ⅰ、Ⅱ型黏膜下肌瘤，直径≤5 cm；③肌壁间内突肌瘤，其表面覆盖的肌层≤0.5 cm；④各类脱入阴道的子宫肌瘤或宫颈黏膜下肌瘤；⑤宫腔长度≤12 cm；⑥子宫体积<妊娠 8~10 周，排除子宫内膜及肌瘤恶变。宫腔镜子宫肌瘤切除术最常见的指征是异常子宫出血、反复妊娠丢失及不孕。

宫腔镜子宫肌瘤切除术禁用于存在宫腔镜手术禁忌证的患者，如活动性盆腔感染、宫内妊娠等。宫颈瘢痕致宫颈坚硬不能充分扩张者亦为宫腔镜手术的禁忌证。

（2）宫腔镜子宫肌瘤切除术的技术要点：术者应熟练使用宫腔镜子宫肌瘤切除术中常用的环形单极或双极电切镜技术，也应掌握宫腔镜粉碎术和汽化装置。在宫腔镜黏膜下肌瘤切除术中，术者应注意出血和子宫穿孔风险。由于Ⅰ、Ⅱ型子宫肌瘤的瘤体向子宫肌层内扩展，手术时容易损伤子宫肌壁而引起肌壁组织损伤、大出血甚至子宫穿孔，故建议术中行 B 型超声监测，其能提示宫腔镜切割电极作用的方向和深度并及时发现子宫穿孔。同时，要注意避免宫颈损伤。宫颈损伤多由子宫肌瘤体积过大、术前没有充分进行宫颈预处理导致，故提倡术前进行充分的宫颈预处理，避免术中暴力扩张宫颈。术中要注意灌流液吸收和稀释性低钠血症，其是宫腔镜手术的特有并发症，在宫腔镜子宫肌瘤切除术中更易发生。在宫腔镜手术中，患者绝不能取头低足高仰卧位，否则空气栓塞风险会升高。

宫腔镜子宫肌瘤切除术在麻醉下实施，常规外阴、阴道消毒，宫颈扩张至合适大小，经宫颈置入宫腔电切镜，全面探查宫腔，明确子宫肌瘤的位置和类型，同时注意子宫内膜的情况和双侧输卵管的开口。可用单极或双极环形电极进行电切割，或采用刨削器械，也可使用宫腔镜双极汽化系统行汽化切割手术。有研究报道，使用宫腔内粉碎器进行子宫肌瘤切除术所需的手术时间比使用电切镜短 8~26 分钟。

（3）宫腔镜子宫肌瘤切除术的并发症：一项纳入至少 200 例宫腔镜子宫肌瘤切除术的病例系列研究显示，并发症的发生率为 0.8%~2.6%。一项针对 235 例宫腔镜子宫肌瘤切除术的回顾性病例系列研究表明，单个子宫肌瘤手术的并发症发生率低于多发子宫肌瘤手术的并发症发生率（1.4% vs. 6.7%）。宫腔镜子宫肌瘤切除术的潜在并发症包括子宫穿孔、膨宫液过度吸收导致低钠血症或容量超负荷、围手术期大出血及宫腔粘连和感染。宫腔镜子宫肌瘤切除术后，子宫肌瘤和（或）异常子宫出血的复发率约为 20%。一项回顾性研究纳入了 2005—2014 年报告给美国食品药品监督管理局（FDA）的制造商和用户设备使用（Manufacturer and User Device Experience，MAUDE）数据库的宫腔镜子宫肌瘤切除术的 119 例不良事件，包括死亡（2 例）、肠损伤（12 例）、子宫切除（6 例）、无须其他治疗的子宫穿孔（29 例）及盆腔感染（4 例）。

4. 腹腔镜子宫肌瘤剔除术 将子宫肌瘤剔除术的不同手术方式进行比较后发现，腹腔镜子宫肌瘤剔除术的主要优点是术后恢复快、伤口小、疼痛和发热较少出现及住院时间较短。

（1）腹腔镜用于治疗子宫肌瘤的适应证：肌壁间肌瘤和浆膜下肌瘤可采用腹腔镜子宫肌瘤剔除术。不同国家根据子宫肌瘤的特征（数目、体积等）和术者的经验、能力发布了各自的指南，如法国妇产科协会（French College of Obstetrics and Gynecology，FCOG）认为，子宫肌瘤数目较少（<3 个）、子宫肌瘤直径<8 cm 可采用腹腔镜子宫肌瘤剔除术。若子宫肌瘤患者出现症状，基于复发风险，术者应考虑患者的年龄决定手术方式。Doridot 等报道，腹腔镜子宫肌瘤剔除术后 2 年复发率为 12.7%，5 年复发率为 16.7%，再次手术率为 4%。

通常认为，腹腔镜子宫肌瘤剔除术适用于：①浆膜下肌瘤或阔韧带肌瘤；②单发、直径为 7~10 cm 的肌壁间肌瘤；③3~4 个直径≤6 cm 的肌壁间肌瘤。腹腔镜子宫肌瘤剔除术的禁忌证有：①黏膜下肌瘤数目>4 个；②宫颈肌瘤；③肌壁间肌瘤直径>10 cm。腹腔镜子宫肌瘤剔除术的成功率达 98.5%，另 1.5%中转行开腹子宫肌瘤剔除术。子宫肌瘤数目过多或直径过大会增加操作难度，延长手术时间，增加出血量，从而使患者的创伤增加，严重者需要中转开腹；还可能残留病灶而增加二次手术的风险，或影响子宫肌层的愈合，增加妊娠期子宫破裂的风险。因此，在行腹腔镜子宫肌瘤剔除术前，应综合评估子宫肌瘤的体积和位置，同时根据自身经验和患者要求选择适宜的术式。腹腔镜子宫肌瘤剔除术时严密缝合能有效减少术后妊娠期子宫破裂的风险。腹腔镜辅助下子宫肌瘤剔除术是指用腹腔镜剔除子宫肌瘤后，再经腹壁小切口缝合切口。该术式更适用于直径较大的前壁子宫肌瘤和位置较深的肌壁间肌瘤。有研究者在无气腹腹腔镜下剔除了直径较大的子宫肌瘤，且获得了满意的效果。相对于气腹腹腔镜，无气腹腹腔镜具有以下优点：①无 CO_2 灌注的相关并发症；②操作器械与开腹手术相同，操作简单，容易缝合；③缩短了手术时间，降低了医疗费用；④可剔除直径>8 cm 的子宫肌瘤。但无气腹腹腔镜会压迫小血管，增加了出血风险。有研究指出，无气腹腹腔镜辅助可顺利剔除直径为 10~20 cm 的子宫肌瘤，具有较高的安全性，故也可能成为巨大子宫肌瘤的微创术式。随着手术技术和器械的进步，腹腔镜子宫肌瘤剔除术的适应证和禁忌证将会逐渐改变。

（2）腹腔镜用于治疗子宫肌瘤的技术要点

1) 药物治疗：为了减少手术并发症，提高手术成功率，术前可通过药物干预缩小子宫肌瘤体积，增加血红蛋白水平。目前最常用方法是使用 GnRHa。垂体后叶素、肾上腺素、米索前列醇、止血带及明胶-止血酶纱布等都可有效减少子宫肌瘤剔除术中的出血（证据级别 1A）。但要警惕术中使用药物的不良反应。

对于发生了大出血（≥300 ml）的手术，可使用术中血液回收，也可选择术前储存自体血液，但前提是不会导致手术时贫血。

2) 手术方法及技巧：①充分显露术野，首先要辨认盆腔的解剖结构，充分显露子宫肌瘤，避免对邻近器官（如肠管和输尿管）造成损伤。②若子宫肌瘤较大，腹腔镜第 1 穿刺孔的位置可选择在脐上。③子宫切口的选择应有利于剔除子宫肌瘤，尽可能从 1 个切口取出更多的子宫肌瘤，并避开宫角、输卵管和宫旁等。④子宫切口的选择应考虑手术操作的便利性，以及缝合的角度和难度，并根据子宫肌瘤的位置、肌纤维及血管的走行选择合适的切口位置。⑤对于有生育需求的患者，应尽量使用功率较小的电切模式或使用剪刀切开肌层，以减少和避免热损伤对肌层愈合的影响。⑥尽可能剔除所有的子宫肌瘤。⑦术中可使用宫颈环扎带、缩宫素或垂体后叶素局部注射以减少术中出血，缩短手术时间。⑧对于出血多但未进入宫腔者，可选用自体血液回输。⑨缝合时要注意分层缝合，保证子宫肌层的良好对合，不留无效腔。⑩应彻底止血并在手术完毕时反复冲洗盆腹腔。⑪腹腔镜手术前未能发现而术中发现子宫肌瘤组织可疑恶变，建议使用标本袋并在标本袋内粉碎肌瘤以避免播散，必要时转开腹手术。不建议继续使用子宫肌瘤电动旋切器，医患双方应充分考虑其他治疗方案。⑫推荐术后于子宫创面应用防粘连制剂以减少粘连，有助于降低再次手术的难度,但其在改善生育及妊娠结局方面尚无足够的数据证实。⑬术后3个月常规行超声检查,远期随访。

3)腹腔镜电动旋切器:该器械于20世纪90年代开始在临床上使用。2014年4月,美国FDA发表声明,子宫肌瘤行子宫切除术或子宫肌瘤剔除术时子宫肉瘤的发生率为0.28%。由于术前缺乏有效鉴别子宫肌瘤和子宫肉瘤的方法,腹腔镜电动旋切器粉碎肿物可能使隐匿的恶性组织播散,降低患者的生存时间,故不建议继续使用,医患双方应充分考虑其他治疗方案。有研究对我国30个省市中30家医院的33 723例子宫肌瘤剔除术患者进行调查,发现子宫肉瘤的发生率为0.18%。恶性风险与患者是否为绝经后、子宫肌瘤生长快及超声提示子宫肌瘤血流丰富(尤其是中心部位血流丰富)相关。笔者认为,因为不高的恶变发生率而简单禁用腹腔镜电动旋切器不免有失偏颇,不过若使用,在使用前应使患者充分知情并签字。腹腔镜手术前未能发现而术中发现子宫肌瘤组织可疑恶变,建议使用标本袋并在标本袋内粉碎肿物以免播散,必要时转开腹手术。

三、小 结

子宫肌瘤主要采用手术治疗。子宫肌瘤剔除术的术式有多种,且各具适应证、禁忌证及优缺点,故术者应结合自身能力及患者的具体情况充分、全面地进行评估,掌握手术的技术要点,做到有针对性的个体化治疗。目前,微创治疗已成为外科手术的一种理念,选择最适合的手术模式即为微创,术者不可盲目地追求微创而不考虑患者的个体情况,以减少并发症,取得令人满意的疗效。

参考文献

[1] Vilos GA, Allaire C, Laberge PY, et al. The management of uterine leiomyomas. J Obstet Gynaecol Can, 2015, 37: 157-178.

[2] 郎景和. 医学的观念与医学的发展. 中华妇产科杂志, 2020, 55(3): 145-146.

[3] Discepola F, Valenti DA, Reinhold C, et al. Analysis of arterial blood vessels surrounding the myoma: relevance to myomectomy. Obstet Gynecol, 2007, 110: 1301-1303.

[4] Walocha JA, Litwin JA, Miodoński AJ. Vascular system of intramural leiomyomata revealed by corrosion casting and scanning electron microscopy. Hum Reprod, 2003, 18: 1088-1093.

[5] John AR, John DT. 铁林迪妇科手术学. 杨来春, 段涛, 朱关珍, 译. 济南: 山东科学技术出版社, 2003.

[6] Neuwirth RS, Amin HK. Excision of submucus fibroids with hysteroscopic control. Am J Obstet Gynecol, 1976, 126(1): 95-99.

[7] Baskett TF. Hysterectomy: evolution and trends. Best Pract Res Clin Obstet Gynaecol, 2005, 19(3): 295-305.

[8] Yoon A, Kim TJ, Lee YY, et al. Laparoendoscopic single-site(LESS)myomectomy: characteristics of the appropriate myoma. Eur J Obstet Gynecol Reprod Biol, 2014, 175: 58-61.

[9] Bedient CE, Magrina JF, Noble BN, et al. Comparison of robotic and laparoscopic myomectomy. Am J Obstet Gynecol, 2009, 201(6): 566.

[10] Barakat EE, Bedaiwy MA, Zimberg S, et al. Robotic-assisted, laparoscopic, and abdominal myomectomy: a comparison of surgical outcomes. Obstet Gynecol, 2011, 117: 256-266.

[11] Radosa MP, Owsianowski Z, Mothes A, et al. Long-term risk of fibroid recurrence after laparoscopic myomectomy. Eur J Obstet Gynecol Reprod Biol, 2014, 180: 35-39.

[12] Kim DH, Kim ML, Song T, et al. Is myomectomy in women aged 45 years and older an effective option? Eur J Obstet Gynecol Reprod Biol, 2014, 177: 57-60.

[13] Lethaby A, Vollenhoven B, Sowter M. Pre-operative GnRH analogue therapy before hysterectomy or myomectomy for uterine fibroids. Cochrane Database Syst

[14] Deligdisch L, Hirschmann S, Altchek A. Pathologic changes in gonadotropin releasing hormone agonist analogue treated uterine leiomyomata. Fertil Steril, 1997, 67: 837-841.

[15] Donnez J, Tomaszewski J, Vazquez F, et al. Ulipristal acetate versus leuprolide acetate for uterine fibroids. N Engl J Med, 2012, 366 (5): 421-432.

[16] Goldman KN, Hirshfeld-Cytron JE, Pavone ME, et al. Uterine artery embolization immediately preceding laparoscopic myomectomy. Int J Gynaecol Obstet, 2012, 116 (2): 105-108.

[17] Dubuisson J, Ramyead L, Streuli I. The role of preventive uterine artery occlusion during laparoscopic myomectomy: a review of the literature. Arch Gynecol Obstet, 2015, 291 (4): 737-743.

[18] 郎景和. 妇科手术笔记. 北京: 中国科学技术出版社, 2001.

[19] Taylor A, Sharma M, Tsirkas P, et al. Reducing blood loss at open myomectomy using triple tourniquets: a randomised controlled trial. BJOG, 2005, 112: 340-345.

[20] Donnez J, Gillerot S, Bourgoujon D, et al. Neodymium: YAG laser hysteroscopy in large submucous fibroid. Fertil Steril, 1990, 54: 999-1003.

[21] Perino A, Chianchiano N, Petronio M, et al. Role of leuprolide acetate depot in hysteroscopic surgery: a controlled study. Fertil Steril, 1993, 59: 507-510.

[22] van Dongen H, Emanuel MH, Wolterbeek R, et al. Hysteroscopic morcellator for removal of intrauterine polyps and myomas: a randomized controlled pilot study among residents in training. J Minim Invasive Gynecol, 2008, 15: 466-471.

[23] Pampalona JR, Bastos MD, Moreno GM, et al. A comparison of hysteroscopic mechanical tissue removal with bipolar electrical resection for the management of endometrial polyps in an ambulatory care setting: preliminary results. J Minim Invasive Gynecol, 2015, 22: 439-445.

[24] Hart R, Molnár BG, Magos A. Long term follow up of hysteroscopic myomectomy assessed by survival analysis. Br J Obstet Gynaecol, 1999, 106: 700-705.

[25] Emanuel MH, Wamsteker K. The intra uterine morcellator: a new hysteroscopic operating technique to remove intrauterine polyps and myomas. J Minim Invasive Gynecol, 2005, 12: 62-66.

[26] Polena V, Mergui JL, Perrot N, et al. Long-term results of hysteroscopic myomectomy in 235 patients. Eur J Obstet Gynecol Reprod Biol, 2007, 130: 232-237.

[27] Jansen FW, Vredevoogd CB, van Ulzen K, et al. Complications of hysteroscopy: a prospective, multicenter study. Obstet Gynecol, 2000, 96: 266-270.

[28] Haber K, Hawkins E, Levie M, et al. Hysteroscopic morcellation: review of the Manufacturer and User Facility Device Experience (MAUDE) database. J Minim Invasive Gynecol, 2015, 22: 110-114.

[29] Marret H, Fritel X, Ouldamer L, et al. Therapeutic management of uterine fibroid tumors: updated French guidelines. Eur J Obstet Gynecol Reprod Biol, 2012, 165 (2): 156-164.

[30] Doridot V, Dubuisson JB, Chapron C, et al. Recurrence of leiomyomata after laparoscopic myomectomy. J Am Assoc Gynecol Laparosc, 2001, 8 (4): 495-500.

[31] 曹泽毅, 翁梨驹, 郎景和, 等. 中华妇产科学(上、下册). 2版. 北京: 人民卫生出版社, 2004.

[32] 赵文娟. 无气腹腹腔镜在子宫肌瘤剔除术中的临床应用. 中国医药, 2015, 10 (1): 65-66.

[33] Zhao F, Jiao Y, Guo Z, et al. Evaluation of loop ligation of larger myoma pseudocapsule combined with vasopressin on laparoscopic myomectomy. Fertil Steril, 2011, 95: 762-766.

[34] Hobo R, Netsu S, Koyasu Y, et al. Bradycardia and cardiac arrest caused by intramyometrial injection of vasopressin during a laparoscopically assisted myomectomy. Obstet Gynecol, 2009, 113: 484-486.

[35] Zullo F, Palomba S, Corea D, et al. Bupivacaine plus epinephrine for laparoscopic myomectomy: a randomized placebo-controlled trial. Obstet Gynecol, 2004, 104: 243-249.

[36] Frishman G. Vasopressin: if some is good, is more better? Obstet Gynecol, 2009, 113: 476-477.

第18章 瘘与窦

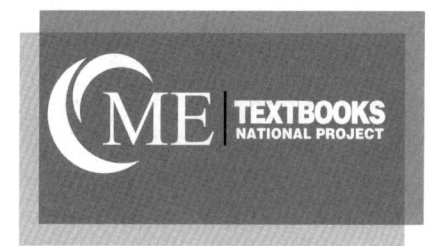

史宏晖
中国医学科学院　北京协和医学院　北京协和医院

瘘与窦都是狭窄而不易愈合的病理管道，表面被覆上皮或肉芽组织，从中不断流出液体。脏器之间形成的管道称为瘘，管道通向体表则称为窦。妇科医师遭遇的瘘与窦很少是先天原因造成的，多数由医源性并发症所致。尿瘘、粪瘘、腹壁瘘及窦道均与产伤、手术、放疗及移植物网片有关。本章主要介绍瘘与窦并发症的诊断和处理。

一、尿　瘘

尿瘘是女性生殖道与膀胱、尿道或输尿管之间的异常通道。尿瘘的病因和发病率存在地域差异。在发达国家，尿瘘并不常见，通常是妇科手术的后遗症，较少由产伤、肿瘤或放疗引起。成功修复膀胱和输尿管瘘后，患者通常没有后遗症。在发展中国家，尿瘘则是梗阻性分娩的一种常见并发症，由修复不及时造成膀胱颈和尿道括约肌功能异常、阴道狭窄及膀胱纤维化等，患者常存在持续性尿失禁。

1. 类型　尿瘘是根据其发生的解剖学位置进行分类的。膀胱阴道瘘的发生率约为输尿管阴道瘘的3倍，输尿管膀胱阴道瘘非常罕见。临床极少发生膀胱子宫瘘、膀胱宫颈瘘、膀胱腹膜瘘及膀胱结肠瘘。

2. 流行病学和危险因素　英国的一项研究显示，在所有类型的子宫切除术后，膀胱阴道瘘的发生率为0.12%。根治性子宫切除术后膀胱阴道瘘的发生率最高，为1.14%；因盆腔器官脱垂进行经阴道子宫切除术后膀胱阴道瘘的发生率最低，为0.02%。目前尚不明确采用腹腔镜和机器人技术时尿瘘的发生率是否显著升高。据美国国家医院出院登记系统报道，在2007年进行的2 329 000例女性泌尿生殖系统手术中，膀胱阴道瘘修补术不到5000例。

子宫切除术后发生膀胱阴道瘘的危险因素包括子宫重量>250 g、手术时间较长（5小时或更长）及患者同时存在输尿管损伤。

多数尿瘘是由术中未识别的泌尿道损伤引起的。在发展中国家，约2%的梗阻性分娩可发生膀胱阴道瘘及其他尿瘘。

3. 病因和发病机制

（1）产科瘘：膀胱和尿道损伤与阴道助产及手取胎盘有关。在剖宫产、围产期子宫切除及足月子宫破裂时，可能发生膀胱子宫瘘和膀胱阴道瘘，偶尔可能累及输尿管。

（2）术后尿瘘：若手术直接损伤泌尿道，则可在术中或术后早期发现漏尿。隐匿性损伤包括钳夹、挤压、电灼、缝线卡压及扭曲。受累组织的血供受到影响，导致组织坏死，最终造成组织分解，出现瘘管。该过程可在数天至 1 个月内发生，术后一段时间才发现漏尿。若发生腹腔内漏尿，则不伴阴道漏尿。

在压力性尿失禁和盆腔器官脱垂手术中使用合成补片，其被置入膀胱或发生侵蚀是膀胱损伤和尿道阴道瘘的另一原因。

（3）放疗：可引发小血管内膜炎，使放疗野组织血供受损，手术切口愈合困难，最终导致尿瘘。

（4）炎症：盆腔炎性疾病、憩室炎或炎性肠病相关的炎症反应均可使组织变脆，更容易在手术操作中发生撕裂或其他损伤，并使组织难以愈合，形成瘘管。

4. 临床表现 尿道和阴道之间的瘘管可导致无痛性漏尿。间断性漏尿（尤其是体位性漏尿）是输尿管阴道瘘的一个体征，而持续性漏尿是膀胱阴道瘘的一个体征。妇科手术中放置腹腔引流管，如果术后数天引流量显著增加，表明可能存在漏尿。

5. 诊断

（1）病史和体格检查：怀疑存在尿瘘时，病史应包括以下内容。①症状开始时间及持续时间；②手术、放疗、创伤、梗阻性分娩史；③漏尿量、气味、颜色及阴道分泌物黏稠度等，排除血尿或阴道分泌物等尿液之外的其他漏液；④漏液是否持续存在及其与体位的关系等。体格检查发现尿液漏入阴道，可诊断尿瘘。

（2）妇科检查：妇科医师应对患者进行窥器检查，并观察全部阴道。子宫切除后阴道瘘的开口通常位于阴道上 1/3 或阴道断端，检查时可观察到漏尿。新形成的尿瘘可能呈较小的红色肉芽样，也可能看到明显的瘘口。非常小的陈旧性瘘管若位于阴道穹隆，则难以被发现。为发现瘘管开口，可能需要在麻醉下进行检查并进行染色试验。值得注意的是，可能存在多个瘘管且可能涉及多个器官。

（3）染色试验：为找出小的瘘管，可将无菌染色溶液经导尿管注入膀胱，如无菌牛奶，有条件也可使用含靛胭脂、亚甲蓝等的 0.9% 氯化钠溶液。逐渐向膀胱内注入 60 ml 混有染色剂的 0.9% 氯化钠溶液；将一块纱布塞入阴道，若纱布未染色，嘱患者咳嗽或做 Valsalva 动作。如果纱布顶端蓝染，表明存在膀胱阴道瘘；如果纱布变湿而未蓝染，表明可能存在输尿管阴道瘘。

如果怀疑输尿管阴道瘘，可在检查当天使用使尿液变为橙色的药物。与膀胱内注入蓝色染料的试验联合时，该方法可对输尿管阴道瘘（漏出橙色尿液）和膀胱阴道瘘（漏出蓝色尿液）进行鉴别。但若患者存在较复杂的瘘（如输尿管膀胱阴道瘘）或发生了输尿管反流，则试验结果不太可能确定瘘的类型。

（4）膀胱镜和影像学检查：膀胱镜可用于评估膀胱损伤和膀胱瘘的数量。逆行肾盂造影可用于检查输尿管的完整性。静脉肾盂造影（intravenous pyelography，IVP）可能会漏掉紧邻膀胱三角的输尿管瘘。常规的影像学检查可能并不显示少量的染料渗漏。一项有关膀胱子宫瘘的研究显示，盆腔磁共振成像（MRI）可能比 IVP 或计算机体层成像（CT）更敏感。

6. 鉴别诊断 尿瘘的鉴别诊断包括其他原因导致的尿失禁。可根据漏尿的特点区分尿失禁和尿瘘。压力性尿失禁前通常存在腹内压升高（如咳嗽、大笑），急迫性尿失禁通常存在尿急，持续性漏尿可能由充盈性尿失禁或瘘管引起。

此外，阴道流液也可能表现为水样分泌物，通常来自阴道或宫颈。极少数情况下，子宫内膜或输卵管病变也可导致水样分泌物。如果阴道的漏出液质稠且不透明，需要考虑为阴道分泌物。在术后早期，腹腔引流量较多可有类似于漏尿的表现。

7. 治疗 尿瘘的最佳治疗方法（除预防外）是在初次手术时就识别并修复损伤。如果在术后几周内做出诊断，持续性膀胱引流可使部分膀胱阴道瘘治愈。术后早期放置输尿管支架也有助于输尿管阴道瘘愈合。如果上述方法无效，需要通过手术修复尿瘘。修复方式的选择取决于瘘管的类型和术者的经验。

由于首次经阴道修复术关闭瘘管的成功率最高（80%~90%），故应尽早将患者转诊至具有瘘管治疗经验的外科医师处，亦有患者可能需要进行多次手术。对于晚期癌症患者或有内科合并症的患者，可能无法进行手术修复，可通过强化会阴护理、放置严密贴合的阴道隔膜、瘘管导尿管引流及经皮肾造口尿流改道等减轻症状。

（1）手术时机：尿瘘修复术的时机取决于周围组织是否适合进行手术。如果周围组织健康，应尽早进行尿瘘修复术。产科损伤包括尿道损伤、膀胱撕裂伤及膀胱子宫瘘。妇科手术后 6~12 周，多数肉芽组织已消失，可增加尿瘘修复术的成功率。在等待手术期间，膀胱引流可能减少症状，并可使瘘管自行愈合。目前，发现漏尿后 1~2 周早期切除并修补瘘管已变得越来越普遍。

有关输尿管瘘的手术修复时机，目前尚存在争议。在动物模型中，黏膜在输尿管切开术后 3 周可愈合，6 周时可形成平滑肌桥。如果输尿管发生了广泛纤维化、成角或平滑肌再生不佳，可能无法恢复输尿管的蠕动功能，在支持条件允许时，应尽快直接对瘘管进行修复。但有 2 种情况例外：①较小的损伤（长度<0.5 cm）如果放置一个跨过瘘口的支架且至少留置 4~8 周，可能自行愈合。在放置输尿管支架后 7 天内，应单独进行膀胱引流，以防发生任何输尿管反流。预防性使用抗生素可减少急性膀胱炎或肾盂肾炎的发生。②如果发生急性盆腔感染，不应立即手术，可进行经皮肾造口术暂时引流尿液。经皮支架或输尿管支架也许可扩张手术钳夹、缝合或局部纤维化导致的输尿管梗阻，并有助于引流尿液。

（2）膀胱阴道瘘

1）子宫切除术后的膀胱阴道瘘：对于术后形成的较小的膀胱阴道瘘，将福莱（Foley）导尿管插入瘘管中，牵拉阴道，有利于分离。此外，可在瘘管开口侧方进行缝合，并将其向阴道较低的位置牵引，避免瘘管开口变大。沿瘘管切开阴道上皮，之后提起阴道上皮的皮瓣，并沿瘘管切除一大圈直径为 2~3 cm 的组织（Latzko 术）。使用 2-0 或 3-0 可吸收缝线以横向间断缝合的方式多层（通常是两层）缝合，促进瘘口的无张力关闭。避免环形、纵向或垂直缝合，因为这些缝合方法可能使输尿管过于靠近中线，导致输尿管扭曲、组织缺血、梗阻，并进一步形成瘘管；还应避免荷包缝合，其可能导致瘘管边缘组织缺血。

对传统的 Latzko 术进行的一种改良也可增加修复的成功率。在关闭瘘管前，应切除瘘管前方或后方的一小条阴道上皮。在不切除的组织侧、瘘管两侧至少侧向分离阴道上皮 1 cm，并向远端分离约 2 cm。这样可使皮瓣（比瘘管宽）覆盖瘘管并使之闭合，而缝线不会重叠。放置生物材料也可增加修复的成功率。

对于更远端和更复杂的瘘管，推荐进行分层缝合。在分离周围组织时，应特别注意尽量减小张力，之后完全切除瘘管。重要的是不要过多切除周围组织，以防膀胱边缘出血和膀胱容量进一步减小。使用 3-0 或 4-0 可吸收缝线，采用间断缝合的方式缝合 1~2 层，闭合膀胱缺口。可向膀胱内注入亚甲蓝、靛胭脂或无菌牛奶，检测修复的完整性。

如果瘘管靠近输尿管口，在修复结束时可行膀胱镜，检查输尿管的通畅性。为保证手术成功，也可在术前放置输尿管支架，术后确认无输尿管损伤时取出。

2）非妇科手术原因导致的高位阴道穹隆瘘：放疗和梗阻性分娩后可发生高位阴道穹隆瘘，可能累及输尿管，极少数情况下还可能累及尿道。一项纳入 91 例经阴道修补术（Latzko 术）和经腹修补术患者的研究显示，术后 6 个月，2 组患者的性生活满意度和生活质量没有差异。但经阴道修补术的时间短，出血少，经腹修补术可能引起并发症。对于适合行经阴道修补术的患者，应首先尝试经阴道修补术，但该类患者的瘘管通常较大，纤维化和组织瘢痕严重，一般只能通过经腹手术进行修补。

A. 经阴道途径：Mackenrodt 术将阴道皮瓣从膀胱分离，将其作为缝合的最后一层。Mackenrodt 术也使用其他来源的组织进行修复。Martius 移植或阴唇纤维脂肪组织移植最常用于加固修复。偶尔也使用股薄肌移植，臀肌和腹膜也是组织来源。移植物对瘘管起加固、供血及封闭的作用。

在治疗复杂的产科瘘时。可使用"新加坡皮瓣"，即大腿内侧的筋膜皮瓣。有文献报道，其修复的成功率是传统手术的 2 倍以上（46% vs. 19%）。

B. 经腹途径：对于复发或复杂瘘，可考虑经腹入路，包括腹腔镜手术或机器人辅助手术。手术应切除瘘管，关闭阴道和膀胱，在阴道和膀胱间放置网膜组织以起到分隔作用并提供新生血管蒂。一项纳入 5 例膀胱阴道瘘患者的研究显示，机器人辅助手术时将乙状结肠的肠脂垂置入阴道和膀胱之间，所有患者均成功修复。对于同时进行腹部或盆腔手术者和存在累及输尿管、肠或宫颈的复杂瘘患者，可首选经腹途径手术。

在修复高位阴道穹隆瘘时，偶尔需要进入直肠子宫陷凹。可从盆底提起后腹膜，将其作为一个皮瓣，在 Latzko 闭合法中用作缝合的第 3 层或第 4 层。在该修复术后，必须仔细对合阴道上皮，以关闭直肠子宫陷凹，这可能有助于修复瘘管。

（3）尿道阴道瘘：通常在尿道憩室修补术、阴道前壁修补术、尿道中段吊带悬吊术及产钳术后发生。应广泛游离尿道周围外侧间隙并进行无张力分层缝合，关闭瘘口。仔细游离各层组织可避免不同层次缝线的重叠。放置移植物有助于瘘管的修复。

（4）输尿管阴道瘘：可通过支架术、再植术或吻合术对输尿管损伤进行修复。经尿道或经皮置入输尿管支架可能会缓解尿道梗阻并保留肾功能，在某些情况下还可使输尿管损伤愈合。

1）支架术：许多情况下可使用输尿管支架闭合瘘管。一项纳入 19 例单纯输尿管阴道瘘患者的研究（18 例子宫切除术后，1 例剖宫产术后）表明，总体治愈率为 83%，支架平均留置时间为 66 天。支架术的并发症发生率较低，其中肾盂肾炎的发生率为 18%，输尿管狭窄的发生率为 9%。若同时合并膀胱阴道瘘且支架术效果较差，需要手术修复。

2）再植术：尝试置入输尿管支架失败后，再植术是有效的修复方法。妇科手术后发生的输尿管阴道瘘通常靠近膀胱，位于膀胱三角下方，或位于子宫动脉或骨盆漏斗韧带水平，故有利于进行再植术。首先识别并分离输尿管，打开髂血管侧面骨盆侧壁的腹膜，将切口向上延伸至结肠旁沟，打开膀胱旁间隙和直肠旁间隙可游离输尿管和膀胱。之后向下锐性分离输尿管至瘘口处，注意保护输尿管的血供。

输尿管常因部分梗阻或完全梗阻发生扩张，输尿管周围组织纤维化会掩盖瘘管的位置，难以分离。如果分离无法继续进行，可在一定角度切开输尿管，在输尿管蠕动部分近端用线标记。如果可识别输尿管远端靠近瘘管的部分，应结扎。

在膀胱上做一横切口，有利于形成 Boari 皮瓣，且通过 Boari 皮瓣可对高达骨盆边缘的损伤进行再植。通过分离膀胱周围的纤维脂肪组织来游离膀胱，将膀胱置于骨盆侧壁高处，将标记的 1~2 cm 长的远端输尿管拉入膀胱。使用 3-0 可吸收缝线并采用间断缝合将输尿管的末端固定于膀胱黏膜上。再植输尿管的浆膜应缝合至靠近再植部位的膀胱外侧浆膜上。再植术中，完全游离膀胱、选择再植部位及缝合是消除张力的关键。术中可放置支架提供支持作用，此非必要的操作，但可使手术顺畅。

手术结束前可在再植部位旁放置一根引流管，以尽量减少对腹膜的刺激。当 24 小时引流量<100 ml 时，可移除引流管。术后通常将导尿管和支架留置几周。应通过 IVP 确定修复是否成功；如果持续存在渗漏，需要放置支架；如果发生尿囊肿，需要进行经皮引流。

3）输尿管吻合：对于骨盆缘上的罕见输尿管损伤，吻合可能是唯一的选择。在进行端端吻合时，将输尿管断端斜切可增加缝合的周长。使用4-0或3-0可吸收缝线进行单层缝合并关闭吻合口。放置引流管。若放置支架，通常在2~4周取出；但如果IVP提示存在持续渗漏，支架应延迟取出。

如果输尿管的长度明显缩短，可将一段游离的小肠吻合至膀胱，将输尿管连接至该段小肠，但较少使用。

无论是否使用支架，在对输尿管进行端端吻合或端侧吻合后发生输尿管狭窄的概率均相对较高。

4）解剖学方面的注意事项：输尿管是由3层结构组成的。其最内层的黏膜上皮组织是由移行细胞组成的。中层参与输尿管的蠕动，是由纵行、环形及螺旋形纤维组成的。外层的被膜鞘是由胶原蛋白、弹性纤维及无髓鞘神经纤维组成的，可保护并支持输尿管内及其周围的血管（韦氏鞘）。

输尿管走行至髂内动脉和髂外动脉分叉处时进入骨盆。之后紧贴骨盆漏斗韧带下走行，这是输尿管受损的一个常见部位。之后输尿管从后内侧穿过主韧带，走行于子宫动脉下方。之后进一步向内、向前走行，经阴道穹隆上方进入膀胱三角。尝试通过大面积缝合来控制阴道断端的大出血是输尿管损伤的另一个常见原因。

输尿管血供最重要的问题是来源不确定。在80%的输尿管中，单条动脉全程伴其走行。这条动脉通常源自肾动脉，但也可能源自主动脉、卵巢动脉、髂动脉、子宫动脉、痔中动脉、膀胱上动脉、阴道动脉。20%的输尿管没有一条这样的伴行动脉。这些输尿管是由来自上述主要动脉的小血管吻合网供血的。在分离输尿管时，必须小心避免损伤其血供。输尿管血供中断可导致无法蠕动，局部扩张，最终在数天或数周后形成瘘管。

（5）输尿管腹腔瘘：如果输尿管渗漏或完全断裂，可导致尿液流入腹腔。可表现为腹胀，CT见腹腔大量液体。对液体进行检测可发现尿素氮和肌酐显著升高。再植术是最好的治疗方法。鉴别诊断包括良性、恶性及乳糜性腹水。

（6）膀胱结肠瘘：这些瘘管是由憩室脓肿和恶性肿瘤导致的。行膀胱造影或钡灌肠检查时，可见造影剂填充膀胱和结肠。治疗此类瘘管，可使用抗生素，并用网膜或腹膜填充，若存在脓毒症且对抗生素无反应，应同时对消化道进行改道以使泌尿道无菌。

（7）膀胱子宫瘘：最常见于剖宫产后，占尿瘘的1%~4%。子宫瘢痕裂开、前置胎盘及宫内节育器相关损伤后可发生此类瘘。患者出现阴道漏尿，检查发现尿液是从宫颈流入阴道的。部分患者可出现Youssef综合征，表现为月经期血尿、闭经及尿失禁。膀胱造影可见造影剂流入宫腔内，之后经宫颈流入阴道。据报道，在留置导尿管8周的患者中，5%可自行愈合。在闭合此类瘘管时，需要切除膀胱和子宫瘘，关闭开口，之后用网膜或腹膜进行填充。可部分切除子宫和膀胱瘘管，并逐层闭合。

8. 并发症　首次修复的成功率最高，失败率为7%~20%。修复失败常表现为前次修复的侧角处形成瘘管。再次修复时需要使用软组织移植物。可使用支架或进行经皮引流，增加愈合时间或引流尿性囊肿或脓肿。偶尔可将支架或导管缝在原位，移除时需要进行局部探查。其他并发症如感染、出血等与妇科手术的并发症相同。

9. 术后护理　导尿管至少留置7~14天。在拔除导尿管前，可进行影像学检查证实修复的完整性。

10. 预防　尿路损伤的发生率取决于妇科手术的类型和所用的检测方法。术中发现损伤并及时修复，可减少术后并发症的发生和相关费用。若诊断不及时，可发生泌尿生殖瘘、肾功能受损、败血症乃至死亡。

由于输尿管损伤通常无法仅凭观察发现，膀胱镜检查可使尿路损伤的检出率提高。一项纳入79项回顾性和前瞻性研究的荟萃分析表明，医师观察的输尿管和膀胱损伤检出率仅为18%~79%，而常规膀胱镜检查的检出率近95%，但2组术后30天迟发型下尿路损伤的发生率无差异。

（1）膀胱镜检查筛查尿路损伤：接受妇科手术的女性是否常规在术中行膀胱镜检查筛查尿路损伤尚存在争议。目前，妇科手术并非全部进行尿路检查，术者应根据术中操作或术中可疑表现决定是否选择性行膀胱镜检查。

经阴道手术包括尿失禁手术或盆腔前部及顶端器官脱垂手术，可在观察尿路结构的基础上行术中膀胱镜检查。对于行任意途径子宫切除的女性，如果存在严重的盆腔粘连，输尿管损伤风险增加（如子宫内膜异位症、盆腔放疗史或手术史、子宫切除术史、恶性肿瘤广泛转移），应实施术中膀胱镜检查。鼓励年轻术者在手术时放宽膀胱镜检查的条件。

术中进行膀胱镜检查可评估膀胱损伤，如穿孔、出血、被缝线穿透，同时确定输尿管口的尿流情况。若输尿管未见尿液流出或流出异常，则应评估有无输尿管横断或梗阻。输尿管口出血提示输尿管损伤，应进行检查。但膀胱镜无法检出所有的输尿管损伤，可能漏诊输尿管部分阻塞和热损伤。虽然膀胱镜检查可不使用尿液染色剂，但观察输尿管喷射相对困难，特别是在尿液较淡时。尿液染色后，术中发现染料渗漏可证实膀胱或输尿管损伤，有助于准确定位和识别输尿管喷射。值得注意的是，由于染料可能被隔离在腹膜后或发生了缺损以外的热损伤，故无染料渗漏并不能完全排除损伤。

目前争议的焦点有检出的损伤无临床意义、结果呈假阳性、手术并发症及培训和设备使费用增加。微小尿路损伤可自行缓解而无不良影响，但有前瞻性研究表明，膀胱镜检查诊断的多数损伤都具有临床意义，如输尿管横断或扭转，且膀胱镜检查得出假阳性结果的概率也较低。一项纳入800余例女性的前瞻性研究显示，膀胱镜检出2%的输尿管尿液流速缓慢及无尿液流出在接受单次大量静脉补液后恢复正常。虽然妇科医师没有进行过专门的膀胱镜培训，但其易于掌握，膀胱镜检查本身所致的并发症发生率较低。该研究也发现是否常规行膀胱镜检查对术后输尿管和膀胱损伤的检出率无影响。

（2）尿路视诊：术中评估是否损伤的第1步是肉眼观察膀胱和输尿管的完整性及损伤的性质和严重程度。由于可能存在多处损伤，故发现损伤后仍应全面观察尿路，肉眼观察并诊断膀胱损伤的可能性高于输尿管损伤。一项前瞻性研究报道，肉眼观察发现了38%的膀胱损伤和7%的输尿管损伤。

尿路损伤的表现包括术野中出现尿液、输尿管或膀胱有横断或撕裂伤及观察到导尿管或膀胱黏膜。提示可能存在尿路损伤的表现包括：①导尿管中有血，尤其是持续出血；②输尿管紧邻钳夹、缝合或烧灼处；③腹腔镜手术时导尿管中出现气体。

妇科医师常通过观察输尿管的蠕动判断其是否存在损伤，但该方法并不可靠。一项回顾性研究显示，6例输尿管损伤患者中有5例输尿管蠕动良好。因此，为全面评估输尿管，应将其游离后观察。

二、粪　瘘

与妇产科有关的常见粪瘘有肛门阴道瘘（anovaginal fistula，AVF）和直肠阴道瘘（rectovaginal fistula，RVF）。AVF和RVF是连接下消化道和阴道的异常通道。

1. 病因　AVF和RVF最常由产伤导致，尤其是在发展中国家，长时间梗阻性分娩可导致直肠阴道隔的压迫性坏死。AVF 和 RVF 的病因还包括会阴Ⅲ或Ⅳ度撕裂伤修复失败、阴道分娩时有未识别的损伤及会阴切口感染。辐射损伤和克罗恩病也是导致 RVF 的重要原因。其他原因包括：①困难子宫切除术，尤其是重度子宫内膜异位症累及直肠子宫陷凹；②直肠周围脓肿、肛门周围脓肿及前庭大腺脓肿等的延伸或破裂；③涉及阴道后壁、会阴、肛门或直肠的手术操作。

年龄较大女性的 RVF 可由憩室炎、结肠癌或粪便嵌塞导致。另外，盆腔器官脱垂的治疗与 RVF 有关，如放置子宫托和各种网片修补术。

2. 分类

（1）齿状线以下的瘘被称为 AVF 或低位瘘。AVF 常位于距肛缘 3 cm 以内。在会阴体开口处的瘘被称为肛门会阴瘘。

（2）齿状线以上的瘘是真正 RVF，一些专家将其归为高位瘘。区分 AVF 和 RVF 很重要，因为 AVF 常累及肛门括约肌复合体。

（3）直肠以上的结肠瘘被称为结肠阴道瘘。

3. 临床表现　AVF 或 RVF 患者无法控制阴道排气或排便，阴道分泌物恶臭。腹泻时，上述症状可能更加显著。AVF 患者可有排便急迫。这些症状提示肛门外括约肌损伤。小的瘘管可能没有症状。

4. 诊断　所有疑似 AVF 或 RVF 的患者均应接受阴道检查以明确诊断。诊断后应评估肛门括约肌复合体是否合并括约肌损伤以排除粪失禁的共存原因。如果不能明确肛门括约肌是否完整，可采用肛管内超声检测肛门外和肛门内括约肌复合体有无缺损。因 RVF 就诊的患者中多达 1/3 同时存在肛门括约肌损伤。若没有发现并修复肛门括约肌损伤，在成功切除瘘管后仍会失禁。

阴道检查可能难以确定点状瘘孔的位置，可采用 Sims 窥器和放大装置，如阴道镜。可将几滴亚甲蓝染料与润滑剂混合，然后揉进直肠前壁；或用温盐水和几滴亚甲蓝染料混合制成灌肠剂，将其用注射器缓缓注入直肠。使用过氧化物溶液可避免组织染色。若不能轻易发现瘘管，可将患者的臀部抬高，将水注入阴道后部，然后将 50～100 ml 空气注入直肠。空气会从小的瘘管向前方通过，在阴道的液体中形成气泡。直肠镜或肛门直肠窥器可能有助于观察直肠侧的瘘管。影像学检查如肛管内超声和 MRI 在瘘的诊断中也有一定作用。

5. 鉴别诊断　AVF 和 RVF 的鉴别诊断包括：①粪失禁的疾病，如肛瘘、肛周脓肿及肛门失禁，肛瘘最常与 AVF 相混淆；②导致阴道分泌物恶臭的疾病，如阴道感染。可根据患者的症状和体格检查鉴别上述疾病与 AVF 和 RVF。

肛瘘是肛管与肛周或会阴皮肤之间的异常连接。肛瘘是会阴切开的并发症之一，绝大多数肛瘘是由肛周脓肿或创伤导致的。肛瘘的特征为慢性化脓排出物及周期性疼痛，触诊瘘管可引起患者疼痛，而 RVF 或 AVF 的疼痛程度相对较轻。肛瘘的位置常偏离中线，而多数 AVF 和 RVF 接近中线。形态学上，肛瘘是慢性炎症性肉芽组织，而 AVF 和 RVF 通常是上皮组织。

6. 治疗　非手术治疗适用于瘘管小且症状轻微的患者。宜尽量改善肠道功能，尤其是控制腹泻。但大多数 AVF 或 RVF 患者无法耐受相关症状，故需要手术修复。

瘘的外科修补方法多样，取决于瘘的病因、部位和大小，周围组织的特性，潜在的共存疾病，以及既往手术史。多数研究是小样本病例系列研究，故难以评估技术和结局。

（1）术前准备

1）饮食：AVF 或 RVF 修复术都需要患者控制饮食，最终目标是避免手术过程中粪便散播至伤口，并在愈合的前几周减少经过修补区域的粪便量。手术前 24～48 小时应进流质饮食。

2）肠道准备：术前 48 小时给予口服药物柠檬酸镁。手术前一夜应使用清水灌肠或复方磷酸氢钠灌肠剂，以完全排空低位结直肠。

3）抗生素预防：术前 30 分钟静脉给予单剂广谱抗生素。对于大多数病例，预防性抗生素应在术后 24 小时内停用。

(2) 手术治疗

1) 基本原则：瘘管成功修复必要的基本原则包括广泛游离邻近组织，完整切除瘘管，多层缝合（将较宽的组织表面进行无张力对合，并避免无效腔）及合适的修复时机。

2) 修复时机：如果受累组织没有感染、水肿或炎症，多数 AVF 或 RVF 适合早期修补。如果伤口感染或组织水肿，应积极护理伤口，包括坐浴和清创，并口服 10~14 天的广谱抗生素。同时，少渣饮食有助于减少排便次数，预防粪便持续播散至伤口，并缓解大便失禁。手术应推迟至所有感染、水肿及炎症消退后。

3) 缝线的选择：优选延迟可吸收缝线，相较于肠线，延迟可吸收缝线的抗拉强度能保持更长时间，线结小且牢固，组织反应更少。

4) 手术方法：根据瘘的病因选择 AVF 或 RVF 的手术方式。

A. 存在瘘但肛门括约肌完整——单纯瘘管切除术：对于未累及肛门括约肌复合体的小 RVF，常可采用经阴道或经直肠的单纯肛瘘切除术进行修补。首先在瘘管开口周围做环形切口，术者的非优势手示指可插入直肠以协助修复。之后在瘘的边缘施以牵引力，在环周锐性分离阴道和直肠。广泛游离组织后切除整个瘘管和所有邻近瘢痕组织。手术切口边缘应仅为新鲜组织。然后以 3-0 或 4-0 延迟可吸收缝线间断缝合黏膜或荷包缝合，将直肠前壁边缘内翻。最头端和最尾端的缝线应分别超出瘘口上下极至少各 0.5 cm。2-0 延迟可吸收缝线在直肠前壁肌层进行第 2 层缝合，从而使第 1 层缝线内翻并解除其所受的张力。这层缝合的头针和末针应各超出第 1 层缝线上下极约 0.5 cm。随后，对合邻近的直肠阴道组织，进行第 3 层缝合，解除下面 2 层缝合所受的张力。必要时，可以先在直肠和阴道间置入改良的 Martius 瓣，再行第 3 层缝合。最后，阴道黏膜用 3-0 缝线连续缝合。必须确保完全止血和闭合所有的潜在无效腔。根据修复术的范围，用稀释的聚维酮碘溶液浸泡的小块纱布或凡士林纱布填塞阴道，促进止血并轻轻压迫切口。阴道填塞物通常在术后 12~24 小时移除。

B. 瘘合并肛门括约肌损伤——经肛门括约肌或会阴直肠切开：若存在肛门括约肌损伤、会阴体缺如，可在修补瘘的同时修复肛门内、外括约肌，并重建会阴体和直肠阴道隔。选择会阴中线切口（经肛门括约肌或会阴直肠切开），并广泛游离阴道后壁，务必确保切除整个瘘管，缝合时参照陈旧性Ⅲ或Ⅳ度撕裂伤多层缝合。

C. 位置高于肛门括约肌的瘘——经会阴横向入路：位置高于肛门括约肌复合体的 RVF 应选择经会阴横切口入路。该术式可保留完整的肛门内、外括约肌，并能广泛游离直肠和阴道组织。经肛门括约肌复合体上方的会阴体做横切口，然后在直肠前壁和阴道后壁间的直肠阴道间隙进行分离，从而向瘘管两侧及头侧广泛游离组织。瘘管以上水平的分离通常较容易，因为其上方的直肠与阴道仅有疏松组织连接。之后剪除瘘管及所有邻近的瘢痕组织。直肠壁缺损可以用 3-0 或 4-0 延迟可吸收缝线纵向或横向间断缝合，使直肠黏膜无张力内翻。除了最小的瘘，其他组织层优选纵向缝合。纵向缝合直肠黏膜层和直肠周围筋膜层可延长肛管，可能有助于重建肛管高压区。纵向缝合阴道黏膜和会阴体有助于避免阴道口缩窄，同时延长了会阴体。也可以选择相互垂直的方向来缝合直肠和阴道缺损（横向缝合直肠缺损，纵向缝合阴道黏膜），避免缝线重叠，以最大程度减少阴道口缩窄，避免形成阴道后壁横嵴，否则会导致性生活疼痛。关闭第 2 层的直肠肌层，缝合方向与第 1 层相同，覆盖第 1 层并加固缝合处。将耻骨直肠肌于中线处缝合，在直肠前壁和阴道后壁间提供额外的加强层。会阴体的皮下组织和皮肤可以连续非锁边缝合。皮肤用间断褥式缝合或 4-0 延迟可吸收缝线连续缝合。术后住院观察，控制疼痛、出血，移除阴道填塞物。

D. 放疗导致的瘘：由进行性闭塞性动脉内膜炎和组织缺氧所致，这些瘘可发生在放疗后数年，与直肠周围组织纤维化所致直肠狭窄有关。随着放疗技术的改进，放疗诱发瘘的风险逐渐下降。

放疗诱发的瘘可以是低位瘘，也可以是高位瘘。低位瘘可以通过填充脂肪移植物进行局部修补，常用改良 Martius 瓣。高位瘘需要经腹放置网膜瓣、肌瓣或肠道补片。对于广泛的放射性坏死，应使用永久性结肠造口；对于所有与放疗相关的瘘，都应考虑行暂时性结肠造口或回肠造口。

a. 低位瘘——Martius 瓣间置的局部修补：若要成功局部修补放疗诱发的瘘，需要遵循瘘修补术的基本原则，应在解决放疗诱发性坏死后行修复术。术前结肠造口可使粪便不流经瘘区，以便愈合。开始修补时，应对瘘的边缘进行活检，以排除残留的或复发的恶性肿瘤。修补结束时，应将 Martius 瓣放置在阴道和直肠之间，以形成新的血供，尤其是组织切除广泛的患者。在造口前应将水注入阴道，并将空气注入直肠，以检查缺损的闭合情况。目前，放疗诱发的瘘的修补术的成功率有很大差异。

b. 高位瘘——使用组织填充的经腹修补：放疗损伤导致的高位 RVF 常需要经腹手术。术前结肠造口可使粪便不流经瘘区，以便愈合。首先，将直肠和阴道顶端从瘘管交通处广泛游离。然后，在瘘管处切除所有瘢痕组织、纤维组织及坏死组织。之后进行直肠和阴道的多层缝合。分离瘘管结肠侧的浆膜层范围可能很广，尤其是瘘口较大时。过度分离会破坏肠道血供，进而影响瘘的成功关闭和愈合。若出现广泛的肠道缺血，有必要进行受损肠道的节段性切除和一期吻合。发生广泛的放射性肠道缺血时，有必要采用永久性结肠造口以根治 RVF。修补放疗导致的高位瘘时，有必要将血供良好的组织放置在直肠和阴道之间，以形成新的血供，填充无效腔并预防瘘复发。这类组织包括网膜、肌肉或健康肠道，前提是能将这些组织移至盆腔深部。

E. 炎性肠病导致的瘘：RVF 与炎性肠病有关，尤其是克罗恩病。成功的局部修复取决于疾病本身的控制和缓解期的手术时机。克罗恩病相关的瘘可以是单个或多个，阴道口可能有多个通向肛门的瘘管，且沿瘘管分布形成微脓肿。完全控制克罗恩病的症状、直肠镜检查未发现任何活动性肠炎证据后，方能尝试局部修复克罗恩病相关瘘。修复术的时机常由妇科医师、结直肠外科医师及消化科医师共同决定。经会阴横向入路是这些患者的理想入路，因为肛门括约肌复合体往往未受累。应切除瘘管的所有分支。改良 Martius 瓣可提供额外的组织和血供，并填补因受累区完全切除导致的较大组织缺损。这些患者常接受结肠造口术。事实上，即使应用了所有上述措施，这些患者的复发率仍较高，故需要充分评估手术的必要性。

F. 其他复杂瘘：RVF 可由盆腔恶性肿瘤导致，或为子宫内膜异位症或憩室病手术的相关并发症。这些瘘常是高位瘘，故应采用经腹修复术。目前，包括机器人手术在内的微创技术可以在采用上述相同手术原则的情况下成功实现可视化和肠道游离效果。

7. 辅助技术

（1）改良 Martius 瓣：其是球海绵体肌或阴唇脂肪垫，用于关闭较大或棘手的 RVF 或膀胱阴道瘘。Martius 瓣不会为修复术提供任何显著的结构支持，但可提供新生血管、填充无效腔及促进修补区域的肉芽组织形成。该操作需要将带有血管的健康组织移植到修补部位。首先，经大阴唇做垂直切口，以显露阴唇脂肪垫。之后小心锐性分离阴唇脂肪垫，以保留移植物上、下部的血供。在大多数修补术中，带蒂瓣的基底部应在移植物的下缘，从而可以使移植物向内侧翻转而无显著张力。在阴道黏膜和小阴唇的皮下打通一个隧道，Martius 瓣穿过此隧道覆盖被修复的瘘部位，并在 Martius 瓣边缘用 3-0 延迟可吸收缝线间断缝合固定。阴唇切口用双层缝合来修复。

（2）结肠造口：大多数 AVF 或 RVF 无须粪便改道，但结肠造口有助于治疗愈合较慢的复杂瘘，包括放疗诱发的瘘、直径>4 cm 的较大 RVF 及一些继发于炎性肠病的瘘。回顾性研究报道，在克罗恩病相关 RVF 的治疗中，粪便改道可改善结局。若结肠已有造口，瘘的手术修复应推迟至所有炎症和蜂窝织炎证据均消失，通常是在粪便转流后 8~12 周。常在瘘修复术后 3~4 个月关闭结肠造口。

8. 术后护理 AVF 或 RVF 修补术后，患者应留院观察，并接受有关饮食、肠道管理及一般护理的具体指导。

（1）院内护理：大多数患者可在术后第 1 天出院，术后 1 周内就诊以检查伤口，无须等到第 1 次排便后出院。少渣饮食期间，患者排便常少至每周 2 次。

尿潴留是瘘修补术后的常见问题。可在手术结束时放置 Foley 导管和阴道填塞物并在手术当晚移除，或在术后第 1 天早上移除。无临床感染时，术后不需要使用抗生素。

（2）饮食：在伤口愈合的最初几周应考虑饮食控制，以减少通过修复部位的粪便量。术后最初 24~72 小时应进清流质饮食，之后至少行 3~4 周的少渣饮食。如果出现便秘，应停止少渣饮食。

（3）肠道管理方案：术后进行 1 个月药物治疗以软化粪便。若便秘，可给予氧化镁乳剂或其他轻泻药，以促进排便，避免使用灌肠剂。

（4）其他：患者可以离床活动。应嘱患者进行伤口护理，并教会其如何坐浴（术后 2~3 天开始），保持伤口干燥。

9. 并发症 重大并发症包括瘘复发，伤口感染，泌尿道感染，肠道梗阻或穿孔，阴道、肛门或直肠狭窄，大便失禁，以及性功能障碍。不同病因导致的瘘具有不同风险。

三、腹 壁 瘘

与妇产科有关的腹壁瘘主要是腹壁子宫瘘。

1. 定义 腹壁子宫瘘为子宫与腹壁间的异常通道，是剖宫产、子宫手术及感染性流产后的罕见并发症。

2. 高危因素 发生腹壁子宫瘘的高危因素包括多次腹部手术史、伤口感染、子宫切口缝合不良、子宫内膜异位症及结核等。

3. 诊断 腹壁子宫瘘的临床表现为月经期腹壁瘢痕处出现血性分泌物，该临床表现可明确诊断。其他辅助检查包括瘘管造影、CT、MRI 及子宫输卵管造影（hysterosalpingography，HSG）。有学者建议行宫腔镜检查时在直视下观察瘘管，同时可发现宫腔内压力使宫腔灌流液通过瘘管流出。

4. 治疗 由于腹壁子宫瘘临床罕见，故目前尚无最佳治疗方案。有学者报道了使用促性腺激素释放激素激动剂（GnRHa）治疗成功的病例，但多数文献建议进行手术干预。手术治疗同其他瘘修补术。完整切除瘘管，使用合适的缝线确切缝合子宫切口。无生育需求者可同时行子宫切除。

四、窦 道

与妇产科有关的窦道与植入合成阴道网片有关。在盆腔器官脱垂的治疗中，植入合成阴道网片的目的是加固自体组织，但这些材料可引起很多并发症，包括网片暴露、穿孔或挛缩、盆腔疼痛、性生活疼痛和感染、排尿和排便障碍及窦道形成。

1. 临床表现 网片暴露和感染表现为暴露处有大量恶臭液体排出，如液体排出处远离网片所在部位可能形成窦道。

2. 病因 窦道形成主要与使用小孔径及多股编织网片材料和缝线有关。孔径<10 μm，会阻挡免疫细胞穿过网片，容易引发感染，形成窦道。

3. 治疗 当网片暴露、发生感染或形成窦道时，如果感染能引流至阴道内，则很少会出现全身性感染症状。仅取出网片或取出网片同时给予短期抗菌治疗通常可以达到治疗目的。大孔径单股编织网片很少发生感染,故只需要取出暴露的部分,无须取出全部网片。而小孔径、多股编织或小孔径/大孔径混合材料网片应全部取出。如果使用编织缝线来固定大孔径网片,则应在发生感染时彻底拆除网片和缝线,拆除不彻底会导致感染迁延。网片切除手术一般难度较大。植入网片有良好的解剖学支撑,使术野难以充分显露,同时,从多处拆除网片可能使出血和损伤的风险增加。切除窦道基底部的网片,游离周围黏膜上皮组织,进行无张力缝合,修剪上皮边缘,使用延迟可吸收缝线间断缝合创面。如果切除窦道及暴露的网片后阴道上皮缺损较多,可使用猪小肠黏膜下层填补。

参考文献

[1] Tancer ML. Observations on prevention and management of vesicovaginal fistula after total hysterectomy. Surg Gynecol Obstet, 1992, 175: 501.

[2] Waaldijk K. The surgical management of bladder fistula in 775 women in Northern Nigeria. Nymegen: Benda BV, 1989.

[3] Wall LL, Karshima JA, Kirschner C, et al. The obstetric vesicovaginal fistula: characteristics of 899 patients from Jos, Nigeria. Am J Obstet Gynecol, 2004, 190: 1011.

[4] Wall LL. Obstetric vesicovaginal fistula as an international public-health problem. Lancet, 2006, 368: 1201.

[5] Hall MJ, DeFrances CJ, Williams SN, et al. National hospital discharge survey: 2007 summary. Natl Health Stat Report, 2010, 29: 1-20, 24.

[6] Hilton P, Cromwell DA. The risk of vesicovaginal and urethrovaginal fistula after hysterectomy performed in the English National Health Service: a retrospective cohort study examining patterns of care between 2000 and 2008. BJOG, 2012, 119: 1447.

[7] Duong TH, Taylor DP, Meeks GR. A multicenter study of vesicovaginal fistula following incidental cystotomy during benign hysterectomies. Int Urogynecol J, 2011, 22: 975.

[8] Bai SW, Huh EH, Jung DJ, et al. Urinary tract injuries during pelvic surgery: incidence rates and predisposing factors. Int Urogynecol J Pelvic Floor Dysfunct, 2006, 17: 360.

[9] Moir JC. Personal experiences in the treatment of vesicovaginal fistulas. Am J Obstet Gynecol, 1956, 71: 476.

[10] Abou-El-Ghar ME, El-Assmy AM, Refaie HF, et al. Radiological diagnosis of vesicouterine fistula: role of magnetic resonance imaging. J Magn Reson Imaging, 2012, 36: 438.

[11] Afifi K, Tudor G, Nagrani R. Vaginal discharge: an unusual presentation of degenerated uterine fibroid. J Obstet Gynaecol, 2010, 30: 69.

[12] Raassen TJ, Verdaasdonk EG, Vierhout ME. Prospective results after first-time surgery for obstetric fistulas in East African women. Int Urogynecol J Pelvic Floor Dysfunct, 2008, 19: 73.

[13] Singh O, Gupta SS, Mathur RK. Urogenital fistulas in women: 5-year experience at a single center. Urol J, 2010, 7: 35.

[14] Bazi T. Spontaneous closure of vesicovaginal fistulas after bladder drainage alone: review of the evidence. Int Urogynecol J Pelvic Floor Dysfunct, 2007, 18: 329.

[15] Hadley HR. Vesicovaginal fistula. Curr Urol Rep, 2002, 3: 401.

[16] Garza Cortés R, Clavijo R, Sotelo R. Laparoscopic treatment of genitourinary fistulae. Arch Esp Urol, 2012, 65: 659.

[17] Liao CY, Tasi RS, Ding DC. Gynecological surgery caused vesicovaginal fistula managed by Latzko operation. Taiwan J Obstet Gynecol, 2012, 51: 359.

[18] Hoch WH, Kursh ED, Persky L. Early, aggressive management of intraoperative ureteral injuries. J Urol, 1975, 114: 530.

[19] Boateng AA, Eltahawy EA, Mahdy A. Vaginal repair of ureterovaginal fistula may be suitable for selected cases. Int Urogynecol J, 2013, 24: 921.

[20] Schlossberg SM. Ureteral healing. Semin Urol, 1987, 5: 197.

[21] Aungst MJ, Sears CL, Fischer JR. Ureteral stents and retrograde studies: a primer for the gynecologist. Curr Opin Obstet Gynecol, 2009,

21: 434.

[22] Latzko W. Postoperative vesicovaginal fistulas: genesis and therapy. Am J Surg, 1992, 48: 211.

[23] Yarmohamadi A, Asl Zare M, Ahmadnia H, et al. Salvage repair of vesicovaginal fistula. Urol J, 2011, 8: 209.

[24] Farahat YA, Elbendary MA, Elgamal OM, et al. Application of small intestinal submucosa graft for repair of complicated vesicovaginal fistula: a pilot study. J Urol, 2012, 188: 861.

[25] Luo DY, Shen H. Transvaginal repair of apical vesicovaginal fistula: a modified latzko technique-outcomes at a high-volume referral center. Eur Urol, 2019, 76: 84.

[26] Mohr S, Brandner S, Mueller MD, et al. Sexual function after vaginal and abdominal fistula repair. Am J Obstet Gynecol, 2014, 211: 74.

[27] Mackenrodt A. Die operative heilung grosser blasenscheiden-fistein. Zentralbl Gynakol, 1894, 8: 180.

[28] Elkins TE, DeLancey JO, McGuire EJ. The use of modified Martius graft as an adjunctive technique in vesicovaginal and rectovaginal fistula repair. Obstet Gynecol, 1990, 75: 727.

[29] Tran VQ, Ezzat M, Aboseif SR. Repair of giant vesico-vaginal fistulae using a rotational bladder flap with or without a gracilis flap. BJU Int, 2010, 105: 730.

[30] Eilber KS, Kavaler E, Rodríguez LV, et al. Ten-year experience with transvaginal vesicovaginal fistula repair using tissue interposition. J Urol, 2003, 169: 1033.

[31] Browning A, Williams G, Petros P. Skin flap vaginal augmentation helps prevent and cure post obstetric fistula repair urine leakage: a critical anatomical analysis. BJOG, 2018, 125: 745.

[32] Leng WW, Amundsen CL, McGuire EJ. Management of female genitourinary fistulas: transvesical or transvaginal approach? J Urol, 1998, 160: 1995.

[33] Blackwell RH, Kirshenbaum EJ, Shah AS, et al. Complications of recognized and unrecognized iatrogenic ureteral injury at time of hysterectomy: a population based analysis. J Urol, 2018, 199: 1540.

[34] Teeluckdharry B, Gilmour D, Flowerdew G. Urinary tract injury at benign gynecologic surgery and the role of cystoscopy: a systematic review and meta-analysis. Obstet Gynecol, 2015, 126: 1161.

[35] American College of Obstetricians and Gynecologists. ACOG committee opinion. Number 372. July 2007. The role of cystourethroscopy in the generalist obstetrician-gynecologist practice. Obstet Gynecol, 2007, 110: 221.

[36] AAGL Advancing Minimally Invasive Gynecology Worldwide. AAGL practice report: practice guidelines for intraoperative cystoscopy in laparoscopic hysterectomy. J Minim Invasive Gynecol, 2012, 19: 407.

[37] Ibeanu OA, Chesson RR, Echols KT, et al. Urinary tract injury during hysterectomy based on universal cystoscopy. Obstet Gynecol, 2009, 113: 6.

[38] Chi AM, Curran DS, Morgan DM, et al. Universal cystoscopy after benign hysterectomy: examining the effects of an institutional policy. Obstet Gynecol, 2016, 127: 369.

[39] Cadish LA, Ridgeway BM, Shepherd JP. Cystoscopy at the time of benign hysterectomy: a decision analysis. Am J Obstet Gynecol, 2019, 220: 369.

[40] Vakili B, Chesson RR, Kyle BL, et al. The incidence of urinary tract injury during hysterectomy: a prospective analysis based on universal cystoscopy. Am J Obstet Gynecol, 2005, 192: 1599.

[41] Barber EL, Polan RM, Strohl AE, et al. Cystoscopy at the time of hysterectomy for benign indications and delayed lower genitourinary tract injury. Obstet Gynecol, 2019, 133: 888.

[42] Ferro A, Byck D, Gallup D. Intraoperative and postoperative morbidity associated with cystoscopy performed in patients undergoing gynecologic surgery. Am J Obstet Gynecol, 2003, 189: 354.

[43] Chan JK, Morrow J, Manetta A. Prevention of ureteral injuries in gynecologic surgery. Am J Obstet Gynecol, 2003, 188: 1273.

[44] Jelovsek JE, Chiung C, Chen G, et al. Incidence of lower urinary tract injury at the time of total laparoscopic hysterectomy. JSLS, 2007, 11: 422.

[45] Gilmour DT, Baskett TF. Disability and litigation from urinary tract injuries at benign gynecologic surgery in Canada. Obstet Gynecol, 2005, 105: 109.

[46] Torbey MJ. Large rectovaginal fistula due to a cube pessary despite routine follow-up; but what is 'routine'? J Obstet Gynaecol Res, 2014, 40: 2162.

[47] Margulies RU, Lewicky-Gaupp C, Fenner DE, et

al. Complications requiring reoperation following vaginal mesh kit procedures for prolapse. Am J Obstet Gynecol, 2008, 199: 678.

[48] Whiteford MH, Kilkenny J, Hyman N, et al. Practice parameters for the treatment of perianal abscess and fistula-in-ano (revised). Dis Colon Rectum, 2005, 48: 1337.

[49] Corman ML. Anal incontinence following obstetrical injury. Dis Colon Rectum, 1985, 28: 86.

[50] Boronow RC. Repair of the radiation-induced vaginal fistula utilizing the Martius technique. World J Surg, 1986, 10: 237.

[51] Aartsen EJ, Sindram IS. Repair of the radiation induced rectovaginal fistulas without or with interposition of the bulbocavernosus muscle (martius procedure). Eur J Surg Oncol, 1988, 14: 171.

[52] Schloericke E, Hoffmann M, Zimmermann M, et al. Transperineal omentum flap for the anatomic reconstruction of the rectovaginal space in the therapy of rectovaginal fistulas. Colorectal Dis, 2012, 14: 604.

[53] Bricker EM, Johnston WD, Patwardhan RV. Repair of postirradiation damage to colorectum: a progress report. Ann Surg, 1981, 193: 555.

[54] van der Hagen SJ, Soeters PB, Baeten CG, et al. Laparoscopic fistula excision and omentoplasty for high rectovaginal fistulas: a prospective study of 40 patients. Int J Colorectal Dis, 2011, 26: 1463.

[55] Elkins TE, DeLancey JO, McGuire EJ. The use of modified martius graft as an adjunctive technique in vesicovaginal and rectovaginal fistula repair. Obstet Gynecol, 1990, 75: 727.

[56] Bauer JJ, Sher ME, Jaffin H, et al. Transvaginal approach for repair of rectovaginal fistulae complicating Crohn's disease. Ann Surg, 1991, 213: 151.

[57] Hull TL, Fazio VW. Surgical approaches to low anovaginal fistula in Crohn's disease. Am J Surg, 1997, 173: 95.

[58] Dragoumis K, Mikos T, Zafrakas M, et al. Endometriotic uterocutaneous fistula after cesarean section. A case report. Gynecol Obstet Invest, 2004, 57: 90-92.

[59] Akkurt MO, Yavuz A, Tatar B, et al. Utero-cutaneous fistula after multiple abdominal myomectomies: a case report. Balkan Med J, 2015, 32: 426-428.

[60] Gupta SK, Shukla VK, Varma DN, et al. Uterocutaneous fistula. Postgrad Med J, 1993, 69: 822-823.

[61] Shah N, Changede P, More V. Laparoscopic management of post-cesarean section uterocutaneous fistula. J Obstet Gynaecol India, 2019, 69: 380-382.

[62] Thubert T, Denoiseux C, Faivre E, et al. Combined conservative surgical and medical treatment of a uterocutaneous fistula. J Minim Invasive Gynecol, 2012, 19: 244-247.

[63] Yesiladali M, Saridogan E, Saridogan E. Successful pregnancy and delivery following surgical treatment of postmyomectomy uterocutaneous fistula. BMJ Case Rep, 2019, 1: 12.

[64] Foley CL, Greenwell TJ, Gardiner RA. Urethral diverticula in females. BJU Int, 2011, 108 (Suppl 2): 20.

[65] Romanzi LJ, Groutz A, Blaivas JG. Urethral diverticulum in women: diverse presentations resulting in diagnostic delay and mismanagement. J Urol, 2000, 164: 428.

[66] Mårtensson O, Duchek M. Translabial ultrasonography with pulsed colour-Doppler in the diagnosis of female urethral diverticula. Scand J Urol Nephrol, 1994, 28: 101.

[67] Burrows LJ, Howden NL, Meyn L, et al. Surgical procedures for urethral diverticula in women in the United States, 1979—1997. Int Urogynecol J Pelvic Floor Dysfunct, 2005, 16: 158.

[68] El-Nashar SA, Bacon MM, Kim-Fine S, et al. Incidence of female urethral diverticulum: a population-based analysis and literature review. Int Urogynecol J, 2014, 25: 73.

[69] Tsivian M, Tsivian A, Shreiber L, et al. Female urethral diverticulum: a pathological insight. Int Urogynecol J Pelvic Floor Dysfunct, 2009, 20: 957.

[70] Zhao YX, Wang JP, Li JM, et al. Preoperative 3D and 4D-CT imaging using 640-Multislice CT (640-MSCT) in diagnosis of female urethral diverticulum. World J Urol, 2017, 35: 1133.

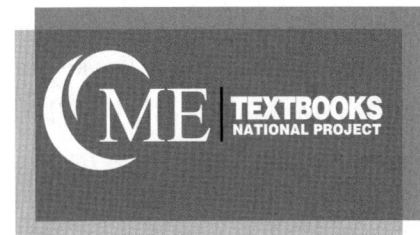

第19章 盆底重建手术的围手术期管理

孙智晶
中国医学科学院　北京协和医学院　北京协和医院

盆腔器官脱垂（pelvic organ prolapse，POP）是中老年女性重要的健康问题。我国症状性POP在成年女性中患病率为9.6%，随着人口老龄化加剧，POP的发病率将进一步升高。POP是由盆底肌肉和筋膜组织异常造成的盆腔器官下降而引起的器官位置异常及功能障碍，其处理包括随访观察、非手术治疗及手术治疗，14%~19%的POP患者需要手术治疗。POP的手术选择需要根据患者的年龄、意愿、脱垂部位和程度、是否有生育需求、对生活质量和性生活的影响及合并症等因素综合考虑。

POP的手术治疗可分为重建手术和封闭性手术两大类，前者通过重建阴道的解剖位置而达到缓解症状、改善功能的目的；后者将阴道管腔部分关闭或全部关闭，使脱垂的器官回纳到阴道内，可有效缓解脱垂症状，但属于非生理性恢复。盆底重建手术可经阴道、经腹及腹腔镜（或机器人辅助腹腔镜）完成，根据是否使用替代材料可分为自体组织修复和植入网片手术等。

POP手术患者大多具有高龄、合并症多、手术耐受性差及围手术期并发症风险高等特点，鉴于手术对象的特殊性，进行围手术期的全程管理对确保手术顺利进行、减少近期和远期并发症风险及提高手术治愈率至关重要。加速康复外科（enhanced recovery after surgery，ERAS）理念具有减少手术创伤和应激、加快术后恢复速度及缩短住院时间等优点，在盆底重建手术中具有广阔的应用前景。目前尚无公认的盆底重建手术围手术期管理规范。本章基于现有的循证医学证据，就盆底重建手术前、中、后的系统化评估和处理方法进行总结，旨在为临床实践提供参考。

一、术前评估

接受手术的POP患者需要进行详尽的术前评估并制订手术计划，评估的内容包括POP的诊断、全身状况评估、合并症评估、术前膀胱功能评估及手术方式的选择等。

1. POP的诊断　POP的诊断主要依据病史和体格检查，必要时需要结合辅助检查。POP的定位和分度采用盆腔器官脱垂定量（pelvic organ prolapse quantitation，POP-Q）分度法判断前、中、后盆腔器官的脱垂及其程度。一般脱垂的最低点达到或超过处女膜水平后才有POP的特异性症状，有临床处理意义的POP大多为脱垂最低点达到或超过处女膜缘，或POP-Q≥Ⅱ度。POP患者常伴有下尿路或直肠症状，如压力性尿失禁（stress urinary incontinence，SUI）、排尿困难或排便困难等，与手术决策和并发症关系密切，需要在术前进行评估和处理。由于手术方式的选择在一定程度上基于POP对患者日常生活的影响，故评分量表有助于了解症状的严重程度及其对患者生活质量的影响，经验证的中文版国际A类标准化问卷调查，如盆底不适调查简表（Pelvic Floor

Distress Inventory-Short Form 20，PFDI-20)、盆底功能影响简易问卷（Pelvic Floor Impact Questionnaire-Short Form 7，PFIQ-7）及盆腔器官脱垂/尿失禁性生活问卷（Pelvic Organ Prolapse-Urinary Incontinence Sexual Questionnaire，PISQ-12）等，于术前、术后进行评估有助于观察手术疗效和判断预后。

2. 全身状况评估

（1）全身重要器官的功能评估：接受盆底重建手术的POP患者多为老年人，良好的心、肺、肝、肾及中枢神经系统等重要器官或系统的功能是保障手术安全、降低术后并发症风险的关键。可通过病史采集（包括是否服用相关药物）、体格检查及辅助检查对POP患者的心、肺等重要器官的功能做出初步评估，若其患有糖尿病、高血压、心脏病、慢性肾脏病、脑血管疾病及睡眠呼吸暂停综合征等，应在专科医师的指导下积极治疗，待病情稳定后再手术。

（2）虚弱评估：POP的发病与年龄相关，寻求治疗的患者常合并其他与衰老相关的健康问题，如器官功能障碍、虚弱或认知障碍等。虚弱是一种多个器官/系统功能减退导致机体生理储备和免疫力下降的状态，机体对不良结局的易感性增加，并与术后并发症的发生率和死亡率增加、术后认知功能障碍、住院时间延长、计划外再入院、生活质量下降及丧失自理能力等有关。美国老年医学会（American Geriatrics Society，AGS）建议将虚弱评估纳入年龄≥65岁、择期手术患者的常规术前评估中，通过对虚弱患者的准确识别，在术前优化其健康状况，最大限度改善其围手术期预后，并减少并发症风险。体能状况可通过日常生活活动能力（Activities of Daily Living，ADL）量表和工具性日常生活活动能力（Instrumental Activities of Daily Living，IADL）量表进行评估。目前，虚弱程度的评估尚无统一标准，常用的评分工具有费德曼虚弱表型（Frailty Phenotype，FP）评估、埃德蒙虚弱量表（Edmonton Frail Scale，EFS）、格罗宁根虚弱指数（Groningen Frailty Indicator，GFI）及简易虚弱问卷（FRAIL Scale）等。目前，临床已有一些利用大数据建立的手术风险评估工具，如美国外科医师协会国家外科质量改进计划（American College of Surgeons National Surgical Quality Improvement Program，ACS-NSQIP）手术风险计算器，可用于术前个体化风险评估、预测预后、指导手术决策及医疗干预等。

（3）认知和心理状况评估：临床上，患者的心理状况越来越受到重视。认知功能障碍和痴呆在老年人中发病率较高，有研究表明，认知功能障碍是这部分患者术后发生谵妄的高危因素，且其与多种术后并发症有关。目前，术前认知和心理状况的评估和处理尚未有公认的原则和方法，严重的精神障碍和人格异常应被列为盆底重建手术的禁忌证。

3. 术前膀胱功能评估 POP患者常伴有下尿路症状（lower urinary tract symptom，LUTS），如SUI、膀胱过度活动及尿路感染（urinary tract infection，UTI）等。由于重度POP可能会掩盖SUI，手术纠正POP后患者或可出现新发尿失禁，故术前应对膀胱功能进行全面评估，常用的检查项目包括：①尿常规和尿培养。对于有LUTS的POP患者，应首先排除UTI；若确诊UTI，应积极治疗。②尿流率检查。建议POP患者在手术前行尿流率检查。③残余尿测定。术前可通过超声或导尿测量POP患者的残余尿量，尤其是有排尿功能障碍或复发性UTI的患者。④尿垫试验。英国国家健康与临床卓越研究所（National Institute for Health and Care Excellence，NICE）指南不推荐有尿失禁症状的患者常规行尿垫试验。⑤膀胱日记。其在尿失禁或膀胱过度活动的初步评估中推荐使用，至少完成3天记录。⑥尿动力学检查。对于有以下情况者，术前应进行尿动力学检查，如复杂性SUI、以急迫为主的混合性尿失禁或类型不明的尿失禁、排尿功能障碍症状、前壁或顶端脱垂及既往有抗尿失禁手术史等。⑦盆底超声和磁共振成像（MRI）。不推荐常规使用影像学检查进行评估。对于顶端和（或）阴道前壁膨出且无SUI症状者，有条件时建议行脱垂复位后的隐匿性压力性尿失禁（occult stress urinary incontinence，OSUI）试验。

4. 手术方式的选择

（1）中盆腔缺陷：阴道顶端缺陷常合并阴道前、后壁膨出，顶端支持有助于纠正阴道前、后壁膨出，故良好的顶端支持是手术成功的关键，顶端复位可改善50%的阴道前壁膨出和30%的阴道后壁膨出。纠正中盆腔缺陷的术式有阴道骶骨固定术（sacrocolpopexy，SC）、骶棘韧带固定术（sacrospinous ligament fixation，SSLF）、子宫骶韧带悬吊术（uterosacral ligament suspension，USLS）、经阴道植入网片（transvaginal mesh，TVM）的盆底重建手术及传统的Manchester手术等。应结合POP患者的年龄、意愿、脱垂程度及手术耐受程度等情况个体化选择手术方式。《盆腔器官脱垂的中国诊治指南（2020年版）》推荐的腹腔镜阴道骶骨固定术（laparoscopic sacrocolpopexy，LSC）的适应证包括：①有症状的穹隆脱垂POP-QⅡ度以上患者；②POP术后顶端复发（有症状且POP-Q≥Ⅱ度）患者；③初治的以中盆腔缺陷为主的POP-QⅢ度以上患者，特别是性生活活跃的年轻患者。SSLF和USLS适用于以中盆腔缺陷为主的症状性POP-QⅡ度以上患者。Manchester手术主要适用于症状性POP-QⅡ度以上伴宫颈延长，无子宫病变，不存在重度阴道前、后壁膨出，以及要求保留子宫的患者。

（2）前盆腔缺陷：分为中央型缺陷和侧方缺陷。对于中央型缺陷，可行传统的阴道前壁修补术；对于侧方缺陷，各种路径的阴道旁修补术目前证据不足，但良好的顶端支持可纠正大部分侧方缺陷。

（3）后盆腔缺陷：纠正后盆腔缺陷的手术包括传统的筋膜折叠术、特异部位修补术及会阴体修补术等。对于POP-QⅢ度及以上的阴道后壁膨出患者，可考虑给予植入网片的后盆腔重建手术。

（4）全盆腔缺陷：经阴道植入网片的盆底重建手术利用合成网片对盆底的薄弱部位进行加固，能同时纠正各腔室的缺陷，降低术后解剖学复发率。《盆腔器官脱垂的中国诊治指南（2020年版）》将经阴道植入网片的盆底重建手术的适应人群定为POP术后复发的患者及60岁以上重度POP（以阴道前壁膨出为主）的初治患者，特别是不能耐受经腹手术者。阴道封闭术或半封闭术也属于针对全盆腔缺陷的术式，更适用于无阴道性生活要求、有合并症且手术风险大的老年虚弱人群。

二、术前准备

1. 患者教育和知情同意　术前向患者详细说明手术过程、预期结果、替代方案、手术风险及并发症，了解患者的需求和期望，并与其充分讨论治疗方案，鼓励共同决策，以获得更高的患者参与度。患者教育可以缓解其紧张、焦虑情绪，增强其信心，提高其对疾病的认识，有利于其积极配合治疗，缩短住院时间及减少手术并发症。由于植入网片手术有特殊的并发症风险，故对于有应用网片适应证的患者，应充分告知风险，说明利弊和治疗效果，使其权衡手术获益、网片花费及并发症等问题慎重选择。

2. 术前治疗　根据ERAS的"术前预康复"理念，在入院前等待期间对合并症进行治疗，通过调整生活方式、药物干预、戒烟限酒、体育锻炼、营养支持及抗焦虑等一系列措施提高患者的机体功能，有助于改善预后。POP患者可进行生活方式干预（如减重）以减少术后复发风险和提高手术效果。有研究表明，在围手术期进行盆底肌训练（pelvic floor muscle training，PFMT）对POP患者的症状、盆底肌力、生活质量或性功能改善没有明显影响，不推荐常规进行，可按照患者的意愿进行选择。

3. 术前胃肠道准备　传统观念认为，机械性肠道准备（mechanical bowel preparation，MBP）可降低妇科手术的感染率。最新的证据显示，口服泻药的常规肠道准备与胃肠道不适、脱水及电解质紊乱有关，与手术部位的感染率降低无关。根据 ERAS 理念，不主张在经阴道手术前采用传统方法行肠道准备，盆底手术前无肠道准备是安全可行的。有研究表明，微创阴道骶骨固定术前接受 MBP 有助于改善患者术后的排便功能。

三、术中处理

1. 麻醉 标准化麻醉方案是 ERAS 的重要组成部分，其目的是为患者提供镇静、无痛，减少手术应激，优化手术条件，促进术后功能恢复，预防术后恶心、呕吐（postoperative nausea and vomiting，PONV），以及避免液体失衡和器官功能障碍。全身麻醉是盆底重建手术主要的麻醉方式，局部麻醉用于脱垂手术也是安全有效的。丙泊酚具有起效快、术后呕吐少、恢复快的优点，已成为全身麻醉诱导和维持的标准药物。全凭静脉麻醉（total intravenous anesthesia，TIVA）用于麻醉维持比吸入麻醉药更有优势，可降低 PONV 的发生率。如果使用 TIVA，建议行脑电双频指数（bispectral index，BIS）监测，以确保术中合适的麻醉深度和术后快速的意识恢复。右美托咪定除镇静、镇痛作用外，还可以降低对阿片类药物的需求和吸入麻醉药的最低肺泡浓度。术中使用地塞米松可减少术中和术后阿片类药物的使用，减轻术后疼痛和 PONV。在盆底重建手术中，推荐采用静脉-吸入复合麻醉，可适当使用地塞米松、右美托咪定等药物。

2. 液体管理 静脉输液过量与肠道功能恢复延迟、术后肠梗阻、PONV 及住院时间延长有关；相反，低血容量可能导致急性肾损伤、手术部位感染、脓毒症及精神异常。2019 年，国际 ERAS 协会更新的《妇产科/肿瘤科围手术期管理指南》指出，对于高危手术患者，目标导向的液体治疗（goal-directed fluid therapy，GDFT）可改善患者的短期和长期预后，建立连续的血流动力学监测，动态调整补液量，合理使用血管活性药物及进行个性化的液体管理。有学者认为，应将 GDFT 用于盆底重建手术，以优化氧气输送，维持脏器灌注，保证器官功能，但经阴道手术不推荐常规监测心排血量或使用目标导向策略。

3. 术中行膀胱镜检查 国外相关指南指出，POP 修复手术中发生膀胱或尿道损伤的风险较高时，应同时行膀胱镜检查，包括高位子宫骶韧带悬吊术、阴道骶骨固定术、阴道前壁修补术及在阴道前壁和顶端植入网片的手术。膀胱镜检查有助于评估膀胱的完整性和输尿管的通畅性，当发现输尿管开口不通畅或部分堵塞及膀胱损伤时，可立即处理，从而降低医源性下尿路损伤的发生率。

四、术后处理

1. 术后的疼痛管理 盆底重建手术后，疼痛会影响膀胱功能的恢复，可加重胰岛素抵抗，限制患者早期活动，延长住院时间，甚至可能发展为慢性疼痛。多模式镇痛和超前镇痛是 ERAS 围手术期疼痛管理的重要内容，可促进患者术后早期活动和肠道功能的恢复，降低术后并发症风险，减少住院时间。多模式镇痛可避免或减少阿片类药物的使用，以减少恶心、乏力及依赖等不良反应。应重视使用非阿片类药物（如对乙酰氨基酚、非甾体抗炎药及地塞米松等），对于能经口进食者，口服给药途径优于静脉给药。若在 24 小时内阿片类药物静脉给药超过 2 次，可考虑使用患者自控式镇痛（patient-controlled analgesia，PCA）。切口周围浸润注射布比卡因（又称丁哌卡因）有助于减少疼痛和全身用药，有研究者支持经阴道手术使用局部麻醉药，如在宫颈旁或阴道穹窿注射布比卡因，但仍有待进一步研究。

2. 术后阴道填塞纱布 阴道脱垂修复术后阴道填塞纱布通常是常规进行的，以减少阴道出血或盆腔血肿等并发症。有研究报道，盆底手术后阴道填塞纱布不会明显增加疼痛的发生，术后 6 周盆腔血肿的发生率在阴道填塞纱布组和对照组中分别为 7% 和 15%，无统计学差异，说明术后阴道填塞纱布对减少盆腔血肿和术后出血有潜在益处，但需要更大样本量的研究进一步证实。

3. 术后的导尿管管理和膀胱功能监测 术后留置导尿管可以缓解尿潴留等并发症，促进膀胱功能恢复。有研究报道，与术后第 1 天拔除导尿管相比，机器人辅助阴道骶骨固定术（robotic-assisted sacrocolpopexy，RASC）后 6 小时拔除导尿管的患者更有可能出现尿潴留和 UTI。但术后留置导尿管可能会增加尿路感染风险，不利于患者术后活动，并降低患者的满意度，延长住院时间，建议术后留置导尿管一般不超过 24 小时，并定期观察尿量、颜色及性质，保持导尿管通畅，有条件者应在拔除导尿管后行超声监测残余尿量。

4. 术后感染的预防 手术部位感染是在术后 30 天内发生的手术切口或器官间隙感染。有研究表明，使用抗生素、进行皮肤准备、避免体温过低、避免留置引流管及纠正围手术期高血糖可有效预防术后感染。头孢菌素可作为各种路径子宫切除术中预防性抗生素的首选，给药剂量以体重为基础，并根据手术持续时间和患者的失血量调整，必要时可增加覆盖厌氧菌药物，通常在切开皮肤或黏膜前 1 小时内给予抗生素，以获得有效的血药浓度。Andy 等对 SC 手术患者进行了一项回顾性队列研究，发现术前单次使用抗生素与术前和术后多次使用抗生素对预防 UTI 没有显著差异。对于植入网片的手术患者，推荐常规预防性使用抗生素。

5. 深静脉血栓的预防 有研究表明，POP 手术患者围手术期静脉血栓栓塞（venous thromboembolism，VTE）的总发生率较低，其高危因素包括高龄、超重、手术时间长、经腹、美国麻醉医师学会（American Society of Anesthesiologists，ASA）分级为 3 级或 4 级及肾功能不全等，60% 的 VTE 发生于术后 10 天内，VTE 风险增加的患者可进行双重预防，即机械预防和药物预防。

6. 术后并发症的预防和处理

（1）新发 SUI：术前无 SUI 症状的顶端和前壁脱垂患者应行 OSUI 评估，妇产科医师应充分告知其术后新发 SUI 的风险。OSUI 患者可同期行抗尿失禁手术，或等待 POP 纠正后至少 3 个月再次评估是否可行手术治疗。

（2）排尿功能障碍：盆底重建手术后一过性尿潴留（postoperative urinary retention，POUR）是常见的并发症，麻醉、手术操作损伤、组织水肿、疼痛及应用镇痛药等可导致膀胱功能障碍或术前就存在的膀胱功能障碍进一步加重。诊断的主要依据为症状和残余尿量。一般认为，一次排尿 200 ml 以上、残余尿量>200 ml 为异常，残余尿量<100 ml 为正常，通常不需要行尿动力学检查。术后尿潴留患者经适当方法处理后残余尿量仍过多时应暂时留置导尿管，避免损害肾功能。清洁间歇导尿法是尿潴留的一线治疗选择，可短期使用。用于治疗尿潴留的药物主要包括增强膀胱逼尿肌收缩的拟副交感神经类药物和松弛尿道括约肌的 α 受体阻滞药。

（3）尿路感染：术后膀胱排空障碍及留置导尿管是尿路感染的主要危险因素，病原菌以革兰阴性杆菌为主，大肠埃希菌最常见。有研究发现，在因尿潴留留置导尿管的盆底重建手术患者中预防性使用呋喃妥因不能减少尿路感染风险。对于术后怀疑有尿路感染的患者，应先留取尿液标本行细菌学检查，再行经验性治疗，首选对革兰阴性杆菌有效的抗生素，72 小时疗效不明显则应根据药敏试验结果更换抗生素。

（4）出血、周围脏器损伤：术后出血大多因止血不彻底、缝合不到位及结扎线滑脱等原因所致。耻骨后是静脉丛丰富的区域，分离时操作不慎易引起出血，术中应细致操作，注意止血。对于创面粘连、有出血风险者，建议留置引流管，且术后加强监测。周围脏器损伤大多为解剖层次不清所致，膀胱、直肠为易损伤部位，必要时可于术中行膀胱镜检查以除外医源性损伤。

（5）网片相关并发症：应用网片的盆底重建手术的常见并发症包括网片暴露、侵蚀、挛缩及感染、疼痛、骶骨骨髓炎或椎间盘炎等。网片暴露是经阴道植入网片的盆底重建手术和 SC 术后常见的并发症，处理较为棘手，需要根据患者的症状、意愿及网片暴露情况等个体化处理。对于无症状者，可给予期待治疗，密切随诊。非手术治疗可采用局部雌激素或门诊剪除暴露网片。对于非手术治疗失败、网片侵蚀泌尿道或肠道、较大面积的网片暴露（>1 cm²）或有多处暴露者，应行手术治疗。手术的基本原则是游离暴露网片周围的阴道黏膜，修剪或切除已暴露的网片至健康组织，无张力缝合阴道黏膜切缘。为预防植入网片并发症的发生，应严格掌握植入网片的手术指征，对于有并发症高危因素者，应慎重选择术式。患者应术前戒烟，控制糖尿病，纠正营养不良状态，必要时围手术期局部使用雌激素增加阴道黏膜厚度并改善阴道微环境。

7. 出院标准　患者一般状况良好，体温、血常规正常，恢复正常进食，排气、排便通畅，各器官功能良好，切口愈合良好且无感染，术后疼痛减轻或口服镇痛药能控制，即可出院。出院时仍有泌尿系统症状的患者可继续口服药物治疗。术后康复是漫长且复杂的，包括身体、心理、经济及社会多个方面，康复过程会延伸到家庭环境中，设定合理的出院标准和进行详细的出院指导是 ERAS 实践的重要内容。

8. 术后辅助治疗

（1）一般治疗：POP 患者术后 3 个月内应避免增加腹压和负重，建议绝经后阴道黏膜萎缩者术后长期局部使用雌激素制剂以预防网片并发症的发生，术后禁止性生活 3 个月或直至确认阴道黏膜修复完好为止。对于超重、慢性咳嗽、便秘等 POP 复发的危险因素，应积极纠正。有研究报道，围手术期行 PFMT 可降低 POP 术后复发的风险，提高生活质量，但目前其在临床实践中证据不足。

（2）心理辅导：在盆底重建手术后，患者由于疼痛、应激及各种不适症状，可能产生焦虑、恐惧等不良情绪，这些不良的心理状态可进一步对神经、内分泌及循环系统造成不利影响，导致身体和心理的康复延迟。有研究表明，术后给予心理干预和教育可以缓解患者的焦虑情绪，减轻其术后急性疼痛症状，降低其对阿片类药物的需求，理论上也降低了慢性疼痛风险，故必要的心理辅导有助于患者术后顺利康复，并提高患者治疗的依从性和满意度。

（3）POP 复发的治疗：由于缺乏一致的定义和高质量的研究证据，复发性 POP 的发生率难以准确估计，目前尚无统一的诊治规范。复发性 POP 的治疗依赖于识别和纠正高危因素、全面评估病情、明确盆底解剖缺陷及权衡不同治疗方案的利弊；对于选择非手术治疗或再次手术治疗，以及再次手术的时间间隔，均应个体化处理。

9. 随访计划　NICE 指南推荐 POP 患者术后 6 个月进行复查，以明确手术的有效性，发现短期并发症。建议接受植入网片手术的患者术后终身规律随访，以便及时发现复发和处理并发症。在随访时，应询问症状（如盆腔、阴道、臀部或腹股沟区疼痛，阴道分泌物异常或出血，以及性生活困难或不适等），进行体格检查，需要特别注意腹部触痛点、外阴疼痛或萎缩、阴道或直肠网片暴露、感染和盆底肌肉痉挛，应将出现网片并发症的患者转诊至有经验的医院或专家处进行治疗。建议将所有行植入网片手术的患者纳入国家层面的注册登记系统中进行规律和长期的随访，及时发现、上报并处理并发症。

五、盆底重建手术中的加速康复外科理念

ERAS 是以循证医学证据为基础，通过多学科协作，对围手术期的临床路径予以优化，减少因疾病和手术带来的应激，降低并发症的发生率，缩短住院时间，降低住院费用的一种理念。ERAS 现已广泛应用在国内外多种外科学手术中，包括泌尿外科、胃肠外科、妇科及产科等。盆底重建

手术患者多为老年女性，有其特殊性，如基础疾病多、手术耐受性差及自理能力下降等，ERAS具有减少创伤和应激、加快术后康复速度及缩短住院时间等优点，因而在盆底重建手术中具有广阔的应用前景。ERAS的推行需要以患者为中心，多学科密切协作，给予患者术前、术中及术后全程规范化管理；作为术者，应综合考虑患者的病情，选择合适的手术方式，尽量选择微创术式，以减少出血和组织损伤，加快术后器官功能的恢复，以使患者更好地耐受手术。2018年，Carter-Brooks等的研究发现ERAS应用于接受盆底重建手术的患者可显著缩短住院时间，提高患者满意度；2019年，国际ERAS协会更新了《妇产科/肿瘤科围手术期管理指南》；2020年，Altman等提出了关于ERAS用于外阴和阴道手术的指南，Nemirovsky等总结了在经腹阴道骶骨固定术（abdominal sacrocolpopexy，ASC）中实行ERAS的研究。目前，国内妇科ERAS的临床实践尚处于起步阶段，其在盆底重建手术中的研究十分有限。我国的盆底领域专科医师亟需以循证医学证据为基础，确立适合我国患者群体的盆底重建手术ERAS路径并不断完善，以期达到最佳效果。

参考文献

[1] 中华医学会妇产科学分会妇科盆底学组. 盆腔器官脱垂的中国诊治指南（2020年版）. 中华妇产科杂志，2020，55（5）：300-306.

[2] Haya N, Feiner B, Baessler K, et al. Perioperative interventions in pelvic organ prolapse surgery. Cochrane Database Syst Rev, 2018, 8 (8): Cd013105.

[3] National Institute for Health and Care Excellence (UK). NICE guidance-urinary incontinence and pelvic organ prolapse in women: management. BJU Int, 2019, 123 (5): 777-803.

[4] Shaw JS, Erekson E, Richter HE. The impact of frailty in older women undergoing pelvic floor reconstructive surgery. Menopause, 2020, 28 (3): 332-336.

[5] Erekson EA, Fried TR, Martin DK, et al. Frailty, cognitive impairment, and functional disability in older women with female pelvic floor dysfunction. Int Urogynecol J, 2015, 26 (6): 823-830.

[6] Stoffel JT, Montgomery JS, Suskind AM, et al. Optimizing outcomes in urologic surgery: pre-operative care for the patient undergoing urologic surgery or procedure. The American Urological Association, 2018. [2022-03-06]. https://www.auanet.org/guidelines/guidelines/optimizing-outcomes-in-urological-surgery-pre-operative-care-for-the-patient-undergoing-urologic-surgery-or-procedure.

[7] Ackenbom MF, Butters MA, Davis EM, et al. Incidence of postoperative cognitive dysfunction in older women undergoing pelvic organ prolapse surgery. Int Urogynecol J, 2021, 32 (2): 433-442.

[8] Kikuchi JY, Hoyt K, Nomura AI, et al. Impact of frailty in benign gynecologic surgery: a systematic review. Int Urogynecol J, 2021, 32 (11): 2921-2935.

[9] Committee on Practice Bulletins-Gynecology AUS. Practice bulletin No. 185: pelvic organ prolapse. Obstet Gynecol, 2017, 130 (5): e234-e250.

[10] 朱兰，郎景和. 女性盆底学. 3版. 北京：人民卫生出版社，2021.

[11] Altman AD, Robert M, Armbrust R, et al. Guidelines for vulvar and vaginal surgery: Enhanced Recovery After Surgery Society recommendations. Am J Obstet Gynecol, 2020, 223 (4): 475-485.

[12] Nelson G, Bakkum-Gamez J, Kalogera E, et al. Guidelines for perioperative care in gynecologic/oncology: Enhanced Recovery After Surgery (ERAS) Society recommendations-2019 update. Int J Gynecol Cancer, 2019, 29 (4): 651-668.

[13] Duarte TB, Bø K, Brito LGO, et al. Perioperative pelvic floor muscle training did not improve outcomes in women undergoing pelvic organ prolapse surgery: a randomised trial. J Physiother, 2020, 66 (1): 27-32.

[14] Weidner AC, Barber MD, Markland A, et al. Perioperative behavioral therapy and pelvic muscle strengthening do not enhance quality of life after pelvic surgery: secondary report of a randomized controlled trial. Phys Ther, 2017, 97 (11): 1075-1083.

[15] Sassani JC, Kantartzis K, Wu L, et al. Bowel

preparation prior to minimally invasive sacrocolpopexy: a randomized controlled trial. Int Urogynecol J, 2020, 31 (7): 1305-1313.

[16] Zacharakis D, Prodromidou A, Douligeris A, et al. Pelvic floor reconstructive surgery under local anesthesia: a systematic review and meta-analysis. Neurourol Urodyn, 2021, 40 (6): 1304-1332.

[17] 张志霞, 顾雪敏, 李怀芳. 加速康复外科在盆底重建围手术期中的应用进展. 同济大学学报（医学版）, 2021, 42 (6): 846-852.

[18] Cohen SA, Carberry CL, Smilen SW. American Urogynecologic Society consensus statement: cystoscopy at the time of prolapse repair. Female Pelvic Med Reconstr Surg, 2018, 24 (4): 258-259.

[19] 中华医学会妇产科学分会加速康复外科协作组. 妇科手术加速康复的中国专家共识. 中华妇产科杂志, 2019, 54 (2): 73-79.

[20] Thiagamoorthy G, Khalil A, Cardozo L, et al. The value of vaginal packing in pelvic floor surgery: a randomised double-blind study. Int Urogynecol J, 2014, 25 (5): 585-591.

[21] Nemirovsky A, Herbert AS, Gorman EF, et al. A systematic review of best practices for the perioperative management of abdominal sacrocolpopexy. Neurourol Urodyn, 2020, 39 (5): 1264-1275.

[22] Chong W, Bui AH, Menhaji K. Incidence and risk factors for venous thromboembolism events after different routes of pelvic organ prolapse repairs. Am J Obstet Gynecol, 2020, 223 (2): 261-268.

[23] Anglim BC, Ramage K, Sandwith E, et al. Postoperative urinary retention after pelvic organ prolapse surgery: influence of peri-operative factors and trial of void protocol. BMC Womens Health, 2021, 21 (1): 195.

[24] Lavelle ES, Alam P, Meister M, et al. Antibiotic prophylaxis during catheter-managed postoperative urinary retention after pelvic reconstructive surgery: a randomized controlled trial. Obstet Gynecol, 2019, 134 (4): 727-735.

[25] MacDonald S, Terlecki R, Costantini E, et al. Complications of transvaginal mesh for pelvic organ prolapse and stress urinary incontinence: tips for prevention, recognition, and management. Eur Urol Focus, 2016, 2 (3): 260-267.

[26] Committee opinion No. 694: management of mesh and graft complications in gynecologic surgery. Obstet Gynecol, 2017, 129 (4): e102-e108.

[27] 中华医学会妇产科学分会妇科盆底学组. 女性盆底重建手术人工合成移植物相关并发处理的中国专家共识. 中华妇产科杂志, 2018, 53 (3): 145-148.

[28] 中华医学会妇产科学分会妇科盆底学组. 盆底重建手术网片或吊带暴露并发症诊治的中国专家共识. 中华妇产科杂志, 2021, 56 (5): 305-309.

[29] Lakeman MM, Koops SE, Berghmans BC, et al. Peri-operative physiotherapy to prevent recurrent symptoms and treatment following prolapse surgery: supported by evidence or not? Int Urogynecol J, 2013, 24 (3): 371-375.

[30] Ismail S, Duckett J, Rizk D, et al. Recurrent pelvic organ prolapse: International Urogynecological Association Research and Development Committee opinion. Int Urogynecol J, 2016, 27 (11): 1619-1632.

[31] Larouche M, Geoffrion R, Walter JE. No. 351-transvaginal mesh procedures for pelvic organ prolapse. J Obstet Gynaecol Can, 2017, 39 (11): 1085-1097.

[32] Carter-Brooks CM, Du AL, Ruppert KM, et al. Implementation of a urogynecology-specific enhanced recovery after surgery (ERAS) pathway. Am J Obstet Gynecol, 2018, 219 (5): 491-495.

第20章 微无创手术是观念，是原则

于 昕 张国瑞
中国医学科学院 北京协和医学院 北京协和医院

目前，微无创观念已融入妇科临床诊疗的多个领域，其体现在对患者诊治的每一个环节中，旨在以最小的组织损伤、最轻的炎性反应、最快的治疗后恢复速度达到最佳的治疗效果。

一、概　　念

微无创是一种治疗观念，并不是一种治疗方式，是医师在疾病的临床诊疗中应当遵循的原则。1983 年，英国泌尿外科医师 Wickham 第 1 次提出微创手术（minimally invasive surgery，MIS）的概念。微无创观念旨在尽量减少手术中的损害，保护机体组织，减少局部或全身炎症反应，使患者尽快恢复。微创手术是现代临床医学与现代电子和影像科技相结合的产物。与传统的开放性手术相比，微无创手术具有组织创伤更少、尽量保护组织器官的生理功能、患者术后恢复速度快等优势，极大地提高了治疗效果。

二、内　　涵

腹腔镜手术和宫腔镜手术作为微创手术的代表，避免了开腹手术的创伤及对患者躯体和心理的影响，在妇科已得到广泛应用，成为妇科常见病的主流诊疗模式。妇科手术常用的手术入路有经腹、经阴道及经内镜等，其选择需要结合患者的病情、入路的可操作性及医师的经验决定。腹腔镜手术的腹部切口孔道小，创伤小，患者术后疼痛轻，可更快地恢复正常活动，并减少术后并发症，如切口感染、切口疝等；借助镜体的放大作用，术者能清晰地辨认解剖层次和血管分布，减少术中出血和邻近脏器损伤的风险。腹腔镜手术的微创优势使其成为妇科手术主要的入路方式之一。另外，单孔腹腔镜、机器人辅助腹腔镜及自然腔道腹腔镜的发展为妇科腹腔镜手术的进步带来了新机遇。宫腔镜的发展为异常子宫出血等常见妇科问题提供了微创诊疗方法，用于评估或治疗宫腔、输卵管口或宫颈管的病变。

介入治疗和聚焦超声的发展也为妇科常见病的诊疗提供了新选择。子宫动脉栓塞术是治疗子宫肌瘤的介入治疗手段，是一种保留子宫的微创选择。高强度聚焦超声（high intensity focused ultrasound，HIFU）消融治疗是一种无创的新技术，在损伤病变组织时不损伤周围正常的组织，且保护器官、组织的结构和功能。目前，HIFU 治疗已被美国食品药品监督管理局（FDA）批准用于有生育需求的子宫肌瘤患者。

三、适应证

1. 腹腔镜手术

(1) 妇科急腹症手术：腹腔镜是异位妊娠、黄体破裂、卵巢囊肿蒂扭转和破裂等常见妇科急腹症的首选术式，其不仅为患者赢得了抢救时间，还避免了开腹手术造成的巨大创伤。此外，腹腔镜的直观效果和放大作用有助于术者快速、准确地进行诊断和鉴别诊断。一项随机研究的系统评估显示，腹腔镜输卵管开窗取胚术与开腹手术相比，手术时间更短（73 分钟 vs. 88 分钟），围手术期血液丢失更少（79 ml vs. 195 ml），住院时间更短（1~2 天 vs. 3~5 天），切口恢复时间更短（11 天 vs. 24 天），从而降低了费用。但另一项研究却显示，腹腔镜输卵管开窗取胚术与开腹手术相比残留滋养细胞的可能性更高（11.5% vs. 3.4%），后续宫内妊娠率或复发异位妊娠率的差异无统计学意义。

(2) 卵巢和输卵管的良性肿瘤：腹腔镜手术与开腹手术相比的主要优点有切口恢复时间缩短、住院时间缩短、费用减少及粘连形成减少。对于希望保留生育功能的女性，粘连形成减少尤为重要。卵巢囊肿腹腔镜手术的主要问题是，如果遇到恶性肿瘤，囊肿破裂可能导致患者预后变差。在决定手术入路时，需要评估恶性肿瘤的可能性。手术中使用标本袋取出囊肿既节省手术时间又可避免外溢，应及时抽吸溢出物并对腹腔进行充分灌洗。手术中，良性囊肿内容物发生的可控性腹腔内溢出不会增加术后并发症的发生率。

(3) 子宫内膜异位症：腹腔镜是子宫内膜异位症诊断和治疗的"金标准"。子宫内膜异位症病变范围广泛，类型多样，临床表现不特异。腹腔镜手术有助于全面观察腹盆腔子宫内膜异位症病灶，进行美国生育学会（American Fertility Society，AFS）分期，消除腹膜病灶，切除深部子宫内膜异位症病灶，同时还可协助评估影响患者生育的因素和复发风险，为给予患者术后生育建议和制订减少复发风险的辅助治疗方案提供参考。

(4) 子宫肌瘤切除术：腹腔镜子宫肌瘤切除术是微创手术，与经腹子宫肌瘤切除术相比，其术后恢复时间更短且总体并发症风险更低。决定患者是否适合行腹腔镜子宫肌瘤切除术的因素包括子宫肌瘤的部位、大小和数目。Malzonil 提出的适应证有：①术者有娴熟的腹腔镜缝合技巧；②肌壁间肌瘤或浆膜下肌瘤的直径>4 cm 且<10 cm；③子宫肌瘤数目<10 个；④排除子宫肌瘤恶变的可能。成功实施腹腔镜子宫肌瘤切除术在很大程度上取决于术者的技术。一项前瞻性多中心研究纳入 2050 例行腹腔镜子宫肌瘤切除术的患者，结果显示，子宫肌瘤直径>5 cm、子宫肌瘤切除数目>3 个及子宫肌瘤位于韧带内与术后重大并发症（如需要输血的出血、内脏损伤、手术失败等）相关，肌壁间肌瘤与术后轻微并发症（如发热、举宫器相关损伤）增加显著相关。临床还需更多数据来明确腹腔镜子宫肌瘤切除术后重大并发症和子宫肌瘤残留或复发的相对风险。

(5) 子宫切除术：包括经阴道手术、开腹手术及腹腔镜手术。临床上，经阴道子宫切除术的结局更优，并发症更少。2015 年，一项系统评估纳入 47 项随机研究（共5000 余例患者），并对开腹子宫切除术、腹腔镜子宫切除术和经阴道子宫切除术进行了比较，结果显示，经阴道子宫切除术的结局最优。一项回顾性队列研究比较了子宫增大（子宫重量>250 g）患者使用经阴道子宫切除术（$n=1870$）和腹腔镜子宫切除术（$n=3740$）的情况，结果显示，2 组的严重并发症发生率相近（4.3% vs. 5.3%），术中膀胱损伤更常见于经阴道子宫切除术（0.8% vs. 0.3%），而输尿管损伤更常见于腹腔镜子宫切除术（0.2% vs. 1.2%）；当无法进行经阴道子宫切除术时，腹腔镜子宫切除术与开腹手术相比更有优势，患者术后恢复正常活动的时间缩短 15 天以上，住院时间缩短 1~3 天，切口或腹壁感染的发生率约降低 70%，但腹腔镜子宫切除术使泌尿道损伤的风险增加至

2倍，手术时间增加约30分钟。

子宫的大小、活动性、是否容易探及和病变等会影响手术入路方式的选择。许多术者将如妊娠16周大小的子宫视为经阴道手术的上限，但子宫的形状通常比子宫的实际大小更重要。子宫较大时，可通过子宫体积缩小技术完成经阴道子宫切除术，如果宫颈/子宫下段增大或存在子宫肌瘤而无法行子宫动脉结扎或进入腹腔，则不宜行经阴道手术。合并附件病变、子宫直肠窝封闭、子宫内膜异位症或盆腔粘连等的患者不适合行经阴道子宫切除术，更适合行腹腔镜子宫切除术。目前尚无关于腹腔镜子宫切除术的最佳类型和最合适患者人群的共识/指南。腹腔镜子宫切除术的禁忌证为严重的心肺疾病，不能耐受腹内压增加，需要行分碎术但疑似存在恶性肿瘤。因患者的临床情况不可行经阴道或腹腔镜子宫切除术时，可行开腹手术。

2. 宫腔镜手术 宫腔镜的发展为异常子宫出血等常见妇科问题提供了微创诊疗方法，用于评估或治疗宫腔、输卵管口或宫颈管的病变。硬性宫腔镜包括一个包绕内镜通道、膨宫介质流入和流出通道及手术器械的外鞘。外径较小的宫腔镜引起的疼痛更轻，且减少了机械性子宫口扩张的需求。一般来说，外径>0.5 cm的宫腔镜就需要机械性扩张子宫口，多数患者会感觉不适且需要镇痛。阴道镜技术无须使用窥器或宫颈钳，也无须麻醉。使用阴道镜时，患者取截石位，用0.9%氯化钠溶液或聚维酮碘准备阴道口，在不使用窥器的情况下直接将硬性或半硬性的细径（直径<0.4 cm）宫腔镜插入阴道口，在150 mmHg的压力下灌注0.9%氯化钠溶液，直视宫颈，并引导宫腔镜经宫颈管插入宫腔。宫腔镜操作时很少出现并发症（包括子宫穿孔、液体过剩及气体栓塞）。

3. 介入治疗 子宫动脉栓塞术是治疗子宫肌瘤的介入治疗手段，是一种保留子宫的微创选择。子宫动脉栓塞术的理想适应证包括肌壁间肌瘤引起月经量明显增多或痛经，绝经前期，患者无生育需求。据报道，子宫动脉栓塞术改善子宫肌瘤相关月经量多的有效率超过90%；与子宫肌瘤切除术相比，子宫动脉栓塞术具有住院时间短、输血风险低、疼痛轻的优点，且子宫动脉栓塞术不受子宫肌瘤数目的限制。子宫动脉栓塞术的局限性主要为子宫体积较大或子宫肌瘤数目多增加了治疗失败风险，因担心绝经后子宫肉瘤的风险，更常用于绝经前患者，不适用于由宫颈或卵巢动脉供血的子宫肌瘤，可能增加了患者提前绝经的风险，亦不适用于有生育需求的患者。

4. HIFU消融治疗 其是一种无创的新技术，在损伤病变组织时不损伤周围的正常组织，可保护器官、组织的结构和功能。HIFU治疗已被美国FDA批准用于有生育需求的子宫肌瘤患者。HIFU消融治疗是在医学影像的引导下，利用超声波的穿透性、可聚集性及能量沉积性特点，将超声波束聚集穿透并投照于人体内的病灶组织，使组织的温度升至60℃以上，瞬间使生物组织发生凝固性坏死，从而使病灶组织热消融，达到治疗目的，具有精准、适型、无创及可重复等优势，是21世纪非常有前景的微无创手术技术之一。近20年，国内外的临床实践证明，HIFU消融治疗是一种安全、有效的体表非侵入性无创治疗手段。采用高强度超声能量诱导子宫肌瘤凝固性坏死，HIFU可使子宫肌瘤缩小37%~40%，术后3个月内可见症状改善，并可维持24~36个月，子宫肌瘤的大小、血供、非均质性、钙化情况及超声能量需要穿过的腹部瘢痕都会影响治疗效果，HIFU治疗的理想入选标准包括子宫肌瘤≤3个、子宫肌瘤的最大径<10 cm、T_2加权成像可见均匀暗区、血供良好且无钙化。HIFU治疗的短期并发症发生率低且恢复快，基于生存质量评分的分析显示，其性价比高，是未来可能被推广的治疗手段。

HIFU治疗对于妇科肿瘤特别是子宫肌瘤有比传统开放性手术和微创手术无法替代的独特优势，无须麻醉，不"开刀"，无出血，患者恢复快，可保留器官和生育功能。

四、小　结

手术创伤不仅仅是伤口，还包括生理、心理及精神不良刺激的总和。微无创不是某种特定的手术方式，而是一种观念、一种原则。微无创手术是未来外科的发展方向，其为患者带来的不仅仅是创伤和瘢痕的缩小，还有心理、社会层面上更小的损伤。虽然微无创手术有多方面益处，但并不是所有患者都可以选择微无创手术。微无创手术对术者有更高的要求，如良好的解剖学基础、娴熟的手术技巧及优良的医学道德。临床上，微创手术不一定适合需要手术去除巨大、复杂病灶的患者，对于反复手术、组织粘连严重的患者，微创操作困难且风险巨大，若术前评估不到位而盲目选择微创手术，微创可能变成"重创"。临床上，不能为了微创而微创，要遵循手术适应证和个体化原则。

参考文献

[1] Hajenius PJ, Mol F, Mol BW, et al. Interventions for tubal ectopic pregnancy. Cochrane Database Syst Rev, 2007, 1: CD000324.

[2] Malzoni M, Rotond M, Perone C, et al. Fertility after laparoscopic myomectomy of large uterine myomas: operative technique and preliminary results. Eur J Gynaecol Oncol, 2003, 24 (1): 79-82.

[3] Sizzi O, Rossetti A, Malzoni M, et al. Italian multicenter study on complications of laparoscopic myomectomy. J Minim Invasive Gynecol, 2007, 14 (4): 453-462.

[4] Aarts JW, Nieboer TE, Johnson N, et al. Surgical approach to hysterectomy for benign gynaecological disease. Cochrane Database Syst Rev, 2015, 8: CD003677.

[5] Sailofsky S, Darin C, Alfahmy A, et al. Comparison of surgical outcomes after total laparoscopic hysterectomy or total vaginal hysterectomy for large uteri. Obstet Gynecol, 2021, 137 (3): 445-453.

[6] Cooper NA, Smith P, Khan KS, et al. Vaginoscopic approach to outpatient hysteroscopy: a systematic review of the effect on pain. BJOG, 2010, 117 (5): 532-539.

[7] Volkers NA, Hehenkamp WJ, Birnie E, et al. Uterine artery embolization versus hysterectomy in the treatment of symptomatic uterine fibroids: 2 years' outcome from the randomized EMMY trial. Am J Obstet Gynecol, 2007, 196 (6): 519.

[8] de Bruijn AM, Ankum WM, Reekers JA, et al. Uterine artery embolization vs hysterectomy in the treatment of symptomatic uterine fibroids: 10-year outcomes from the randomized EMMY trial. Am J Obstet Gynecol, 2016, 215 (6): 745.

[9] Gupta JK, Sinha A, Lumsden MA, et al. Uterine artery embolization for symptomatic uterine fibroids. Cochrane Database Syst Rev, 2014, 12: CD005073.

[10] Chen J, Li Y, Wang Z, et al. Evaluation of high-intensity focused ultrasound ablation for uterine fibroids: an IDEAL prospective exploration study. BJOG, 2018, 125 (3): 354-364.

[11] Chen J, Chen W, Zhang L, et al. Safety of ultrasound-guided ultrasound ablation for uterine fibroids and adenomyosis: a review of 9988 cases. Ultrason Sonochem, 2015, 27: 671-676.

盆腹腔粘连的形成和预防

第21章

刘海元　贾雪
中国医学科学院　北京协和医学院　北京协和医院

一、粘连的形成

术后粘连是困扰妇科医师的术后并发症之一。据统计，60%~90%的女性患者在盆腹腔手术后会发生不同程度的粘连。腹膜粘连是腹膜经损伤修复后的病理结果。手术中的机械或热损伤，脱水，止血不完全，辐射，腹腔镜的持续气流，腹腔镜光源长时间照射，以及疾病（如盆腔炎、子宫内膜异位症及感染等）等，都可能诱发粘连形成。

粘连形成的具体病理机制主要是手术损伤部位基质的肥大细胞释放大量组胺、激肽等血管活性物质，导致局部血管通透性增加，同时局部组织在缺氧的基础上发生氧化应激损伤，局部大量游离的氧、氮自由基进一步诱发局部炎症反应，加重渗出和组织损伤，纤维蛋白在局部沉积，内含大量渗出的白细胞、巨噬细胞，此后通过纤维蛋白沉积和间皮细胞增生完成组织的愈合过程。不同于皮肤愈合，腹膜在愈合过程中先形成间皮细胞岛，无须组织对合，故无论创面大小，腹膜的愈合速度都是一致的，相对于皮肤愈合更快。手术创伤后3小时内创伤部位就有纤维蛋白渗出。正常情况下，腹膜纤维蛋白沉积为一过性病理生理过程，72小时内就会由纤溶系统清除、降解。局部损伤后的纤维蛋白沉积与纤溶系统的动态平衡被打破，纤维蛋白沉积占据优势，形成早期粘连。随后，成纤维细胞与血管侵入，局部血管化，形成永久性粘连。总之，术后的腹腔粘连起源于腹膜损伤，启动于炎症反应，暴发于局部修复，其病理生理过程迅速、级联且具有一定复杂性。

临床上，大部分盆腹腔粘连患者的主诉为轻度腹部不适，而肠梗阻、不孕及慢性盆腔痛是影响和导致再次手术的主要原因。盆腹腔粘连导致再次手术难度增加、手术时间延长、副损伤增加等诸多临床问题。此外，盆腹腔粘连所带来的治疗费用给患者及社会带来了沉重的经济负担。

二、粘连的预防

预防术后粘连、提升患者的生活质量并节约医疗费用，是每位妇科医师必须重视的问题。

首先，术前和术中粘连风险的评估可以参考欧洲防粘连妇科专家组（Anti-Adhesions in Gynaecology Expert Panel，ANGEL）制定的粘连风险评分体系，对患者进行术前和术中粘连风险的评分，有利于识别粘连高风险患者，并依此指导合适的防粘连措施，同时还可依据该评分对患者进行术前风险评估。

其次，术中精细操作，减少腹膜损伤，避免腹腔内异物、血凝块残留，减少局部炎症反应程度，抑制凝血级联反应，刺激纤维蛋白溶解，以及人为形成医源性防粘连屏障等多种干预措施，有助于预防粘连形成。例如，术中轻柔处理组织，精准使用能量器械；避免或减少腹腔内异物污染，改善缝合技巧，减少线结暴露；坚持微创手术理念，尽量选择腹腔镜手术；精细止血，持续冲洗，显微操作等。有研究表明，腹腔镜手术与开腹手术的术后粘连发生率无显著差异，可能与腹腔镜手术中二氧化碳（CO_2）气腹影响静脉回流、造成腹腔低温有关，且 CO_2 吸收造成酸中毒、高碳酸血症等也会增加腹膜损伤和粘连的发生，尤其是手术时间较长者。气腹中气体的"烟囱效应"、压力和流量、温度和湿度等都是腔镜手术后粘连形成的影响因素。因此，需要针对上述情况进行处理，如尽量缩短手术时间，术中对患者进行 CO_2 监测，尽量使用低的气腹压力，增加湿度，以及合理利用冲洗系统降低组织温度等，均有利于减少 CO_2 气腹造成的粘连负面影响。

最后，可使用防粘连材料预防粘连。目前，非抗生素类抗炎药物、腹腔冲洗液体、黏多糖和几丁质类凝胶/液态材料及防粘连屏障类材料等有多项相关研究。理想的防粘连材料应综合考虑其安全性、有效性、便利性及经济性，如无异体反应，可吸收，在腹腔镜和开腹手术中均方便使用，以及对新生粘连和再生粘连均有效等。

三、小　　结

精细的手术技巧是预防粘连的重要因素，在此基础上结合使用防粘连材料将有助于进一步减少粘连的发生。依据术前和术中的粘连风险评分，术中应用防粘连屏障类材料等，可有效阻断或减轻术后粘连的发生，降低粘连相关不良事件的发生率和再次手术的难度（证据等级 A1）。尽管有预防粘连的措施，但一定要摒弃依赖术中建立防粘连屏障弥补手术技术不足的观念。

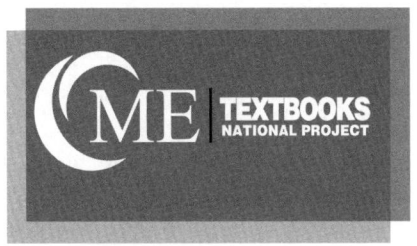

第四篇

妇科肿瘤疾病

第22章 妊娠滋养细胞疾病的手术治疗

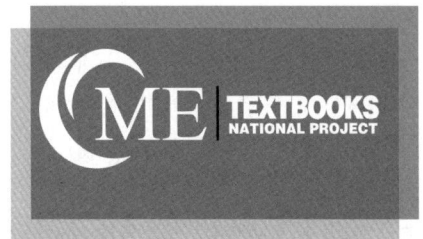

向 阳
中国医学科学院 北京协和医学院 北京协和医院

妊娠滋养细胞疾病（gestationaltrophoblasticdisease，GTD）是一组以胎盘滋养细胞异常增生为特征的疾病，包括良性葡萄胎和妊娠滋养细胞肿瘤（gestational trophoblastic neoplasia，GTN）。在化疗普及前，GTN多采用切除子宫的方法进行治疗，由于滋养细胞侵蚀血管的生物学特性，病灶在治疗前或治疗过程中可能发生出血，严重者可危及生命。凡GTN发生转移者，一经诊断，几乎全部在6个月内死亡，总病死率高达90%。对于仅一些病灶局限于子宫的GTN患者，通过手术可以治愈。但对于有子宫外转移的GTN患者（尤其是绒毛膜癌患者），手术干预疗效差，难以使患者获益。自20世纪60年代开始，随着一系列有效化疗药物的应用，GTN的治疗效果有了明显提高，手术已不再作为GTN的一线治疗。在GTN中，侵袭性葡萄胎和绒毛膜癌的治疗以化疗为主，即使是多器官广泛转移的超高危GTN患者，也有机会治愈。在这种以化疗为主的治疗模式下，低危GTN患者的治愈率接近100%，高危GTN患者的远期生存率也可达90%。

虽然GTN（主要指侵袭性葡萄胎和绒毛膜癌）是公认的通过化疗可以治愈的恶性肿瘤，但仍有部分患者需要手术干预。近年来，手术在葡萄胎、中间型GTN、耐药性GTN原发灶和转移灶的切除、减少肿瘤负荷、GTN的紧急并发症及GTN与妊娠相关疾病的鉴别诊断中仍具有重要的应用价值。良性葡萄胎的治疗以清宫术为首选。胎盘部位滋养细胞肿瘤（placentalsitetrophoblastictumor，PSTT）和上皮样滋养细胞肿瘤（epithelioidtrophoblastictumor，ETT）为中间型GTN，对化疗不敏感，临床上以手术为首选治疗手段。本章将阐述各种情况下GTN的手术治疗价值及其临床指征。

一、葡萄胎的手术治疗

葡萄胎为良性病变，清宫术是其首选的治疗方法。对于接受清宫术的患者，完全性葡萄胎术后进展为GTN的比例为13%~20%，部分性葡萄胎为0.5%~5.0%。随着患者年龄的增长，葡萄胎进展为GTN的比例随之增加。

1. 清宫术　对于大多数葡萄胎患者，清宫术是首选的治疗方法。

（1）手术方式：清宫术多采用吸刮，最好在超声引导下进行，由有经验的术者完成。其目的主要是降低子宫穿孔风险并确保将宫腔内的水泡状胎块组织彻底清除。不推荐采用子宫切开术来清除葡萄胎组织。与吸刮相比，子宫切开术出血量更多，患者术后进展为GTN的风险更高，且增加了后续妊娠中瘢痕妊娠、子宫破裂等的风险。对于大多数葡萄胎患者，不推荐使用药物流产。诱导流产的药物往往难以使宫腔内的胎块组织彻底排出，且药物诱发的宫缩可能会增加滋养细胞播散的风险。

（2）术前准备：术者在术前应详细了解葡萄胎患者的一般情况和生命体征，完善血常规、生化常规、甲状腺功能、血清人绒毛膜促性腺激素（hCG）及血型等检查，注意患者有无贫血、休克、子痫前期、甲状腺功能亢进症等合并症和（或）并发症。术者应在充分备血、建立静脉通路的情况下进行手术。对于有严重合并症和（或）并发症的葡萄胎患者，应先进行必要的对症处理，待一般情况稳定、除外手术禁忌证后再进行清宫术。Rh 阴性血型患者应准备抗 D 人免疫球蛋白。

（3）术中操作和注意事项：推荐在超声引导下进行手术操作。充分扩张宫颈管，尽量选用大号吸管，以免葡萄胎组织堵塞吸管。吸宫后用刮匙沿子宫壁搔刮 2~3 周。出血多时可给予缩宫素，但应在子宫口已扩大且开始吸宫后使用，以免子宫口未开时子宫收缩而将葡萄胎组织挤入血管。对子宫体积小于妊娠 12 周者，争取一次清宫干净。对子宫体积超过妊娠 12 周者，若第 1 次清宫高度怀疑有葡萄胎组织残留，则必须再次清宫。所有的子宫腔清除物均应送病理检查。对于术前可疑葡萄胎者，除送病理检查外，有条件时，推荐行短串联重复序列（short tandem repeat，STR）精准诊断。对于罕见的多胎之一葡萄胎患者，胎儿和葡萄胎应分别送检病理和核型检查。术者应详细记录术中探查的子宫大小、宫腔深度、清除物重量、出血量、患者生命体征的变化及患者术中的用药情况。

（4）术后随访和注意事项：清宫术后，术者应详细观察葡萄胎患者的生命体征、阴道出血及子宫收缩等情况，并告知患者全程随访方案。葡萄胎患者需要每周监测血清 hCG，直至连续 3 次阴性。随后，完全性葡萄胎患者每月复查血清 hCG，持续 6 个月阴性可停止随访；部分性葡萄胎患者在血清 hCG 阴性后间隔 1 个月复查，如果血清 hCG 仍为阴性，即可停止随访。在随访过程中，葡萄胎患者应严格避孕，推荐措施为避孕套或口服避孕药，不建议放置宫内节育器。如果葡萄胎患者术后血清 hCG 下降不理想或降而复升，达到了 GTN 的诊断标准，则按 GTN 处理。如果葡萄胎患者的 Rh 血型为阴性，术后建议预防性使用抗 D 人免疫球蛋白。

2. 全子宫切除术　对于高龄且无生育需求的葡萄胎患者，全子宫切除术可作为清宫术的替代方案。高龄葡萄胎患者清宫后进展为 GTN 的比例为 37%~60%，对于这些患者，全子宫切除术可降低 GTN 的风险。2019 年，一项荟萃分析表明，对于年龄≥40 岁的葡萄胎患者，与接受清宫术者相比，接受全子宫切除术者发生 GTN 的比值比（odds ratio，*OR*）为 0.19（0.08~0.48）。

术者在术前应全面采集葡萄胎患者的病史，重点关注其月经情况、有无更年期症状及卵巢功能（如卵泡刺激素、雌激素及抗米勒管激素水平），并充分告知其手术风险和替代方案。术者可根据葡萄胎患者的子宫大小、自身经验等酌情选择开腹手术、腹腔镜手术或经阴道手术。术者在术中可切除葡萄胎患者的双侧输卵管，但建议保留卵巢，除非其合并其他卵巢切除的指征。除无须避孕外，葡萄胎患者全子宫切除术后的随访方案与清宫术相同。

3. 卵巢黄素化囊肿的处理　葡萄胎患者的血清 hCG 水平通常较高，卵巢的卵泡内膜细胞在其影响下会黄素化而形成囊性结构，称为卵巢黄素化囊肿。葡萄胎组织被清除后，随着血清 hCG 水平下降，卵巢黄素化囊肿大多可在数月内自然消退，无须处理。但若葡萄胎患者发生囊肿破裂或扭转，则需要及时手术探查并按相应的原则进行处理。在全子宫切除术中，卵巢黄素化囊肿并不是切除卵巢的指征。

二、妊娠滋养细胞肿瘤的手术治疗

葡萄胎妊娠终止后，在随访中若患者的血清 hCG 水平连续 3 周呈平台或连续 2 周升高，即可诊断为 GTN。该诊断为临床诊断，在一些指南和研究中也被称为葡萄胎后 GTN。绒毛膜癌可以依据病理做出诊断，也可以在没有病理的情况下根据患者的妊娠史、血清 hCG 升高水平及典型的临床表现做出临床诊断。葡萄胎后 GTN 和绒毛膜癌的治疗原则基本相同，都需要使用改良的世界卫生组织（WHO）预后评分系统［国际妇产科联盟（FIGO），2002］进行评分，而后根据评分选择化疗方案。由于两者都对化疗高度敏感，且多数患者通过化疗可治愈，故手术通常不作为两者的一线治疗。在不同的临床情况中，手术治疗的目的和作用不尽相同。以下分别论述。

1. 诊断性手术 一些特殊 GTN 病例的诊断较复杂，尤其是对于前期妊娠为流产、足月产或前期妊娠难以明确的患者，须除外其他妊娠相关疾病，如妊娠物残留、异位妊娠等，很多时候需要借助病理方能明确诊断。北京协和医院的一项研究回顾了 27 例在外院被诊断为 GTN 后转至该院的患者，其中大部分无葡萄胎妊娠史。其结果显示，经过宫腔镜和（或）腹腔镜手术和病理检查，最终确诊为 GTN 的患者只有 4 例（15%），其余患者全部为不全流产或异位妊娠；27 例患者中有 6 例在外院接受了化疗，经过病理检查，只有 1 例确诊 GTN。除妊娠相关疾病外，GTN 还需要与非妊娠性绒毛膜癌进行鉴别。非妊娠性绒毛膜癌较罕见，且与 GTN 的临床表现相似，但两者的诊疗原则并不相同。对于接受规范治疗后疗效不满意或有其他信息提示非妊娠性绒毛膜癌的患者，在条件允许的情况下可考虑对病灶进行活检或切除，而后通过 STR 分析加以鉴别。

诊断性手术应在确保安全的前提下进行。对于影像学检查提示血供较丰富的病灶，需要做好大出血的预防措施和急救预案。例如，在术前给予子宫病灶子宫动脉介入栓塞术，做好宫腔填塞压迫止血的准备，充分备血。对于计划行宫腔镜手术的患者，若子宫穿孔风险大，可考虑在腹腔镜监护下手术。

2. 初始手术治疗 全子宫切除术可作为病变局限于子宫、无生育需求的 GTN 患者的初始治疗，是化疗的替代方案，近年来发表的一些研究已证实了其有效性和安全性。2017 年，一项荷兰的研究回顾性分析了 23 例病变局限于子宫且接受全子宫切除术作为初始治疗的 GTN 患者，其中 11 例（47.8%）患者在术后达到疾病完全缓解。对于术后仍需要化疗的患者，手术减少了化疗疗程，缩短了治疗持续时间。2018 年，一项法国的研究回顾性分析了 74 例未发生生殖系统外转移、初始治疗为全子宫切除术的 GTN 患者（70 例 FIGO 分期为Ⅰ期，4 例为Ⅱ期；10 例患者的术后病理检查未发现肿瘤或葡萄胎），其中 61 例（82.4%）术后达到疾病完全缓解，其余患者术后经过化疗也都达到了疾病完全缓解。

上述研究为 GTN 提供了新的治疗选择，但需要注意其局限性。首先，上述研究的研究对象主要为低危 GTN 患者。在高危 GTN 患者中，病变局限于子宫者相对较少，全子宫切除术作为初始治疗的有效性和安全性需要更多的证据支持。其次，关于如何在术前除外子宫外转移，法国的研究所采用的方法是胸部计算机体层成像（CT），而荷兰的研究则未明确指出其采用的是胸部 CT 还是胸部 X 线片。这 2 种检查方法的选择在不同的医疗中心不尽相同，各有利弊。目前，相关指南指出，胸部 CT 不是 GTN 初始治疗的必查项目，但胸部 CT 的敏感性更高，可以发现 X 线片难以发现的微小转移灶。而对于有微小转移灶的患者，全子宫切除术作为初始治疗的疗效如何，根据现有的研究尚无法确定。根据法国的研究，在没有其他证据支持的情况下，术前肺部检查选择 CT 更妥当。此外，虽然上述研究中有少数研究对象的术后病理检查无阳性发现，另有少数患者有子宫外的生殖器官转移，但由于样本量过小，难以证明初始全子宫切除术在这些人群中的获益情况。因此，FIGO 指出，在选择全子宫切除术作为 GTN 的初始治疗时，切除子宫将永久失去生育功能，术者应谨慎掌握手术指征，充分告知患者替代治疗方案。

关于全子宫切除的手术方式，2021 年发表的一项小型回顾性研究提示，开腹手术与腹腔镜手术在患者中的复发率、5 年生存率无明显差异，术者可结合患者的具体情况酌情选择。

对于其他手术，包括保留生育功能的子宫病灶切除术及转移部位的手术，目前尚无高级别的循证医学证据支持这些手术作为 GTN 初始治疗的安全性和有效性，除非有其他指征，否则在这些情况下仍应首选化疗。

3. 挽救性手术治疗

（1）子宫病灶的切除：对于化疗耐药或复发的 GTN 患者，手术是重要的挽救性治疗方法之一，尤其对于孤立、可切除的病灶，手术具有较好的疗效。若病变局限于子宫且患者无生育需求，可考虑行全子宫切除术。对于有生育需求的患者，可考虑将子宫病灶切除术作为替代治疗方案。

（2）肺部病灶的切除：对于发生转移的化疗耐药或复发 GTN 患者，经过详细的影像学评估，若病灶孤立或相对局限，且具备可切除性，可考虑手术切除。

肺转移在 GTN 中的发生率约为 60%。肺部手术是 GTN 中最常用的转移灶切除手术，手术方式多为肺楔形切除术，病灶较大者也可选择肺叶切除术。手术可在胸腔镜下进行或开胸进行。1980年，日本学者回顾性分析了 21 例接受肺部手术的 GTN 患者，其中 19 例因化疗耐药接受手术。在因化疗耐药接受手术的患者中，14 例术前病灶孤立或局限于单侧肺部的患者术后疾病缓解；2 例术前双肺转移者死亡。病灶局限者术前尿 hCG 多 <1000 mU/ml，仅 1 例尿 hCG 较高（8000 mU/ml），其术后在对侧肺中发现了转移灶，最终死于疾病进展。由于该研究使用胸部 X 线片评估肺部情况，不除外对侧肺转移在术前已存在但未被发现的可能性。1985 年，我国的一项研究回顾性分析了 43 例因化疗耐药接受肺部手术的 GTN 患者，其中 29 例分期为 Ⅲ 期，其余 14 例为 Ⅳ 期。其结果显示，Ⅲ 期患者的 5 年生存率为 41%，Ⅳ 期患者的 5 年生存率为 28.6%，提示肺部病灶孤立、无其他器官转移、病灶直径 <5 cm、行初始化疗有效者预后较好。值得关注的是，该研究发现，化疗前肺部转移灶孤立的患者的 5 年生存率为 44.4%（8/18），而肺部多发转移者的 5 年生存率为 32.0%（8/25）；而在术前评估时，5 年生存率在肺部病灶孤立者和多发者中分别为 37.8%（14/37）和 33.3%（2/6）。这提示，有些病灶在影像学上的"消失"可能是假象。结合日本的研究，术前尿 hCG 水平对于预测手术的疗效具有一定参考价值，尿 hCG 较高的患者需要进行系统、仔细的影像学评估。需要补充的是，以上 2 项研究开展的时间较早，此时 GTN 的管理与目前的现行方法有一定差异。随着改良 WHO 预后评分系统的推广、影像学检查技术和化疗的不断发展及 GTN 辅助治疗的进一步完善，接受挽救性肺部手术的患者的预后有了明显改善。2009 年，北京协和医院的一项研究报道，GTN 复发患者行挽救性肺部手术后的完全缓解率为 88.9%，化疗耐药患者术后的完全缓解率为 78.6%。2015 年，美国的一项研究报道，高危 GTN 患者肺部手术后的治愈率为 73%。

（3）阴道转移灶的切除：阴道转移在 GTN 中的发生率为 4.1%~36.0%，仅次于肺转移的发生率，近年来其所占比例有下降趋势。该部位的组织较脆、血管丰富，故转移灶大出血的风险较高，治疗以化疗为主。除非阴道病灶是唯一的耐药病灶，否则应尽量避免手术切除。在决定进行挽救性手术切除时，手术时机应尽量选择在充分化疗致病灶缩小后，以降低出血风险。

（4）其他转移灶的手术：GTN 在生殖器官和肺以外的转移灶极少单独存在，故其他部位的挽救性手术报道十分有限，且多为个案报道。以肝转移为例，2018 年北京协和医院的一项研究回顾了该院 40 例肝转移的 GTN 患者，所有患者均合并肺转移，50% 的患者除肺以外存在其他器官的转移，14 例患者接受了挽救性手术，其中 1 例切除了肝病灶。由于证据有限，此类挽救性手术的开展是高度个体化的。经过详细的评估和讨论后，手术可能使特定的患者获益，但需要尽可能保护器官功能，转移灶手术的具体指征需要个体化评估和多学科讨论。

综上所述，在对 GTN 患者实施挽救性手术前，需要进行全面的影像学评估。彻底切除所有病灶是保证疗效的关键。对于多发转移者，选择性切除部分病灶很难使其获益，除非分次进行手术达到彻底切除。随着化疗耐药 GTN 的免疫治疗研究进展，对于这些多发转移的化疗耐药患者，免疫治疗是很好的选择。此外，有些病灶难以被发现，即便进行了全面的影像学评估，仍有可能低估患者的转移情况。因此，应尽量缩短围手术期的化疗间隔时间，在患者能耐受的前提下，术后尽快开始化疗。

4. 治疗紧急并发症 GTN 的病灶大多血供丰富，具有自发性出血风险。出血可能发生在治疗前，也可能发生在治疗过程中，尤其是治疗初期。及时手术止血对于降低 GTN 的死亡率十分重要。紧急的腹腔内转移灶出血需要尽快进行手术探查，切除病灶以达止血目的。在条件允许且出血部位明确的情况下，也可考虑行选择性血管介入栓塞术。阴道转移灶破裂出血首选局部填塞压迫止血，可联合选择性血管介入栓塞术以提高止血的成功率，通常栓塞下腹部动脉或肿瘤动脉供血支。若上述措施失败，可选择病灶缝合或病灶局部广泛切除作为补救措施，但应在开通静脉通路、充分备血的条件下进行。

脑转移患者除了颅内出血风险外，还面临脑水肿、颅内压增高及脑疝等风险，尤其是在转移瘤体积较大或多发的情况下。对于出现神经系统症状和（或）体征的脑转移患者，应积极给予降低颅内压、镇静及止血处理。如果在短期内效果不佳，尤其是当患者出现昏迷、呼吸障碍时，应紧急行开颅去骨瓣减压、血肿清除或肿瘤切除术，以避免脑疝的发生，术后及时给予全身联合鞘内化疗，必要时联合放疗或立体定向放疗。

5. PSTT 和 ETT 的手术治疗 PSTT 和 ETT 患者对化疗的敏感性不及绒毛膜癌，单纯化疗效果欠佳，治疗以手术为主。

（1）Ⅰ期患者的手术治疗

1）全子宫切除术：全子宫切除术是Ⅰ期 PSTT、ETT 患者的首选术式。切除卵巢对预后无明显改善，若无卵巢转移征象，年轻患者应保留卵巢。PSTT 和 ETT 存在淋巴结转移可能，对于临床分期为Ⅰ期的患者，淋巴结转移的发生率为 5%~15%。因此，术中可考虑行盆腔淋巴结活检或清扫，尤其是对于病灶侵犯子宫深肌层的患者。总体上，Ⅰ期患者的术后生存率超过 90%。

2）保留生育功能的手术：对于强烈要求保留生育功能的 PSTT 患者，需要结合预后不良的危险因素评估是否符合保留生育功能的指征。预后不良的危险因素包括 FIGO 分期为Ⅲ~Ⅳ期、确诊距离前次妊娠的时间较长（分别有研究以 24 个月和 48 个月作为截断值，48 个月者居多）、深肌层浸润、高龄（部分研究以 35 岁作为截断值）、高核分裂象计数（>5/10 HPF）、肿瘤内见组织坏死和淋巴脉管浸润（lymph vascular space invasion, LVSI）。若 PSTT 患者无危险因素，可考虑行保留生育功能的手术。术后应严密随访 PSTT 患者的血清 hCG 水平（但对于术前血清 hCG 水平不高的患者，血清 hCG 非可靠的随访指标）和影像学检查。如果 PSTT 患者的血清 hCG 水平没有降至正常或升高，不论此时子宫内是否有病灶，仍应行全子宫切除术。ETT 比 PSTT 更罕见，且由于其具有更强的侵袭性，保留生育功能的手术没有明确的推荐。

（2）Ⅱ~Ⅳ期患者的手术治疗：PSTT 和 ETT 难以通过单纯化疗达到完全缓解。在一项纳入 23 例Ⅲ~Ⅳ期 PSTT 患者的小型回顾性研究中，1 例患者通过手术实现了疾病长期缓解；14 例患者接受了手术和化疗，其中 8 例（57.1%）获得疾病长期缓解；而在仅接受化疗的 8 例患者中，长期缓解只有 2 例（25%）。对于已经发生转移的患者，应尽可能切除原发灶（全子宫切除术）和转移灶，术后辅以 EMA-EP（E，依托泊苷；M，甲氨蝶呤；A，放线菌素 D；P，顺铂）或 TP-TE（T，多西他赛；P，顺铂；E，表柔比星）方案化疗和（或）免疫治疗。对于弥漫性转移患者，以系统治疗为主。对于有大的子宫病灶或转移灶的患者，可行姑息性手术减少肿瘤负荷，再辅以系统治疗。如果术前影像学评估者有后腹膜肿大淋巴结，术中应行淋巴活检或切除，并在此基础上联合化疗、放疗或免疫治疗等其他治疗。

参考文献

[1] Brown J, Naumann RW, Seckl MJ, et al. 15 years of progress in gestational trophoblastic disease: scoring, standardization, and salvage. Gynecologic Oncology, 2017, 144 (1): 200-207.

[2] Soper JT. Gestational trophoblastic disease: current evaluation and management. Obstetrics and Gynecology, 2021, 137 (2): 355-370.

[3] Ngu SF, Ngan HYS. Surgery including fertility-sparing treatment of GTD. Best Practice & Research Clinical Obstetrics & Gynaecology, 2021, 74: 97-108.

[4] Yamamoto E, Nishino K, Niimi K, et al. Evaluation of a routine second curettage for hydatidiform mole: a cohort study. International Journal of Clinical Oncology, 2020, 25 (6): 1178-1186.

[5] Zhao P, Lu Y, Huang W, et al. Total hysterectomy versus uterine evacuation for preventing post-molar gestational trophoblastic neoplasia in patients who are at least 40 years old: a systematic review and meta-analysis. BMC Cancer, 2019, 19 (1): 13.

[6] Sugrue R, Foley O, Elias KM, et al. Outcomes of minimally invasive versus open abdominal hysterectomy in patients with gestational trophoblastic disease. Gynecologic Oncology, 2021, 160 (2): 445-449.

[7] 冯凤芝, 向阳, 贺豪杰, 等. 宫腔镜和腹腔镜在妊娠滋养细胞肿瘤鉴别诊断中的价值. 中华妇产科杂志, 2007, 42 (7): 464-467.

[8] Eysbouts YK, Massuger L, IntHout J, et al. The added value of hysterectomy in the management of gestational trophoblastic neoplasia. Gynecologic Oncology, 2017, 145 (3): 536-542.

[9] Dabi Y, Hajri T, Massardier J, et al. Outcome of first-line hysterectomy for gestational trophoblastic neoplasia in patients no longer wishing to conceive and considered with isolated lung metastases: a series of 30 patients. International Journal of Gynecological Cancer, 2018, 28 (9): 1766-1771.

[10] Lehman E, Gershenson DM, Burke TW, et al. Salvage surgery for chemorefractory gestational trophoblastic disease. Journal of Clinical Oncology, 1994, 12 (12): 2737-2742.

[11] Wang X, Yang J, Li J, et al. Fertility-sparing uterine lesion resection for young women with gestational trophoblastic neoplasias: single institution experience. Oncotarget, 2017, 8 (26): 43368-43375.

[12] Tomoda Y, Arii Y, Kaseki S, et al. Surgical indications for resection in pulmonary metastasis of choriocarcinoma. Cancer, 1980, 46 (12): 2723-2730.

[13] Xu LT, Sun CF, Wang YE, et al. Resection of pulmonary metastatic choriocarcinoma in 43 drug-resistant patients. The Annals of Thoracic Surgery, 1985, 39 (3): 257-259.

[14] Cao Y, Xiang Y, Feng F, et al. Surgical resection in the management of pulmonary metastatic disease of gestational trophoblastic neoplasia. International Journal of Gynecological Cancer, 2009, 19 (4): 798-801.

[15] Kanis MJ, Lurain JR. Pulmonary resection in the management of high-risk gestational trophoblastic neoplasia. International Journal of Gynecological Cancer, 2016, 26 (4): 796-800.

[16] Zong LJ, Yang JJ, Wang XY, et al. Management and prognosis of patients with liver metastases from gestational trophoblastic neoplasia: a retrospective cohort study. Cancer Management and Research, 2018, 10: 557-563.

[17] Yingna S, Yang X, Xiuyu Y, et al. Clinical characteristics and treatment of gestational trophoblastic tumor with vaginal metastasis. Gynecologic Oncology, 2002, 84 (3): 416-419.

[18] Cagayan MS. Vaginal metastases complicating gestational trophoblastic neoplasia. The Journal of Reproductive Medicine, 2010, 55 (5-6): 229-235.

[19] Goldberg GL, Yon DA, Bloch B, et al. Gestational trophoblastic disease: the significance of vaginal metastases. Gynecologic Oncology, 1986, 24 (2): 155-161.

[20] Essel KG, Shafer A, Bruegl A, et al. Complete resection is essential in the surgical treatment of gestational trophoblastic neoplasia. International Journal of Gynecological Cancer, 2018, 28 (8): 1453-1460.

[21] Bolze PA, Riedl C, Massardier J, et al. Mortality

[22] Lok C, van Trommel N, Massuger L, et al. Practical clinical guidelines of the EOTTD for treatment and referral of gestational trophoblastic disease. European Journal of Cancer, 2020, 130: 228-240.

[23] Gadducci A, Carinelli S, Guerrieri ME, et al. Placental site trophoblastic tumor and epithelioid trophoblastic tumor: clinical and pathological features, prognostic variables and treatment strategy. Gynecologic Oncology, 2019, 153 (3): 684-693.

[24] Zhao J, Xiang Y, Wan XR, et al. Clinical and pathologic characteristics and prognosis of placental site trophoblastic tumor. The Journal of Reproductive Medicine, 2006, 51 (12): 939-944.

[25] Lan C, Li Y, He J, et al. Placental site trophoblastic tumor: lymphatic spread and possible target markers. Gynecologic Oncology, 2010, 116 (3): 430-437.

rate of gestational trophoblastic neoplasia with a FIGO score of ≥13. American Journal of Obstetrics and Gynecology, 2016, 214 (3): 390.

第23章 宫颈癌保留神经的根治性子宫切除术

吴 鸣
中国医学科学院　北京协和医学院　北京协和医院

一、历　　史

根治性子宫切除术是子宫颈癌非常经典的治疗措施，而公认的第1例真正意义的经腹根治性子宫切除术是由奥地利的妇产科医师 Ernst Wertheim 于 1898 年完成的。他提出，对于宫颈癌患者，应在切除子宫的同时切除宫旁组织和盆腔淋巴结。由于他在一生中完成了超过 1300 例根治性子宫切除术，且对该术式的推广和发展做出了巨大贡献，故后来为了纪念他，业内将该术式命名为 Wertheim 手术。根治性子宫切除术之后的无数次改良均是在该术式的基础上进行的，其中非常重要的几次改良如下。首先，最值得一提的就是另外一位奥地利妇产科医师 Wilhelm Latzko，他首先提出了 3 个韧带和 2 个窝的结构理论，即他首先提出膀胱侧窝和直肠侧窝的概念，而通过这 2 个窝将盆腔内子宫侧方的基本结构分为前、中、后 3 个部分（前部主要是宫颈旁组织，包括膀胱宫颈韧带和阴道旁组织；中部为主韧带，其将膀胱侧窝和直肠侧窝完全分开；后部主要是宫底韧带）。他提出的解剖学结构特点至今仍在使用。其次，来自日本的妇产科医师 Okabayashi（冈林）对根治性子宫切除术又进行了一次更加重要的改良，而在此之前，很多妇产科医师在处理膀胱宫颈韧带时如同走入了泥泞的沼泽中。Okabayashi 创造性地将膀胱宫颈韧带分为前、后叶 2 个部分，分别予以处理。他对根治性子宫切除术的方法学和之后手术的进步做出了巨大贡献，到目前为止，临床仍在沿用他当年的理论和技巧来处理膀胱宫颈韧带。最后，距离目前最近且十分重要的一次改良是由美国的妇产科医师 Joe Vincent Meigs 提出的。20 世纪 40 年代，他提出了根治性子宫切除术应切除全部的宫旁组织和尽可能彻底地切除盆腔淋巴结，并特别强调手术的解剖学和方法学。最值得一提的是，那时他报道的手术治疗宫颈癌的结果已经相当可观，即 5 年生存率已达 75%，而手术相关死亡率仅为 1%。这是纯粹手术的结果，而不是目前对于有高危因素的患者辅助以放疗或放化疗的结果。但之后医学界对根治性子宫切除术的改良都没能明显提高宫颈癌患者的生存率。

保留盆腔自主神经的理论是由日本学者 Okabayashi 首先提出的。他特别强调根治性子宫切除术时宫旁组织的彻底切除，而早期很多学者认为盆腔的自主神经可能存在于主韧带中，故手术势必会导致盆腔自主神经损伤，继而导致膀胱功能、结直肠功能及性功能严重受损，甚至在宫颈癌根治性子宫切除术中同时进行膀胱造瘘已成为当时的常规操作。因此，Okabayashi 很早就提出应改变手术方式以减少手术对神经的影响和进一步改善宫颈癌患者术后的生活质量。于是著名的东京术式就诞生了，而"东京术式"的精髓恰恰就是开始尝试盆腔自主神经的保留。简单来说，就是在处理主韧带时将子宫向对侧牵拉，并通过拇指和示指对主韧带主体的仔细触摸来粗略辨别其内的成分,尤其是神经成分,即主韧带的表浅部分或绝大部分比较柔软,这些恰为主韧带的主体,里面的主要成分是血管、淋巴管、纤维组织及脂肪组织,而主韧带的最底部或最深部可能存在神经纤维组织,此处重要的解剖结构是子宫深静脉,其下方存在成束的较坚韧的组织,即神经。东京术式的具体方法为用拇指和示指仔细触摸主韧带,感受主韧带主体最下方比较坚韧的条索状组织(神经结构),常用的操作手法为用直角钳从子宫深静脉下方或神经的上方穿过,将神经以上的主韧带贴近盆壁切断,这样大部分的神经就得以保留,患者术后的排尿情况也得到相应改善(图23-1)。东京术式明显减少了宫颈癌术后患者膀胱功能障碍的风险,其是最早保留神经的术式,也是现代保留神经手术的雏形。后来很多日本学者陆续进行了一些具有开创性且十分有意义的研究,并在1991年首先提出将这个术式命名为保留神经的根治性子宫切除术(nerve sparing radical hysterectomy,NSRH)。随后各国学者也对保留神经的根治性子宫切除术进行了更加广泛、深入的研究,逐渐明确了盆腔的自主神经主要包括交感神经和副交感神经,而前者主要由腹主动脉侧方的腰内脏神经发出并向腹主动脉前方汇聚成腹主动脉丛(图23-2),这些神经沿着腹主动脉前方下行,

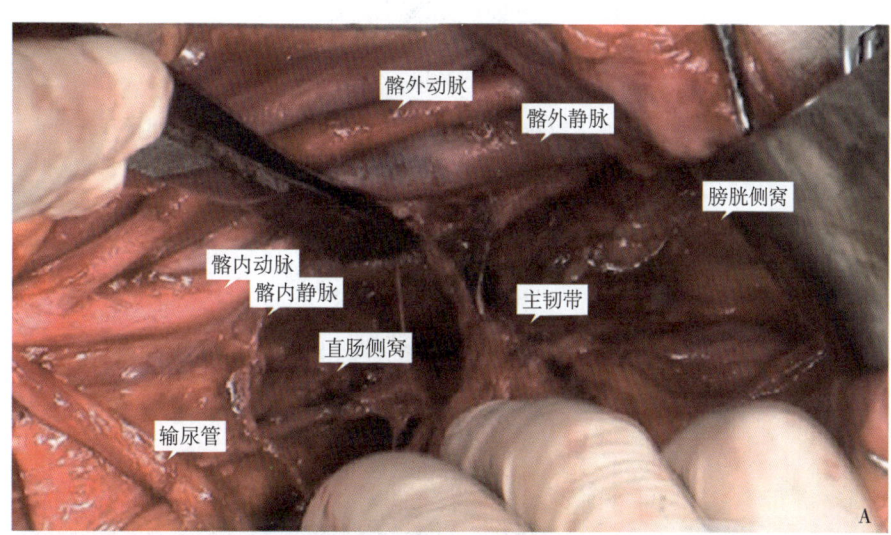

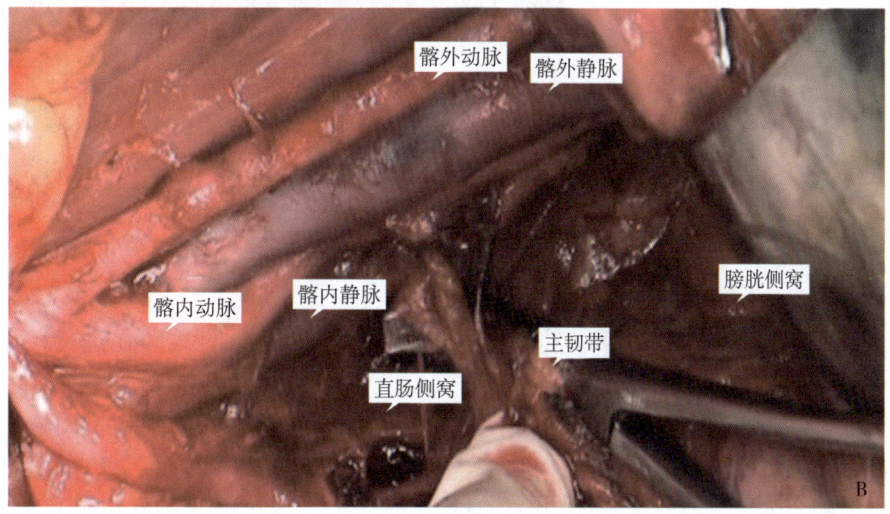

图 23-1 东京术式

注:A、B. 具体操作

通过髂总动脉分叉形成上腹下神经，随后逐渐沿着直肠两侧的子宫骶韧带外侧下行形成腹下神经，在相当于阴道旁与起源于骶2~4的支配盆腔器官副交感神经的盆腔内脏神经相汇合形成支配盆腔器官的下腹下神经，最终支配膀胱、阴道及直肠的功能（图23-3）。

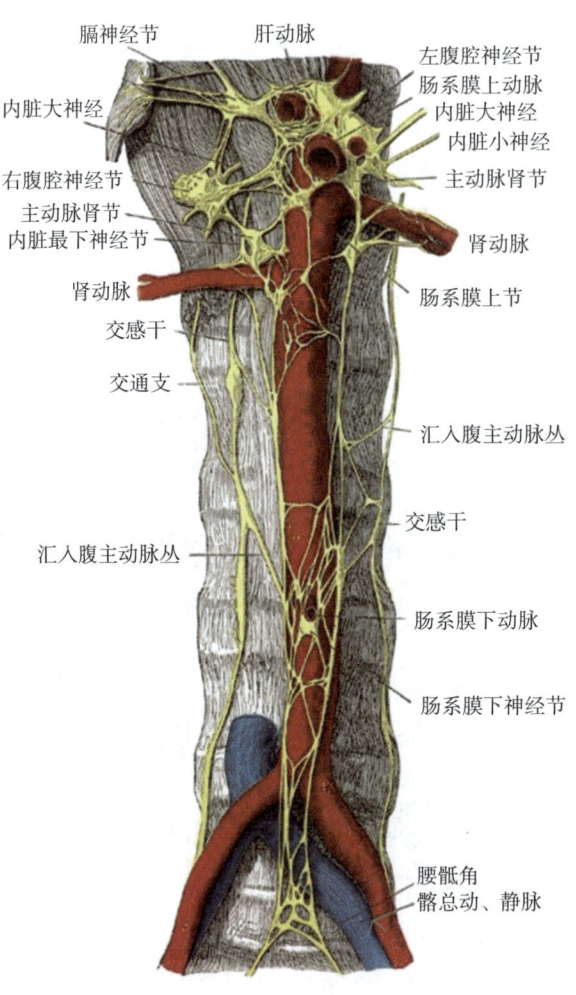

图23-2　腹主动脉丛

二、盆腔自主神经的解剖和生理

临床上，是外科医师最早认识了盆腔自主神经的解剖结构。外科医师在进行结直肠癌手术、睾丸肿瘤手术及前列腺癌手术时，常发现术后较高比例的患者发生勃起功能障碍。后来很多学者发现，在切除腹主动脉旁淋巴结、直肠及乙状结肠系膜时，尤其是接近盆壁的部位，有可能会损伤一些盆腔的自主神经，且在男性患者中尤其突出。后来随着研究的深入，盆腔局部的神经解剖和结构也变得更加清晰，且研究者们逐渐发现腹主动脉和下腔静脉前方有一些很重要的神经纤维，这些神经纤维主要来自肠系膜下动脉的外上侧，经过肠系膜下动脉后很快汇聚于腹主动脉前方，如果其在手术中发生意外损伤，将有可能导致男性患者术后发生勃起功能障碍（图23-4）。女性患者似乎不会出现这个问题，甚至很多研究者还庆幸手术患者是女性。但随着研究的深入，研究

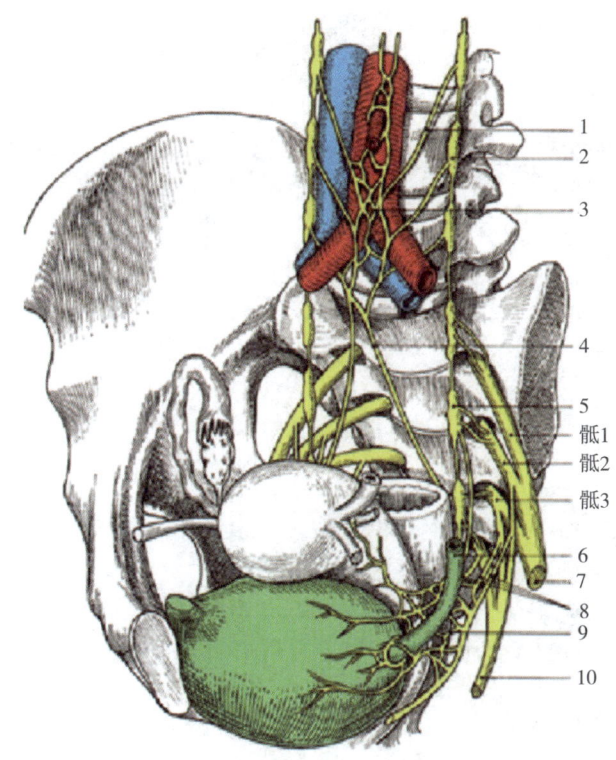

1. 腰内脏神经
2. 腰交感神经节
3. 上腹下丛
4. 腹下丛
5. 盆腔交感神经节
6. 输尿管
7. 坐骨神经
8. 盆腔内脏神经
9. 下腹下丛（盆丛）
10. 阴部神经

图 23-3　盆腔器官的神经支配

者们逐渐发现女性患者的这部分神经若在手术中意外受损，将会导致较高比例的尿失禁，即使女性患者不发生尿失禁，也会出现多次夜尿。对于这个问题，似乎多数妇产科医师并不关注，他们似乎更加关注女性患者的排尿情况和何时拔除导尿管。实际上，对于女性患者，尿失禁带来的痛苦远超过多数妇产科医师更加关注的排尿情况和术后拔除导尿管的时间。

经过无数学者的潜心研究，尤其是通过尸检对自主神经的研究，临床对于盆腔自主神经解剖结构的认识也变得逐渐清晰了，尤其是盆腔自主神经的精细解剖（图 23-2 至图 23-4）。

人体的神经系统包括中枢神经系统和外周神经系统。而外周神经系统包括体神经和自主神经。

1. 腰内脏神经　研究发现，腹主动脉表面存在大量细长的神经纤维，这些神经纤维多数来自腰内脏神经和腰交感干（主要来源于胸腰段脊髓）。这部分神经纤维紧贴着腹主动脉表面下行，恰与盆腔的交感神经支配有密切关系，这部分神经也被叫作腹主动脉丛，临床医师常把它归为肠系膜下丛，但实际上腹主动脉丛应该属于肠系膜下丛最下方或者说紧贴着腹主动脉表面的那束神经纤维，它是支配盆腔器官交感神经的主要来源（图 23-2）。

一般认为，宫颈癌根治性手术是需要切除盆腔淋巴结的，而 2008 年宫颈癌新的手术分类明确提出将宫颈癌手术分为 A、B、C、D 4 型，而根治性子宫切除术为 C 型手术，此类手术需要切除淋巴结，该分类和以往的手术分类如 PIVER 分类不同，首次将淋巴结切除的手术质量进行了划分和规定，即仅切除盆腔淋巴结成为水平 1，仅切除盆腔淋巴结且达到髂总水平称为水平 2，当淋巴结切除达到肠系膜下动脉水平时称为水平 3，当淋巴结切除水平达到肾血管水平时称为水平 4。对于大多数宫颈癌手术，水平 3 已经足够了。那么按照这个标准进行手术时，尤其是进行腹主动脉旁淋巴结切除时，势必会导致腹主动脉和下腔静脉表面的腹主动脉丛损伤，进而导致患者术后控

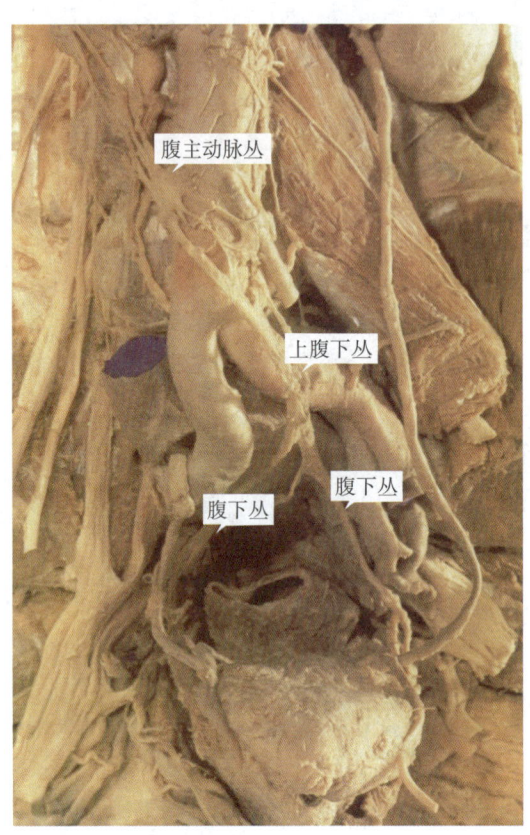

图 23-4　英国皇家外科医学院的盆腔自主神经标本

尿功能障碍，极大地影响患者的生活质量。而这种情况对于男性患者表现尤为突出，因为这部分神经恰恰是支配阴茎勃起功能的神经，故男性患者通常会在手术后出现勃起功能障碍。这也正是在保留神经的研究中外科医师和泌尿外科医师投入更多精力的原因。

2. 上腹下神经　腹主动脉表面的这束神经会沿着腹主动脉表面下行，而在此期间仍有部分来源于腰交感干的神经纤维不断汇入，此束神经纤维经过腹主动脉的分叉或骶前部分时则改名为上腹下神经或上腹下丛，属于交感神经。应该说上腹下丛的神经纤维主要是腹主动脉丛神经纤维的延续，其并不是一组新的神经纤维，只是同一束神经纤维在不同阶段的不同称呼（图 23-3，图 23-4）。

3. 腹下神经　这束神经纤维继续向下延伸，经过子宫骶韧带的外侧和输尿管的下方下行，这部分神经通常被称为腹下神经或腹下丛，属于交感神经。应该说腹下神经是一束纵行的神经纤维，其主要是来自上腹下丛的神经纤维，它实际上和输尿管在一个纵向的平面中，这部分神经的表浅部分直接进入膀胱，参与膀胱功能的支配；而深部的神经纤维与来自主韧带下方的盆腔内脏神经相汇合，组成了十分重要的神经纤维，叫作下腹下丛（下腹下神经），也叫作盆丛。盆丛是支配盆腔内脏器官最重要的神经（图 23-3，图 23-4）。

4. 盆腔内脏神经　盆腔内脏神经是支配盆腔器官副交感神经的主要来源，它的位置比较隐蔽，主要来源于骶 2~4 神经，属于短而细的自主神经，这些神经自骶神经分出后就沿着盆壁向内侧走行（图 23-5）。

要透彻了解盆腔内脏神经的位置，必须首先知道主韧带的解剖结构。主韧带主要位于子宫两

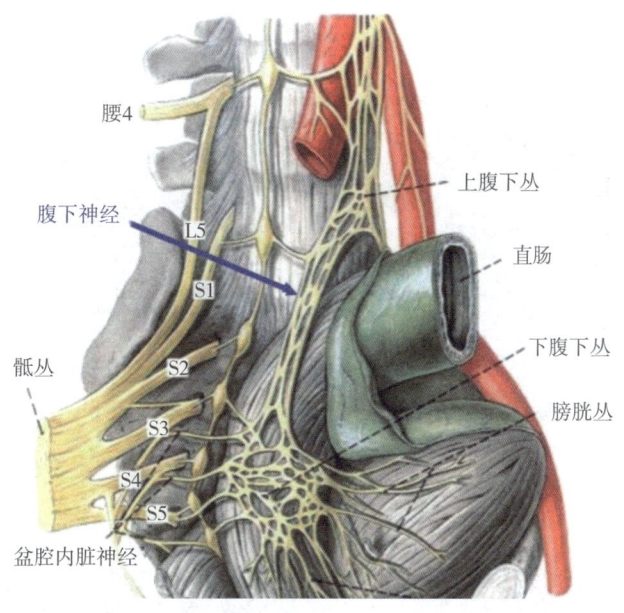

图 23-5　盆腔内脏神经

侧、盆腔中部，其前方为膀胱侧窝，后方为直肠侧窝，内侧为子宫下段外侧，外侧为髂内动、静脉，即直肠侧窝和膀胱侧窝之间。主韧带的主体结构由浅入深依次为子宫动脉、子宫浅静脉、子宫深静脉及盆腔内脏神经（图 23-6，图 23-7）。这些结构基本上被盆腔侧方的纤维结缔组织和脂肪组织包裹，形状如韧带，故早期被称为主韧带。但随着对保留神经手术的探索，学者们发现主

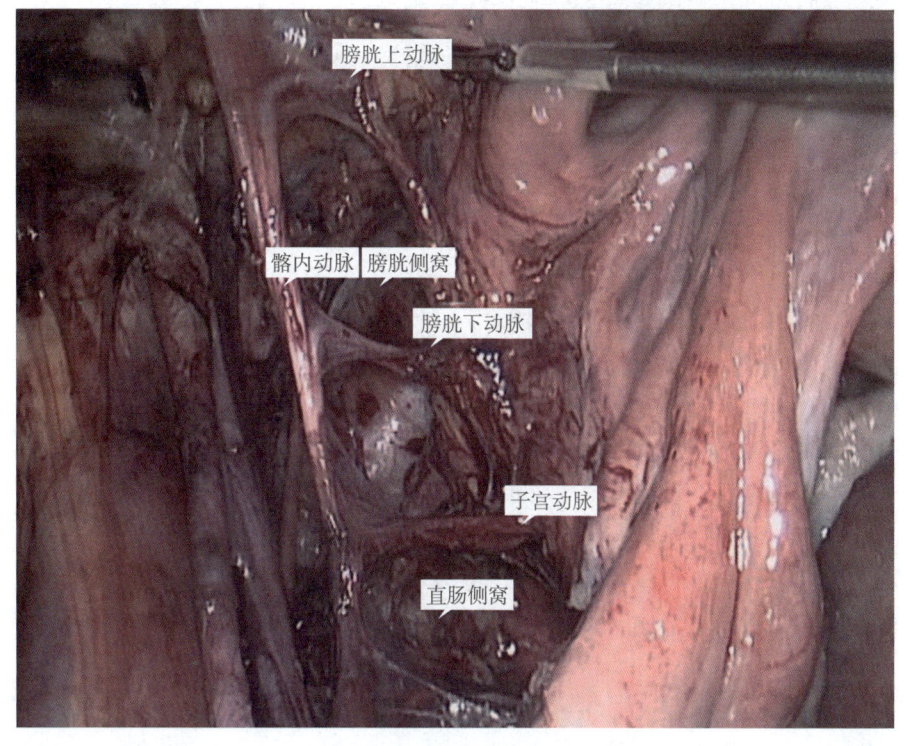

图 23-6　子宫动脉及其附近解剖结构

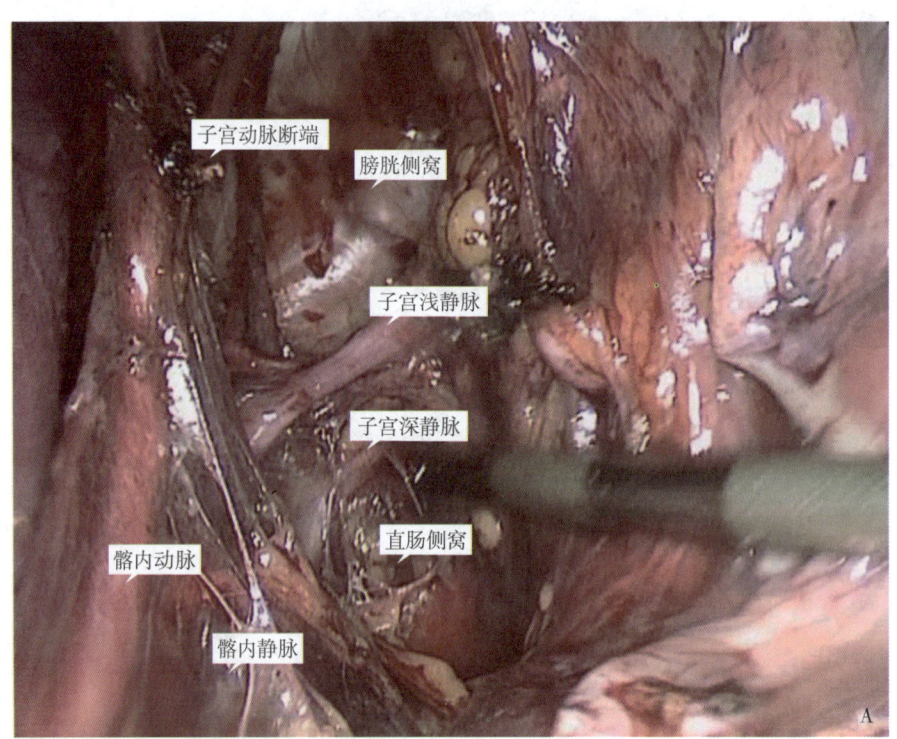

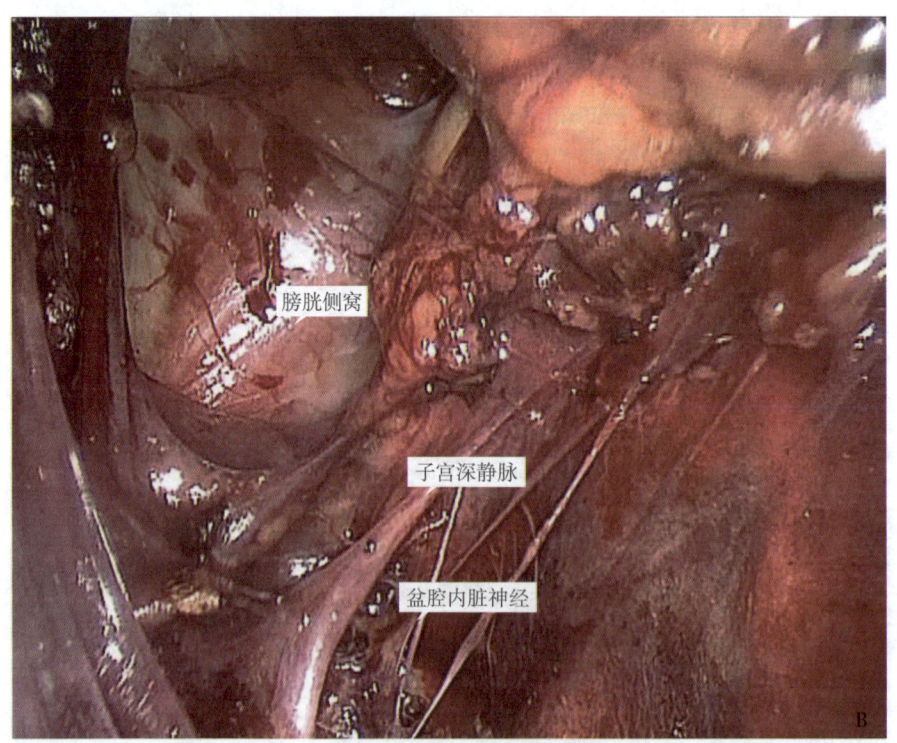

图 23-7　子宫浅静脉、子宫深静脉、盆腔内脏神经及附近解剖结构

注：A. 子宫浅静脉及其附近解剖结构；B. 子宫深静脉及其附近解剖结构；C. 盆腔内脏神经

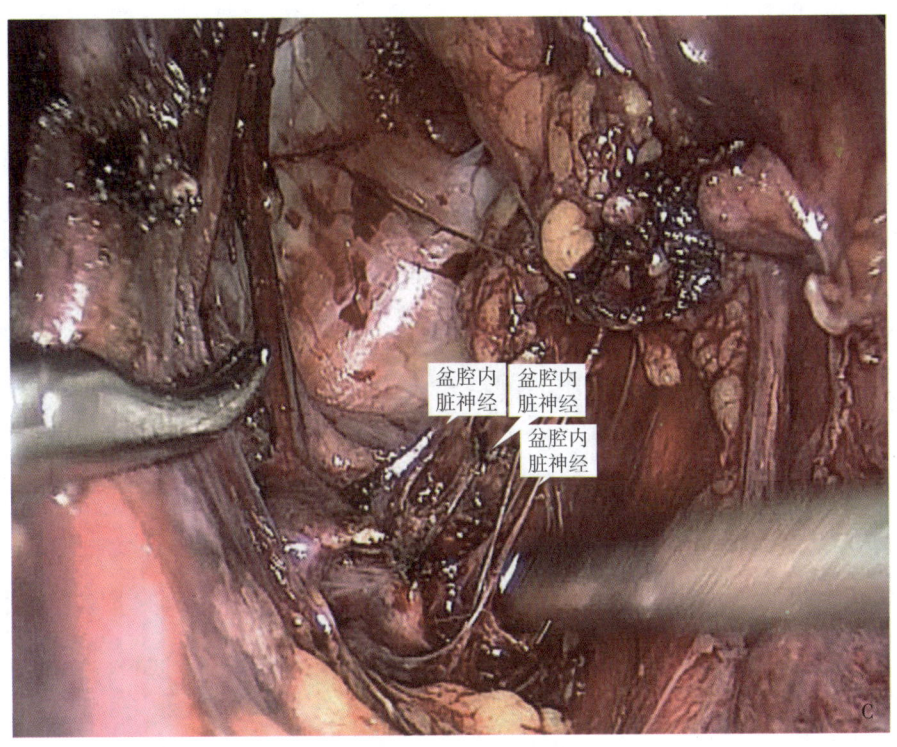

图 23-7 （续）

韧带内基本上没有任何肌性结构，而将没有任何肌性结构的成分称为韧带严格来说是错误的。在进行开放性手术时，尤其是采用超声吸引装置（cavitron ultrasonic surgical aspirator, CUSA）进行保留神经的手术时，该设备可以很好地将血管和神经保留下来，同时还可将其他组织经过超声乳化并吸走（图 23-8）。通过 CUSA 的使用，医师了解了主韧带的结构主要包括神经、血管、纤维结缔组织及脂肪组织。早期的日本学者将主韧带分为血管部和神经部，这是对主韧带结构逐渐认识的结果，他们发现其上半部分主要是由血管、神经脂肪及纤维结缔组织组成的，但上半部分中血管是主要成分，神经并不是十分丰富；而下半部分是以神经为主的，其他组织相对较少；血管部和神经部的主要划分界限是子宫深静脉。在进行根治性子宫切除术时，切除血管部，保留神经部，可以使手术仅损伤少部分盆腔内脏神经，而对患者术后排尿功能的影响大幅度降低，但这只是保留神经手术的初期经验（图 23-9）。

目前认为，并没有一个明确的界限可以将主韧带的血管部和神经部完全分开，也就是说，血管部内是存在大量神经的，而神经部也存在着不少血管，仅通过保留神经部、切除血管部来进行手术，相当部分的患者并不能获得足够好的结果，但从临床的可操作性来看，这样的做法似乎简化了手术操作。水刀是一个非常先进的新手术器械，它可以对精细的神经结构进行分离，同时又不具备热辐射，能最大限度地减少操作对神经的损伤，保护了神经的结构和功能，且术者在使用水刀的实践中也逐渐加深了对神经精细解剖的认识（图 23-10）。

5. 下腹下神经 下腹下神经（盆丛）是腹下神经与盆腔内脏神经汇合而形成的，且进一步形成膀胱丛、阴道丛及直肠丛，分别支配膀胱、阴道及直肠的功能（图 23-3）。

实际上，下腹下神经主要分为两部分，一部分是下腹下神经的浅层，主要来源于腹下神经浅层的神经纤维，这些神经纤维主要是交感神经，而腹下神经的深层神经纤维主要与来源于骶 2~4

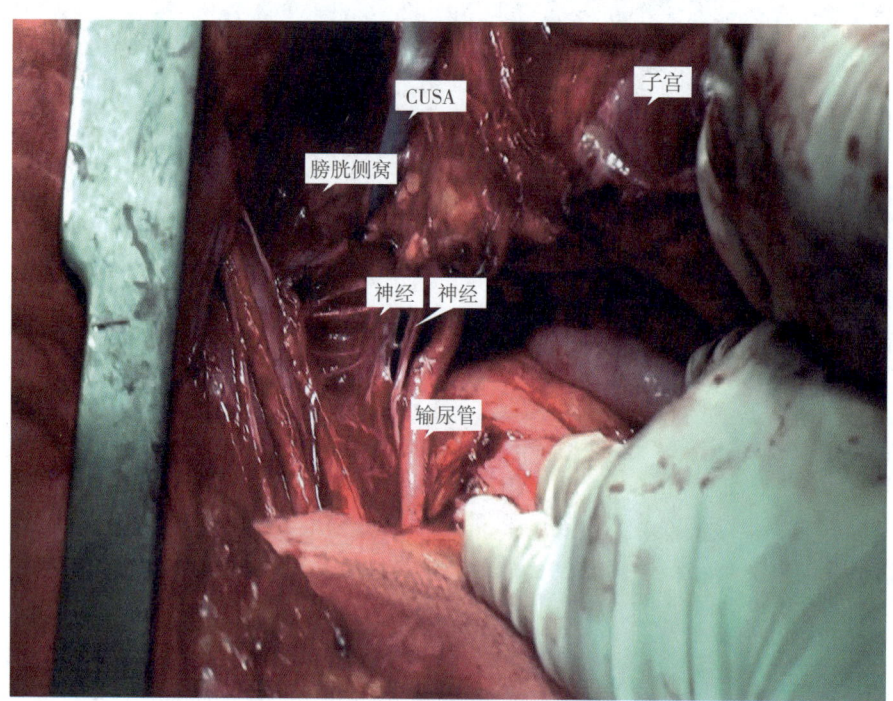

图 23-8 使用 CUSA 协助保留神经的根治性子宫切除术

注：CUSA. 超声吸引装置

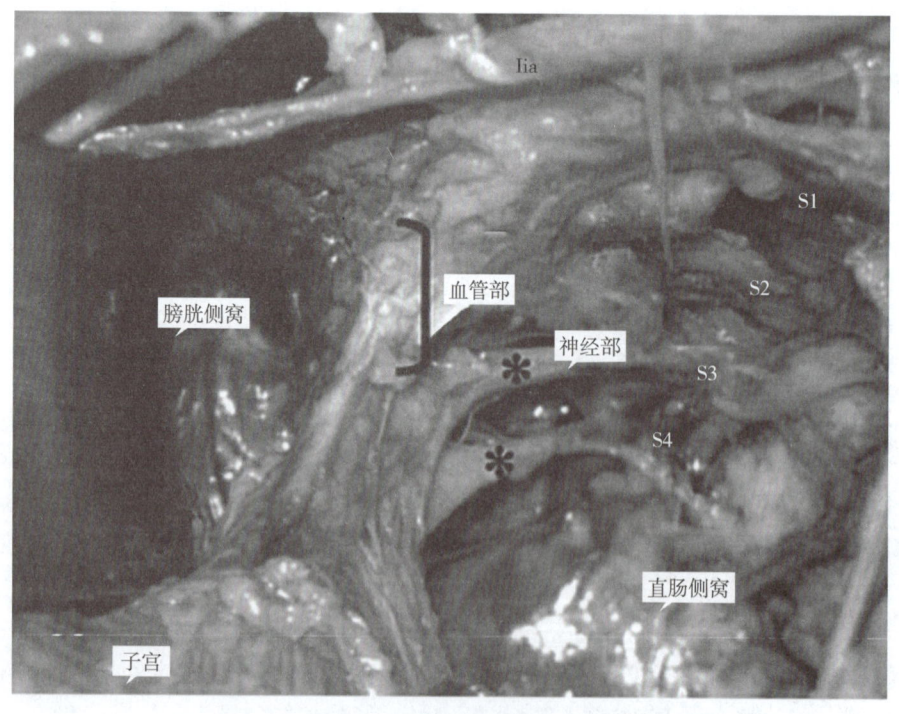

图 23-9 主韧带的血管部和神经部（尸检）

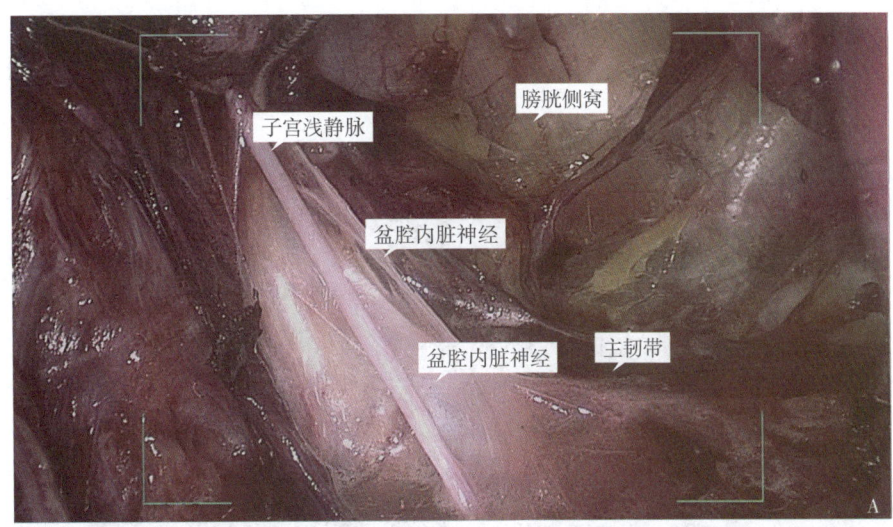
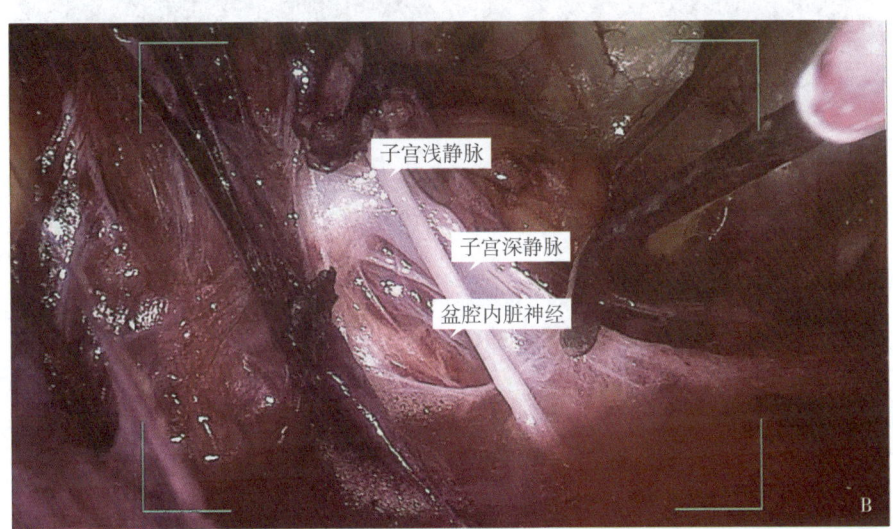
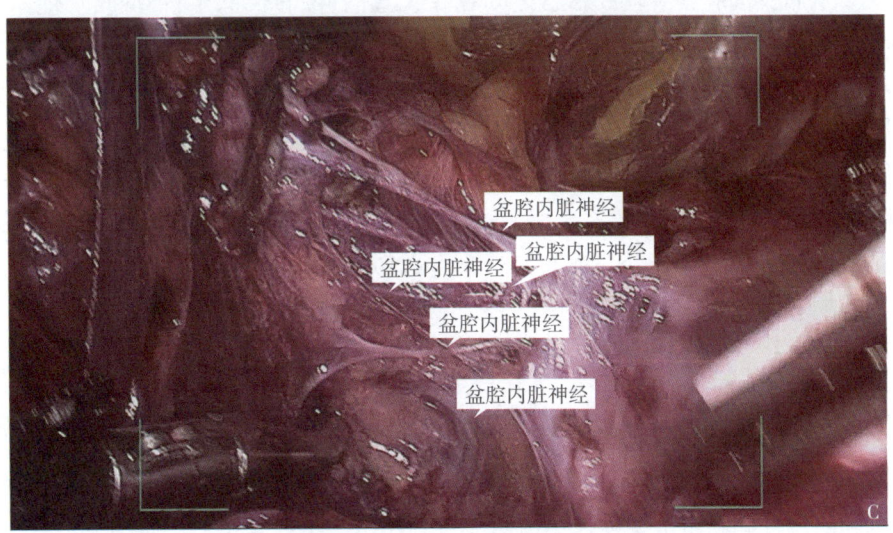

图 23-10 主韧带内的子宫浅静脉、子宫深静脉及盆腔内脏神经

注：A. 子宫浅静脉；B. 子宫深静脉；C. 盆腔内脏神经

的盆腔内脏神经纤维汇合，并形成新的神经。所以说，在手术过程中，术者既要保留沿着腹下神经下行直至膀胱的神经纤维，也要保留腹下神经与盆腔内脏神经汇合后形成的新神经（图23-11）。

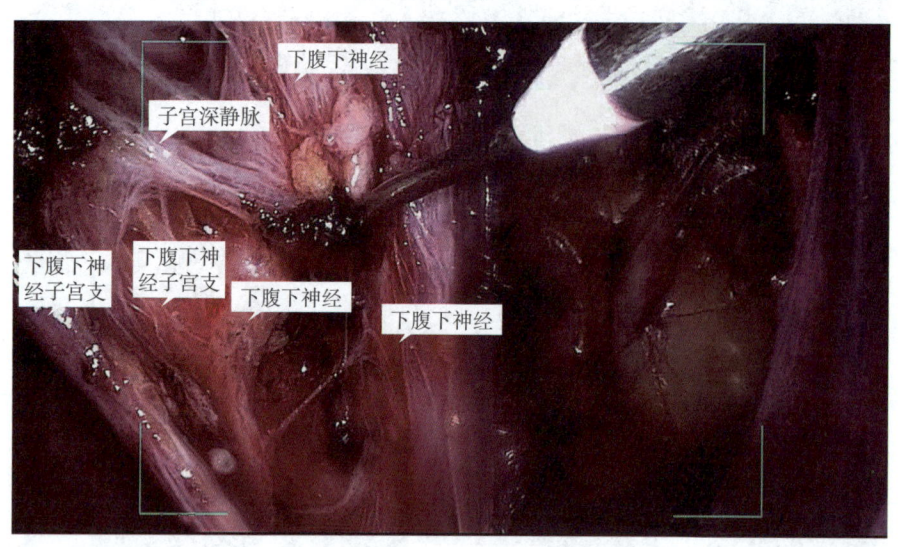

图23-11　下腹下神经

目前，临床上基本认为膀胱宫颈韧带的浅层是没有神经分布的，也就是说，下腹下神经（盆丛）主要位于膀胱宫颈韧带或膀胱子宫韧带的深层。如前所述，这部分神经是纵向排列的，最浅层为来源于腹下神经的交感神经纤维，而深层为腹下神经与盆腔内脏神经汇合之后形成的神经纤维，这部分神经纤维是由交感神经和副交感神经组成的混合神经。似乎在临床实践中这种神经的交叉可以发生在不同的平面上，也就是说，不同组的腹下神经纤维与不同组的盆腔内脏神经纤维相汇合而组成新的神经纤维，并分别支配膀胱、阴道及结直肠的功能。

综上所述，从腹主动脉旁到盆腔器官之间存在大量的神经纤维，而根据其功能来分类主要包括2种神经，即交感神经和副交感神经。以膀胱功能为例，交感神经主要负责控尿，也就是说，交感神经的功能是使逼尿肌舒张的同时又使尿道内括约肌收缩；而副交感神经则与交感神经相反，主要负责排尿在使逼尿肌收缩时增加膀胱压力，同时促使尿道内括约肌舒张。在排尿和控尿的过程中，除了交感神经和副交感神经参与外，体神经也参与其中，即体神经会支配尿道外括约肌，在膀胱压力较高时促使尿道外括约肌收缩，并使膀胱压力进一步升高，随后舒张，这样排尿就开始了。

尿道外括约肌主要是由体神经支配的，主要表现为当膀胱压力明显增加时，体神经可以通过使尿道外括约肌短暂收缩而保持对排尿的控制力，不至于在膀胱压力较高且环境又不允许排尿时失去对排尿的控制力。当条件允许时，体神经保持尿道外括约肌短暂收缩后舒张，排尿过程开始。这也就解释了宫颈癌手术后患者在排尿和控尿方面异常的原因，主要取决于对不同神经的损伤。

阴道的神经也受交感神经和副交感神经双重支配。通常认为，交感神经支配子宫和阴道的功能主要表现为抑制作用，如抑制子宫收缩和生殖道局部充血，而副交感神经则表现为促使生殖道局部充血肿胀和阴道分泌物增加，为性生活做准备。但这2个部分绝对不是孤立存在，2组神经应该是互相协调来支配生殖器官的功能的，就目前的研究结果来看，阴道的功能和不同种神经支配的关系还处于比较初级的探索阶段，更加清晰的结果还有待进一步研究。非常明确的是，神经与性生活的满意度、阴道充血、阴道分泌物、阴蒂的感觉及性兴奋等有密切关系。

结直肠的功能也与神经密切相关。一般认为，交感神经的作用是抑制排便，而副交感神经的作用是促进排便。正常情况下，当直肠内充满粪便时，会刺激结直肠的蠕动，同时结合腹压增加，完成排便的过程。应该说，直肠腔内压力的改变是与神经有关的，而便意和排便反射也与神经密切相关。如果神经损伤，常导致机体没有正常的排便反射，患者可以每天排便无数次，即使增加腹压也很难形成有效的排便，多数粪便积存于直肠内，且通常为软便。患者一般采用定期或频繁使用泻药和润肠剂来缓解排便的问题。目前，有关结直肠功能与神经支配的关系的研究较少，对于结直肠动力学的研究也是未来的研究方向。

另外，对盆腔局部神经精细结构进行探索的研究发现，直肠大部分似乎受神经支配不多，而多数的神经支配主要集中在直肠的末端或肛门附近，但乙状结肠却截然不同，其系膜中存在大量的神经分布，这些神经纤维主要集中于膀胱支的下方，故为了保护好支配直肠、膀胱及阴道功能的神经，术者在术中应避免分离下腹下神经膀胱支以下的神经纤维，以最大限度地保护好下腹下神经的阴道支和膀胱支，并减少手术对结直肠功能和阴道功能的影响，这样更加有利于改善根治性子宫切除术后患者的生活质量。

三、保留盆腔自主神经的具体措施

2009年美国国家综合癌症网络（NCCN）指南提出，对于某些宫颈癌患者，在施行根治性子宫切除术时应同时行腹主动脉旁淋巴结切除。下列情况建议行腹主动脉旁淋巴结切除：①Ⅰa2期，若有条件，可以行淋巴结取样；②Ⅰb1期，若有条件，建议行淋巴结取样或切除；③Ⅰb2期，建议行淋巴结取样或切除；④Ⅱa1期，应行淋巴结切除；⑤Ⅱa2期，必须切除淋巴结。

在2008年宫颈癌新的手术分类中，根治性子宫切除术属于C型手术，而保留神经的根治性子宫切除术则属于C1型手术。新的手术分类首次对宫颈癌手术中淋巴结切除的水平和彻底性进行了规定，这也是第1次提出了宫颈癌手术中淋巴结切除的质量要求，并把宫颈癌手术中淋巴结切除的范围分为4个水平，上文已有描述。宫颈癌手术中淋巴结切除的彻底性主要分为4个标准：①随机取样；②前哨淋巴结切除；③仅切除增大的淋巴结；④淋巴结系统切除或根治性切除或彻底切除。

1. 腹主动脉旁淋巴结切除　除了极早期患者，多数宫颈癌患者手术时若有条件，需要行腹主动脉旁淋巴结切除，即进行肠系膜下动脉水平以下的腹主动脉旁淋巴结切除（水平3）就足够了。

一般来说，腹主动脉旁淋巴结共有7组，如果将这些组淋巴结均切除干净，腹主动脉和下腔静脉将与腰椎完全游离。实际上，切除腹主动脉旁淋巴结时既可以自上向下手术，也可以自下向上手术。前者的益处是不易损伤血管的小分支，不至于导致术中出血和一些"小意外"。但基于腹主动脉和下腔静脉表面神经的走行特点，这样手术有时不易进行，常会将血管表面的神经误伤，从保留神经的角度来讲，后者似乎更好些，尽管后者容易损伤小血管分支。因此，为了保护腹主动脉表面的交感神经纤维，将淋巴结分左、右2个部分分别进行切除比较好，更有利于神经的保留。

在进行腹主动脉旁淋巴结切除时，首先要明确腹膜后的解剖结构，然后打开后腹膜，打开后腹膜的最佳位置为腹主动脉和下腔静脉表面，沿着腹主动脉打开，由于腹主动脉和下腔静脉表面神经纤维走行的特点，最好先从腹主动脉的分叉（右侧髂总动脉）处开始，自下向上，沿腹主动脉右侧缘逐渐过渡到下腔静脉表面，最后到达下腔静脉的右侧腰大肌表面，将淋巴结成片切除，然后再进行左侧腹主动脉旁淋巴结切除，这样可以最大限度地减少对腹主动脉表面的腹主动脉丛的损伤和源源不断地从两侧腰交感神经干发出并逐渐汇聚入腹主动脉丛的神经纤维的损伤（图23-12至图23-14）。

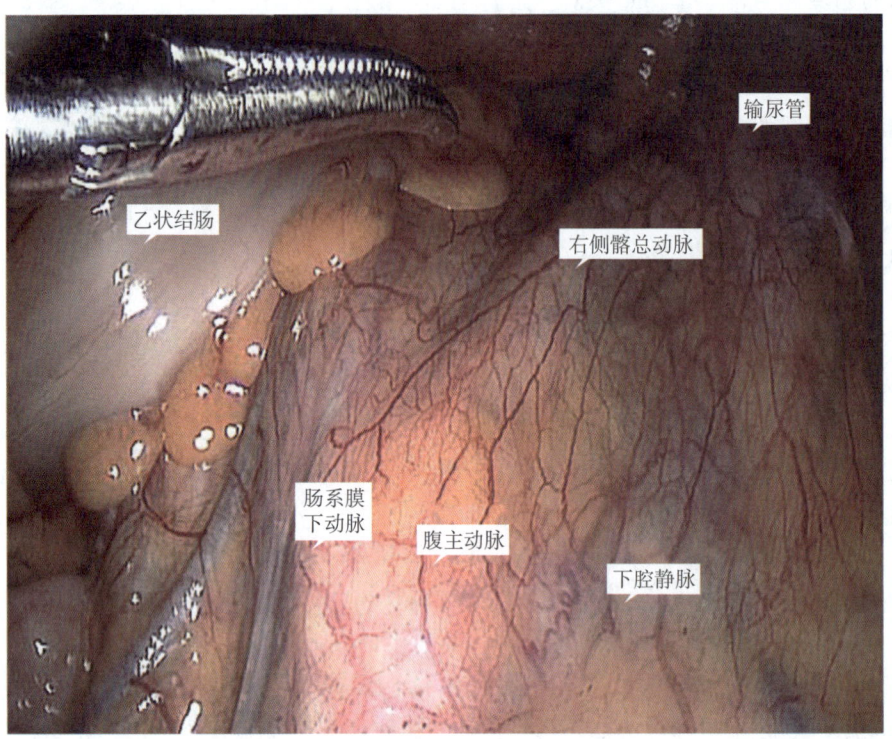

图 23-12　明确腹膜后的解剖结构

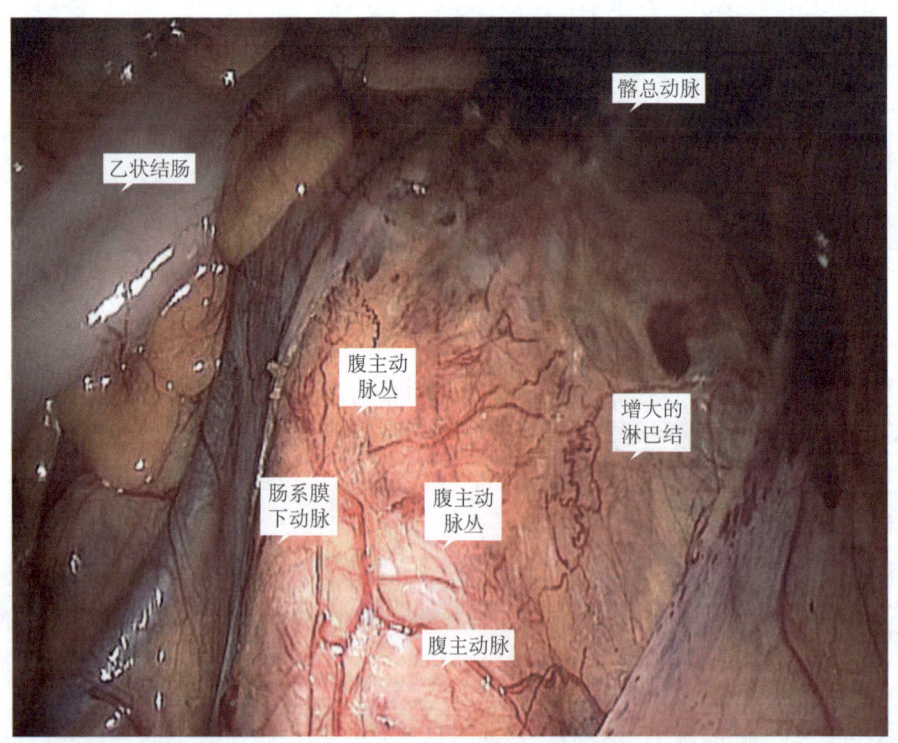

图 23-13　打开后腹膜后显露相关结构

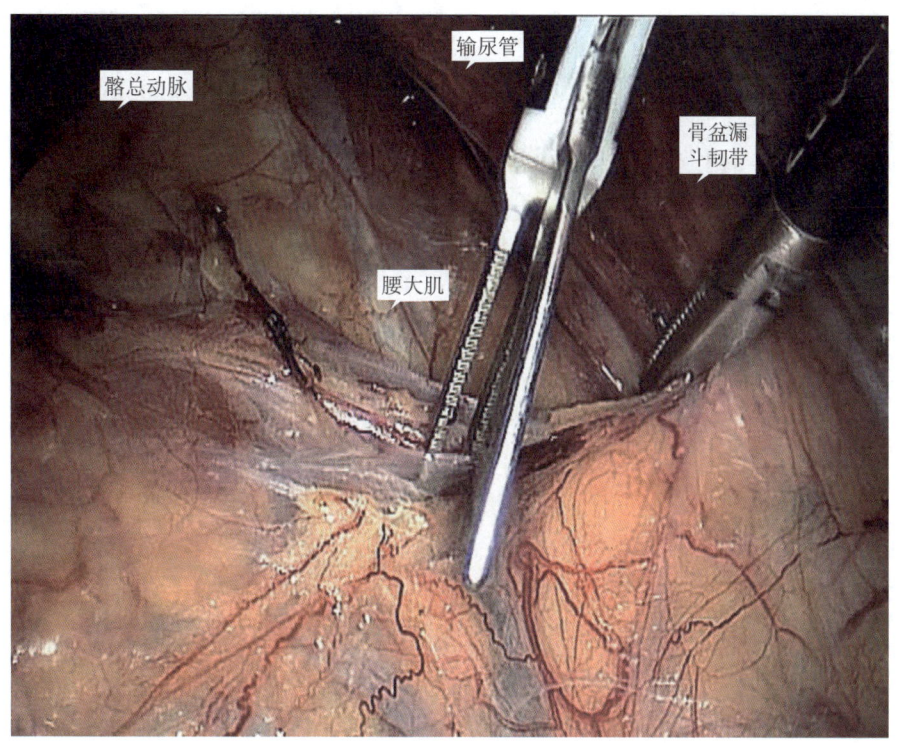

图 23-14　沿着右侧腰大肌表面显露下腔静脉和输尿管

（1）切除腹主动脉右侧的淋巴结：沿着腹主动脉表面（分叉处）开始，锐性分离淋巴脂肪组织，并沿着血管自下向上进行，此时可以发现在淋巴组织和腹主动脉之间，甚至在腹主动脉表面，有一条长长的纤维束，沿着这条纤维束向上方斜行切除腹主动脉和下腔静脉表面的淋巴结，并向上直至肠系膜水平以上。这条纤维束就是腹主动脉丛，属于腰内脏神经。这束神经主要位于腹主动脉前方，随着腰内脏神经向盆腔延伸，陆续还有许多神经纤维由腰交感神经干发出，汇入此束神经（图 23-15 至图 23-19）。

（2）切除腹主动脉左侧的淋巴结：由于腹主动脉左侧除了腰静脉以外没有特别大的血管，故手术相对简单、安全。切除左侧的淋巴结有 2 个入路：一个是切除右侧腹主动脉旁除淋巴结后将降结肠系膜向左侧提起，沿着腹主动脉表面向左侧分离，显露和保护好腹主动脉表面的神经纤维，并紧贴动脉的左侧开始分离、解剖淋巴脂肪组织，然后解剖肠系膜下动脉，随后将腹主动脉左侧的淋巴结成片切除；另一个入路是首先将降结肠侧沟腹膜打开，然后将降结肠和腹主动脉尽量分离开，保护好输尿管和神经纤维，如果要保留卵巢，也需要保护好卵巢血管，最后沿着腰大肌和腹主动脉左侧自下向上将淋巴脂肪组织成片切除。但第 1 个入路由于手术时可能会损伤部分支配乙状结肠和降结肠的交感神经，故术后结直肠功能可能会受到一定程度的影响，而第 2 个入路虽然手术稍困难一些，但从保护神经的角度来讲，后者更好一些（图 23-20）。

2. 盆腔淋巴结切除　盆腔淋巴结切除是妇科肿瘤手术中非常重要的部分之一，而对于宫颈癌手术来讲，其是最重要的组成部分，确切地说，淋巴结切除的质量直接关系到宫颈癌患者的治疗，更关系到宫颈癌患者的预后。宫颈癌转移首先经过子宫旁组织的淋巴组织（淋巴管和淋巴结）向外转移，随后扩散到盆腔淋巴结，再进一步发展可能会累及腹主动脉旁淋巴结，故盆腔淋巴结切

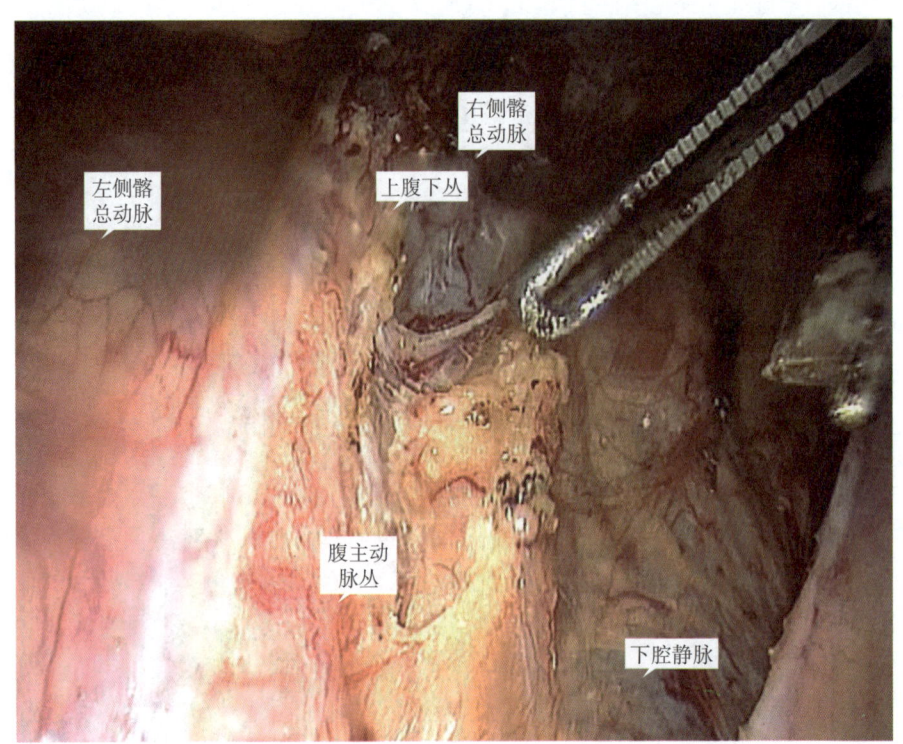

图 23-15　沿着腹主动脉右侧进行淋巴结切除且可见神经

除是治疗宫颈癌转移的最基本措施，如果不能把转移的淋巴结彻底切除，那么宫颈癌手术无疑是失败的。即使术后予以放化疗，也仅有部分患者能受益。由于淋巴结常位于贴近盆壁的部位，如果淋巴结受累且又没有通过手术切除，可能会给之后的治疗带来严重不良影响，即便进行了盆腔廓清术也很难获得好的结果，因为这些贴近盆壁的复发不能从盆腔廓清术中获得足够的手术切缘，使得宫颈癌患者的预后也大打折扣。

多数情况下，盆腔淋巴结切除并不涉及盆腔自主神经的保护，只是在切除闭孔淋巴结尤其是闭孔神经下方的淋巴结时才涉及盆腔的自主神经，主要是盆腔内脏神经的起始部，此处过度被电灼可能会导致盆腔内脏神经受损（图 23-21）。

无论采用哪种手术方式，处理时都应格外小心，尤其是处理盆底部位的静脉时。此处容易酿成严重后果的血管是髂腰静脉和髂内静脉。另外，闭孔血管尤其是闭孔静脉常与髂腰静脉和髂内静脉发生交通，手术中不慎损伤了这些血管势必会导致对此处的过度电凝，这些部位常是盆腔内脏神经自骶神经发出的部位或者说是主韧带的起始部，电凝可能会损伤盆腔内脏神经。此外，在进行深部髂总淋巴结切除时，如果髂腰静脉或闭孔神经上方部位出血，电凝时需要小心，因为此处极容易损伤腰骶神经干。

3. 子宫骶韧带的处理　子宫骶韧带的处理主要涉及腹下神经的保护。对腹下神经的保护主要是通过几个方面来完成的。腹下神经或腹下丛是上腹下丛的延伸，主要位于子宫骶韧带外侧、输尿管下方，辨别其最有效的方法就是将卵巢动、静脉及腹膜向上牵拉并保持张力，沿着腹膜向下分离输尿管，并保持在输尿管的平面继续向深部分离，就可以将输尿管及其下方的腹下神经丛从腹膜的表面向外侧完全分离开，再进一步向下分离，就可以将神经纤维从子宫骶韧带表面向外侧完全推开。腹下神经是一束纵向的神经纤维，与输尿管在同一纵向平面，它属于交感神经。将成

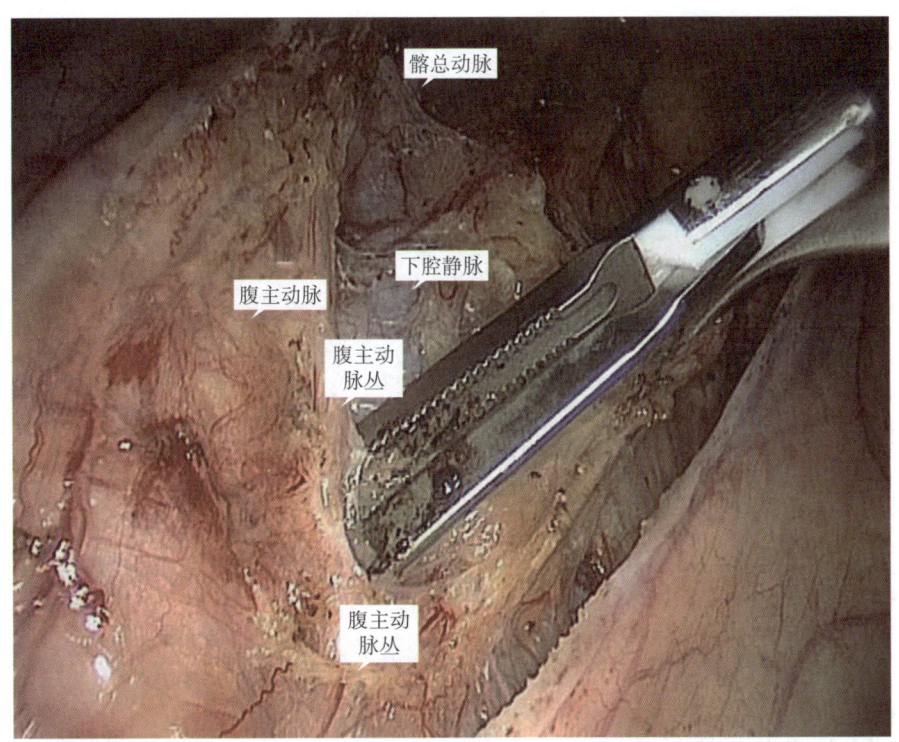

图 23-16　在切除腹主动脉旁淋巴结时尽量保护好神经

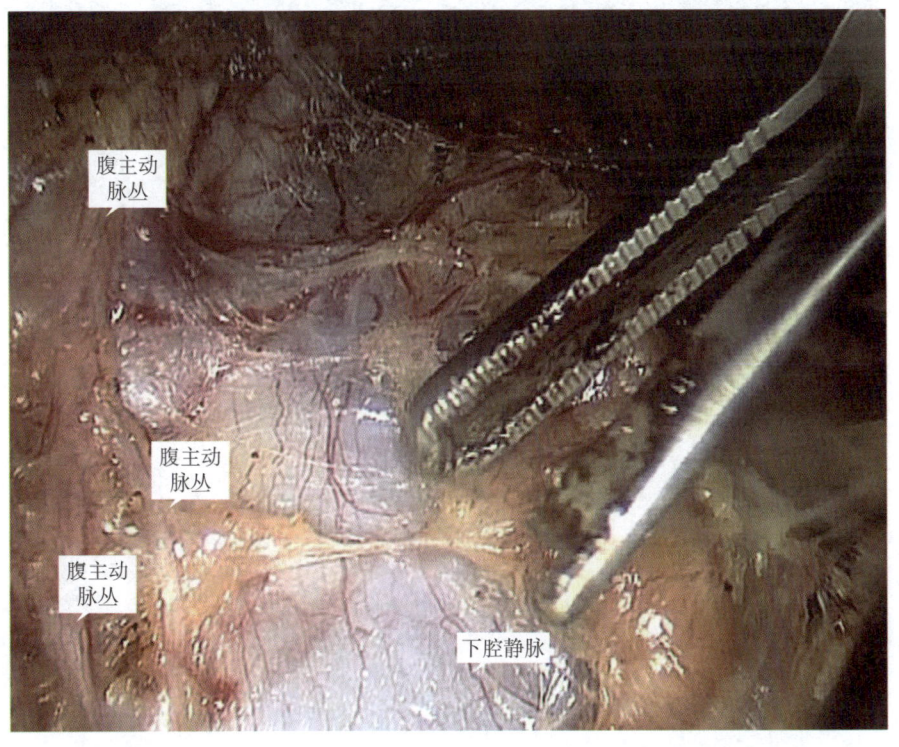

图 23-17　尽量保护好腹主动脉丛后切除腹主动脉右侧的淋巴结

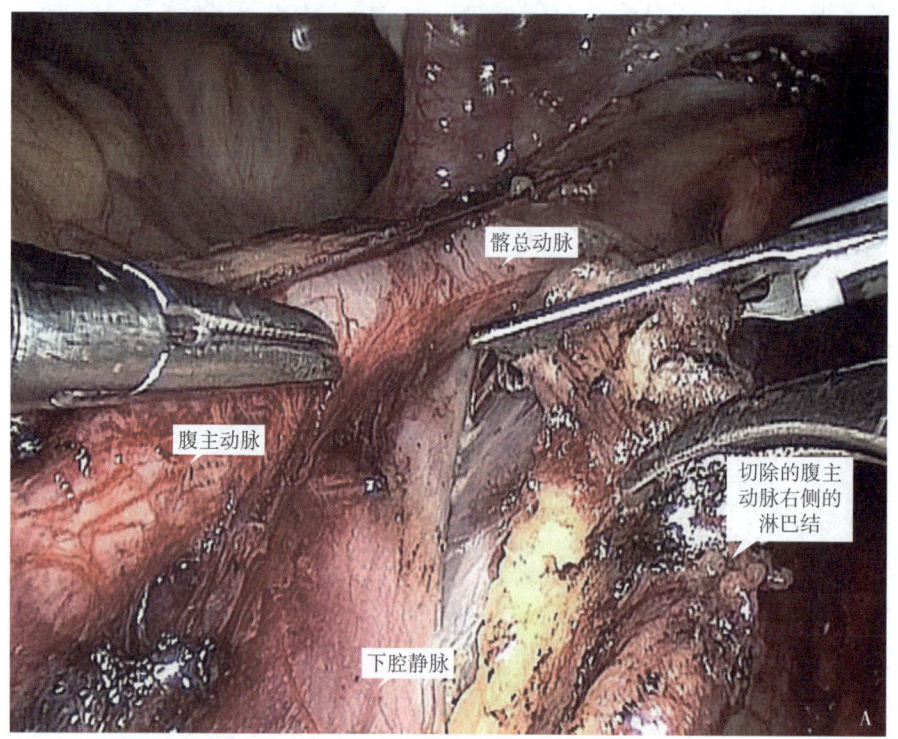

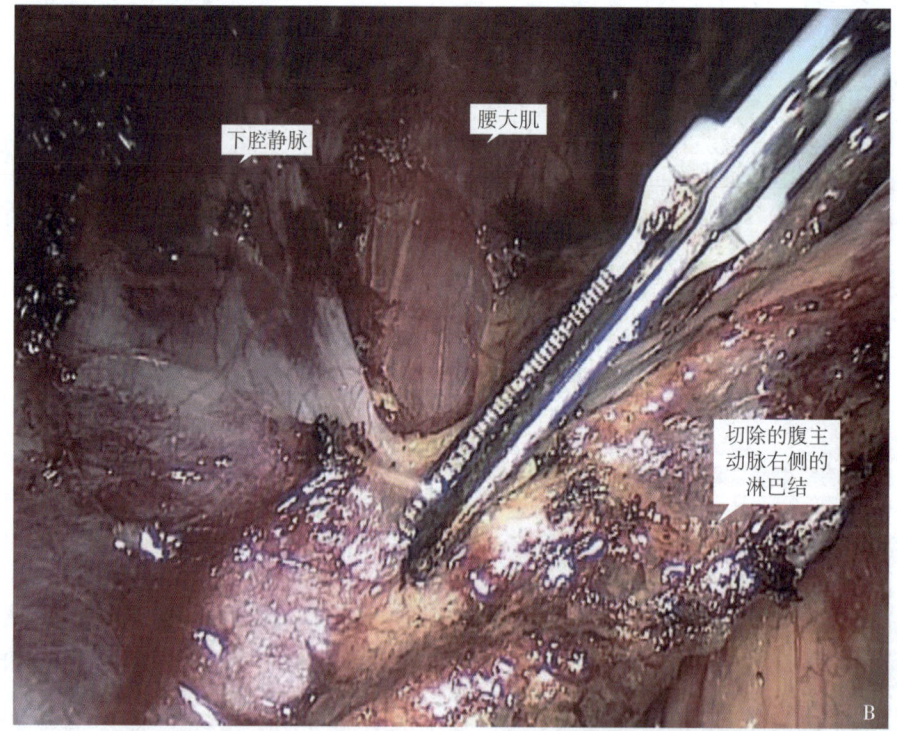

图 23-18 沿着下腔静脉外侧将淋巴结于腰大肌表面切除

注:A、B. 具体操作

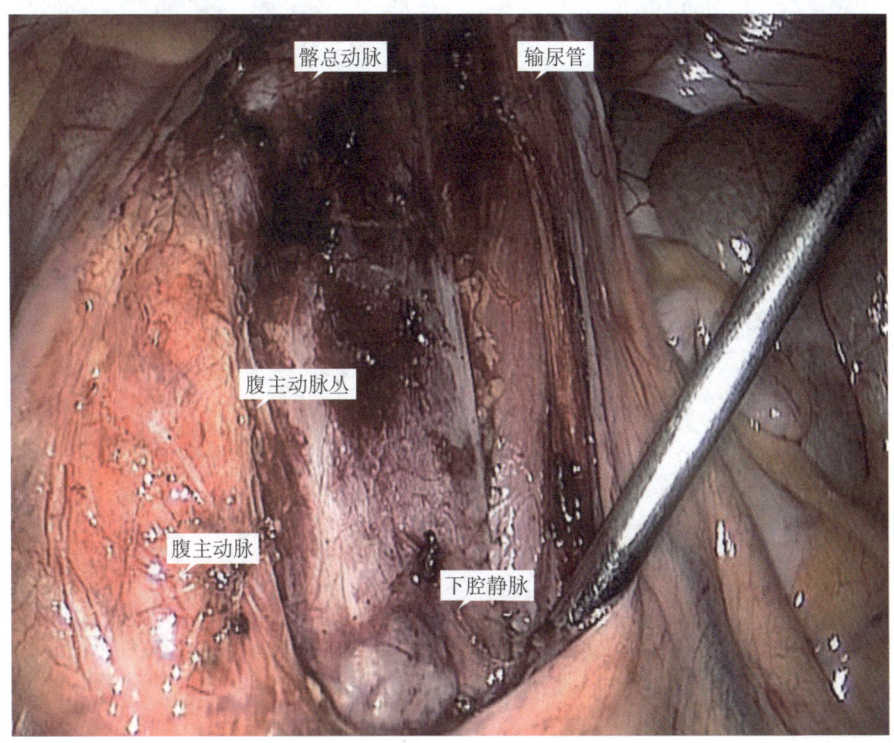

图 23-19　切除腹主动脉右侧的淋巴结后所见

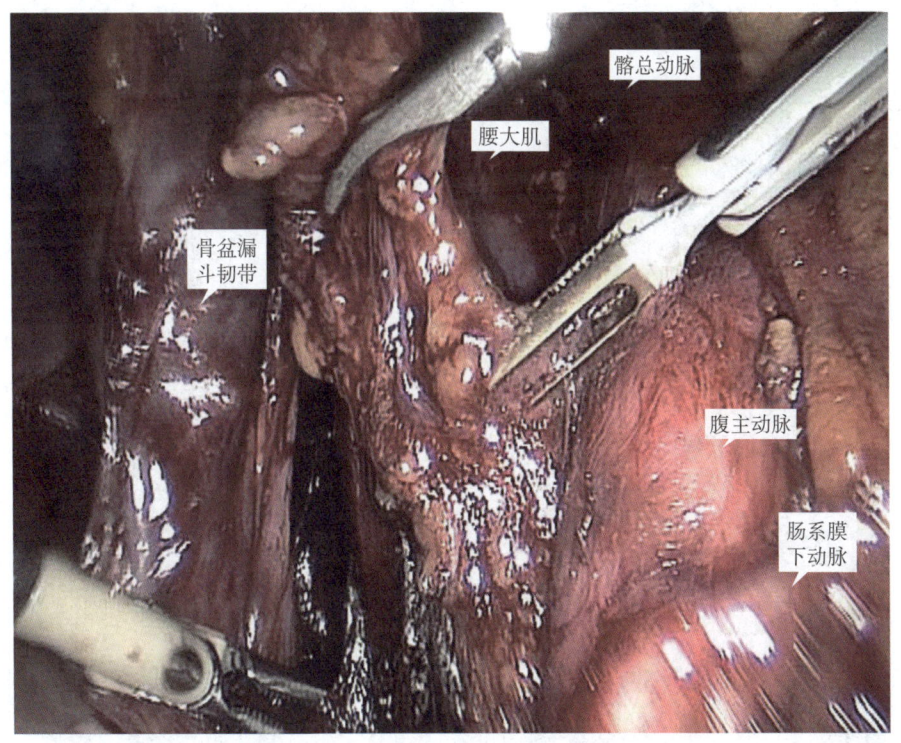

图 23-20　沿腹主动脉左侧切除淋巴结

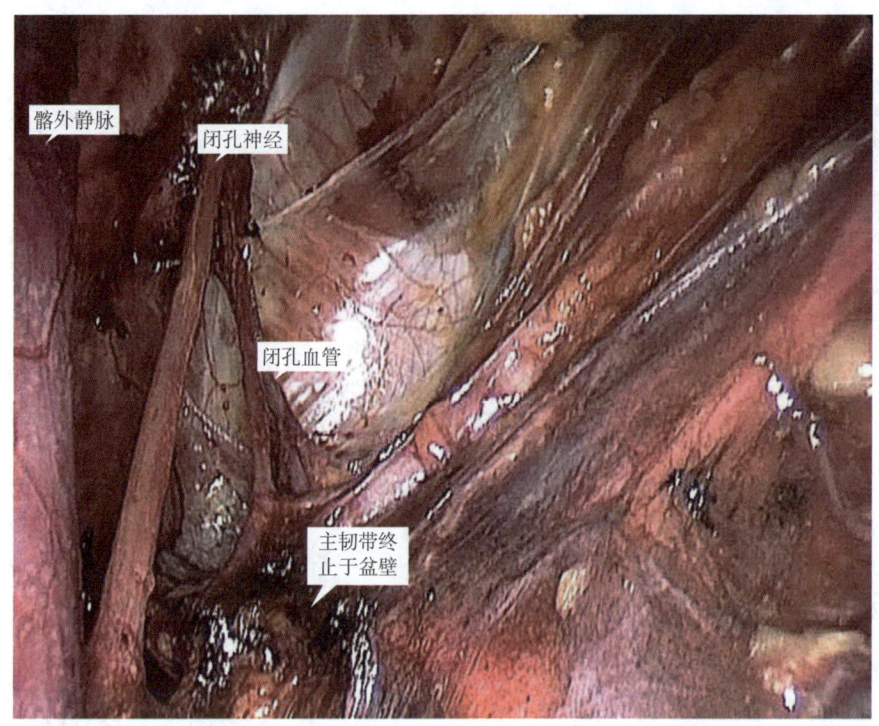

图 23-21 最后于主韧带表面结束盆腔淋巴结的切除

束的神经纤维自子宫骶韧带外侧完全分离后就可以切断子宫骶韧带了（图 23-22 至图 23-24）。

4. 主韧带的处理 在保留神经的根治性子宫切除术中，主韧带的处理是难点，其直接关系到盆腔内脏神经的保护。盆腔内脏神经的保护是十分困难的步骤，也是保留神经手术的关键。之所

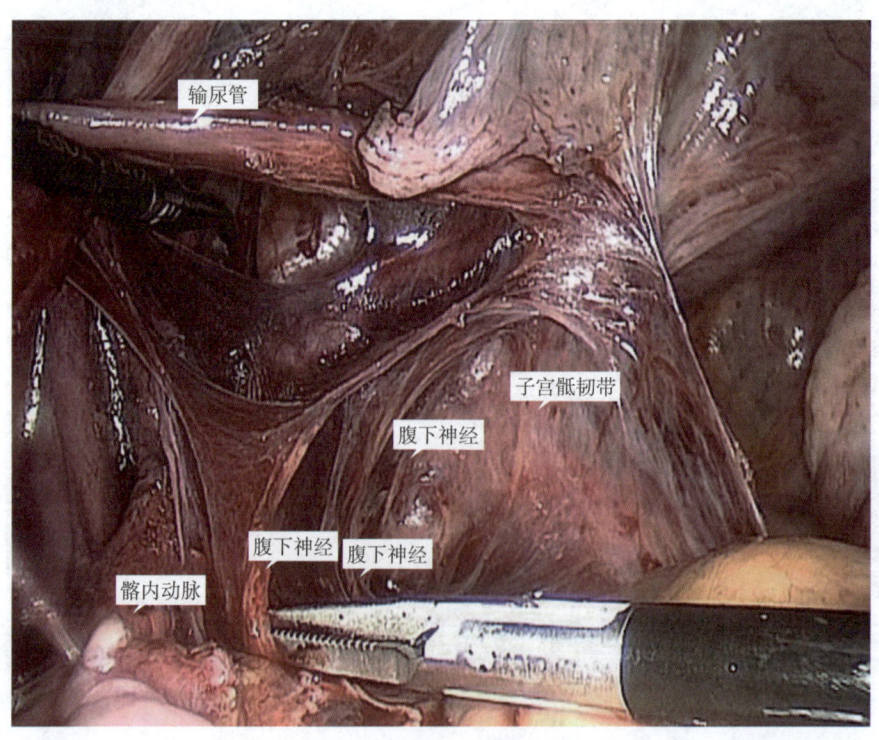

图 23-22 将腹下神经充分游离

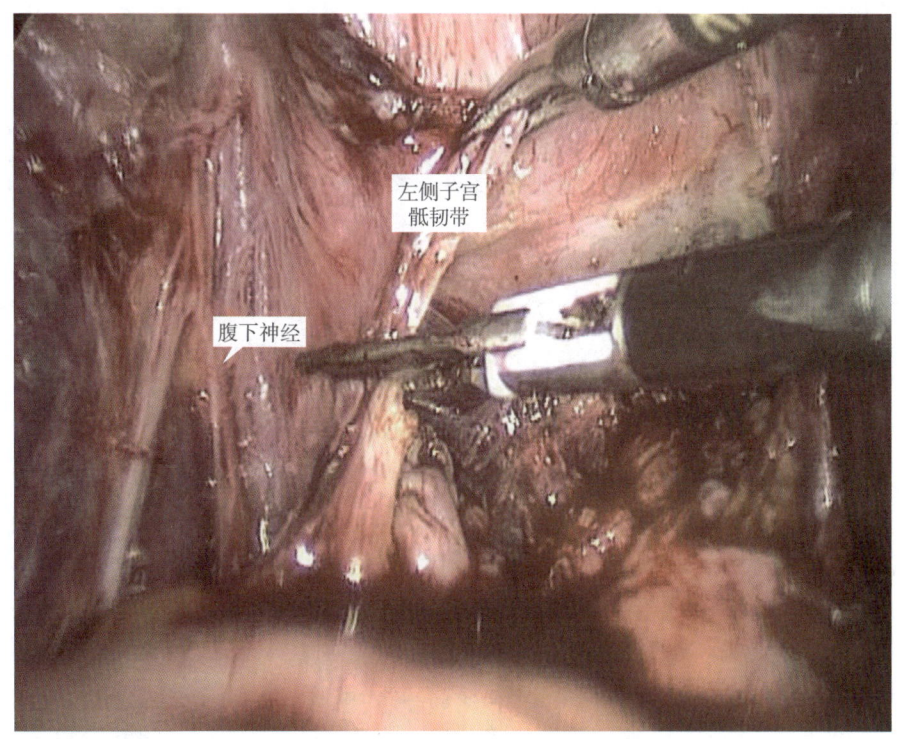

图 23-23　切断子宫骶韧带

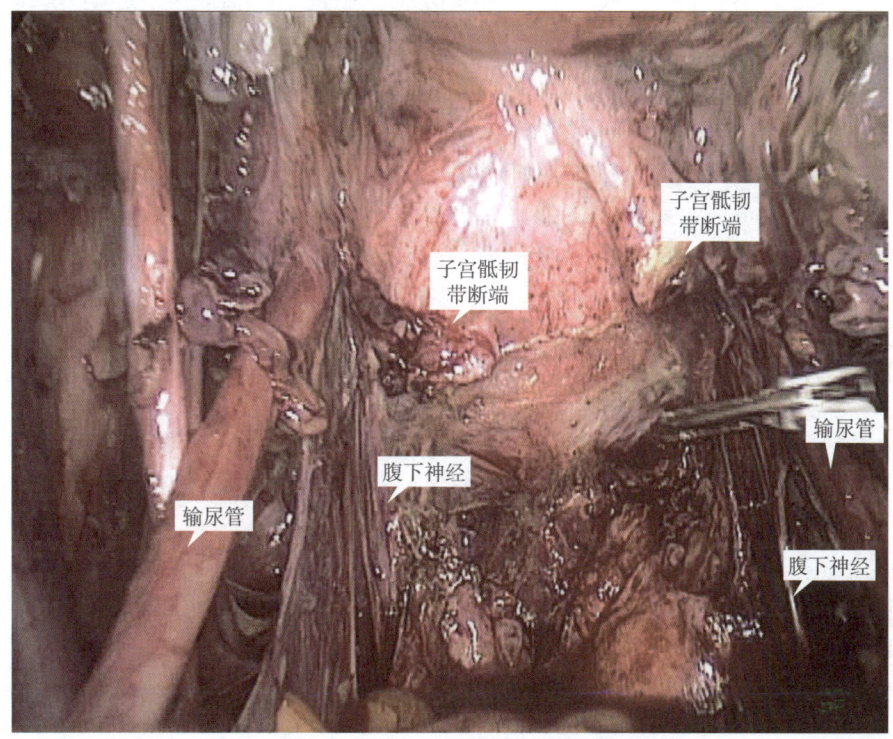

图 23-24　子宫骶韧带切断后见到的神经结构

以这个步骤是关键,是因为医师对主韧带的解剖结构在认识上存在偏差。

宫颈癌的手术尤其强调主韧带的切除,因为主韧带内含有大量神经、血管、淋巴管、淋巴结及纤维结缔组织,而这些淋巴管和淋巴结恰恰是宫颈癌转移的主要途径。另外,近些年来常提及前哨淋巴结,其主要与宫旁组织的淋巴管关系密切,且常会在主韧带附近出现,甚至常存在于接近盆壁的主韧带的尽头。因此,对于宫颈癌手术,宫旁组织的切除十分重要,其甚至比淋巴结切除更重要。换一个角度来看,宫颈癌的转移应该首先发生于宫旁,然后才会发生盆腔淋巴结转移,再进一步发展才会到达腹主动脉旁淋巴结。因此,宫旁组织的切除也非常重要。或者说对于淋巴结没有转移的患者,宫旁组织的切除十分重要,尤其是有高危因素的患者;而淋巴结有转移的患者,宫旁组织更应该彻底切除,因为多数情况下宫旁组织已经发生转移了,此时如果不能彻底切除,常会造成严重后果,因为这种情况的治疗比较困难,即使是盆腔廓清术也不太适合,极大地影响宫颈癌患者的预后。

随着对主韧带解剖结构认识的逐渐深入,医师逐渐知道了主韧带的主要组成部分,更加清楚地知道了盆腔内脏神经主要位于主韧带的最深部,即子宫深静脉下方,也就是说,主韧带的切除应该局限在主韧带内子宫深静脉以上的部分,而子宫深静脉下方由于含有大量神经纤维,应该尽量保留。

那么在保留神经的根治性子宫切除术中究竟应该如何处理主韧带呢?

(1)子宫血管的处理:子宫动脉的处理不涉及保留神经的内容,要求和不保留神经的根治性子宫切除术没有区别,即将子宫动脉在髂内动脉的起始部切断。处理完子宫动脉后,仔细分离并显露主韧带的结构,此时首先映入眼帘的是子宫浅静脉,膀胱浅静脉常由膀胱的方向汇入此静脉,有时这条静脉常和闭孔静脉有交通,应将子宫浅静脉于接近髂内静脉或闭孔静脉附近切断(图23-25至图23-27)。

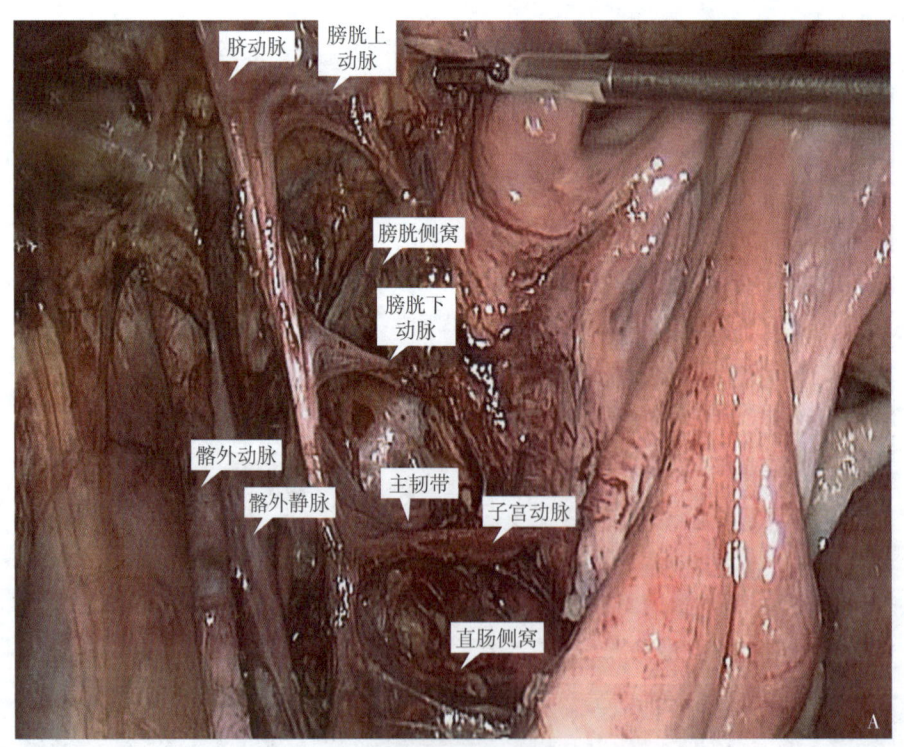

图23-25 充分显露子宫动脉及其周围血管

注:A、B. 具体操作

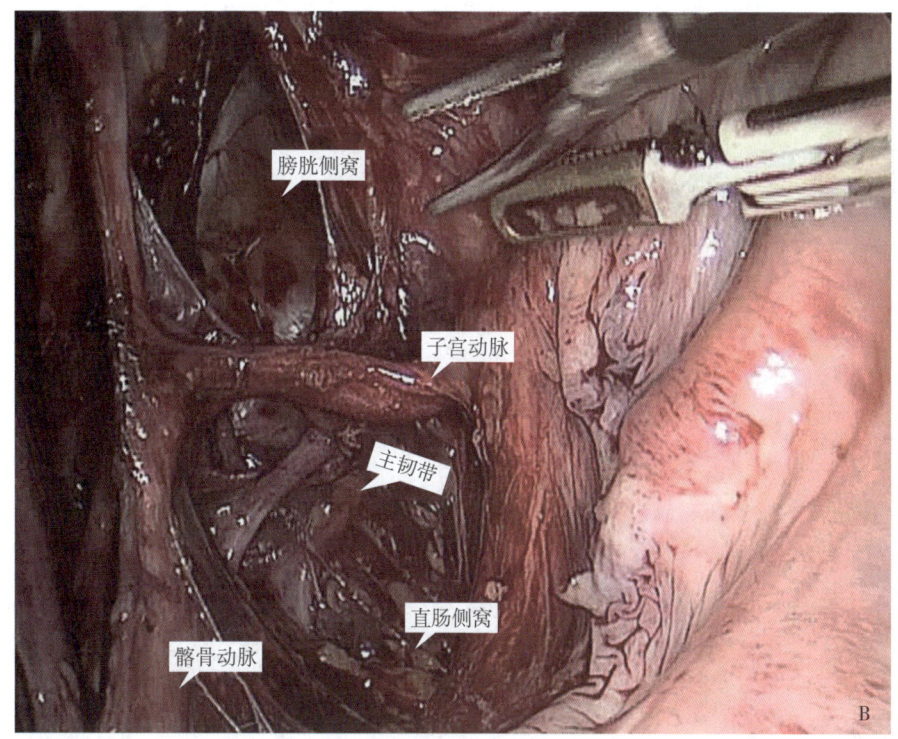

图 23-25 （续）

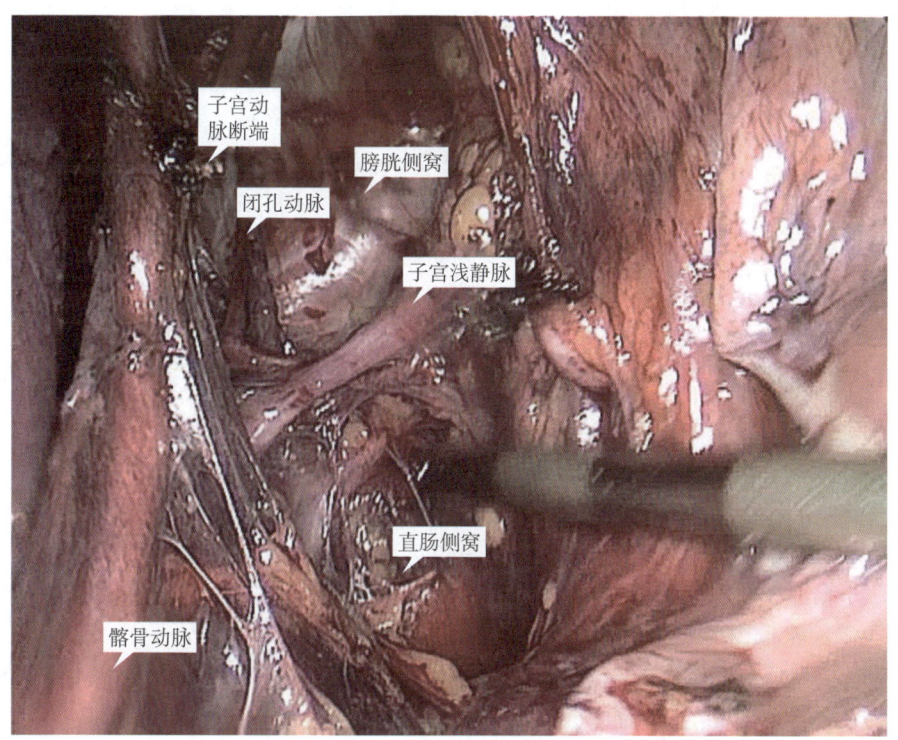

图 23-26 显露子宫浅静脉和主韧带

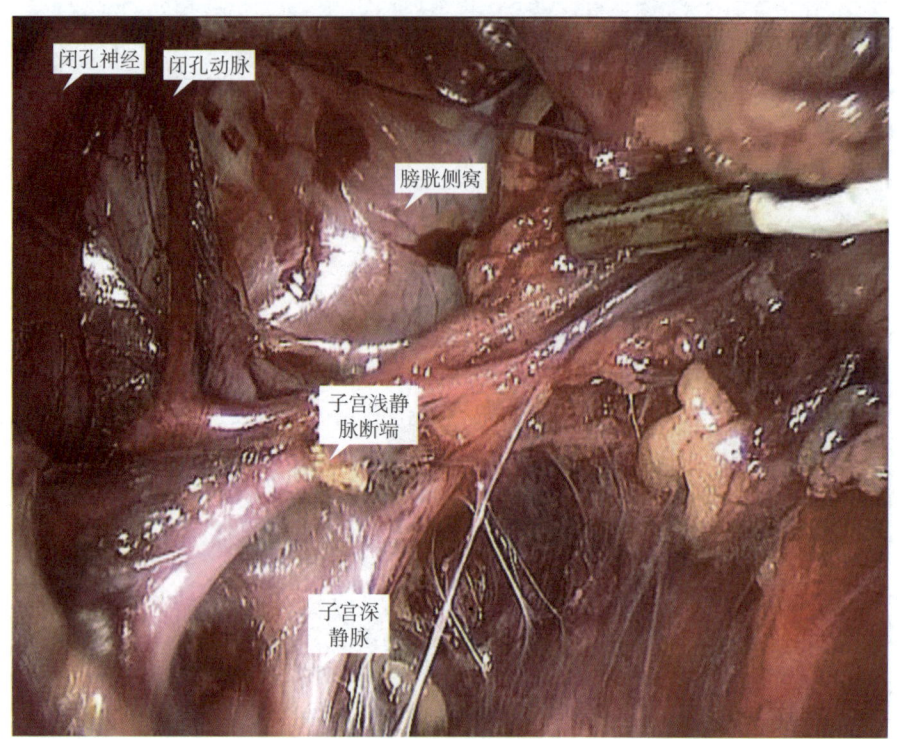

图 23-27 切断子宫浅静脉后的主韧带

（2）主韧带主体的处理：处理完子宫浅静脉，就应该处理主韧带的主体部分，而主韧带内的结构主要包括脂肪组织、淋巴管、淋巴结及疏松的纤维结缔组织。使用吸引器和水对主韧带进行小心细致的分离，且注意不要分断，逐渐就会见到十分粗大的静脉，这就是子宫深静脉。子宫深静脉是处理主韧带的关键解剖结构，因为其下方就是盆腔内脏神经，有时会有1~2个分支，其前方常会有2条较粗的静脉会汇入子宫深静脉，这2条静脉是膀胱中静脉和膀胱下静脉，子宫深静脉的上方会有较粗的子宫旁静脉汇入，以上这些静脉均通过子宫深静脉汇入髂内静脉。明确子宫深静脉后，将主韧带内的淋巴结连同淋巴管、脂肪组织及纤维结缔组织尽量贴近髂内静脉的部位切断。手术中判断清楚子宫深静脉后，将其分为两步进行处理也不失为聪明之举。因为子宫深静脉通常比较粗大，与宫旁组织一起切除有时还存在一定困难，且开腹手术时缝扎或结扎不慎还会造成出血，故分开进行处理更明智，即明确子宫深静脉后，于其上方即主韧带的主体部分贴近盆壁将其切断，随后再单独处理子宫深静脉，可以将其贴近髂内静脉处切断并结扎。这种方法在腹腔镜手术时更加适合使用（图23-28，图23-29）。

（3）盆腔内脏神经的处理：切断主韧带主体和子宫深静脉后，其下方的盆腔内脏神经就得以充分显露，进一步清理神经周围的组织，主要包括一些脂肪组织、纤维结缔组织，也不除外淋巴管和淋巴结，除了神经以外其他组织均应尽量清除干净，这样才能安心保留剩下的神经纤维。尤其是有些学者提到宫颈癌的嗜神经浸润问题，故更应该在此处将除了神经以外的其他组织尽量切净，即切除除了神经纤维之外的全部主韧带，而绝大部分的盆腔内脏神经得以保留（图23-30）。

5. 膀胱宫颈韧带的处理 多年来，膀胱宫颈韧带或膀胱宫韧带的处理常是宫颈癌手术的关键步骤，主要原因是医师对此处的解剖结构不熟悉，且此处含有大量以静脉为主的相对粗大的血管，

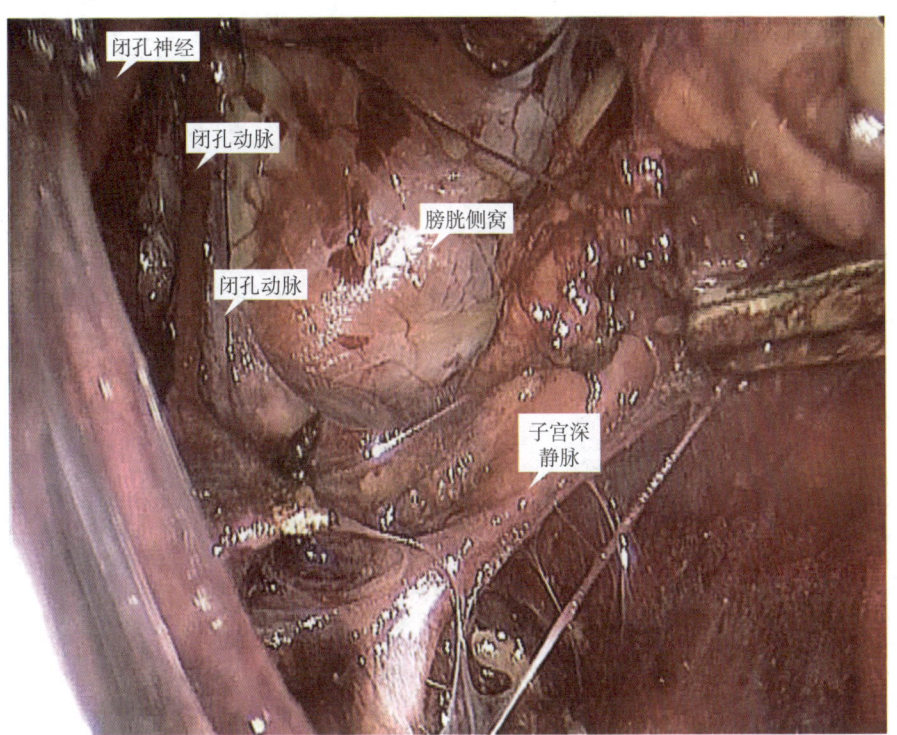

图 23-28　切断阴道动脉后的主韧带

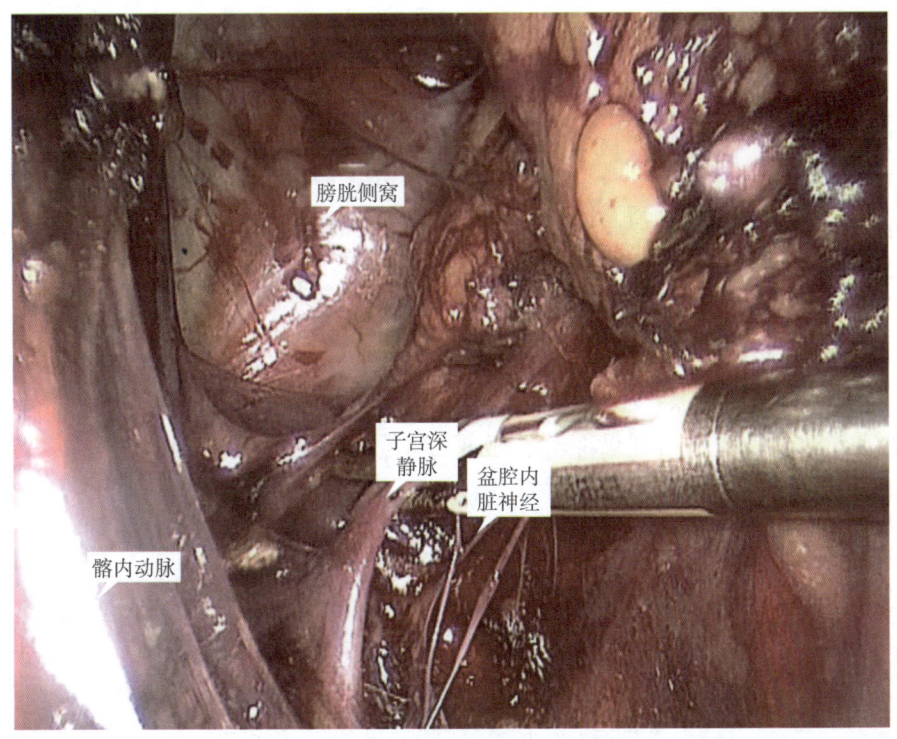

图 23-29　分离子宫深静脉

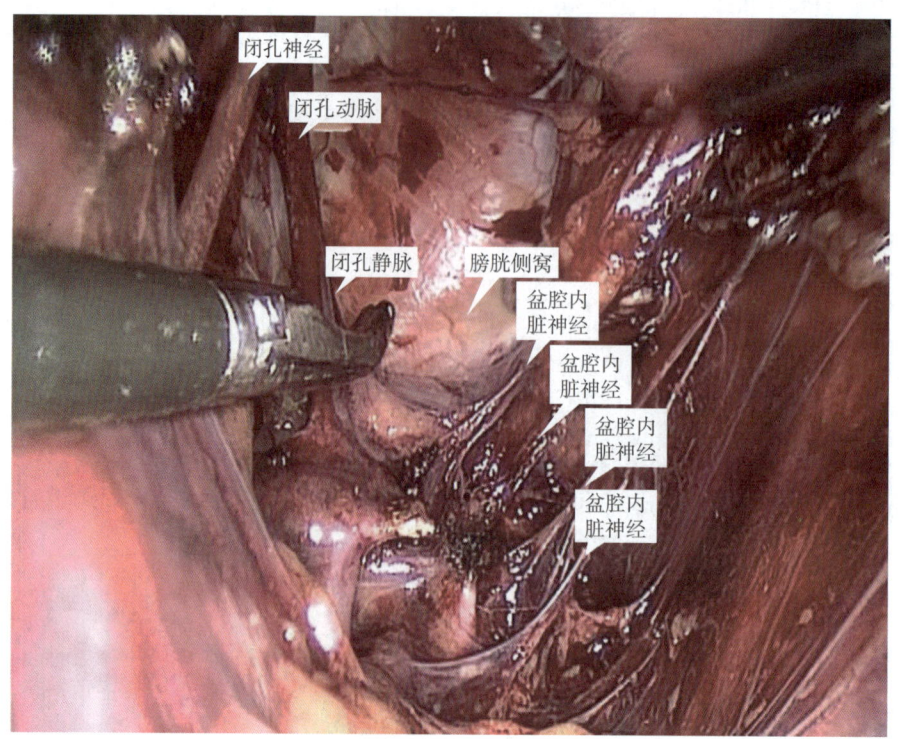

图 23-30　切断子宫深静脉后可见盆腔内脏神经

输尿管经过这些较粗大的静脉进入膀胱。手术时需要把输尿管从此处完全游离开来，并推到外侧，才能完成膀胱宫颈韧带的切除，进一步下推膀胱，完成阴道旁组织的切除。

既往通常将此处分为两步来处理，即分为膀胱宫颈韧带浅层（前叶）和膀胱宫颈韧带深层（后叶）来处理，也就是临床比较熟悉的打开输尿管隧道，将浅层的膀胱宫颈韧带切断，然后进一步处理深层的膀胱宫颈韧带。目前的解剖学概念认为，膀胱宫颈韧带浅层内没有支配膀胱、直肠及阴道功能的神经，而支配这些器官的神经主要位于膀胱宫颈韧带深层，故保留神经的操作不包括膀胱宫颈韧带浅层的处理。

（1）膀胱宫颈韧带浅层的处理：对于宫颈癌的根治性子宫切除术，处理膀胱宫颈韧带是手术的难点，也是精华。将切断的子宫动脉向外侧提起时，沿着子宫动脉的走行，医师可以分辨出膀胱下动脉、子宫动脉的上行支和子宫动脉的下行支，而输尿管恰恰沿着其形成的夹角进入，此处相当于输尿管隧道的入口，此时如果将输尿管向下牵拉，就可以看到隧道内存在数支小血管，这是子宫动脉的输尿管支，提供此段输尿管的血供，由于输尿管的血供特点，盆腔段输尿管的内侧几乎没有血管，故可以将输尿管向外侧牵拉，并钝性分离输尿管在隧道的内侧，这里是无血管区，可以将输尿管抑制分离到接近膀胱的部位，此时使用弯血管钳或直角钳沿着隧道的入口及输尿管的内侧向宫颈方向分离并穿过膀胱宫颈韧带前叶，这样输尿管就得以裸露，结扎或缝扎切断的膀胱宫颈韧带浅层，就完成了输尿管隧道的处理。这是输尿管隧道的经典处理，也是"冷兵器"时代的产物，但随着腹腔镜在临床实践中广泛应用，术中对膀胱宫颈韧带浅层的处理也发生了一些改变，因为腹腔镜手术主要使用一些电手术器械，极大地简化了手术操作。这些电手术器械常集凝、切于一身，似乎不再需要传统手术的"打隧道"的过程，只需要沿着计划路线进行就可以了，这里有个"窍门"就是输尿管的处理，即将子宫动脉向外提起时，可以发现输尿管外上方几支子宫动脉输尿管支，就是这几支小血管将输尿管限制在输尿管隧道内，如果手术将输尿管向下牵拉，显露子宫动脉输尿管支，并将其逐一电凝切断，输尿管就可轻松地推向膀胱，而此时保护好输尿管后，就可以顺畅地处理膀胱宫颈韧带了，也可以说，输尿管几乎不再进入所谓的"隧道"，更形象地说，输尿管只是在所谓的隧道口处"探了一下头"就进入膀胱了。还有一个要点就是充分地下推膀胱，可最大限度地简化膀胱宫颈韧带浅层的处理（图23-31至图23-33）。

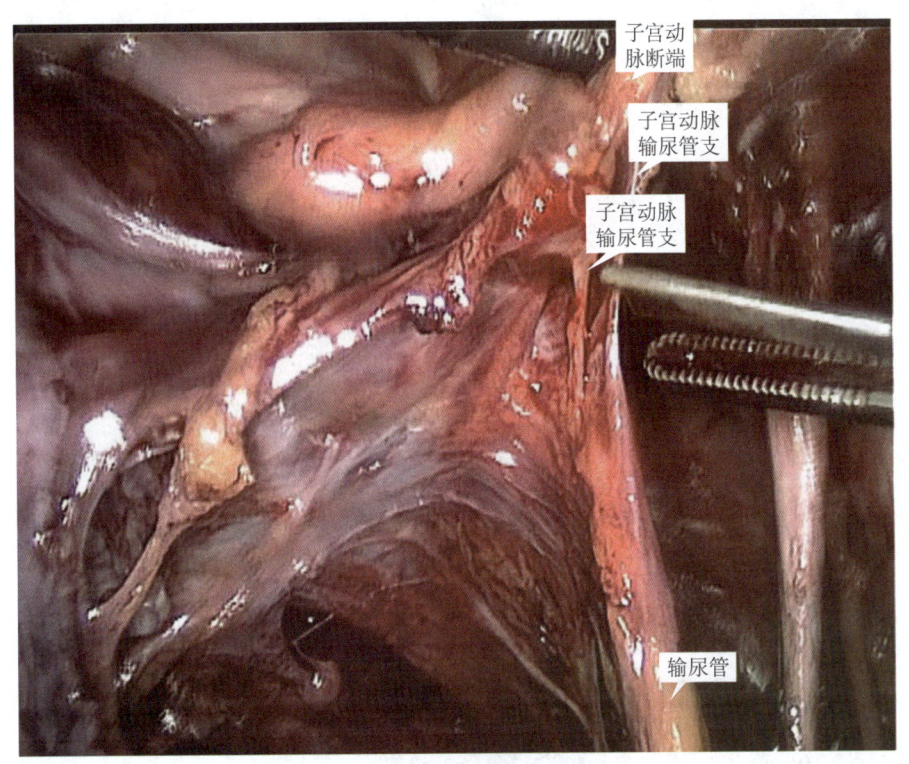

图23-31　处理右侧子宫动脉输尿管支

（2）膀胱宫颈韧带深层的处理：处理完膀胱宫颈韧带浅层后，就是开始保留下腹下神经的关键时刻。首先，在做这一步时应该沿着腹下神经向膀胱方向进行分离；其次，还要沿着盆腔内脏神经由外向内进行分离，即沿着已经明确的神经结构向阴道旁的方向进行分离。此时主要采用钝性分离的方法，或使用吸引器进行分离，目的是尽量减少对此处神经的损伤。这里的解剖结构十分复杂，含有大量的神经和血管。其中，最重要的解剖结构就是膀胱中静脉和膀胱下静脉，这2条较粗的静脉由膀胱向后方分别汇入子宫深静脉，由于子宫深静脉在处理主韧带时已经被切断，故最重要的操作步骤就是将已切断的子宫深静脉向上提起，明确膀胱中静脉和膀胱下静脉的走行，并向膀胱的方向仔细分离，将其贴近膀胱处切断。此时沿着原来已经分离清楚的腹下神经进一步向膀胱方向分离，会发现成束的腹下神经，且分为两部分，即浅层和深层。浅层的神经纤维直接进入膀胱，形成了下腹下神经的一部分，而深层的神经纤维在浅层的神经平面稍内侧处和下方分别与来自盆腔内脏神经的神经纤维发生交叉和汇合，这个交汇的部位主要位于膀胱中静脉汇入子宫深静脉处，并形成了下腹下神经的主体，随后形成支配膀胱的膀胱支和支配子宫的子宫支，而膀胱支的下方还有阴道支和直肠支，分别支配阴道和直肠。但术中不宜将阴道支和膀胱支分离出来，十分明确的是，这2束神经主要与膀胱支位于同一个纵向平面内（图23-34至图23-37）。

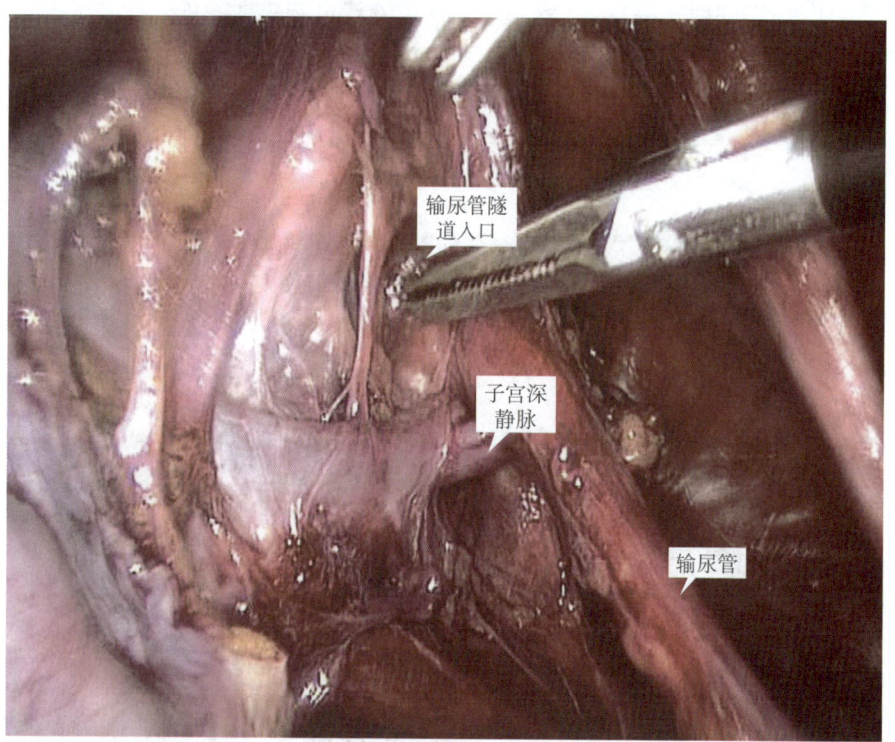

图 23-32　显露输尿管隧道入口

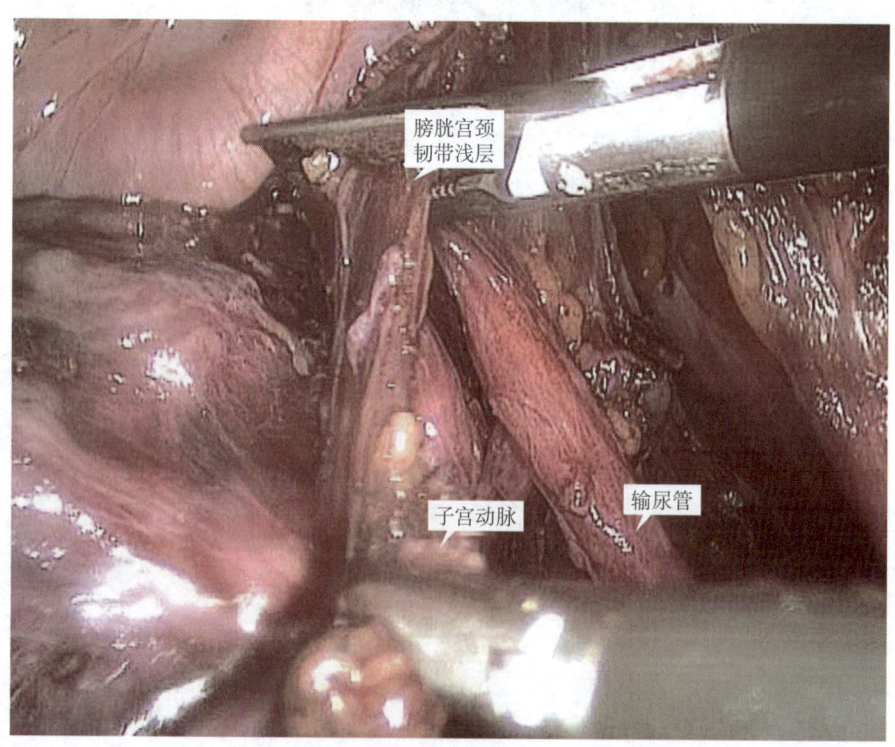

图 23-33　切断膀胱宫颈韧带浅层

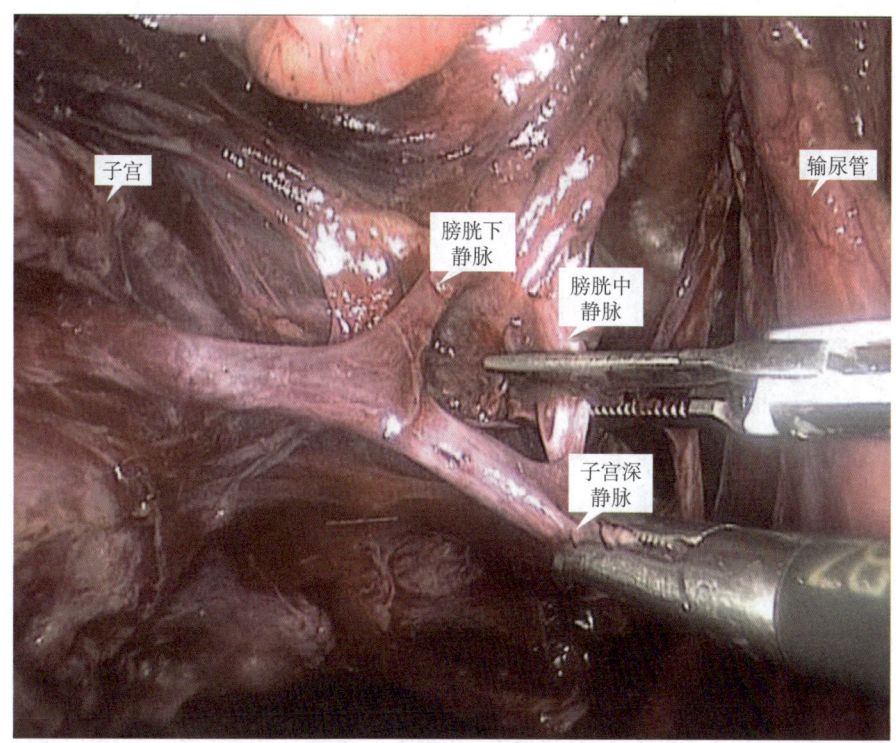

图 23-34　切断膀胱中静脉和膀胱下静脉

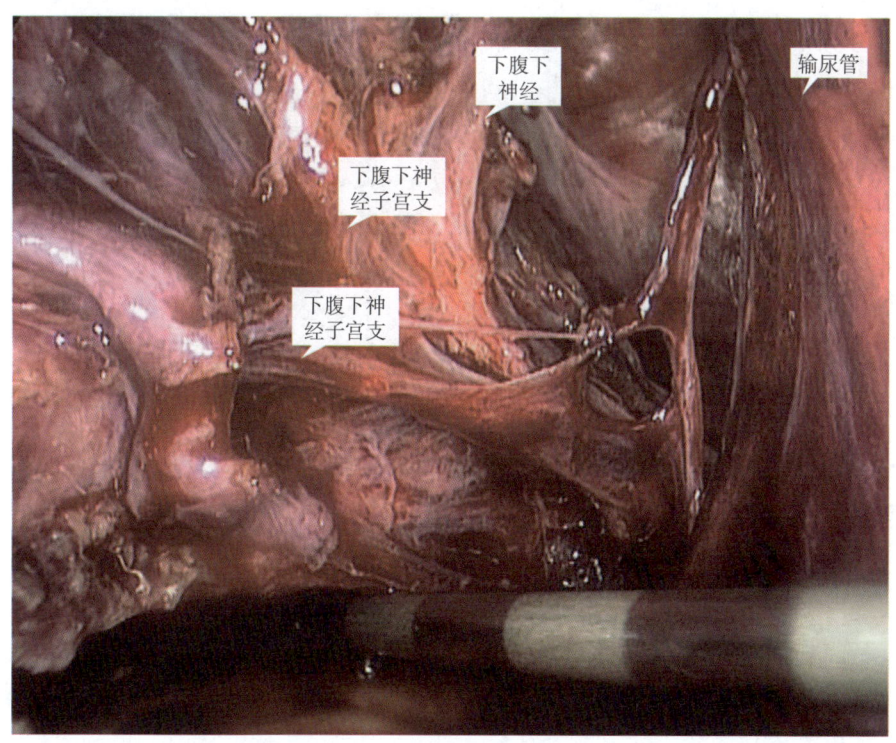

图 23-35　明确神经结构

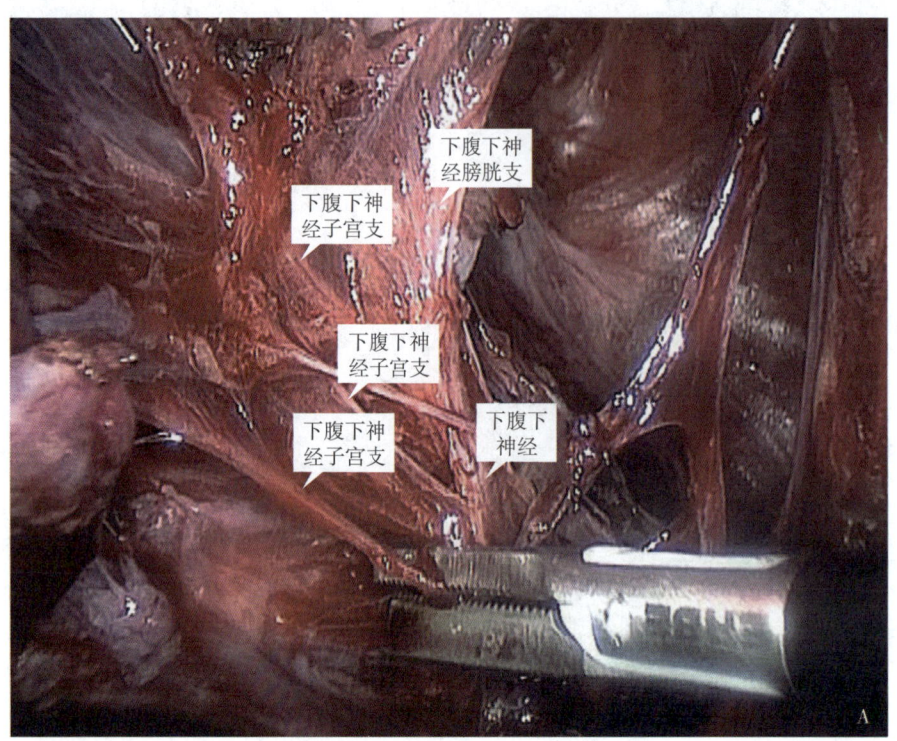

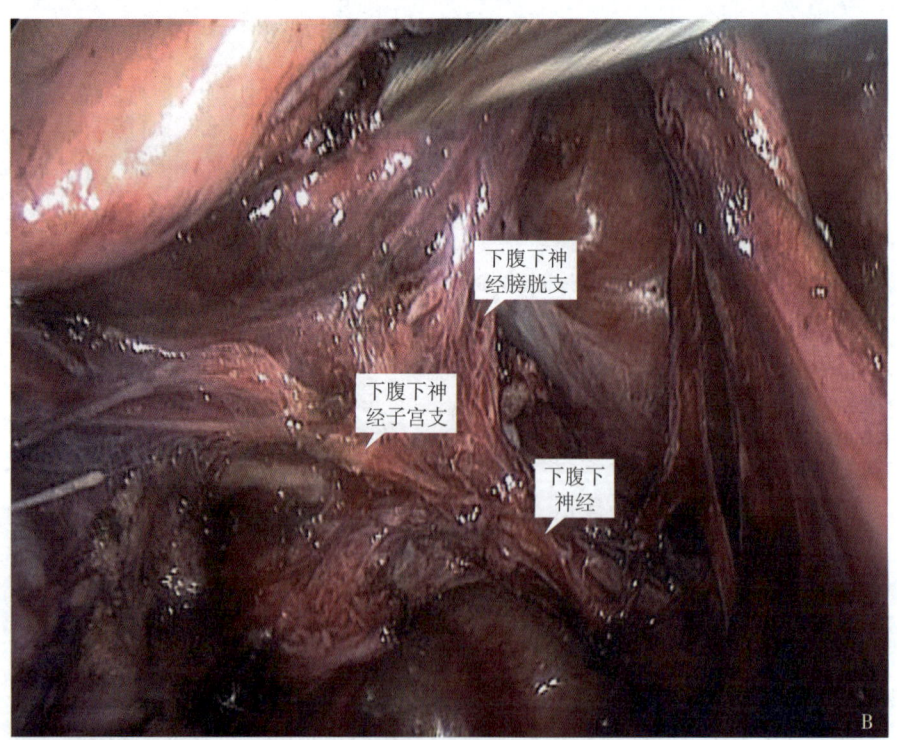

图 23-36　逐一切断下腹下神经子宫支

注：A、B. 具体操作

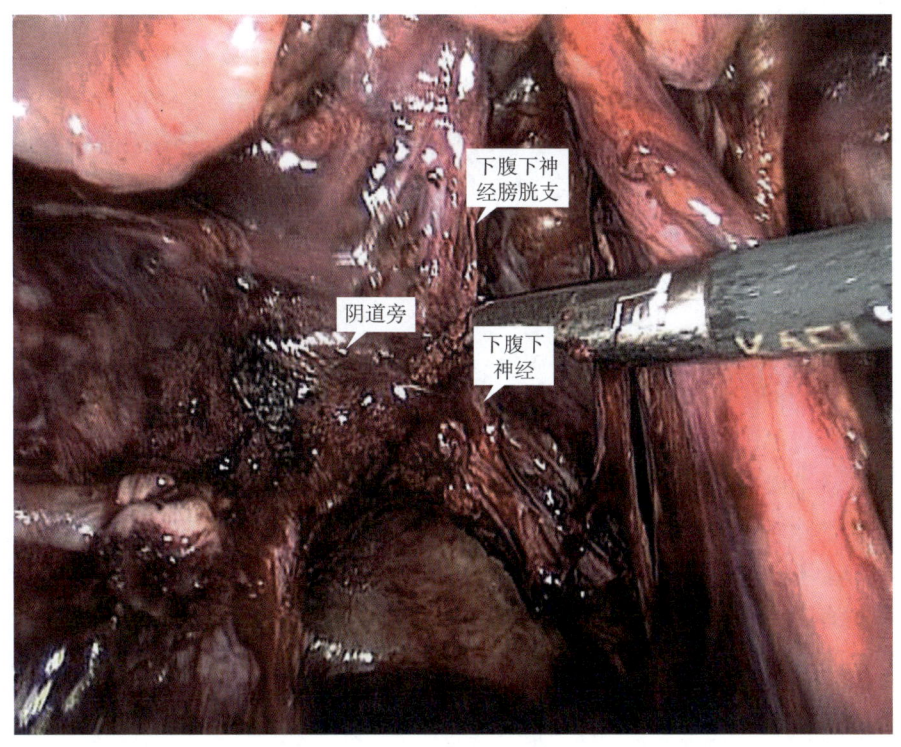

图 23-37　可见保留下来的下腹下神经

明确此处神经和血管的走行后，只要将下腹下神经的子宫支切断，并沿着神经束的走行向膀胱方向分离，即可将下腹下神经的膀胱支保留，此处尽量采用钝性分离的方法将神经纤维向外侧推移，可以最大限度地减少对神经的损伤，而术者看不清楚的阴道支和直肠支也得以完全保留或大部分保留。进一步将膀胱向下分离，并保护好分离清楚的神经纤维，就可以十分充分地切除子宫、宫旁组织及部分阴道。另外，正是因为术者已经把支配盆腔器官的自主神经完全或大部分保留，此时更不会顾及由于手术范围的问题而导致的器官功能障碍，这恰恰是保留神经的意义所在。

四、保留神经的疗效评估

评估一个新的术式，关键在几个方面需要进行判断。首先应该对患者好，然后是对术者好，最后是对医疗机构好。前者是最重要的，主要表现为：①最好改善患者的生存，减少复发，至少不能影响预后；②改善患者的生活质量，这也是在不能改善生存的前提下更应该做到的；③不应该增加手术的并发症；④也不应该增加过多的费用。对术者好是指手术的可操作性有规律可循，术者通过一段时间的训练可以完成手术，同时手术也不至于导致过多的手术并发症。对医疗机构好主要表现为费用不至于过高，床位的周转和使用不至于过重等。归根结底，评估一个新的术式最关键的是对患者好，这才是其存在的价值。

1. 保留神经的根治性子宫切除术不影响宫颈癌患者术后的生存　如前所述，新的术式到底好不好或到底能不能取代原来的术式，最重要、最关键、最基本的评估指标就是其是否会影响患者的生存，能改善生存才是最重要的，如果不能改善患者的生存，至少也不能比原来的生存数据差，这是最低要求。如果这一点都做不到，新的术式将没有存在的价值。另外，如果在不能明显改善患者生存的前提下，若能改善患者的生活质量，也是有存在价值的。

自从保留神经的根治性子宫切除术广泛应用于临床以来，很多学者都致力于研究该术式及其方法学，至少到目前为止，多项研究已经证实，保留神经的根治性子宫切除术并不会明显影响宫颈癌患者的预后，也就是说，该术式并不是在牺牲患者生存率的情况下保留功能的。但由于该术式十分复杂，使得目前还没有一项很好的前瞻性、多中心随机研究来证明保留神经与否对患者预后的影响，而目前的结论主要基于多项个例、单中心研究的结果。目前，还没有证据证明该术式会明显影响患者的生存，未来需要进行多中心、前瞻性的随机研究来证实该术式的确不会影响宫颈癌患者的预后。正因为目前的很多资料并没有证实该手术会影响宫颈癌患者的生存，故 2008 年宫颈癌新的手术分类标准就已经把保留神经的根治性子宫切除术归为 C1 型手术，这也是从另一个角度来证明该术式并不会明显影响宫颈癌患者的预后。

由于保留神经的根治性子宫切除术具有多种手术方式，故目前尚没有统一的操作。例如，欧美国家通常喜欢比较实用的手术方式，也就是把子宫深静脉下方的神经纤维连同其周围组织完全保留下来，那么从手术标本来看，在主韧带的切除方面或宫旁组织的切除方面，的确比不保留神经的根治性子宫切除术要欠缺，这也正是很多学者顾虑的焦点。而这样省略切除的一部分阴道旁组织或宫旁组织会不会影响根治性子宫切除术的疗效，即会不会有可能影响根治性子宫切除术患者的生存，一直有学者在质疑。实际上，宫颈癌的生长常在某些方面表现出比较特殊的生物学行为，如嗜神经生长或嗜神经浸润，这种特点是在很多晚期宫颈癌或非早期宫颈癌患者中被发现的，但这种情况在计划行宫颈癌手术的患者中并不多见。正是因为嗜神经性，故术者在进行宫颈癌手术时，术前一定要充分评估患者的病情，即使术前进行了充分的影像学评估，术中也要进行仔细的探查，尤其是宫旁组织，如果术中发现宫旁组织已经存在明显受累，为了获得更好的局部肿瘤控制和更好的预后，应立即停止手术，此时放化疗更加有效。此时勉强进行手术，即便术后辅以放化疗，也很难纠正由于决策性错误所带来的不良影响。术者除了需要在术前和术中进行充分的评估外，更要注意保留神经的方法学，最好能达到只保留神经，其他的组织应连同标本一并切除，如 Hokel 提出的全系膜切除理论，这样才能从方法学方面彻底切除肿瘤，并完成根治性子宫切除术的要求。另外，有研究者认为，如果在已经计划的保留神经的手术中意外发现宫旁组织内淋巴结明显受累，且经过冷冻切片证实，那么该侧的宫旁组织最好全部切除，并放弃该侧神经纤维的保留。保留神经的目的是改善患者的生活质量，但绝对不能在牺牲患者生存的前提下进行。有很多研究已发现，即使仅保留单侧的神经也比不保留神经要好。

从另一个角度来看，保留神经的根治性子宫切除术要求术者进行极精细的操作，这样才能把神经保留下来，而进行这种极精细手术操作的同时也使得术者在术中更能极细致地切除需要切除的组织，也就是说，通过这种术式的实施，使得术者在进行根治性子宫切除术时追求更加精细的手术质量，与传统的宫颈癌根治术相比手术质量明显提高，这也正是保留神经的根治性子宫切除术应在临床上广泛推广的原因。

还有一种情况在临床上也十分常见，即术者在进行根治性子宫切除术时常会顾及主韧带和子宫骶韧带切除的范围（斟酌到底应该切除多少），因为切除少了可能会影响手术结果和患者的生存，而切除多了又有可能会影响患者的生活质量，故在术中拿捏宫旁组织切除的尺度十分困难。而主韧带彻底切除则会影响患者术后导尿管的拔除和排尿功能的恢复。因此，术中不能把主韧带全部切除。而主韧带内含有大量的淋巴管、淋巴结及血管，这些恰恰是宫颈癌转移和扩散的必经通路。通常认为，宫颈癌转移首先发生于宫旁的淋巴管和淋巴结，多数前哨淋巴结也位于此处，也就是说，宫旁组织转移发生在先，随后才会发生盆腔淋巴结转移，进一步发展累及腹主动脉旁淋巴结。因此，如果术中主韧带切除不彻底，常会影响患者的预后。所以说，宫颈癌手术中主韧带的切除要比任何部位的切除都重要。

综上所述，宫颈癌的手术治疗应该采用个体化模式，即根据肿瘤的特点和患者的特点采取个体化治疗，最终目的还是在不影响患者生存的前提下最大限度地改善患者的生活质量，这应该是未来宫颈癌手术努力的方向。

2. 保留神经的根治性子宫切除术明显改善了患者的生活质量　对于经典的宫颈癌手术来说，由于手术切除了全部主韧带、大部分子宫骶韧带、1/2阴道，给患者的生活带来很大影响，尤其是生活质量的影响。这些影响主要集中于3个方面，即膀胱功能障碍、排便功能障碍及性功能障碍。

膀胱功能的异常主要是控尿和排尿障碍。控尿障碍常表现为尿失禁，即使患者不表现为尿失禁，也常会出现夜尿次数增多，极大影响了患者的生活质量。而排尿问题多表现为膀胱完全没有充盈的感觉，也没有尿意，很难正常排尿。由于膀胱功能异常使得患者术后常不能按期拔除导尿管，随着功能锻炼的进行，即使患者在术后可以排尿，但由于长期尿潴留或存在越来越多的残余尿，很容易发生慢性泌尿系统感染，如膀胱和输尿管感染，且肾盂肾炎的发生率也比较高，甚至有些患者还需要经常到医院进行导尿或在家中进行自行导尿，严重影响生活质量。

排便功能障碍常被忽略，实际上，这方面的问题仍表现突出。具体表现为患者完全没有便意、大便失禁，或表现为每天可以有无数次大便，每次的排便量都非常少，不能形成有效的排便过程。为了解决这个问题，患者需要经常或定期使用通便剂或灌肠剂来缓解排便问题。

性功能障碍很少被关注，但更加突出。实际上，经典的宫颈癌根治术给性功能带来的影响在手术初期常被患者罹患癌症的恐惧所掩盖，多数患者术后在相当长的一段时间内基本上不进行性生活，随着病情逐渐被控制和生存时间逐渐延长，年轻患者对性生活的需求越来越迫切，但由于手术损伤，尤其是自主神经损伤，使得女性患者的阴道对于任何性刺激完全没有反应，且其阴道干涩，性兴奋比较困难，即使勉强进行性生活，由于前面的原因通常也不会有十分满意的结果，再加上性生活时女性患者由于阴道感觉的缺失，不能很好地配合配偶的努力，导致夫妻感情出现问题。

对于行保留神经的根治性子宫切除术患者来说，由于术中保留了支配膀胱、直肠及阴道功能的自主神经，使得手术给患者这3个方面的功能影响大大减少，患者术后的排尿和控尿均不会受到太大影响，或受到影响的程度也大大减轻；而从排便的角度来看，多数患者可以正常排便；在性生活方面，由于保留神经的根治性子宫切除术保留了交感神经和副交感神经，手术对性功能的影响也得到最大限度的减少，经过对患者进行教育，患者同时克服了对癌症的恐惧，多数患者尤其是年轻患者可以接受术后一段时间后再进行性生活，多数患者也可以达到或接近术前水平，由于神经的保留，多数患者在性生活方面可以与配偶良好地配合，故性生活质量较不保神经的手术大大改善。

参考文献

[1] Wertheim E. The extended abdominal operation for carcinoma uteri (based on 500 operative cases). Am J Obstet Dis Women Child, 1912, 66: 169-232.

[2] Meigs VJ. Radical hysterectomy with bilateral pelvic lymph node dissections. A report of 100 patients operated on five or more years ago. Am J Obstet Gynecol, 1951, 62: 854-870.

[3] Hockel M, Konerding MA, Heußel CP. Liposuctionassisted nerve-sparing extended radical hysterectomy. Oncologic rationale, surgical anatomy, and feasibility study. Am J Obstet Gynecol, 1998, 178: 971-976.

[4] Trimbos JB, Maas CP, Deruiter MC, et al. A nerve-sparing radical hysterectomy. Guidelines and feasibility in western patients. Int J Gynecol Cancer, 2001, 11: 180-186.

[5] Kato T, Murakami G, Yabuki Y. A new perspective on nerve-sparing radical hysterectomy: nerve topography and over-preservation of the cardinal ligament. Jpn J Clin Oncol, 2003, 33: 589-591.

[6] Ercoli A, Delmas V, Gadonneix P, et al. Classical and nerve-sparing radical hysterectomy: an evaluation of the risk of injury to the autonomous pelvic nerves. Surg Radiol Anat, 2003, 25: 200-206.

[7] Hockel M, Horn LC, Hentschel B, et al. Total mesometrial resection: high resolution nerve-sparing radical hysterectomy based on developmentally defined surgical anatomy. Int J Gynecol Cancer, 2003, 13: 791-803.

[8] Sakuragi N, Todo Y, Kudo M, et al. A systematic nerve-sparing radical hysterectomy technique in invasive cervical cancer for preserving postsurgical bladder function. Int J Gynecol Cancer, 2005, 15: 389-397.

[9] Charoenkwan K, Srisomboon J, Suprasert P, et al. Nerve-sparing class Ⅲ radical hysterectomy: a modified technique to spare the pelvic autonomic nerves without compromising radicality. Int J Gynecol Cancer, 2006, 16: 1705-1712.

[10] Fujii S, Takakura K, Matsumura N, et al. Anatomic identification and functional outcomes of the nerve-sparing Okabayashi radical hysterectomy. Gynecol Oncol, 2007, 107: 4-13.

[11] Yabuki Y, Sasaki H, Hatakeyama N, et al. Discrepancies between classic anatomy and modern gynecologic surgery on pelvic connective tissue structure: harmonization of those concepts by collaborative cadaver dissection. Am J Obstet Gynecol, 2005, 193: 7-15.

[12] Possover M, Stober S, Plaul K, et al. Identification and preservation of the motoric innervation of the bladder in radical hysterectomy type Ⅲ. Gynecol Oncol, 2000, 79: 154-157.

[13] Maas CP, De Ruiter MC, Kenter GG, et al. The inferior hypogastric plexus in gynecologic surgery. J Gynecol Tech, 1999, 5: 55-62.

[14] Yabuki Y, Asamoto A, Hoshiba T, et al. Radical hysterectomy: an anatomic evaluation of parametrial dissection. Gynecol Oncol, 2000, 77: 155-163.

[15] Butler-Manuel SA, Buttery LDK, A'Hern RP, et al. Pelvic nerve plexus trauma at radical hysterectomy and simple hysterectomy: the nerve content of the uterine supporting ligaments. Cancer, 2000, 89: 834-841.

[16] Zullo MA, Manci N, Angioli R, et al. Vesical dysfunctions after radical hysterectomy for cervical cancer: a critical review. Crit Rev Oncol Hematol, 2003, 48: 287-293.

[17] Piver MS, Rutledge F, Smith JP. Five classes of extended hysterectomy for women with cervical cancer. Obste Gynecol, 1974, 44: 265-272.

[18] Querleu D, Morrow CP. Classification of radical hysterectomy. Lancet Oncol, 2008, 9 (3): 297-303.

[19] Benedetti-Panici P, Maneschi F, D'Andrea G, et al. Early cervical carcinoma. The natural history of lymph node involvement redefined on the basis of thorough parametrectomy and giant section study. Cancer, 2000, 88: 2267-2274.

[20] Benedetti-Panici P, Maneschi F, Scambia G. Lymphatic spread of cervical cancer: an anatomical and pathological study based on 225 radical hysterectomies with systematic pelvic and aortic lymphadenectomy. Gynecol Oncol, 1996, 62: 19-24.

[21] Hagen B, Sheperd JH, Jacobs IJ. Parametrial resection for invasive cervical cancer. Int J Gynecol Cancer, 2000, 10: 1-6.

[22] Raspagliesi F, Ditto A, Fontanelli R, et al. Type Ⅱ versus type Ⅲ nerve-sparing radical hysterectomy: comparison of lower urinary tract dysfunctions. Gynecol Oncol, 2006, 102: 256-262.

第24章 开腹根治性手术的循证进展

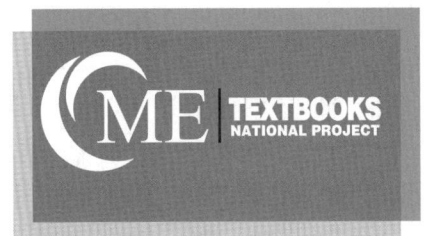

马水清
中国医学科学院 北京协和医学院 北京协和医院

根治性手术指的是切除恶性肿瘤及其周围组织（如区域淋巴结清扫），以期实现"肿瘤根治"目的的手术。随着对肿瘤病理生理机制的深入理解，所谓的"根治"并不是一种十分严谨的说法，但可以概括为符合以下标准的一类手术操作：①手术旨在减少或消除术后行辅助治疗（如化疗、放疗等）的必要性；②手术可以完整切除肿瘤及其周围组织，不需要进行广泛的组织、器官切除或活检；③相比于其他替代性治疗，有明确的证据证明手术可以改善患者的生存结局；④手术可以尽量改善患者的生活质量而不降低生存结局。临床认为，至少满足前3条标准（最好全部满足所有标准）才可以称得上"根治性手术"，否则就成了"分期术""减灭术"。

在妇科肿瘤领域，早期宫颈癌和早期外阴癌最适合行根治性手术，因为这2类恶性肿瘤可通过根治性手术实现肿瘤的彻底切除和较好的预后，也有很多方案可以尝试缩小手术范围、减少手术创伤和并发症，并最大化保留患者的生理功能甚至生育功能。对于外阴癌和宫颈癌，如果术前评估发现有淋巴结转移或远处转移，或发现晚期病变，则不十分适合手术切除，需要考虑综合治疗。这一点与子宫内膜癌和上皮性卵巢癌是不同的。因此，在子宫内膜癌和卵巢癌中并不存在根治性手术的说法。随着"根治"概念的外展，深部浸润型子宫内膜异位症这样的良性病变也发展了根治性手术；根治性放疗的概念在局部晚期宫颈癌中也出现并推广；针对盆腔中心型复发宫颈癌或复发子宫内膜癌的廓清术也可被视为一种"根治性手术"。本章就早期宫颈癌开腹根治性手术的循证证据做总结和讨论。

一、早期宫颈癌开腹和微创治疗的研究和争论

早期宫颈癌的手术可以实现完全切除病灶及其周围组织，减少甚至消除术后辅助治疗的必要性，生存结局并不劣于放疗，患者术后生活质量较好，故是根治性手术的最佳对象。局部晚期（肿瘤直径>4 cm）和晚期（ⅡB期或更严重）宫颈癌患者的手术预后并不优于同步放化疗，故并不是"根治性手术"的最佳选择，因为这些患者切除恶性肿瘤及其周围组织达到充分范围的可能性很小，术后几乎仍需相关辅助治疗。

随着微创技术和器械的进步，微创手术一度取代了开腹宫颈癌根治术。但LACC研究及其他高级别证据均发现微创手术会降低宫颈癌患者的无进展生存（PFS）、增加复发率，且不显著改善患者的生活质量，并不降低围手术期不良事件的发生率。因此，相关国际指南均不再推荐微创手术用于宫颈癌根治术。国内回顾性队列研究也认为开腹手术可以获得更好的生存结局，但研究偏倚风险很高。不过，LACC研究也有其内在缺陷，如入组缓慢、参与中心平均入组量低、病理未审

核等。另外，开腹手术的生存结局优于微创手术的内在机制并不明确，"举宫器说""气腹说"均未得到确认。国内近期的指南并未明确指定早期宫颈癌的手术入路。基于个体医师的研究发现，微创手术或开腹手术的生存结局其实与学习曲线、手术技巧有很大关系。有荟萃分析发现，不同术式的生存结局与研究中心也有关系。因此，中国学者也发起了有关微创手术和开腹手术用于宫颈癌根治术的随机对照研究和大规模回顾性队列研究。这2项研究更加关注参与研究的术者及其学习曲线，目前均已经完成入组，但初步结果还未见报道。

对于保留盆腔自主神经的宫颈癌根治术，一项多中心回顾性研究发现，腹腔镜手术在神经辨识和保护上优于开腹手术，腹腔镜手术后膀胱功能也得到了更充分的保护，但这些患者的肿瘤结局尚待总结和分析。一项随机对照研究发现，处理盆腔自主神经的下腹下神经丛时，不同能量器械对神经的破坏程度是不同的，水刀导致的神经破坏更小一些，这种差异体现在术后残余尿和泌尿功能上。

二、局部晚期宫颈癌的根治性手术

局部晚期宫颈癌（一般定义为ⅠB3~ⅢB期患者）并不是根治性手术的理想对象，主要原因是肿瘤直径大、手术"根治性"切除困难，且存在淋巴管浸润、淋巴结转移等复发或进展的中、高危因素。不过，已有很多病例系列报道提出在新辅助化疗后进行根治性手术，也能获得较好的肿瘤结局。这些低循证等级的研究显然存在很严重的选择偏倚和观察偏倚。随机对照研究和荟萃分析均已发现，新辅助化疗联合手术与同步放化疗相比，可导致PFS降低，故并非合理的治疗方案。不过，具体分析起来，同步放化疗引起的长期不良事件要显著高于手术患者；分层分析也发现，新辅助化疗有效（部分缓解或完全缓解）的患者与化疗无效（疾病进展或稳定）的患者相比，前者更可能从手术中获得生存受益，并可能避免后续的辅助治疗，从而改善患者的总体生活质量而不必牺牲生存结局。由于这方面研究的等级不高、样本量较小，故新辅助化疗联合根治性手术用于局部晚期宫颈癌的情况仍需进一步谨慎地积累证据，选择合适的患者，并进行充分的治疗前评估和知情同意，严格评估新辅助化疗中肿瘤的治疗效果，尽量避免患者接受多重治疗（新辅助化疗、根治性手术、放疗及辅助化疗都做了），完全避免患者牺牲生存结局的"粗暴蛮干"（如在新辅助化疗中肿瘤进展，依然尝试"根治性"手术）。

三、保留生育功能的根治性宫颈切除

1. 手术对象　目前，国内外相关指南均推荐将根治性宫颈切除用于肿瘤直径不超过2 cm的早期宫颈癌患者。大量研究已经证实了根治性宫颈切除的安全性。对于不完全符合保留生育功能要求的理想患者（渴望生育的年轻患者，肿瘤直径不超过2 cm，ⅠA2~ⅠB1期，非特殊类型的宫颈恶性肿瘤，子宫体无肿瘤浸润），保留生育功能的手术将导致复发率和死亡率显著上升。对于不符合指南范围的"非理想"患者，多位研究者尝试了很多方案尽量实施保留生育功能的操作。有研究者推荐对肿瘤直径为2~4 cm的患者在新辅助化疗后再行保留生育功能的根治性宫颈切除，这些患者的肿瘤结局并不劣于行宫颈癌根治术的患者。对于肿瘤直径为2~4 cm的患者，可考虑开腹手术，因为开腹手术的复发率显著低于经阴道手术或腹腔镜手术。对于ⅠB2期患者，新辅助化疗+经阴道手术的生育功能保护优于开腹手术，肿瘤结局类似。至于肿瘤直径超过4 cm的情况，新辅助化疗能否改善保留生育功能的肿瘤结局尚无定论，还处于试验阶段。

2. 手术入路和手术方案　对于根治性宫颈切除，与开腹手术和微创手术相比，经阴道手术的生育率最高，但复发率也最高。一项多中心回顾性研究和荷兰全国性队列研究均表明，开腹根治性宫颈切除的肿瘤结局并不显著优于微创手术。国内一项多中心的比较开腹和微创根治性宫颈切除的随机对照研究也在进行中。不过，开腹手术的生育结局在各个期别均劣于微创手术。因此，对于ⅠA2～ⅠB1期患者，施行腹腔镜根治性宫颈切除似乎是最佳选择。国内有研究者发现，锥切+盆腔淋巴结切除也可以取得较好的肿瘤结局。对于肿瘤直径超过2 cm的患者，还有研究者进行了新辅助化疗+锥切的研究，其肿瘤结局并不劣于行根治性宫颈切除的患者。

四、降低根治性手术的"根治性"

对于ⅠA2～ⅠB1期宫颈癌，能否把根治性手术的范围降低一点（降低"根治性"），是目前宫颈癌手术治疗领域讨论的热点，有多项随机对照研究在进行中。

1. 单纯子宫切除术用于早期宫颈癌　临床已经发现，对于ⅠA2期患者，单纯子宫切除术的肿瘤结局较好；但ⅠB1期患者行单纯子宫切除术可能会恶化生存结局，仍需要进一步探索。在全子宫切除术前进行锥切术有助于判断患者是否适合行全子宫切除术，术中同时进行前哨淋巴结活检或系统性淋巴结切除。在严格规定入组条件下（肿瘤直径小于2 cm、浸润深度小于1 cm，没有淋巴管浸润），全子宫切除术用于ⅠA2～ⅠB1期患者术后2年的累计复发率仅有3.5%。

2. 保留生育功能的其他手术操作　能否以锥切、单纯宫颈切除联合盆腔淋巴结切除治疗保留生育功能的宫颈癌还存在争议。病例系列研究和回顾性队列研究发现，这些范围更小的术式似乎并不影响肿瘤结局，且有更好的生育结局。因此，在谨慎选择的合适患者中开展这些"根治性"更小的操作有其合理性。

3. 前哨淋巴结活检　前哨淋巴结活检对于子宫颈癌淋巴结转移具有较好的敏感性和特异性，可能能降低早期子宫颈癌患者行系统性淋巴结切除的必要性。近期的多中心随机对照研究发现，前哨淋巴结活检与前哨淋巴结+腹主动脉旁淋巴结切除相比，生存结局相似，淋巴结相关不良事件消失得更早。一项比较前哨淋巴结活检和前哨淋巴结活检+系统性淋巴结切除的国际多中心随机对照研究正在进行中，期待其未来可以提供更加可靠的前瞻性结论。早期宫颈癌患者行前哨淋巴结活检时应尽量切除宫旁上方的淋巴管组织，因为该部位的淋巴结出现频率较高。

随着LACC研究横空出世，有关宫颈癌根治性手术的方式似乎尘埃落定。实际上，临床科学的特点恰好在于更加新颖证据的开发和验证，在于更加有效技术的尝试和批判，在于更加安全方案的总结和拓展，并不存在"一锤定音"的情况。在林林总总的临床研究中，确保实施方案中患者的安全性、治疗的严谨性、结论的可靠性，因地制宜、因人而异、与时俱进、循序渐进才是医疗的本质。

参考文献

[1] Ramirez PT, Frumovitz M, Pareja R, et al. Minimally invasive versus abdominal radical hysterectomy for cervical cancer. N Engl J Med, 2018, 379(20): 1895-1904.

[2] Melamed A, Margul DJ, Chen L, et al. Survival after minimally invasive radical hysterectomy for early-stage cervical cancer. N Engl J Med, 2018, 379(20): 1905-1914.

[3] Chiva L, Zanagnolo V, Querleu D, et al. SUCCOR study: an international European cohort observational study comparing minimally invasive surgery versus open abdominal radical hysterectomy in patients with stage ⅠB1 cervical cancer. Int J Gynecol Cancer, 2020, 30(9): 1269-1277.

[4] Nitecki R, Ramirez PT, Frumovitz M, et al. Survival after minimally invasive vs open radical hyster-

ectomy for early-stage cervical cancer: a systematic review and meta-analysis. JAMA Oncol, 2020, 6 (7): 1019-1027.

[5] Frumovitz M, Obermair A, Coleman RL, et al. Quality of life in patients with cervical cancer after open versus minimally invasive radical hysterectomy (LACC): a secondary outcome of a multicentre, randomised, open-label, phase 3, non-inferiority trial. Lancet Oncol, 2020, 21 (6): 851-860.

[6] Obermair A, Asher R, Pareja R, et al. Incidence of adverse events in minimally invasive vs open radical hysterectomy in early cervical cancer: results of a randomized controlled trial. Am J Obstet Gynecol, 2020, 222 (3): 249.

[7] NCCN. NCCN Clinical Practice Guidelines in Oncology (NCCN Guidelines©). Cervical Cancer. Version 1. 2022-October 26, 2021. [2022-05-07]. https://www.nccn.org/professionals/physician_gls/pdf/cervical.pdf.

[8] Liu P, Lin L, Kong Y, et al. Comparison of survival outcomes between radio-chemotherapy and radical hysterectomy with postoperative standard therapy in patients with stage ⅠB1 to ⅡA2 cervical cancer: long-term oncological outcome analysis in 37 Chinese hospitals. BMC Cancer, 2020, 20 (1): 189.

[9] 国家卫生健康委员会. 宫颈癌诊疗指南（2022年版）. [2022-05-07]. http://www.nhc.gov.cn/yzygj/s2911/202204/a0e67177df1f439898683e1333957c74/files/361f086b71214c4e8336fa7d251dc020.pdf.

[10] Liu Y, Li L, Wu M, et al. The impact of the surgical routes and learning curve of radical hysterectomy on the survival outcomes in stage ⅠB cervical cancer: a retrospective cohort study. Int J Surg, 2019, 68: 72-77.

[11] Kampers J, Gerhardt E, Sibbertsen P, et al. Protective operative techniques in radical hysterectomy in early cervical carcinoma and their influence on disease-free and overall survival: a systematic review and meta-analysis of risk groups. Arch Gynecol Obstet, 2021, 304 (3): 577-587.

[12] Sun S, Cai J, Li R, et al. A meta-analysis of survival after minimally invasive radical hysterectomy versus abdominal radical hysterectomy in cervical cancer: center-associated factors matter. Arch Gynecol Obstet, 2022, 21: 5.

[13] Chao X, Li L, Wu M, et al. Efficacy of different surgical approaches in the clinical and survival outcomes of patients with early-stage cervical cancer: protocol of a phase Ⅲ multicentre randomised controlled trial in China. BMJ Open, 2019, 9 (7): e029055.

[14] Chao X, Wu M, Ma S, et al. Efficacy of different surgical approaches on survival outcomes in patients with early-stage cervical cancer: protocol for a multicentre longitudinal study in China. BMJ Open, 2020, 10 (8): e038020.

[15] Ceccaroni M, Roviglione G, Malzoni M, et al. Total laparoscopic vs. conventional open abdominal nerve-sparing radical hysterectomy: clinical, surgical, oncological and functional outcomes in 301 patients with cervical cancer. J Gynecol Oncol, 2021, 32 (1): e10.

[16] Li L, Bi Y, Wang L, et al. Identification and injury to the inferior hypogastric plexus in nerve-sparing radical hysterectomy. Sci Rep, 2019, 9 (1): 13260.

[17] Li L, Ma S, Tan X, et al. The urodynamics and survival outcomes of different methods of dissecting the inferior hypogastric plexus in laparoscopic nerve-sparing radical hysterectomy of type c: a randomized controlled study. Ann Surg Oncol, 2019, 26 (5): 1560-1568.

[18] Li L, Wu M. ASO author reflections: what is the future of nerve-sparing radical hysterectomy? Ann Surg Oncol, 2019, 26 (Suppl 3): 662-663.

[19] Katsumata N, Yoshikawa H, Kobayashi H, et al. Phase Ⅲ randomised controlled trial of neoadjuvant chemotherapy plus radical surgery vs radical surgery alone for stages ⅠB2, ⅡA2, and ⅡB cervical cancer: a Japan Clinical Oncology Group trial (JCOG 0102). Br J Cancer, 2013, 108 (10): 1957-1963.

[20] Yang Z, Chen D, Zhang J, et al. The efficacy and safety of neoadjuvant chemotherapy in the treatment of locally advanced cervical cancer: a randomized multicenter study. Gynecol Oncol, 2016, 141 (2): 231-239.

[21] Gupta S, Maheshwari A, Parab P, et al. Neoadjuvant chemotherapy followed by radical surgery versus concomitant chemotherapy and radiotherapy in

[22] Kim HS, Sardi JE, Katsumata N, et al. Efficacy of neoadjuvant chemotherapy in patients with FIGO stage ⅠB1 to ⅡA cervical cancer: an international collaborative meta-analysis. Eur J Surg Oncol, 2013, 39 (2): 115-124.

[23] Li L, Wu M, Ma S, et al. Neoadjuvant chemotherapy followed by radical hysterectomy for stage ⅠB2-to-ⅡB cervical cancer: a retrospective cohort study. Int J Clin Oncol, 2019, 24 (11): 1440-1448.

[24] 中华医学会妇科肿瘤学分会. 妇科恶性肿瘤保留生育功能临床诊治指南. 中华妇产科杂志, 2014, 18 (4): 243-248.

[25] Prodromidou A, Iavazzo C, Fotiou A, et al. Short-and long term outcomes after abdominal radical trachelectomy versus radical hysterectomy for early stage cervical cancer: a systematic review of the literature and meta-analysis. Arch Gynecol Obstet, 2019, 300 (1): 25-31.

[26] Machida H, Iwata T, Okugawa K, et al. Fertility-sparing trachelectomy for early-stage cervical cancer: a proposal of an ideal candidate. Gynecol Oncol, 2020, 156 (2): 341-348.

[27] Gwacham NI, McKenzie ND, Fitzgerald ER, et al. Neoadjuvant chemotherapy followed by fertility sparing surgery in cervical cancers size 2-4 cm: emerging data and future perspectives. Gynecol Oncol, 2021, 162 (3): 809-815.

[28] Burbano J, Heredia F, Sanabria D, et al. Neoadjuvant chemotherapy prior to fertility-sparing surgery in cervical tumors larger than 2 cm: a systematic review on fertility and oncologic outcomes. Int J Gynecol Cancer, 2021, 31 (3): 387-398.

[29] van Kol KGG, Vergeldt TFM, Bekkers RLM. Abdominal radical trachelectomy versus chemotherapy followed by vaginal radical trachelectomy in stage ⅠB2 (FIGO 2018) cervical cancer. A systematic review on fertility and recurrence rates. Gynecol Oncol, 2019, 155 (3): 515-521.

[30] Ph M, Maulard A, Scherier S, et al. Oncologic results of fertility sparing surgery of cervical cancer: an updated systematic review. Gynecol Oncol, 2022, 165 (1): 169-183.

[31] Viveros-Carreño D, Rodriguez J, Rendon Pereira GJ, et al. Fertility-sparing surgery after neoadjuvant chemotherapy in women with cervical cancer larger than 4 cm: a systematic review. Int J Gynecol Cancer, 2022, 32 (4): 486-493.

[32] Nezhat C, Roman RA, Rambhatla A, et al. Reproductive and oncologic outcomes after fertility-sparing surgery for early stage cervical cancer: a systematic review. Fertil Steril, 2020, 113 (4): 685-703.

[33] Ma LK, Cao DY, Yang JX, et al. Pregnancy outcome and obstetric management after vaginal radical trachelectomy. Eur Rev Med Pharmacol Sci, 2014, 18 (20): 3019-3024.

[34] Salvo G, Ramirez PT, Leitao MM, et al. Open vs minimally invasive radical trachelectomy in early-stage cervical cancer: International Radical Trachelectomy Assessment Study. Am J Obstet Gynecol, 2022, 226 (1): 97.

[35] Wenzel HHB, Smolders RGV, Beltman JJ, et al. Survival of patients with early-stage cervical cancer after abdominal or laparoscopic radical hysterectomya nationwide cohort study and literature review. Eur J Cancer, 2020, 133: 14-21.

[36] Chao X, Li L, Wu M, et al. Minimally invasive versus open radical trachelectomy for early-stage cervical cancer: protocol for a multicenter randomized controlled trial in China. Trials, 2020, 21 (1): 1022.

[37] Li X, Xia L, Chen X, et al. Simple conization and pelvic lymphadenectomy in early-stage cervical cancer: a retrospective analysis and review of the literature. Gynecol Oncol, 2020, 158 (2): 231-235.

[38] de Vincenzo R, Ricci C, Fanfani F, et al. Neoadjuvant chemotherapy followed by conization in stage ⅠB2-ⅡA1 cervical cancer larger than 2 cm: a pilot study. Fertil Steril, 2021, 115 (1): 148-156.

[39] Nguyen JMV, Covens A. Simple hysterectomy for early-stage cervical cancer: caution, but don't throw the baby out with the bathwater! Obstet Gynecol, 2019, 134 (6): 1129-1131.

[40] Sia TY, Chen L, Melamed A, et al. Trends in use and effect on survival of simple hysterectomy for early-stage cervical cancer. Obstet Gynecol, 2019,

134 (6): 1132-1143.

[41] Wu J, Logue T, Kaplan SJ, et al. Less radical surgery for early-stage cervical cancer: a systematic review. Am J Obstet Gynecol, 2021, 224 (4): 348-358.

[42] Schmeler KM, Pareja R, Lopez Blanco A, et al. ConCerv: a prospective trial of conservative surgery for low-risk early-stage cervical cancer. Int J Gynecol Cancer, 2021, 31 (10): 1317-1325.

[43] Bentivegna E, Maulard A, Pautier P, et al. Fertility results and pregnancy outcomes after conservative treatment of cervical cancer: a systematic review of the literature. Fertil Steril, 2016, 106 (5): 1195-1211.

[44] Fanfani F, Pedone Anchora L, Di Martino G, et al. Oncologic and obstetric outcomes after simple conization for fertility-sparing surgery in FIGO 2018 stage ⅠB1 cervical cancer. Int J Gynecol Cancer, 2021, 31 (3): 452-456.

[45] Plante M, Renaud MC, Sebastianelli A, et al. Simple vaginal trachelectomy in women with early-stage low-risk cervical cancer who wish to preserve fertility: the new standard of care? Int J Gynecol Cancer, 2020, 30 (7): 981-986.

[46] Plante M, Gregoire J, Renaud MC, et al. Simple vaginal trachelectomy in early-stage low-risk cervical cancer: a pilot study of 16 cases and review of the literature. Int J Gynecol Cancer, 2013, 23 (5): 916-922.

[47] Plante M, Renaud MC, Sebastianelli A, et al. Simple vaginal trachelectomy: a valuable fertility-preserving option in early-stage cervical cancer. Int J Gynecol Cancer, 2017, 27 (5): 1021-1027.

[48] Kuznicki ML, Chambers LM, Morton M, et al. Fertility-sparing surgery for early-stage cervical cancer: a systematic review of the literature. J Minim Invasive Gynecol, 2021, 28 (3): 513-526.

[49] Cormier B, Diaz JP, Shih K, et al. Establishing a sentinel lymph node mapping algorithm for the treatment of early cervical cancer. Gynecol Oncol, 2011, 122 (2): 275-280.

[50] Lecuru F, Mathevet P, Querleu D, et al. Bilateral negative sentinel nodes accurately predict absence of lymph node metastasis in early cervical cancer: results of the SENTICOL study. J Clin Oncol, 2011, 29 (13): 1686-1691.

[51] Mathevet P, Lécuru F, Uzan C, et al. Sentinel lymph node biopsy and morbidity outcomes in early cervical cancer: results of a multicentre randomised trial (SENTICOL-2). Eur J Cancer, 2021, 148: 307-315.

[52] Lecuru FR, McCormack M, Hillemanns P, et al. SENTICOL Ⅲ: an international validation study of sentinel node biopsy in early cervical cancer. A GINECO, ENGOT, GCIG and multicenter study. Int J Gynecol Cancer, 2019, 29 (4): 829-834.

[53] Luhrs O, Ekdahl L, Geppert B, et al. Resection of the upper paracervical lymphovascular tissue should be an integral part of a pelvic sentinel lymph node algorithm in early stage cervical cancer. Gynecol Oncol, 2021, 163 (2): 289-293.

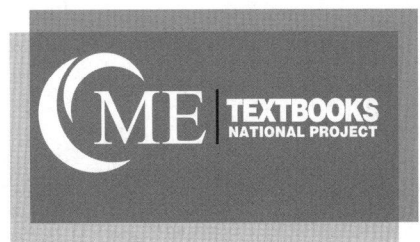

第25章 妇科恶性肿瘤保留生育功能的手术

杨佳欣
中国医学科学院　北京协和医学院　北京协和医院

现代医学的发展和诊疗手段的提高使得很多妇科恶性肿瘤能够早诊断、早治疗。近年来，肿瘤的发病年龄逐渐年轻化，而女性婚育年龄逐渐延迟，使得一部分女性在罹患妇科恶性肿瘤时没有完成生育，保留生育功能的治疗需求迫切。当然，也有一部分女性在儿童期或青春期就确诊恶性肿瘤，这一部分患者更需要保护生育功能。目前，随着价值医学理念的不断发展和肿瘤人性化治疗的不断深入，保留生育功能的指征和治疗手段也越来越受到重视。

一、坚守妇科恶性肿瘤的手术治疗原则，遵循相关诊治指南

对于妇科恶性肿瘤患者保留生育功能的手术，首先同时也是最重要的一点是符合妇科恶性肿瘤治疗的总原则、遵循妇科恶性肿瘤治疗的相关指南。在妇科恶性肿瘤手术前，妇科肿瘤医师应告知患者手术对生育和生理功能的影响及发生不孕的可能性，并讨论采用保留生育功能或不保留生育功能手术的各项选择，此应作为妇科恶性肿瘤手术治疗前书面知情同意的一部分。原则上，妇科恶性肿瘤患者保留生育功能的手术应在区域诊治中心或国家级诊治中心进行。

术前建议成立包括妇科肿瘤、生殖内分泌、肿瘤遗传学、放疗、组织病理、介入治疗及精神心理等学科在内的专家团队或多学科合作小组，制定恶性肿瘤治疗的多学科合作机制和工作流程。建议收集要求保留生育功能的妇科恶性肿瘤患者的详细家族史，并按照现行相关指南给予必要的遗传学检查和肿瘤遗传咨询。

术中符合妇科恶性肿瘤的手术治疗原则，即恶性肿瘤不能在术中破裂。手术方式的选择应充分告知患者，尽管患者最初可能仅关注恶性肿瘤治疗后的生存期，但妇科肿瘤医师应结合患者的具体情况提供可行的保留生理或生育功能的方案。医患的讨论过程应记录在病案中。手术途径的选择更应遵守妇科恶性肿瘤的手术治疗原则，避免术中医源性破裂、医源性肿瘤分期升级，无论采取何种手术入路，开腹手术或腹腔镜手术均应将肿瘤完整取出。

术后需要的治疗和后续的诊治也是手术前患者应知晓的，包括辅助生殖技术应由相关领域有资质的机构和医务人员在符合现行国家政策和法律法规的前提下给予咨询、治疗和研究。妇科恶性肿瘤依据发生部位对生育功能保留要求不一：卵巢癌和宫颈癌是在癌灶切除和完成治疗后尽早考虑生育，生育后可以继续保留器官；而子宫内膜癌保留生育是在子宫内膜病变完全缓解期间完成生育计划，生育后建议接受子宫内膜癌分期手术，全部治疗流程患者应知晓。

二、绘制手术蓝图，避免在术中对肿瘤范围预估不足或过度

手术是外科操作，手术刀以切除肿瘤为先，而一个器官罹患恶性肿瘤，切除患病器官，则肿瘤得以取出，患者的生命得以挽救，是符合恶性肿瘤治疗的初衷的，但这样会使妇科恶性肿瘤患者永远丧失生育功能。妇科恶性肿瘤患者若想保留生育功能，可否在切除肿瘤的同时保留部分器官？或重建生殖器官？接受怎样的手术范围既不影响患者的预后又可以保留患者的生育和生理功能，是目前妇科肿瘤医师的目标，故手术范围和手术方式是术者在术前要充分知晓的，这一点非常重要。对于卵巢癌患者，如果一侧卵巢罹患恶性肿瘤，那么是否可以保留正常的对侧卵巢？对于宫颈早期恶性肿瘤患者，是否可以切除宫颈和宫颈旁组织，使得子宫体得到保留？这些问题已经提到妇科恶性肿瘤治疗的议程上。目前认为，早期上皮性卵巢癌和早期宫颈癌患者可以选择保留生育功能的手术。

妇科肿瘤医师首先应对恶性肿瘤进行评估，这是非常重要的，术前应准确评估恶性肿瘤的临床分期和组织病理类型，并准确判定恶性肿瘤的情况和患者是否适合接受保留生育功能的手术。其次，选择合适的手术范围。例如，卵巢肿瘤剔除时一侧附件是否切除应术前充分评估确定；对于宫颈癌手术，是采取腹腔镜宫颈广泛切除+淋巴结清扫或开腹宫颈广泛切除+淋巴结清扫，均应术前确定。

1. 上皮性卵巢癌保留生育功能的手术 年轻的早期上皮性卵巢癌患者可以选择保留生育功能的手术。全面的分期手术是准确预估预后的前提。恶性肿瘤的分期、分化程度是影响预后的主要因素。据统计，早期上皮性卵巢癌患者术后的妊娠生育状况总体乐观。但妇科肿瘤医师对上皮性卵巢癌患者施行保留生育功能（保留子宫和对侧附件）的手术应持谨慎态度，必须经过系统分期和严格评估，并向患者及其家属讲明保留生育功能治疗的利弊和风险，取得他们的理解和同意，然后签署知情同意书。上皮性卵巢癌保留生育功能的手术必须具备以下条件方可施行：①患者年轻（年龄<40岁）且渴望生育。②Ⅰ期（经全面分期手术确定的手术病理分期）。③组织学类型为黏液性癌、浆液性癌、子宫内膜样癌、透明细胞癌，可保留生育功能；若组织学类型为卵巢未分化癌、癌肉瘤、神经内分泌癌等，不建议保留生育功能。④对侧卵巢外观正常，必要时行组织学检查除外受累。如果双侧卵巢均有肿瘤，是否保留正常子宫，妇科肿瘤医师需要和患者充分沟通，同时分期手术一定要完成，除外盆腔外的恶性肿瘤转移。保留子宫术后可考虑周期激素补充治疗。⑤有随诊条件。患者完成生育后视情况可选择手术切除子宫及对侧附件。

Kajiyama 在其 2011 年的研究中首次总结了 572 例国际妇产科联盟（FIGO）Ⅰ期的上皮性卵巢癌患者，发现接受保留生育功能的全面分期手术（fertility staging surgery，FSS）与接受不保留生育功能的全面分期手术（radical surgery，RS）对患者肿瘤预后相关的各项指标均没有显著影响。且该研究中ⅠC期患者占60%以上，这部分患者在 FSS 组和 RS 组中预后无显著差异。2016 年，Fruscio 等对 1031 例早期上皮性卵巢癌患者进行研究，也得出了相同结论，即早期上皮性卵巢癌的分化和分期是影响肿瘤预后的关键因素，而是否接受根治性手术并不能提高患者的无进展生存（PFS）和总生存（OS）。2015 年，Ditto 等对 307 例 G_1 和 G_2 分化的早期上皮性卵巢癌患者进行研究，结果发现，70 例接受 FSS 的患者与 237 例接受 RS 的患者相比，只有临床期别是唯一影响无疾病生存（diseasefree survival，DFS）的因素，甚至在 G_3 高危患者中，FSS 组和 RS 组的 DFS 及 OS 均无显著差异。北京协和医院的一项临床研究纳入 38 例早期上皮性卵巢癌患者，中位随访时间为 90.5 个月，其中 26 例患者随访≥5 年，11 例患者随访≥10 年。其结果显示，所有患者的总

体肿瘤相关预后较好，5 年 PFS 率为 80%，5 年 OS 率达 97%，这一部分上皮性卵巢癌患者可考虑接受保留生育功能的手术。

此外，据文献报道，早期卵巢癌保留生育功能患者的妊娠结局也较其他部位妇科恶性肿瘤患者乐观，妊娠率可达 60%~100%。这与早期上皮性卵巢癌患者年轻、病变局限、健侧卵巢和输卵管有很好的代偿功能及子宫和宫颈不受累有关。

2. 卵巢恶性生殖细胞肿瘤保留生育功能的手术

（1）任何期别的卵巢恶性生殖细胞肿瘤患者均可保留生育功能，原因如下：①绝大多数卵巢恶性生殖细胞肿瘤为单侧，且很少在对侧卵巢和子宫复发。②患者的发病年龄平均为 17 岁，保留生育功能的意愿非常迫切。③肿瘤对 PEB（P，顺铂；E，依托泊苷；B，博来霉素）/PVB（P，顺铂；V，长春新碱；B，博来霉素）化疗方案很敏感，规范治疗预后较好，早期治愈率接近 100%，晚期（Ⅲ或Ⅳ期）患者的治愈率也可达 80%。④切除对侧卵巢和子宫并不能改善患者的预后。

（2）卵巢恶性生殖细胞肿瘤保留生育功能的治疗方法：患侧附件切除术，保留对侧正常的卵巢和未受侵犯的子宫，并不强调全面分期手术。北京协和医院的一项临床研究显示，全面分期手术与仅切净肿瘤不分期 2 种术式对预后没有影响。因此，对于早期卵巢恶性生殖细胞肿瘤，强调肿瘤完整切除、没有破裂；对于晚期卵巢恶性生殖细胞肿瘤，强调肿瘤切除干净，不影响后续的药物治疗；对于肉眼可见的转移灶，应尽可能切除干净。

3. 卵巢交界性肿瘤保留生育功能的手术 卵巢交界性肿瘤患者大多发病年龄较小，有晚期复发的临床特点。因此，妇科肿瘤医师在给予治疗前必须向患者及其家属交代保留生育功能治疗的利弊和风险，争得他们的理解和同意并签署治疗同意书。

（1）单侧卵巢交界性肿瘤：通常切除一侧附件，保留子宫和对侧附件。多不主张进行分期手术，因为分期手术并不能改善预后，而过大手术会造成盆腔粘连、增加术后不孕风险。无浸润性种植者术后无须化疗。

（2）双侧卵巢交界性肿瘤：发生率为 38%。对于双侧卵巢交界性肿瘤，只要有正常卵巢组织存在，可仅进行肿瘤切除，保留生育功能。对于双侧卵巢均受累严重而需要切除双侧附件的患者，可以考虑保留子宫，术后行周期性激素替代治疗。

（3）有腹膜种植的卵巢交界性肿瘤：只要患者的对侧卵巢和子宫未受累，也可考虑行保留生育功能的治疗，但应确定是否为浸润性种植。若术后根据病理确认是非浸润性种植，术后无须化疗；若术后确认是浸润性种植，应视为低级别上皮性癌，需要与患者及其家属讨论是否行根治性手术。

4. 宫颈癌保留生育功能的手术

（1）手术适应证：①ⅠA1~ⅠB2 期［国际妇产科联盟（FIGO）2018 分期］；②渴望生育的年轻患者；③鳞癌或腺癌（不包括小细胞癌、胃型腺癌、神经内分泌癌等特殊类型）；④未发现宫颈内口上方有肿瘤；⑤未发现区域淋巴结有转移；⑥患者能充分知情，知晓利弊；⑦术前咨询生殖专家有生育可能。

（2）推荐的手术范围选择：①ⅠA1 期且不伴有淋巴脉管浸润（LVSI），推荐行冷刀锥切术保留生育功能；②ⅠA1 期且伴有 LVSI，按照ⅠA2 期处理；③ⅠA2 期可行锥切术+盆腔淋巴结切除术，如果锥切后切缘阳性，需要行再次锥切术或宫颈切除术+盆腔淋巴结切除术，或按照ⅠB1 期处理；④ⅠB1 期可行经阴道/开腹/腹腔镜根治性宫颈切除术（radical trachelectomy，RT）+开腹/腹腔镜盆腔淋巴结切除术；⑤ⅠB2 期在评估后可选择开腹/腹腔镜 RT+盆腔淋巴结切除术。

（3）注意事项

1）ⅠA期：推荐行冷刀锥切术，整块切除。为了避免病变残留，应根据患者的年龄、阴道镜检查的发现及肿瘤的组织学类型选择适当大小的锥切尺寸。总的来说，切除宽度应在病灶外 0.3 cm，锥高 2.0~2.5 cm，锥切时必须将鳞柱交界一并切除。宫颈锥切术的病理结果一定要明确说明：①标本的内、外切缘阴性，且距离肿瘤边界至少 0.3 cm；②淋巴、血管间隙是否受累；③宫颈间质是否受累；④病变是否为多中心性病变。这些因素是制订患者冷刀锥切术后处理方案的依据。伴阴道上皮内瘤变者应切除受累的阴道病灶。

2）ⅠB期：多数研究支持ⅠB期宫颈癌肿瘤直径<2 cm 的患者行保留生育功能的手术，这部分患者治疗效果明确。对于肿瘤直径超过 2 cm 的ⅠB期宫颈癌患者，选择保留生育功能的手术需要谨慎。部分研究显示，肿瘤直径超过 2 cm 的ⅠB期宫颈癌患者肿瘤治疗的预后差，不适合行保留生育功能的手术。盆腔淋巴结切除术可与广泛性宫颈切除术同时在开腹或腹腔镜下进行，也可以分次进行腹腔镜盆腔淋巴结切除术和经阴道广泛性宫颈切除术。术者在术前应准确评估病理诊断和分期，严格掌握手术指征。推荐患者在术前行增强盆腔磁共振成像（MRI）以评估宫颈肿瘤的大小、是否累及宫颈管内口及淋巴结状态。必要时，患者应在术前行正电子发射体层成像/计算机体层成像（positron emission tomography/computed tomography，PET/CT）以评估淋巴结的受累情况，必要时可先行淋巴结切除，以防冷冻病理的局限性。若患者淋巴结石蜡病理阴性，可二期行广泛性宫颈切除术。术者在术中应常规进行快速冷冻病理检查，以保证盆腔淋巴结和宫颈内口切缘阴性。患者术后应定期随诊，随诊内容包括盆腔检查、阴道细胞学检查、盆腔 B 型超声及血清肿瘤标志物［鳞状细胞癌抗原（squamous cell carcinoma antigen，SCC）或癌抗原（cancer antigen，CA）12-5］检查，必要时可行盆腔 MRI 或 PET/CT。多数学者建议患者术后 6 个月后可以妊娠，如果 1 年自然受孕失败，可以考虑采用辅助生殖技术。妇科肿瘤医师应加强术后患者及其家属的心理辅导，普及宫颈癌的防治知识，必要时将患者转诊至生殖中心，及时辅助生育是提高术后随诊和妊娠率的重要内容。广泛性宫颈切除术后妊娠的患者，妊娠期合并症多，流产和早产发生率较高，产科医师应视其为高危孕妇，给予其高度重视和细致的产前检查，分娩方式为择期剖宫产。虽然腹腔镜和开腹均是广泛性子宫颈切除术可以选择的手术途径，但最近的研究表明，腹腔镜手术的肿瘤复发率显著高于开腹手术。这一点应充分告知患者。

在北京协和医院的一项临床研究中，肿瘤直径>2 cm 的患者共 12 例，有 6 例复发，复发率为 50%，而肿瘤直径≤2 cm 的患者仅有 6.7% 的复发率。因此认为，在肿瘤直径>2 cm 的宫颈癌患者中实施保留生育功能的手术需要非常谨慎，术者应同时考虑肿瘤负荷和组织学类型，术前应充分告知患者肿瘤治疗的风险和生育功能保留的概率。

据报道，根治性宫颈切除术后的妊娠率为 30%~66%，足月产率为 45%~74%，差异较大，可能与各项研究使用的术式不同有关。北京协和医院的一项研究显示，在 40 例 RT 后有生育计划的患者中，17 例共获得妊娠 21 例次，妊娠率为 42.5%，生育率为 37.5%。影响孕产率的因素较多，但不容忽视的是，部分 RT 后患者的生育愿望并不积极，这可能与患者术后生殖道局部解剖结构改变、术后发生宫颈管粘连等并发症相关，也与患者未婚、担心肿瘤复发、恐惧性生活及性功能障碍等社会心理因素有关。不断改进手术操作、加强术后患者的心理辅导、适时应用辅助生殖技术，均是提高患者 RT 后孕产率的有效方法。

5. 女童下生殖道恶性肿瘤的手术 女童下生殖道恶性肿瘤属于罕见肿瘤，但通常病变局限，保留患儿的生理和生育功能是妇科肿瘤治疗需要重点考虑的。原则上建议将患儿转诊到有丰富治疗经验的诊治中心进行治疗。临床较为常见的女童下生殖道恶性肿瘤，如阴道内胚窦瘤、外阴/阴道的横纹肌肉瘤等，均可保留完整的生殖器官，从而保留生理和生育功能，治疗宜采取姑息性手术+规范化疗。

三、扩大治疗视野，多措并举，优化保留生育功能的治疗

妇科恶性肿瘤的治疗以患者为中心，依据肿瘤类型给予个体化治疗，且不能忽视药物治疗等其他治疗手段的应用。

药物治疗在很多妇科恶性肿瘤的治疗中发挥比手术更强大的作用，如有生育需求的妊娠滋养细胞肿瘤患者可以采用保留生育和生理功能的治疗。滋养细胞肿瘤主要发生在育龄期女性中，治疗以化疗为主。保留生育功能是滋养细胞肿瘤的一项基本治疗原则。即使是晚期且已有远处转移（包括神经系统转移）的患者，只要疗效满意，均可以保留生育功能。化疗引起的流产率、胎儿畸形率及产科并发症并无增加，长期随访发现，已治愈患者所生婴儿的染色体畸变率与正常人无明显差异。应将特殊类型的妊娠滋养细胞肿瘤、上皮样滋养细胞肿瘤及中间型滋养细胞肿瘤患者等及时转诊到有治疗经验的医院，评估保留生育功能的可能性。另外，ⅠA期高分化子宫内膜样癌也采用药物治疗保留生育功能，本章主要讨论保留生育功能的手术，在此不再赘述。

减少细胞毒性的化疗也是保留生育功能的重要部分，卵巢恶性生殖细胞肿瘤的药物治疗建立在手术后，"完美"的手术可减少后续的化疗伤害、保护卵巢功能。目前，有研究已尝试对Ⅰ期$G_1 \sim G_3$卵巢未成熟畸胎瘤采取主动随诊、不化疗，这样对卵巢功能的保护也是非常重要的。这就更需要术者严格的手术操作，避免未成熟畸胎瘤的分期上升。

保护生育是多层次的，保留生理和生育功能包含多重含义。局部晚期宫颈癌患者在放疗前可行双侧卵巢悬吊以保护卵巢功能，冷冻卵巢组织以备后续生育可能，双侧附件切除后子宫保留并行周期性激素替代治疗调整月经以备后续行辅助生殖技术助孕。辅助生殖技术的应用为个体化治疗提供了更多选择，受精卵的冻存已是成熟技术；原始卵母细胞体外培养技术已成熟，能为患儿提供更多的生育机会。卵巢组织的冻存和移植、卵巢的组织工程学研究、化疗前卵巢的冻存及应用药物预防化疗对卵巢的损害等均可保留妇科恶性肿瘤患者的生育功能。

四、小　　结

总之，妇科肿瘤医师是妇科恶性肿瘤患者保留生育功能治疗的"前站"，其必须对肿瘤进行准确评估，有娴熟的手术技巧，采取合适的手术范围和后续合理的药物治疗，保证患者的DFS最大化，才可以探究患者生育功能的保护。在制订妇科恶性肿瘤治疗的整体计划中，妇科肿瘤医师责无旁贷，既要把控好全局，也要联合其他科室，还要了解先进技术并提供个体化、合理化、有温度的治疗。

参考文献

[1] 张颖，杨佳欣，曹冬焱，等. 早期上皮性卵巢癌保留生育功能手术患者预后与妊娠状况的影响因素. 山东大学学报（医学版），2018，56（5）：13-17.

[2] 周慧梅，杨佳欣，曹冬焱，等. 早期宫颈癌保留生育功能手术的治疗效果及妊娠结局. 山东大学学报（医学版），2018，56（5）：18-22.

[3] 姜璐，杨佳欣，曹冬焱，等. FIGO-Ⅰ期卵巢透明细胞癌患者预后分析. 现代妇产科进展，2017，26（10）：721-726.

[4] Liu Q, Ding XL, Yang JX. The significance of comprehensive staging surgery in malignant ovarian germ cell tumors. Gyn Oncol, 2013, 131（3）：551-554.

[5] Tao T, Yang J, Cao D, et al. Conservative treatment and long-term follow up of endodermal sinus tumor of the vagina. Gynecol Oncol, 2012, 125: 358-361.

[6] Cao D, Yang JX. Comparisonradical vaginal trachelectomy (RVT) combined with abdominal lymphadenectomy. BJC, 2013, 109: 2778-2782.

[7] WangD, ZhuS, Jia CW. Role of staging surgery and adjuvant chemotherapy in adult patients with apparent stage Ⅰ pure immature ovarian teratoma after fertility-sparing surgery. Int J Gynecol Cancer, 2020, 1: 1-6

[8] Kajiyama H, Shibata K, Mizuno M, et al. Long-term survival of young women receiving fertility-sparing surgery for ovarian cancer in comparison with those undergoing radical surgery. Br J Cancer, 2011, 105 (9): 1288-1294.

[9] Ditto A, Marinelli F, Bogani G, et al. Long-term safety of fertility sparing surgery in early stage ovarIan cancer: comparison to standard radical surgical procedures. Gynecoloncol, 2015, 138 (1): 78-82.

[10] Fruscio R, Ceppi L, Corso S, et al. Long-term results of fertility-sparing treatment compared with standard radical surgery for early-stage epithelialovarian cancer. Br J Cancer, 2016, 254: 641-648.

[11] Park JY, Kim DY, Suh DS, et al. Reproductive outcomes after laparoscopic radical trachelectomy for early-stage cervical cancer. J GynecolOncol, 2014, 25: 9-13.

[12] Kim CH, Abu-Rustum NR, Chi DS, et al. Reproductive outcomes of patients undergoing radical trachelectomy for early-stage cervical cancer. GynecolOncol, 2012, 125: 585-588.

妊娠合并妇科肿瘤的手术治疗

第26章

冯凤芝　苏昊
中国医学科学院　北京协和医学院　北京协和医院

现今，在女性倾向推迟生育和临床推行无创产前诊断（可早期发现无症状恶性肿瘤）的情况下，妊娠合并妇科肿瘤的发生率逐渐升高。而手术是大多数妇科肿瘤的基本治疗方法，多数情况下在妊娠期可安全地进行。但在某些情况下，应将手术推迟至分娩后。下文将对妊娠合并妇科肿瘤手术治疗中的相关问题进行探讨。

一、妊娠期围手术期的基本原则

妊娠期的生理变化对整个围手术期均有影响。尽管手术在整个妊娠期都可以进行，但最好在妊娠中期进行，此时流产风险降低，子宫的大小还允许有一定程度的手术空间。在硬膜外麻醉下行剖宫产时，孕妇取左侧卧位对胎儿的酸碱状态没有影响；但当患者处于非左侧卧位时，需要使用更多的血管活性药物来维持血流动力学稳定。因此，在孕妇的妇科肿瘤手术中，应考虑手术时间和全身麻醉的应用，仍建议采用左侧卧位。但为了更好地显露术野，也可采用右侧卧位。

在手术过程中，术者应充分监测孕妇的情况，以确保母胎安全。孕妇的手术风险包括早产、流产及胎儿窘迫。妊娠期的血流动力学改变会影响围手术期监测。麻醉师应给予孕妇与非妊娠女性相同的麻醉预防措施。妊娠相关胃食管反流会增加误吸风险。由于出血等引起的母体血压降低会导致胎盘血流量减少，进而导致胎儿缺氧，故胎儿窘迫可发生在母体情况恶化前。预防措施非常重要，因为在盆腔手术过程中是无法对胎儿进行监护的。

为了减少早产相关并发症，建议在围手术期预防性给予孕妇抗宫缩药物，以防分娩发动。但目前无相关研究可证明该措施的获益。由于目前有关胎儿对母亲麻醉和手术应激的生理性反应的相关信息尚少，故是否在术中进行胎儿监测仍存在争议。美国妇产科医师学会（ACOG）认为这个问题应个体化，需要经包括手术科室、产科在内的多学科团队共同讨论决定。目前，母亲接受麻醉的不良影响十分复杂，无法区分是麻醉还是病情本身因素。此外，在妊娠期应用常规的麻醉药物尚未发现有致畸作用。

孕妇术后应早期下地活动，并应用弹力袜或按摩装置预防深静脉血栓形成。对于无法活动的孕妇，应预防性使用抗凝药物。

二、妊娠期腹腔镜手术

腹腔镜手术在需要手术治疗的妊娠期女性中越来越常见，尽管其安全性尚值得讨论。一项大规模研究对妊娠20周前约2200例非产科指征的腹腔镜手术和1500例剖腹手术的胎儿结局进行调查，结果显示，出生体重、孕周、胎儿生长受限、新生儿存活率及胎儿畸形在2组间没有差异；但与正常人相比，这2组分娩<2500 g的胎儿、早产及胎儿生长受限的风险均增加。

孕妇在进行腹腔镜手术时，应遵循几个基本原则：①为达到最佳的视野效果，一般采用开放式气腹，套管针（trocar）应置于宫底上方6 cm处或左上象限。②术中取左侧卧位，腹内压不超过10~13 mmHg，以确保足够的静脉回流，避免发生子宫胎盘功能不全。腹腔镜手术的获益包括疼痛程度减轻、住院时间缩短、早期下床活动、减少失血量及降低感染率。总的来说，腹腔镜手术已成为妊娠期常见且可行的手术方法。但值得注意的是，腹腔镜手术可能引起高碳酸血症、子宫穿孔、腹内压增高导致血流量减少。因此，腹腔镜手术在妊娠期是可行的，但需要充分的术前准备并由经验丰富的术者来进行。

三、妊娠合并妇科肿瘤的手术治疗

1. 妊娠期附件包块的手术治疗 妊娠期附件包块的发生率为1/8000~1/81，通常在妊娠早期的常规超声检查中偶然被发现，其中1%~8%的肿物是恶性的。妊娠期大多数卵巢肿物为良性，常见的有良性囊性畸胎瘤（皮样囊肿）（25%）和功能性囊肿（17%）。

孕妇在妊娠期间，如果附件包块持续存在且出现症状，或有恶性、扭转、破裂、导致产程梗阻等风险，则需要进行手术。有数据表明，在妊娠中期（12~27周）对持续存在或有症状的附件包块进行腹腔镜手术时，胎儿和母亲的结局有改善趋势。目前，尚无前瞻性随机研究将腹腔镜手术与开腹手术在治疗妊娠期附件包块方面进行比较，但一些观察性研究表明，腹腔镜手术是安全、可行的。一般来说，安排非急诊手术的最佳时机是妊娠16~20周，可为良性囊肿的消退留出时间，并降低妊娠后期手术相关的早产风险。

2. 妊娠合并卵巢癌的手术治疗 早期患者应进行手术治疗并依据病理结果分期。妊娠合并卵巢癌患者的分期手术范围包括大网膜、阑尾、盆腹腔活检及淋巴结清扫。若术中因为增大的子宫无法充分评估盆腔腹膜和直肠子宫陷凹的情况，则应在产后进行再分期手术。目前认为，孕妇进行手术最合适的时间为妊娠22周左右。如果孕妇在妊娠中、晚期诊断低度恶性潜能的肿瘤，鉴于其进展为浸润性癌的风险较低，可将手术推迟至产后。

对于晚期上皮性卵巢癌患者，若在妊娠前半期明确诊断，则应考虑终止妊娠。如果患者继续妊娠的意愿强烈，可考虑单行活检或附件切除，并辅以含铂类药物的化疗。肿瘤细胞减灭术应在分娩后进行，因为妊娠期无法明确残留病灶的大小。

3. 妊娠期宫颈癌前病变和浸润性癌的手术治疗

（1）妊娠期阴道镜检查：妊娠时的宫颈很容易进行阴道镜检查，因为随着孕周的增加，转化区趋于外翻。然而，考虑妊娠期宫颈与非妊娠期相比发生的变化，阴道镜检查必须由有经验并接受过高级阴道镜检查培训的医师进行。无论胎龄如何（除非即将分娩），对任何肉眼可见的病变和异常区域都应进行活检，否则活检可能会延迟数周。妊娠期的宫颈活检可能会导致出血增加，一般情况下可使用硝酸银溶液、亚硫酸铁溶液或缝合等措施止血。在一项纳入100例妊娠患者的研究中，阴道镜活检的诊断准确率为99.5%，并发症发生率为0.6%。任何已知或疑似妊娠的患者都不应行宫颈管搔刮术。妊娠期行充分的阴道镜检查的总目标是除外浸润性癌，从而避免不必要的锥切术，以便在产后对宫颈病变（包括原位癌）进行安全的治疗。

（2）妊娠期诊断性锥切术：只有在细胞学检查、阴道镜检查或宫颈活检怀疑为浸润性癌时才可进行诊断性锥切术。妊娠期的宫颈锥切术通常是诊断性的，而非治疗性的。无论是采用子宫颈环形电切术（LEEP）还是冷刀锥切术，最好在妊娠早期或妊娠中期的早期阶段进行，此时自然流产和出血的风险降低。在保证孕产妇安全且手术具有必要性的条件下，由经验丰富的术者进行。

（3）妊娠合并宫颈癌的手术治疗

1）基本原则：妊娠合并早期宫颈癌［国际妇产科联盟（FIGO）分期为ⅠA1~ⅠB1期］有多种术式，如扩大锥切术、单纯宫颈切除术、根治性经阴道/经腹/腹腔镜宫颈切除术。越来越多的研究表明，盆腔淋巴结阴性患者的宫旁受累风险可忽略不计。因此，越来越多的医师支持采用扩大锥切术或单纯宫颈切除术，它们的产科并发症和手术并发症发生率较低。由于根治性宫颈切除术的产科并发症和手术并发症发生率高，故妊娠期不推荐进行。

高达20%的宫颈癌患者淋巴结呈阳性，这是一个强有力的预后因素，在制订治疗计划前，需要对患者进行充分评估。一项纳入18例患者的研究发现，腹腔镜盆腔淋巴结切除术是安全、可行的，切除淋巴结的平均数为17枚，其中16%（3/18）的患者淋巴结阳性；宫颈癌最终治疗的平均延迟时间为17周，14例女性存活并生下健康婴儿，这些患者在随访时均存活，平均随访时间为38（5~128）个月。通常，对于淋巴结清扫，开腹手术适用于妊娠14~16周后的患者，而腹腔镜手术则可应用于妊娠14~16周前的患者。孕妇妊娠22周以上不建议切除淋巴结，因为这之后术者无法在术中获取足够数目的淋巴结。

2）保留妊娠的手术：对于无脉管浸润的ⅠA1期宫颈癌患者，可采用锥切术。对于有脉管浸润的ⅠA1、ⅠA2及ⅠB1期患者，应首先行淋巴结清扫以明确分期，在妊娠22周前行该手术都是安全的。对于妊娠22周后的患者，推荐将治疗推迟至产后并在妊娠期定期监测，或可行新辅助化疗以控制病情。

对于孕周<22周的ⅠB2期患者，有2种治疗选择：①盆腔淋巴结清扫+化疗或随访；②新辅助化疗+淋巴结清扫。对于淋巴结阳性的患者，推荐终止妊娠。若患者继续妊娠意愿强烈，则可以考虑行化疗，但应充分告知患者化疗对妊娠的可能不良影响及相关研究数据不足。一项总结ⅠB1、ⅠB2及ⅠB3期妊娠合并宫颈癌患者随访结局的系统分析提示，所有患者在中位随访37.5个月时预后良好。对于孕周>22周的ⅠB2期患者，新辅助化疗是唯一选择。

对于ⅠB3期患者，新辅助化疗是保留妊娠的唯一选择，尽管其效果仍需要进一步研究。目前，淋巴结清扫的作用尚存争议。对于此类患者，不推荐无任何治疗的定期随访，因为其可能会影响患者的预后。

随着孕周的增加，妇科肿瘤医师可能更倾向于推迟治疗至患者分娩后，尽管可用新辅助化疗延长孕周（一般至妊娠34~35周）。

3）不保留妊娠的手术：对于晚期宫颈癌（ⅡB期以上或存在淋巴结转移）或患者自身选择放弃妊娠等情况，常给予不保留妊娠的手术或同步放化疗。

对于可手术的ⅠA2~ⅠB2期患者，可行附带胎儿的根治性子宫切除术（妊娠早期或妊娠中期的早期阶段进行）或剖宫产后根治性子宫切除术（妊娠中晚期后进行）。

对于ⅠB3期及以上的患者，妊娠早期可行同步放化疗（无须取出胎儿）；妊娠中期则建议先行剖宫产，后行放化疗，能降低相关产科并发症风险（如出血、宫颈破裂及弥散性血管内凝血等）及对患者心理的影响。此外，出于伦理及对患者精神心理影响的考虑，还可以选择在放化疗前先引产。

4. 妊娠合并外阴癌的手术治疗 对于妊娠合并外阴癌的患者，标准的治疗方式是根治性局部切除+单侧/双侧淋巴结清扫。在妊娠晚期确诊外阴癌的患者，推荐将治疗延迟至产后。因为外阴放疗在妊娠期是禁忌的，故手术应尽可能达到根治目的。妊娠期外阴血流量增加会导致术中失血过多，可通过精细的电凝来减少出血。

对于腹股沟淋巴结清扫后淋巴结受累的患者，根据孕周建议终止妊娠或即刻分娩，产后需要补充放疗。根据其他上皮性肿瘤的研究数据，最长可延迟6~8周进行放疗。当术前检查提示淋巴结受累时，患者的预后较差，行腹股沟放疗预防局部复发至关重要。患者必须及时治疗，在妊娠早、中期应终止妊娠。对于局部晚期外阴癌，应用新辅助化疗缩小肿瘤体积尚处于研究阶段。

5. 妊娠合并阴道癌的手术治疗 由于阴道癌主要发生于绝经后女性，故截至目前临床仅有数十例产前阴道癌的病例报道。根据肿瘤的大小和位置，患者可行手术治疗。当手术切除不可行时，可考虑延迟放化疗或终止妊娠。

四、产科护理

所有患者都应转诊到高级别的产科中心进行产前护理。当妊娠早期确诊癌症或癌症治疗过程中发生意外妊娠时，医师应准确估算孕周并评估胎儿发育和胎盘情况。在妊娠早期（妊娠前3个月），胚胎发育最易受到致畸物质的影响。医师应给予孕妇胎儿染色体和结构异常的标准筛查及诊断，并评估妊娠并发症风险。同时，叶酸的补充和营养咨询对于改善母胎状况也很重要。

如果已经就患者的病情处理达成一致意见，医师应在手术前、后进行胎儿监护以发现胎儿窘迫。若手术涉及子宫，可以考虑预防性使用抗宫缩药物。在宫颈锥切术后，医师应连续监测宫颈长度以评估宫颈功能不全，当患者残留宫颈的长度<2.5 cm时，推荐使用阴道用孕激素。当病灶已经完全切除且残留宫颈长度有限时，可以考虑行宫颈环扎术。

腹腔或宫颈手术并不增加新生儿入住重症监护病房的风险。相比之下，接受化疗的孕妇，其胎儿出现宫内生长受限、胎膜早破及早产的风险增加。铂类药物与小胎龄新生儿相关，紫杉类药物与新生儿入住重症监护病房有关。因此，接受产前化疗的孕妇应定期（每2~4周）行超声检查，监测胎儿的生长发育情况、羊水情况及宫颈长度。此外，孕妇还可行胎儿多普勒检查以防止生长受限或测量收缩期峰值流速（peak systolic velocity，PSV）以评估胎儿的贫血情况，尤其是在应用铂类药物后。

如果有可能，应避免在37周前引产，以减少相关急症和远期并发症的发生。当早产不可避免时，应考虑使用糖皮质激素促进胎肺成熟。对于宫颈癌孕妇，分娩方式对其预后结局的影响尚存在争议，但阴道分娩可能会导致出血增加、肿瘤向会阴侧切口等处播散，且宫颈癌可能会造成产道梗阻。因此，推荐全部宫颈癌和大多数外阴癌孕妇行剖宫产分娩。由于可能会出现剖宫产腹部切口处的肿瘤种植转移，故应行子宫体切口，但要避免行子宫下段切口，以防对子宫下段处的肿瘤造成损伤。

剖宫产可以和单纯或根治性子宫切除术联合进行。通常情况下，剖宫产是在局部麻醉下进行的，这与子宫切除术时的全身麻醉相悖。若孕妇在妊娠期未评估淋巴结情况，则可在胎儿娩出后行淋巴结清扫和（或）前哨淋巴结活检，应由经验丰富的妇科肿瘤医师来进行手术以减少术中出血。卵巢癌和妊娠期已行手术治疗的宫颈癌患者无必须行剖宫产的指征。

妊娠、产褥期及恶性肿瘤均是静脉血栓形成的高危因素。因此，患者需要应用低分子肝素预防血栓形成，尤其是术后制动或无法活动的患者。患者在阴道分娩后可立即开始肿瘤治疗，若剖宫产术后1周无相关并发症，可开始肿瘤治疗。此外，保留生育功能的妊娠合并妇科肿瘤患者还应考虑其产后避孕问题。

若患者没有正在进行中的化疗或靶向治疗，且距离上次用药至少3周，可以进行哺乳。

术者应仔细检查胎盘以明确有无转移灶。在罕见情况下，患者会出现肿瘤的胎盘转移，故医师应在产后3个月对婴儿进行随访。在妇科肿瘤中，胎儿转移是十分罕见的。

总之，妊娠期的手术可能是安全、可行的。患者的处理应由多学科团队决定，目标是优化母胎结局。

参考文献

[1] Amant F, Verheecke M, Wlodarska I, et al. Presymptomatic identification of cancers in pregnant women during noninvasive prenatal testing. JAMA Oncol, 2015, 1 (6): 814-819.

[2] Shigemi D, Aso S, Matsui H, et al. Safety of laparoscopic surgery for benign diseases during pregnancy: a nationwide retrospective cohort study. J Minim Invasive Gynecol, 2019, 26 (3): 501-506.

[3] de Haan J, Verheecke M, Van Calsteren K, et al. Oncological management and obstetric and neonatal outcomes for women diagnosed with cancer during pregnancy: a 20-year international cohort study of 1170 patients. Lancet Oncol, 2018, 19 (3): 337-346.

[4] Lee AJ, Landau R, Mattingly JL, et al. Left lateral table tilt for elective cesarean delivery under spinal anesthesia has no effect on neonatal acid-base status: a randomized controlled trial. Anesthesiology, 2017, 127 (2): 241-249.

[5] Amant F, Berveiller P, Boere IA, et al. Gynecologic cancers in pregnancy: guidelines based on a third international consensus meeting. Ann Oncol, 2019, 30 (10): 1601-1612.

[6] Ye P, Zhao N, Shu J, et al. Laparoscopy versus open surgery for adnexal masses in pregnancy: a meta-analytic review. Arch Gynecol Obstet, 2019, 299 (3): 625-634.

[7] Bigelow CA, Horowitz NS, Goodman A, et al. Management and outcome of cervical cancer diagnosed in pregnancy. Am J Obstet Gynecol, 2017, 216 (3): 276.

[8] Vandenbroucke T, Van Calsteren K, Amant F. Pediatric outcome after maternal cancer diagnosed during pregnancy. N Engl J Med, 2016, 374 (7): 693.

[9] Vandenbroucke T, Verheecke M, Fumagalli M, et al. Effects of cancer treatment during pregnancy on fetal and child development. Lancet Child Adolesc Health, 2017, 1 (4): 302-310.

[10] Korenaga TK, Tewari KS. Gynecologic cancer in pregnancy. Gynecol Oncol, 2020, 157 (3): 799-809.

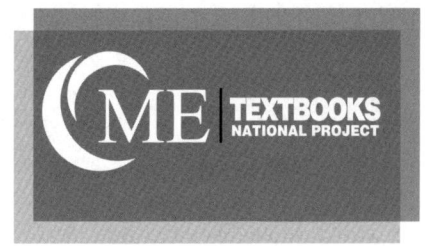

第27章 困难宫颈锥切术

谭先杰
中国医学科学院　北京协和医学院　北京协和医院

宫颈锥切术（以下简称"锥切"）的定义是圆锥形切除宫颈的一部分，即完整切除容易发生宫颈癌前病变的柱状上皮和鳞状上皮移行带（也称转化区）组织，进行连续切片，达到精确诊断宫颈病变的目的，同时对某些宫颈病变亦有治疗作用。锥切是宫颈病变和早期宫颈癌诊治过程中很重要的手术，各地均在广泛开展。锥切范围不大，难度也不大，一般情况下很顺利，但临床偶尔也会遭遇困难锥切，甚至出现副损伤。关于困难锥切，文献中缺乏系统论述，故本章仅为基于个人临床经验的阐述。

一、导致锥切困难的环节

1. 决策困难——是否必须锥切　锥切的目的是部分切除宫颈，会对宫颈的结构和功能产生一定程度的破坏。因此，对于某些年轻、未生育的患者，当宫颈病变为高级别鳞状上皮内病变（high-grade squamous intraepithelial lesion，HSIL）[即宫颈上皮内瘤变（cervical intraepithelial neoplasia，CIN）2级或CIN 3级]时，是不是需要做锥切？这需要综合考虑，有些情况是可以不做锥切的。

对于一些CIN 3级老年患者，或曾经做过锥切的患者CIN复发，且检查发现宫颈严重萎缩，已经与阴道穹隆完全延续，是不是非要冒着发生副损伤的风险进行锥切呢？目前认为，可以有替代方案。

2. 宫颈显露困难——不麻醉难以显露宫颈　有的患者为紧张型人格，妇科检查或阴道镜检查时会出现阴道扩张困难，导致宫颈显露困难，有时甚至引发阴道痉挛。上述情况会使门诊非麻醉状态下的宫颈锥切操作难以完成，如宫颈环形电切术（LEEP）。

有的患者肥胖，导致宫颈显露困难；或患者有阴道前、后壁膨出，亦导致宫颈显露困难。笔者曾在门诊接诊过1例有重度阴道壁膨出的患者，每次检查都需要使用2个阴道窥具，并在助手的协助下才能显露其宫颈。对于此类患者，在门诊进行包括LEEP在内的锥切操作非常困难。

3. 手术操作困难　一些患者宫颈肥大、糜烂面积过大，或为经产妇且宫颈有陈旧裂伤，有的甚至撕裂至阴道穹隆等，门诊LEEP也难以进行。另外，患者除了宫颈病变外还合并阴道病变，仅行锥切难以达到治疗目的，还需要切除部分阴道，门诊手术同样困难。

二、化难为易，规避风险

对于困难锥切，在术前采取一些措施可以化难为易，避免出现副损伤。

1. 严格把握手术适应证 术前仔细检查患者，查看宫颈情况，结合患者的年龄和生育情况，制订治疗计划，决定是否必须锥切。对于阴道镜活检诊断为 CIN 2~3 级的年轻未生育或有再生育计划的患者，如果其阴道镜检查转化区为Ⅰ型（根据转化区是否可以显露，将阴道镜下的转化区分为 3 型，Ⅰ型指的是转化区全部位于宫颈外口以外，鳞柱交界完全可以看见；Ⅱ型指的是鳞柱交界部分延伸进入宫颈管，通过正常的手段，如宫颈扩张器等，可以完全显露转化区；Ⅲ型指的是鳞柱交界部分可见或完全不可见），则提示子宫颈容易发生病变的部位已被检查者看到和评估，并在相应部位取了组织做活检，理论上活检病理显示的应该是宫颈病变中最严重的部分，漏诊更严重病变的可能性不大。如果患者年轻且有生育需求，可以考虑不做切除性治疗，而进行消融治疗，后者包括物理方法和化学方法，如宫颈激光、微波、电烫、光动力或冷冻等。理论上，任何在宫颈上的操作，在治疗疾病的同时，会对宫颈的结构或功能造成一定影响。相比而言，宫颈消融治疗对宫颈结构的破坏更小，甚至没有破坏。而 LEEP 和冷刀锥切术则会部分损害宫颈的完整性，导致未来妊娠时流产或早产的风险增加。

对于转化区为Ⅱ型或Ⅲ型的患者，由于在活检的取材部位未取到或未完全取到最容易发生病变的柱状上皮和鳞状上皮转化区，故宫颈活检病理的可信性就存在问题，漏诊更严重病变的可能性比较大，此时最安全的办法是行锥切，让患者有进一步诊断的机会。但若患者同时进行了宫颈管搔刮，且搔刮的病理结果未见恶性细胞或其他异常细胞，而阴道镜活检病理为 CIN 1 或 2 级，则年轻且有生育需求的患者可不行锥切，行消融治疗后密切随诊。

2. 改变麻醉方式 对于宫颈肥大、裂伤、糜烂或病变面积大，老年且宫颈萎缩，或有前次锥切史的患者，如果评估后医师认为必须进行切除性治疗，则不建议在门诊行 LEEP，而建议住院后在全身麻醉下行冷刀锥切术；对于老年、阴道萎缩、阴道前壁和后壁膨出或情绪极度紧张的患者，如果宫颈难以显露，或对牵拉等手术操作过于敏感，也不建议在门诊行 LEEP，建议住院后在全身麻醉下行手术。

3. 改善阴道组织弹性 对于宫颈和阴道黏膜严重萎缩的老年患者，可以使用药物（如雌二醇软膏）1~2 周，改善组织弹性后再行锥切。

4. 改变策略 缩小锥切范围或放弃锥切，选择其他治疗方案。具体而言，对于宫颈萎缩且怀疑宫颈癌而需要行诊断性锥切的患者，可以通过大活检或微小锥切代替大锥切，没有必要追求切净病灶的大锥切；对于宫颈极度萎缩，活检怀疑宫颈癌但无法明确浸润深度，评估锥切困难且可能造成副损伤时，可与患者及其家属商量，充分知情同意后放弃诊断性锥切，直接行全子宫切除术，并根据子宫切除术的结果决定是否行辅助放疗；对于因宫颈病变行锥切后宫颈和阴道病变（高级别病变）反复复发或病变升级且手术切除困难者，还可以考虑放疗。

三、困难锥切中的应对措施

1. 强调手术体位 对于任何手术，手术部位的显露都非常重要。为了更好地显露宫颈，困难锥切患者最好的体位是高直的膀胱截石位，即患者分开双腿的同时膝部取屈曲位，让大腿贴近腹部。这一体位的作用与产科肩难产时让患者屈膝并用手抱膝类似，有利于增加骨盆出口的宽度，让会阴部和宫颈的显露更加充分。当膝关节处于屈曲位而不是伸直位时，两腿分开的角度更大，给术者的操作空间也更大。可以说,宫颈显露是困难锥切中最需要注意的问题,特殊的膀胱截石位对手术有很大帮助。

2. 推开周围可能受到副损伤的器官　对于宫颈明显萎缩、穹隆消失、宫颈与阴道之间没有明确分界者,可以在穹隆部位的阴道筋膜内注射0.9%氯化钠溶液,形成水垫,然后切开,遵循经阴道子宫切除术的操作,在前方上推膀胱,在后方分离直肠阴道隔并后推直肠,之后再做锥切就比较安全了,否则损伤膀胱或直肠的风险较大。必要时,可在尿道内放置金属导尿管或用手指放入肛门做指示。

3. 注意保护输尿管　当宫颈极度萎缩时,在前方上推膀胱和后方后推直肠的同时,还要对宫颈两旁的组织进行分离,并推向盆侧,以免切除宫颈时伤及输尿管。曾有术者在门诊对宫颈萎缩的老年患者行LEEP时发生输尿管损伤的情况,原因就是没有对宫颈两侧的组织进行分离。

4. 改为宫颈柱形切除术　对于宫颈严重萎缩的宫颈病变患者,可以在前述上推膀胱、直肠和推开宫颈两侧组织后用宫颈柱形切除术来取代锥切和随后可能需要的子宫切除术。由于宫颈柱形切除术的手术范围比锥切更大,完全切除病变的可能性大,这样就减少了因锥切切除范围不足、切缘阳性而进一步行子宫切除术的可能性。

5. 小心重度陈旧性宫颈裂伤　对于有宫颈陈旧性裂伤(如宫颈撕裂成兔唇状或某处撕裂达穹隆)的患者,由于宫颈撕裂及分娩后的缝合止血导致的粘连可能改变患侧输尿管的走行方向,故锥切时对撕裂部位需要特别小心。如果该处的宫颈与阴道难以区分,也应采取前述方法,于阴道筋膜内注射0.9%氯化钠溶液,形成水垫,切开黏膜及黏膜下层,将该处的组织推向盆侧后再行手术。

6. 留置扩宫棒　对于困难锥切,如果探查宫腔成功,建议于扩张宫颈后常规留置扩宫棒。扩宫棒将有利于术者在术中前、后、左、右掌控宫颈方向,非常便于向子宫方向锥切时的操作。

7. 双宫颈锥切　对于双阴道双宫颈或阴道斜隔双宫颈患者,锥切时需要分别进行,一般只对有锥切适应证的宫颈进行锥切。有时患者一个宫颈发育良好,另一个宫颈发育差,对于发育差的宫颈的锥切,其注意事项同宫颈严重萎缩锥切的注意事项。

8. 缩小锥切范围　对于宫颈严重萎缩但怀疑病变为恶性,而锥切的目的仅为诊断的患者,可以如前所述行大活检或微小锥切,取得足够的标本进行诊断即可。

9. 确切止血　对于所有的困难锥切,对创面的止血一定要确切,否则由于术中有上推膀胱或后推直肠的操作,锥切后的出血有可能流入腹膜后,形成腹膜后巨大血肿,甚至引发休克。

以上即为困难锥切的一些个人临床实践观点。由于宫颈锥切术是小手术,通常情况下不会遇到困难,故临床缺乏关于困难锥切的报道,更无系统性研究,笔者的观点亦为经验性观点,仅供同行参考。

根治性宫颈切除术在早期宫颈癌患者中的应用

第28章

曹冬焱
中国医学科学院　北京协和医学院　北京协和医院

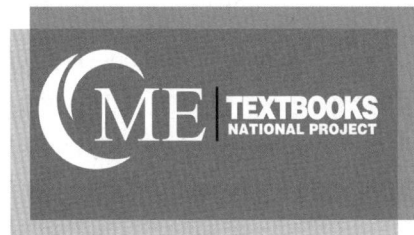

宫颈癌仍是女性非常常见的生殖道恶性肿瘤之一。随着液基细胞学和高危型人乳头瘤病毒（humanpapilloma virus，HPV）检测广泛应用于宫颈癌的筛查，更多的宫颈癌在早期得以被发现。按照现行宫颈癌的相关诊治指南，早期宫颈癌［2018年国际妇产科联盟（FIGO）分期为ⅠA2～ⅠB2期及ⅡA1期］的标准治疗为根治性子宫切除术和盆腔淋巴结切除术。但宫颈癌高发于年龄35~45岁的育龄期女性，很多早期宫颈癌患者确诊时尚未生育或有继续生育的需求，迫切需要保留生育功能。因此，Dargent在1986年发明了切除癌灶所在的宫颈和宫颈旁组织而保留未被癌灶累及的子宫体的术式，即根治性宫颈切除术（RT），从而保留子宫孕育胎儿的功能。该术后自20世纪90年代开始被全球的妇科肿瘤医师采用，30年来近万例年轻的宫颈癌患者接受了这一术式，但随着对早期宫颈癌生物学行为认识的深入，以及手术器械的发展和进步，这一术式的适应证、手术途径及手术范围等均发生了很大变化，30年的时间跨度也足够业内对这一术式的肿瘤结局和生殖结局进行充分的总结和思考。

一、根治性宫颈切除术的适应人群

Dargent创建的标准术式为经阴道手术和腹腔镜手术的结合——经阴道切除宫颈，同时切除至少2cm的双侧宫旁组织，上缘达宫颈内口下方1cm，下缘包含至少2cm的阴道壁；盆腔淋巴结切除则通过腹腔镜施行。根治性宫颈切除术最初的适应人群有：①组织学类型为鳞癌、腺癌或腺鳞癌的宫颈癌，不包括透明细胞癌、神经内分泌癌、胃型腺癌等少见的组织学类型；②ⅠA1期伴淋巴脉管浸润（LVSI）、ⅠA2期及肿瘤最大径<2cm的ⅠB期患者。手术成功的标准为宫颈内口无肿瘤累及，术后也无宫颈管深肌层浸润、淋巴结转移等需要辅助放疗的高危因素。符合上述条件的患者接受根治性宫颈切除术与接受根治性子宫切除术相比，肿瘤结局无差异，5年复发率为4%~5%，死亡率为1%~2%。

二、根治性宫颈切除术适应人群缩小手术范围的尝试

根治性宫颈切除术需要经阴道切除宫旁组织。随着对早期低危宫颈癌生物学行为的认识，临床发现早期、低危患者子宫旁受累的可能性不足1%，而宫旁组织的分离和切除对下腹下神经丛的破坏会影响患者术后的排尿功能，且宫旁的血供和神经受损还可能会影响子宫的功能，导致妊娠率下降及妊娠后流产和早产的发生率增加，故近年来越来越多的妇科肿瘤医师尝试选择适合的病

例进一步缩小手术范围，省略宫旁组织的切除，行单纯宫颈切除术或大的宫颈锥切术，以保留宫旁的神经和血供，期望更小的功能损失和更好的生活质量。目前，美国国家综合癌症网络（NCCN）指南指出，宫颈锥切术后病理为ⅠA1期伴LVSI或ⅠA2期的宫颈癌患者如果要求保留生育功能，那么锥切标本切缘阴性（锥切为整块切除，可供足够、连续的切片评估，且至少有0.3 cm切缘阴性，无浸润性癌及高级别上皮内瘤变）可不再做根治性宫颈切除术，仅清扫盆腔淋巴结即可（可采用前哨淋巴结显影+切除的方法，避免系统淋巴结切除带来的淋巴囊肿、外阴和下肢淋巴回流障碍等远期并发症，导致生活质量下降）；对于锥切切缘阳性患者，可再次锥切获得干净的切缘或行单纯宫颈切除术，而非根治性宫颈切除术，盆腔淋巴结切除也可仅行前哨淋巴结切除。对于肿瘤最大径<2 cm的ⅠB期患者，可否省略宫旁组织切除，仅行锥切或单纯宫颈切除术，美国NCCN指南并不推荐。有研究认为，经过谨慎选择的非常低危患者，如果肿瘤浸润深度<1 cm、间质浸润<1/2、明确无LVSI和淋巴结转移，仅行单纯子宫切除术（不保留生育功能者）或仅行宫颈锥切术与行根治性宫切除术相比，前者省略了宫旁组织的切除且肿瘤的复发率并不增加。但鉴于诊断LVSI的复杂性（受累的位置、局限性及程度）对病理科医师的要求较高，且LVSI与患者的预后有很大关系，故仅行单纯子宫切除术或宫颈锥切术很难在我国医院广泛开展，目前只建议在设计良好的临床试验中谨慎施行。

三、根治性宫颈切除术的手术途径选择

Dargent术式（经阴道根治性宫颈切除术）一经发表，获得了很多学者的赞同，但该术式有很大的局限性：①经阴道切除宫旁组织需要术者有经阴道手术的基础和经阴道根治性子宫切除术的经验，习惯开腹的术者需要一定时间的学习曲线；②经阴道手术的解剖结构显露受限，膀胱、输尿管的界限无法直视，子宫动脉无法全程解剖，故理论上无法切除全部的宫旁组织；③经阴道手术还需要患者具有延展性较好的阴道条件，体积较大的肿瘤会发生显露困难，具有子宫/阴道手术史、子宫活动受限、阴道/宫颈畸形、阴道条件较差的未产女性等都不适合行经阴道手术。

为避免经阴道手术的局限性，很多妇科肿瘤医师采用开腹途径行根治性宫颈切除术，其优点包括：①术野清晰，探查更直接，可切除更广泛的宫旁组织，对于LVSI或肿瘤最大径>2 cm的病灶，开腹途径可以获得更安全的肿瘤预后；②宫旁和腹膜后淋巴结的探查更直接；③术者无须新的学习曲线。其缺点包括：①手术切口大；②胃肠道功能恢复慢；③术野粘连重，这也可能是开腹根治性子宫切除术后患者妊娠率较经阴道根治性宫颈切除术低的原因之一。开腹途径能获得较宽的宫旁切除，意味着更安全的肿瘤结局。有研究认为，即使是最大径>2 cm的ⅠB期肿瘤，开腹根治性子宫颈切除术保留子宫体的肿瘤结局，无论是复发率还是5年生存率，均不差于根治性子宫切除术，可在经过仔细评估的低危者中开展，尤其是外生型且肿瘤最大径略>2 cm者。

随着腔镜技术的迅猛发展，近10年来，尤其是2018年LACC研究的结果发表之前，早期宫颈癌的根治性子宫切除术越来越多地是在腹腔镜或机器人辅助下施行的，腔镜手术对于术者来说有更清晰的术野和更精细的解剖，机器人手术对于术者来说更是生理和体力上的解放；对于患者来说，腔镜手术意味着更小、更美观的切口及更快的术后恢复速度。LACC研究得出了腔镜下根治性子宫切除术较开腹手术复发率和死亡率均明显增加的结论，之后大量宫颈癌的根治性子宫切除术回归到开腹模式。但LACC研究未将保留生育功能的根治性宫颈切除术包含在内，对于最大径2 cm以下的早期宫颈癌病灶，腹腔镜手术后肿瘤结局是否劣于开腹手术也无定论。纳入根治性宫颈切除术患者的回顾性荟萃分析也并未发现腹腔镜手术后肿瘤的复发率高于开腹手术或经阴道手术。但至少对于宫颈锥切术后切缘干净的宫颈癌小病灶患者，腹腔镜途径可以被认为是安全的。

四、肿瘤最大径 2 cm 以上的 Ⅰ B 期宫颈癌患者能否保留生育功能

对于肿瘤最大径 4 cm 以上的宫颈癌患者，不建议保留生育功能，除非在极特殊的情况下，如女童宫颈息肉样恶性肿瘤且为对化疗敏感的组织学类型（如胚胎性横纹肌肉瘤）。

对于肿瘤最大径为 2~4 cm 的 Ⅰ B 期（2018 年 FIGO 分期为 Ⅰ B2 期）宫颈癌患者能否行保留子宫体的根治性宫颈切除术，经历了非常多的争论，目前认为可在患者充分知情后尝试 2 种方案：①开腹根治性宫颈切除术；②新辅助化疗肿瘤缩小后行经阴道根治性宫颈切除术，但淋巴结切除需要在化疗前进行。一项回顾性分析发现，未经新辅助化疗的腹腔镜根治性宫颈切除术后肿瘤的复发率可达 15%~20%。因此，对于 2018 年 FIGO 分期为 Ⅰ B2 期的宫颈癌患者，无论是否保留生育功能，即无论是行根治性子宫切除术还是行根治性宫颈切除术，均不应在腹腔镜下施行。据报道，Ⅰ B2 期宫颈癌患者行开腹根治性宫颈切除术后的复发率约为 6.9%，死亡率为 3.4%，差不多是肿瘤最大径<2 cm 宫颈癌患者的 2 倍，但对于渴求保留子宫体的患者来说，这似乎是可以接受的。此外，Ⅰ B2 期宫颈癌患者行开腹根治性宫颈切除术后的妊娠率和活产率也低于肿瘤最大径<2 cm 且接受经阴道根治性宫颈切除术的子宫颈癌者。因此，有很多妇科肿瘤医师尝试给予 Ⅰ B2 期宫颈癌患者新辅助化疗，待肿瘤缩小后行经阴道根治性宫颈切除术以缩小手术范围、提高术后妊娠率。有研究报道，先化疗再行根治性子宫切除术甚至单纯宫颈切除术的肿瘤复发率和死亡率与直接开腹类似，但妊娠率和可活产率显著高于直接开腹。但这部分采用新辅助化疗后再行根治性宫颈切除术来保留生育功能的患者应在有经验的肿瘤中心由专业团队进行评估，包括化疗前淋巴结状态的评估，必要时应在化疗前行盆腔淋巴结切除或取样。化疗方案多采取含铂类药物的联合方案，疗程多为 2~3 个，约 70% 的患者对化疗有反应，使得绝大多数患者得以在新辅助化疗后成功行根治性宫颈切除术保留了子宫体；20%~30% 的患者可能因各种原因无法保留生育功能，如化疗无反应或效果不佳，肿瘤缩小不明显需要接受根治性子宫切除术，或肿瘤进展需要接受同步放化疗，以及根治性宫颈切除术中或术后发现淋巴结转移、术后病理发现切缘阳性或宫旁组织受累等需要接受辅助放化疗。成功保留生育功能者的肿瘤复发率多在 10% 以上，甚至可达 20%，死亡率为 3%~5%。患者术后需要密切随诊，警惕复发，积极助孕，尽快妊娠。

综上所述，对于肿瘤直径>2 cm 的 Ⅰ B2 期宫颈癌患者，保留生育功能的成功率显著降低，复发率和死亡率显著增加，必须由专业团队进行科学评估、谨慎给予手术并严密随诊。目前，对于此类患者，缺乏共性的指南推荐，期待正在进行中的前瞻性 CONTESSA 研究能给出明确结果。

五、根治性宫颈切除术后的随诊

单纯或根治性宫颈切除术后患者需要严密随诊、警惕复发。根治性宫颈切除术后解剖结构的改变给筛查复发带来了很大困难，由于术后的"宫颈口"实际上相当于术前宫颈内口的位置，细胞学镜下往往会见到内膜细胞而出现假阳性结果，很多患者术后持续呈高危型 HPV 阳性，故对于术后患者，细胞学检查结合 HPV 检测的"双筛"特异性很差，选择性阴道镜检查可能是较为合适的检查。对于可疑复发的患者，影像学上建议采用盆腔磁共振成像（MRI），无论是残留的宫颈管、宫腔，还是宫旁、腹膜后，都能得到较好的评估。

六、产科结局

对于保留子宫体的根治性宫颈切除术来说,除了肿瘤控制率,患者术后能获得妊娠并分娩活产儿是治疗成功的真正标志。由于宫颈切除和术后瘢痕形成,术后宫颈管狭窄导致的月经不畅和受孕困难是常见的并发症。很多术者在宫颈锥切术完成缝合后或在单纯/根治性宫颈切除术中完成宫颈内口-阴道的对接重建"宫颈外口"时,在宫颈管内放置纱条引流,或放置带竖臂的宫内节育器来预防和减少术后宫颈管粘连。术前充分的沟通可让患者了解术后出现宫颈管粘连的可能性和临床表现。患者术后出现月经期腹痛、经血排出不畅、超声显示子宫下段或宫颈管积液,应及时处理,行宫颈管扩张。

根治性宫颈切除术后的妊娠率与很多因素有关,经阴道或腔镜根治性宫颈切除术后的妊娠率似乎要好于开腹手术,保留宫旁组织的单纯宫颈切除术的妊娠率要高于根治性宫颈切除术。值得注意的是,成功保留子宫体的患者有近50%在术后并无积极妊娠的意愿,除了对肿瘤复发的担忧,还涉及很多复杂的社会心理因素。医师应与患者及其家属进行耐心的沟通,积极随访、监测,并告知他们人工辅助生殖技术是最具有积极意义的尽早成功妊娠的手段。根据年龄、有无不孕史,推荐早期宫颈癌患者在行保留生育功能的根治性宫颈切除术前咨询专业的生殖医师进行全面的生殖方面的评估和咨询。术后除了由妇科肿瘤医师进行康复和肿瘤结局的随诊,也应由生殖内分泌医师监测月经和生殖情况,进行良好的随访交流和生育宣教,建议不孕患者尽早采用合适的人工辅助生殖技术助孕。

根治性宫颈切除术后的妊娠属于高危妊娠,宫颈功能不全导致近30%的早、中期妊娠丢失,妊娠早期的流产率为16%~20%,妊娠中期的流产率为8%~10%。开腹根治性宫颈切除术后妊娠早期和中期的流产率高于经阴道根治性宫颈切除术。即使能妊娠到28周以上,还有近30%的患者会发生早产,故妊娠后能足月分娩者仅有50%~60%。根治性宫颈切除术后妊娠的胎儿无法经阴道分娩,全部经剖宫产分娩。单纯宫颈切除术与根治性宫颈切除术相比,只是保留了宫旁组织,妊娠率增加,但妊娠结局并无改善。

为了改善妊娠结局、减少妊娠丢失、提高活产率,可采用宫颈环扎的方法纠正宫颈松弛。宫颈环扎的时机可在根治性宫颈切除术中,也可在术后妊娠前,也有在妊娠期行宫颈环扎者。在经阴道根治性宫颈切除术中完成预防性的宫颈环扎操作简单,妊娠晚期拆除环扎线也较为方便,但可能面临术后阴道内环扎带产生异物反应、继发性感染及发生排斥等并发症。开腹根治性宫颈切除术中行宫颈环扎的操作也相对简单,阴道内无环扎线暴露,但妊娠晚期拆除环扎线需要开腹,孕妇出现宫缩需要紧急手术拆除环扎线并行剖宫产,以避免子宫破裂。未在根治性宫颈切除术中环扎宫颈者,妊娠早期应严密监测宫颈口的状态,通常需要在妊娠12周左右行宫颈环扎来延长孕周、减少流产率。妊娠期经阴道环扎非常困难,可在腹腔镜下行宫颈环扎。根治性宫颈切除术中未环扎宫颈且术后妊娠有过早、中期流产病史者,可在下次妊娠前通过检查确定宫颈口是否松弛,松弛者在妊娠前行预防性宫颈环扎可提高妊娠率和活产率。

对于早期小癌灶患者(ⅠA1期伴LVSI、ⅠA2期及经谨慎评估的部分ⅠB1期),可缩小宫颈切除的范围,在淋巴结阴性、切缘阴性的前提下仅行宫颈大锥切术+盆腔淋巴结切除,妊娠结局明显改善,单次锥切后发生宫颈功能不全的概率并不高,流产率为10%~14%,早产率为6.8%。临床上有大量宫颈锥切术后妊娠足月自然分娩的报道。宫颈锥切术后不需要常规环扎预防宫颈松弛和妊娠期流产。

七、小 结

目前，随着我国女性结婚和生育年龄的延后，以及我国生育政策的变化，育龄期女性罹患早期宫颈癌却想保留生育功能的临床需求越来越多，而受我国法律法规的影响，保留子宫体的根治性宫颈切除术基因上是这些女性最后的机会。对于肿瘤最大径<2 cm的早期宫颈癌（鳞癌、腺癌及腺鳞癌）患者，根治性宫颈切除术获得了与根治性宫切除术相当的肿瘤安全性，同时保留了妊娠可能。经阴道根治性宫颈术切除+盆腔淋巴结清扫是经典术式。对于小癌灶的更早期病变（2018年FIGO分期为ⅠA1期伴LVSI、ⅠA2期及镜下ⅠB1期），近年来倾向于采用切除范围更小的宫颈锥切术或单纯宫颈切除术，盆腔淋巴结清扫可采用前哨淋巴结显像活检的方法，以降低手术并发症发生率，提高术后的妊娠率和活产率。根治性宫颈切除术可经阴道、开腹或腔镜下进行。肿瘤最大径为2~4 cm的宫颈癌患者若由有经验的专业团队经过谨慎评估后确定为低危，可选择开腹根治性宫颈切除术，或新辅助化疗缩小肿瘤后行经阴道根治性宫颈切除术，但这部分患者保留生育功能的失败率和术后肿瘤的复发率显著高于肿瘤最大径<2 cm的患者。术后积极的生殖咨询和辅助生殖技术的介入有助于提高妊娠率。宫颈环扎术有利于降低妊娠期间的流产率和早产率，增加活产率。

参考文献

[1] 曹冬焱, 杨佳欣, 向阳, 等. 早期子宫颈癌患者行阴式子宫颈广泛性切除术的治疗效果及生育结局. 中华妇产科杂志, 2014, 49 (4): 249-253.

[2] Bray F, Ferlay J, Soerjomataram I, et al. Aglobal cancer statistics 2018: GLOBOCAN estimates of incidence and mortality worldwide for 36 cancers in 185 countries. CA Cancer J Clin, 2018, 68: 394-424.

[3] CibulaD, PötterR, PlanchampF, et al. The European Society of Gynaecological Oncology/European Society for Radiotherapy and Oncology/European Society of Pathology guidelines for the management of patients with cervical cancer. Int J Gynecol Cancer, 2018, 28: 641-655.

[4] Cottrell CM, Ohaegbulam GC, Smith JR, et al. Fertility-sparing treatment in cervical cancer: abdominal trachelectomy. Best Pract Res Clin Obstet Gynaecol, 2021, 75: 72-81.

[5] Cui RR, Chen L, Tergas AI, et al. Trends in use and survival associated with fertility-sparing trachelectomy for young women with early-stage cervical cancer. Obstet Gynecol, 2018, 131: 1085-1094.

[6] Cao DY, Yang JX, Wu XH, et al. Comparisons of vaginal and abdominal radical trachelectomy for early-stage cervical cancer: preliminary results of a multi-center research in China. B J Cancer, 2013, 109: 2778-2782.

[7] Kasius JC, van der Velden J, Denswil NP, et al. Neo-adjuvant chemotherapy in fertility-sparing cervical cancer treatment. Best Pract Res Clin Obstet Gynaecol, 2021, 75: 82-100.

[8] Nezhat C, Roman RA, Rambhatla A, et al. Reproductive and oncologic outcomes after fertility-sparing surgery for early stage cervical cancer: a systematic review. Fertil Steril, 2020, 113 (4): 685-703.

[9] Ramirez PT, Frumovitz M, Pareja R, et al. Minimally invasive versus abdominal radical hysterectomy for cervical cancer. N Engl J Med, 2018, 379: 1895-1904.

[10] Smith ES, Moon AS, O'Hanlon R, et al. Radical trachelectomy for the treatment of early-stage cervical cancer: a systematic review. Obstet Gynecol, 2020, 136: 533-542.

[11] Tseng JH, Aloisi A, Sonoda Y, et al. Less versus more radical surgery in stage IB1 cervical cancer: a population-based study of long-term survival. Gynecol Oncol, 2018, 150: 44-49.

[12] Zaccarini F, Sanson C, Maulard A, et al. Cervical cancer and fertility-sparing treatment. J Clin Med, 2021, 10 (21): 4825.

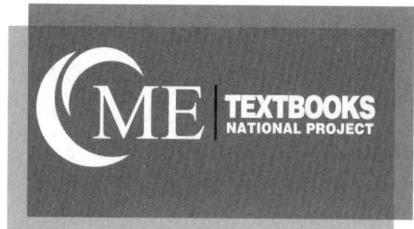

第29章 妇科肿瘤的腹膜后手术——淋巴结切除手术技巧

金滢
中国医学科学院 北京协和医学院 北京协和医院

在妇科恶性肿瘤的手术中，腹膜后是重要的解剖间隙，熟练掌握腹膜后间隙的解剖对于顺利完成妇科恶性肿瘤手术非常重要。对于卵巢癌，由于其腹腔内种植转移的特点，在腹腔内"完全"切除肿瘤是很困难的，而在肿瘤中间切除往往出血较多，但进入腹膜后的无瘤间隙可以连同腹膜将肿瘤完整切除，找到适当的间隙可以避免不必要的出血。对于子宫内膜癌和宫颈癌这样的解剖性手术，找到腹膜后无血管间隙对于顺利、安全、快速地完成手术有很大益处。对于妇科肿瘤手术，在腹膜后需要切除的"组织"主要是淋巴结，故本章主要介绍妇科肿瘤的腹膜后淋巴结切除。

对于妇科恶性肿瘤行淋巴结切除的指征，近年来有很多进展。例如，晚期卵巢癌的 LION 研究，以及关于宫颈癌和子宫内膜癌前哨淋巴结切除的临床研究已被各大指南采纳。本章仅涉及妇科肿瘤淋巴结切除的手术技巧。

一、妇科肿瘤手术的腹膜后解剖

淋巴组织位于伴行血管周围的脂肪组织内，故淋巴结切除或清扫在本质上为血管解剖，顺利的淋巴结切除首先需要熟悉血管的解剖。涉及妇科肿瘤淋巴结切除的大血管主要包括腹主动脉、下腔静脉、髂总血管、髂外血管及髂内血管。

1. 腹主动脉 腹主动脉延续胸主动脉穿透横膈进入腹腔，走行于腹膜后中线，向下在腰4~5水平分为双侧髂总动脉。腹主动脉有数个分支，其中有3个非成对的分支供应消化道：①腹腔干，为第一分支，自胸12水平分出；②肠系膜上动脉，位于双侧肾动脉以上，供应十二指肠下段、空肠、回肠至横结肠的近段2/3及胰腺；③肠系膜下动脉，自腹主动脉分叉上方3~4cm发出，供应横结肠远端1/3、降结肠及乙状结肠。腹腔干和肠系膜上动脉在妇科肿瘤的淋巴结切除中通常不涉及，但肠系膜下动脉通常为重要的解剖标记。腹主动脉另有5对成对的分支：①膈下动脉，自腹腔干头侧发出，供应食管、肝及肾上腺。②肾上腺中动脉，紧邻肾动脉发出，为肾上腺提供部分血供。③肾动脉，在腰2水平发出，右肾动脉通常走行于下腔静脉后方达右肾；肾动脉常走行于肾静脉后方，在进行高位腹主动脉旁淋巴结切除时需要注意勿损伤。④卵巢动脉，成对的卵巢动脉通常在肾动脉下方2~3 cm发出，沿输尿管下行达盆腔，卵巢动脉常有变异，也可从肾动脉发出。⑤腰动脉，数对腰动脉从腹主动脉后外侧发出，每支均发出数小支供应脊柱及背侧肌肉。最后，骶中动脉自腹主动脉分叉前的后侧发出，供应直肠和肛管。

2. 下腔静脉 下腔静脉自中心腱进入腹腔，走行于主动脉右侧，进入盆腔时，比主动脉更靠后侧，右侧髂总动脉跨越其上。自上至下，首先汇入下腔静脉的是3支肝静脉。其下方为右侧肾上腺静脉。左侧肾上腺静脉一般汇入左肾静脉，有时也可汇入右肾静脉。再下方是肾静脉，是淋巴结切除中非常重要的解剖标记。右侧卵巢静脉通常直接汇入下腔静脉，也可汇入左肾静脉，但左侧卵巢静脉通常汇入左肾静脉。最后，数对腰静脉和腰动脉伴行汇入下腔静脉；腰静脉变异较多，最头侧的腰静脉也可汇入左肾静脉，其在高位淋巴结切除时也是容易发生损伤和出血的血管。下腔静脉分为双侧髂总静脉后进入盆腔。

3. 髂总血管 髂总动脉自腹主动脉分出，每侧走行约 5 cm 后分为髂内动脉和髂外动脉。髂总静脉的分叉通常位于髂总动脉右后侧。输尿管跨过双侧髂总动脉进入盆腔。每侧的髂总静脉分为髂外静脉、髂内静脉及髂腰静脉。骶正中静脉通常汇入左侧髂总静脉，由数条走行于骶前结缔组织中的小静脉汇合而成。骶前静脉丛出血通常很难控制，可在双极电凝止血后使用止血材料压迫。

4. 髂外血管 双侧髂外动脉自髂总动脉分出后走行于盆壁，可有小的血管分支供应腰大肌，跨过腹股沟韧带后成为股动脉，后者是下肢重要且唯一的供血血管，故髂外动脉不慎损伤后应谨慎修补，以防止狭窄和继发性血栓。髂外静脉走行于其伴行动脉的后内侧。

5. 髂内血管 髂内动脉主干走行 3~4 cm 后分为前、后 2 支，髂内动脉后支分为髂腰动脉、骶上外侧动脉、骶下外侧动脉及臀上动脉，这些血管供应盆壁和臀部肌肉。髂内动脉前支主干分为脐动脉、子宫动脉、阴道动脉及膀胱上动脉；闭孔动脉分支走行于闭孔神经下方，与闭孔静脉伴行。其他髂内动脉的分支包括膀胱下动脉、直肠中动脉、阴部内动脉及臀下动脉。静脉系统通常与动脉伴行汇合进入髂内静脉，但盆腔的静脉系统通常有很多变异，且有很多伴行支。

二、系统淋巴结切除的手术技巧

妇科肿瘤的淋巴结切除通常分为盆腔淋巴结切除和腹主动脉旁淋巴结切除，两者以输尿管跨越髂总血管处为界。腹主动脉旁淋巴结切除以肠系膜下动脉为界，分为下段和上段，后者上界为肾静脉。妇科肿瘤手术在少数情况下会涉及肾静脉水平以上的淋巴结切除，本章暂不涉及。

1. 系统盆腔淋巴结切除 在行盆腔淋巴结切除前，应充分打开后腹膜以显露腹膜后间隙，自圆韧带达骨盆边缘。进入腹膜后，先辨认跨越髂总血管分叉的输尿管。显露潜在的盆腔无血管间隙有助于确定淋巴结切除的区域。直肠旁间隙：内侧为直肠，外侧为髂内动脉，前方为主韧带，后方为骶骨。膀胱旁间隙：内侧为膀胱上动脉，外侧为髂外动脉，前方为耻骨支。以上 2 个间隙均可采用钝性分离打开。打开这 2 个间隙后，可以较便利地行盆腔淋巴结切除。

盆腔淋巴结界限下方为旋髂深静脉，上方为输尿管跨越髂总血管处，外侧为盆壁，内侧为髂内动脉外侧。淋巴结切除通常从髂外淋巴结开始。生殖股神经走行于髂外动脉外侧的盆壁腰大肌前方。对于女性，尽管损伤该神经没有大的不良反应或对生活质量无显著影响，但一般会尽量保留。自髂总动脉表面至旋髂深静脉打开髂外动脉的血管鞘，牵拉髂外动、静脉表面的脂肪组织，将其切除，顺势打开动、静脉外侧与腰大肌之间的间隙，将血管外侧的淋巴脂肪组织一并切除，注意勿损伤闭孔神经自盆壁发出的起始部及其下方的腰骶干神经。此处可采用电刀或剪刀，小的血管可以 Clip 钳夹。

髂外血管表面的淋巴脂肪组织被切除后，转而进入髂外血管与髂内动脉之间的闭孔窝，2 根血管之间为无血管间隙，可钝性分离。在闭孔窝内，解剖髂外静脉内侧，切除其表面的淋巴脂肪组织，直达闭孔神经表面，神经下方可见闭孔动脉和闭孔静脉，勿损伤上述血管，如果损伤，也可较容易地电凝、结扎或 Clip 夹闭止血。闭孔区域若因出血看不清，无法明确出血点，也可压迫止血，通常有效。

2. 系统腹主动脉旁淋巴结切除 腹主动脉旁淋巴结界限为上述盆腔淋巴结上界上至左肾静脉

水平，包括腹主动脉左侧和表面、腹主动脉和下腔静脉之间、下腔静脉表面和右侧及 2 根大血管后方的淋巴结。可自下而上解剖切除，也自上而下进行。

腹主动脉旁淋巴结切除时，设计切口能充分显露术野非常重要。进行腹主动脉右侧淋巴结切除时，通常采用"中间切口"，自回盲部交界处开始沿小肠系膜向上，沿十二指肠水平部下缘达 Triz 韧带，这样可以较好地显露腹膜后。可同时沿升结肠右侧侧沟切开腹膜，游离升结肠。可将小肠和升结肠以湿润的纱布包裹后搬出腹腔，或将上述肠管尽量包裹推移至右上腹腔，以达更好的显露目的。尽量将输尿管游离后用拉钩向侧方牵拉，辨认卵巢静脉汇入下腔静脉处，在汇入处结扎、离断、切除右侧卵巢静脉，一方面可防止拉钩牵拉时在下腔静脉处出血，另一方面可一并切除在血管周围的淋巴脂肪组织。

系统淋巴结切除通常自腹主动脉表面开始，先切除腹主动脉右侧淋巴结。自髂总动脉水平向上沿血管表面打开血管鞘，尽量沿腹主动脉表面右侧进行，谨防损伤向左侧发出的肠系膜下动脉，一直向上达肾静脉水平，在左肾静脉跨越主动脉处要仔细辨认，防止损伤。期间可能会见到双侧卵巢动脉，近根部钳夹切断。随后沿腰大肌内侧继续向上游离，可见右侧髂总静脉和下腔静脉，同样打开血管鞘，牵拉其表面的淋巴结脂肪组织，一一切除，期间可见小的穿支血管，可以进行双极电凝或 Clip 钳夹、离断。用手指"滚动"下腔静脉向内侧，切除下腔静脉右侧淋巴结，防止损伤汇入下腔静脉的腰静脉，若有肿大淋巴结累及，腰静脉也可离断。继续牵拉下腔静脉和腹主动脉间的脂肪组织，将其一一切除，同样谨防损伤腰静脉和腰动脉。另外，右肾动脉通常位于左肾静脉后方，切除时应防止损伤。

腹主动脉左侧淋巴结切除可采用 2 个入路：①仍采用上述入路，将降结肠留在左侧，打开降结肠系膜根部的无血管区，显露腹主动脉左侧，但期间应充分游离、显露肠系膜下动脉，若有大的转移淋巴结累及此血管，可于根部结扎、切断，以更好地显露，否则应保留，在肠系膜下动脉上、下分别进行淋巴结切除。②打开左侧结肠侧沟向上达脾结肠韧带，将左半结肠向内侧游离，可较好地显露腹主动脉左侧区域。进行腹主动脉左侧淋巴结切除时，同样从左侧髂总动脉表面向上打开血管鞘达肾静脉水平，如果此前已经进行了腹主动脉右侧淋巴结切除，腹主动脉表面的淋巴结则已经切除了一部分。牵拉腹主动脉表面及左侧的淋巴脂肪组织，一一切除。期间应仔细辨认左侧卵巢血管和左侧输尿管，应注意保护后者，左侧卵巢血管通常在进入肾静脉处结扎、切除。

如果肿大的淋巴结累及腹主动脉或下腔静脉后方，则需要将 2 根大血管后方完全游离，此时应辨认数对腰动脉和腰静脉，将它们一一离断；将腹主动脉、下腔静脉与后方的脊柱完全分离，可较容易地在棘突前韧带表面进行淋巴结切除。

在进行淋巴结切除时，小的淋巴管和血管一般以 Clip 钳夹再切断，特别是肾静脉下方的淋巴管，应注意结扎，以防术后淋巴囊肿形成，同时防止乳糜漏。

三、淋巴结切除的并发症及处理

盆腹腔淋巴结切除后最常见的并发症为淋巴囊肿形成和淋巴漏，其他并发症包括血管损伤、下肢水肿及神经损伤等。

1. 血管损伤的处理 腹膜后淋巴结切除与很多血管关系密切，有时会遇到术中出血的情况。术者进行淋巴结切除术应具备血管损伤的处理技能。为了减少血管损伤，最重要的是术中充分显露，同时在进行淋巴结切除前解剖出邻近的正常结构，仔细显露该区域的血管。另外，该区域也常发生解剖变异，特别是肾门部位，如果术者未能识别，也会使术中并发症的发生风险增加。最容易受损的血管是髂总静脉、肾静脉及下腔静脉。

如果术中发生严重的血管损伤，术者应立刻压迫出血部位，手指压迫最便捷、迅速。出血被控制后，在进行出血部位的处理前，应充分显露出血部位，保证吸引器通畅，同时静脉通路和血制品准备完善。如果动脉或静脉的破口较小（长度<5 mm），可以使用 4-0 或 5-0 聚丙烯缝线"8"字缝合，甚至以双极电凝小心止血。若缝合止血，缝合时尽量垂直于血管的长轴，以防止管腔狭窄。除非看到明确的血管断端，尽量不要使用 Clip 钳夹，因为一旦钳夹失败，会造成后续的缝合、打结困难。

如果损伤较大，需要在损伤的上、下部位进行血管阻断，保证修补区域无血液，再进行操作，通常需要血管外科医师操作，甚至需要行血管置换。

2. 术后淋巴漏、乳糜漏、淋巴囊肿形成的处理 乳糜漏常见于腹主动脉旁淋巴结切除后或放疗后。腹水的实验室检查提示含高浓度的甘油三酯、蛋白、白细胞及淋巴细胞。治疗原则为包括中链甘油三酯的低脂饮食，同时可使用生长抑素，以减少小肠淋巴回流；对于症状较重者，也可给予全静脉营养。中链甘油三酯极性更高，更溶于水，在胃肠道内吸收更快。另外，其在血液循环中可独立存在或与白蛋白结合，也可直接汇入肝门静脉而无须通过淋巴引流。少数情况下，患者需要明确淋巴漏的位置，进行结扎或钳夹。医师也可在吲哚菁绿显影的指引下进行淋巴管和静脉的吻合。

盆腔或腹主动脉旁淋巴结囊肿常在术后 3~8 周出现，但 90% 以上的淋巴囊肿可在术后 6 周自行消失。对于大部分淋巴囊肿，患者无症状，无须处理。术中出血程度及切除的淋巴结数目与淋巴囊肿形成均无关。对于顽固性病例，或有症状（如导致肾积水或肠梗阻）的病例，可考虑行持续穿刺引流或淋巴囊肿开窗术。

四、小 结

总之，腹膜后淋巴结切除术是妇科肿瘤医师必须掌握的手术技能。彻底、全面地理解解剖，将大血管及其周围组织充分显露和解剖，以及恰当地结扎和钳夹淋巴管，是完成淋巴结切除术并减少术后并发症和器官损伤的关键。

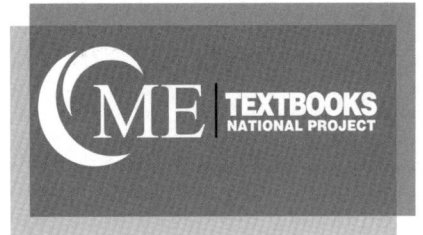

第30章 宫颈癌腹腔镜广泛性子宫切除术的技巧

杨隽钧　丁雪松
中国医学科学院　北京协和医学院　北京协和医院

一、宫颈癌根治术的演进

宫颈癌的治疗是以手术和放疗为主、化疗为辅的综合治疗。其中，早期宫颈癌的手术治疗可取病理学证据进行准确分期，同时具有可保留年轻女性卵巢和阴道功能的优点。广泛性子宫切除术治疗宫颈癌最早可追溯至1898年，奥地利学者Wertheim将子宫、宫旁组织、部分阴道切除和盆腔淋巴结切除整合为治疗宫颈癌的手术方式，并将其命名为广泛性子宫切除术。而后，Meigs在Wertheim术式的基础上提出在主韧带根部离断子宫深静脉，扩大主韧带的切除范围。1919年，Latzko进一步精细术中解剖，提出在术中建立膀胱侧间隙和直肠旁间隙，将子宫周围的支持组织分为前、中、后支持带。与此同时，日本学者Okabayashi（冈林）提出通过打开"冈林"间隙和处理膀胱宫颈韧带阴道旁组织，更彻底地松解宫颈和阴道旁组织，增加阴道壁的可切除长度，进一步扩大手术的可切除范围。1961年，日本学者Kobayashi率先提出保留盆腔内脏神经以改善术后膀胱功能的概念。1983年，Fujiwara提出仅切除下腹下神经丛子宫支的保留盆腔自主神经的广泛性子宫切除改良术理念。2007年，Fujii等进一步细化膀胱宫颈韧带的解剖，为盆腔自主神经丛"十"字交叉补充了精准的图文描述。

经过近百年的演进，许多学者对该术式的手术范围提出了不同见解，并提出"精准手术根治程度"的概念，即根据不同宫颈癌期别，切除相应的手术范围。最早的广泛性子宫切除术分型为Piver-Rutledge-Smith分型（1974年提出），分为Ⅰ～Ⅳ型，分别对应单纯筋膜外子宫切除（Ⅰ型）、Wertheim式部分主韧带切除（Ⅱ型）、Meigs式主韧带扩大切除（Ⅲ型）及中央型复发涉及部分泌尿系统器官的切除（Ⅳ型）。其中，Ⅲ型被认为是宫颈癌手术的标准治疗。2008年，Querler和Morrow以子宫旁外侧切除范围作为统一标准，重新归纳了广泛性子宫切除术的分类（简称"Q-M分型"）：A型为单纯筋膜外子宫切除，适用于宫颈癌ⅠA1期；B型为包含1/2子宫骶韧带、1/2主韧带及1/3阴道的子宫切除术，又被称为次广泛子宫切除，根据是否清扫盆腔淋巴结又细分为B1型和B2型，主要适用于宫颈癌ⅠA1期伴淋巴脉管浸润和ⅠA2期；C型的手术范围等同于Meigs式主韧带扩大切除（Ⅲ型），在侧盆壁（子宫深静脉根部）离断主韧带，根据是否保留盆腔自主神经分为C1型和C2型，主要应用于术前评估不伴有明确远处转移的ⅠB1～ⅠB2期及部分ⅠB3～ⅡA1期宫颈癌；D型为侧方扩大切除，术中切除至侧盆壁的宫旁组织，包括髂内血管的离断，根据是否切除周围筋膜和肌肉组织进一步分为D1型和D2型。2011年，Cibula在Q-M分型的基础上提出了以子宫为原点、根据腹背侧3个方向的水平垂直切除范围的3D分型标准。两者最终融合形成被广泛认可的 2017 年广泛性子宫切除术 Q-M 分型（表 30-1）。

表 30-1　2017 年广泛性子宫切除术 Q-M 分型

Q-M 分型	侧宫旁	腹侧宫旁	背侧子宫旁
A 型	最小范围切除	最小范围切除	最小范围切除
B1 型	输尿管床切除（水平切除 1~2 cm）	部分膀胱宫颈韧带前叶切除	部分子宫骶韧带切除
B2 型	输尿管床切除（水平切除 1~2 cm）	部分膀胱宫颈韧带前叶切除	部分子宫骶韧带切除
C1 型	髂内血管内侧切除，深达子宫深静脉	膀胱宫颈韧带前叶及近端后叶切除（保留膀胱支神经）	沿直肠切除（保留腹下神经）
C2 型	髂内血管内侧切除，深达子宫深静脉	沿膀胱壁切除（包括膀胱支神经切除）	沿骶骨切除（包括腹下神经切除）
D 型	沿盆壁切除，包含髂内血管和（或）盆壁组织	沿膀胱壁切除，盆腔廓清术不适用	沿骶骨切除，盆腔廓清术不适用

二、腹腔镜手术的"无瘤"措施

随着微创手术的出现，腹腔镜手术很快被应用于广泛性子宫切除术。多项回顾性研究指出，早期宫颈癌的腔镜手术相较于开腹手术能带来更少的术中出血、更短的住院时间、更低的术后并发症，同时得到相同的预后。而 2018 年的一项多中心随机对照非劣效性研究（LACC 研究）的结果显示，早期宫颈癌微创手术患者的复发和死亡风险均高于开腹手术患者，且该研究由于腔镜手术预后较差而被提前终止。随后，2019 年美国国家综合癌症网络（NCCN）指南（第 2 版）指出，应使患者充分知情并尊重患者的术式选择。此后，真实世界研究显示，宫颈癌的微创手术量较前锐减。与此同时，部分国内外学者对 LACC 研究的结果提出了异议。部分学者认为，手术治疗的随机对照研究混杂因素多，可能给结果的可靠性造成了一定影响。此外，亦有多项回顾性分析的结果显示，ⅠB1 期宫颈癌（肿瘤直径 ≤ 2 cm）患者的腔镜肿瘤结局并不亚于开腹手术。综上，《子宫颈癌腹腔镜手术治疗的中国专家共识 2020》指出，根据目前的研究结果，临床分期为ⅠB1 期、肿瘤直径 ≤ 2 cm 的宫颈癌可能是腹腔镜手术的适应证。术者应严格把握腔镜手术的适应证、坚持无瘤原则、保证患者的知情选择权并进一步完成以中国经验为主的临床研究。

回顾腹腔镜广泛性子宫切除术的过程发现，相较于传统的开腹手术，腹腔镜手术部分"无瘤"操作缺失可能与预后不良相关，如术中举宫杯形成的机械性压力与癌细胞外溢相关。因此，腹腔镜广泛性子宫切除术中可采取一系列措施使腹腔镜手术能沿袭开腹手术中的"无瘤"举措，包括：①手术之初电凝双侧输卵管根部，防止宫腔内容物流入腹腔；②术中宫底悬吊替代举宫器，在提供一定张力的同时避免接触宫颈病灶；③离断阴道前使用套扎环环扎宫颈远端，避免宫颈病灶经阴道取出时的体内暴露（图 30-1）。

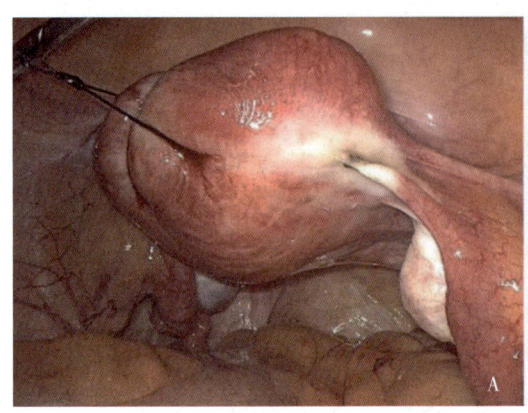
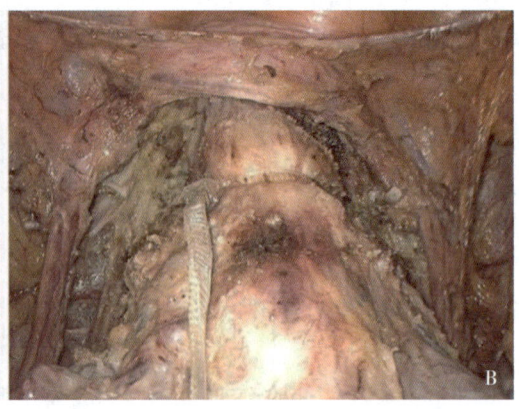

图 30-1　腹腔镜广泛性子宫切除术中部分"无瘤"措施

注：A. 子宫底悬吊；B. 套扎环环扎子宫颈远端

三、盆腔淋巴结的连续整块切除

对于妇科恶性肿瘤的盆腔淋巴结清扫，建议遵循"自上而下、由外向内、从浅到深、连续整片的钝、锐性切除"原则，以达到整块切除的目的（图 30-2）。上界至髂总动脉分叉上方，下界至旋髂深静脉，外侧至髂腰肌表面，内侧至输尿管外侧，底至闭孔神经。剥离髂外动脉上方淋巴结时应尽可能保留生殖股神经的完整，分离髂外血管外侧淋巴结时注意避免损伤闭孔神经及其下方的髂腰静脉和腰骶干。借助 30°镜头可更充分地暴露脂肪组织与血管鞘间的相互关系。

此外，术中应避免对淋巴结组织过度撕拉，及时使用能量器械凝闭可能开放淋巴管。探查肿大的淋巴结时应尽量避免挤压，且在标本离体后及时将其装入密闭的标本袋。此外，游离的双侧附件可能会影响下一步术野，故可同时切除双侧附件并将其装入标本袋，待术毕一同取出。

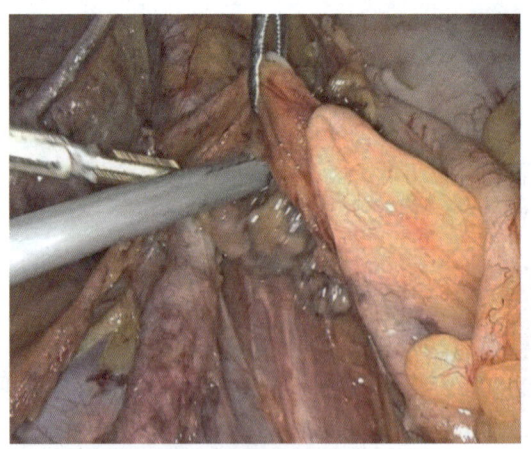

图 30-2　右侧盆腔淋巴结的整块切除

四、术中各间隙的解剖

解剖间隙是指致密结缔组织围成的疏松无血管区。广泛性子宫切除术中正确解剖间隙的建立对于减少术中出血和周围脏器副损伤的发生有至关重要的作用。

完成盆腔淋巴结清扫后，阔韧带边缘已经完全打开，沿髂内动脉内侧钝、锐性分离膀胱侧间隙，超声刀凝切膀胱上动脉，充分打开子宫动脉前方的无血管区。继续沿髂内动脉和输尿管外侧分离且疏松的结缔组织就可打开 Latzko 直肠侧间隙。找到子宫动脉、子宫浅静脉及子宫深静脉所在平面，进一步裸化子宫深静脉。可选择 Hem-o-lock 钳充分夹闭子宫深静脉后剪开以保护其下方的神经。

离断圆韧带并打开阔韧带前叶，沿疏松处向对侧打开子宫膀胱腹膜反折至对侧圆韧带，从中央向两侧下推膀胱至膀胱宫颈韧带前叶。以"打坎儿井"的方式下推子宫下段两侧稍致密的结缔组织，探出疏松间隙后逐一切断间隙见结缔组织和血管，能有效避免输尿管"膝部"和膀胱后壁损伤（图30-3）。

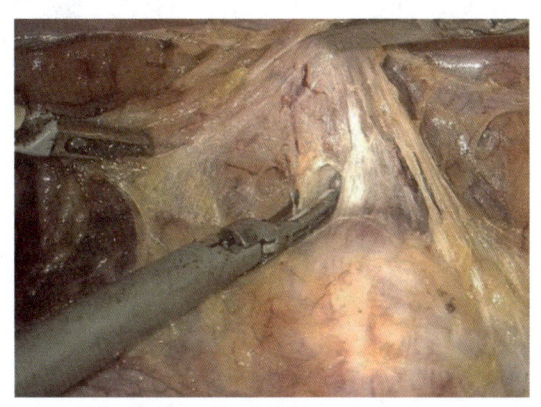

图 30-3　"打坎儿井"式下推膀胱

充分游离子宫动脉后沿疏松处推开输尿管周围组织，凝断子宫动脉输尿管营养支，显露下方的输尿管隧道入口。沿隧道顶部打开膀胱宫颈韧带前叶，进一步游离下推输尿管。若术中周围结缔组织致密，可尝试从隧道外侧逐步打开，此过程应精细操作，注意避免输尿管的热损伤，尽可能寻找疏松的无血管区，以避免术中出血影响术野。游离输尿管后进一步下推膀胱，沿外侧缘打开膀胱宫颈韧带后叶，充分凝闭膀胱中静脉和（或）膀胱下静脉，切开阴道周围的结缔组织，彻底推离膀胱和输尿管。

五、盆腔自主神经的保留

盆腔自主神经由腹下神经（交感神经）、盆腔内脏神经（副交感神经）及两者交汇后形成的下腹下神经丛组成。起自胸12至腰2的交感神经的上腹下神经，于骶岬处汇聚成束并形成腹下神经丛，包绕直肠系膜，于子宫骶韧带外侧缘沿输尿管下潜行，直至与来自第2~4对骶神经的盆腔内脏神经汇合形成下腹下丛。下腹下丛又分为直肠丛、膀胱丛、输尿管丛及子宫阴道丛，膀胱支中的交感神经和副交感神经分别支配膀胱括约肌和逼尿肌，起到控尿作用。副交感神经损伤可引起膀胱压力敏感性下降，导致尿潴留；交感神经损伤可使膀胱顺应性降低、膀胱颈关闭功能不全，进而导致尿失禁。

腹腔镜手术为术中盆腔自主神经的辨识提供了良好的视野，正确识别解剖标记和精细解剖为盆腔自主神经的保留起至关重要的作用：①在打开子宫骶韧带时注意保留外侧腹下神经丛；②凝断子宫深静脉根部时警惕下方盆腔器官的神经损伤；③凝断膀胱宫颈韧带后叶的膀胱中、下静脉，进一步推离膀胱时避免损伤血管下方的下腹下丛膀胱支，以达仅切断"十"字交叉内侧子宫支、保留盆腔自主神经的效果（图30-4）。如果术中可疑单侧宫旁组织浸润，保留对侧自主神经亦可达到保护膀胱功能的效果。

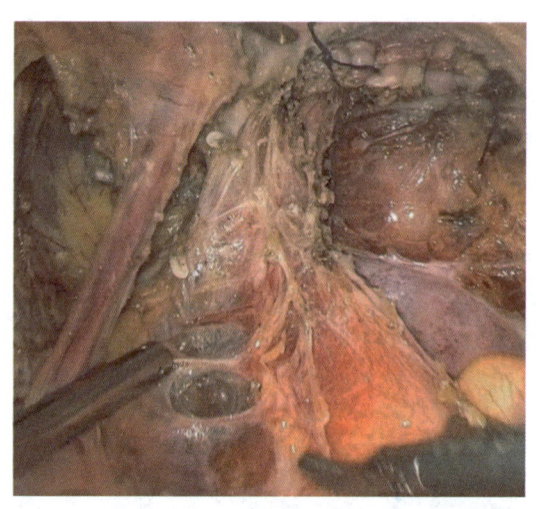

图30-4　术后保留左侧盆腔自主神经

六、小　　结

综上所述，腹腔镜宫颈癌广泛性子宫切除术为早期宫颈癌患者提供了微创手术的选择，在优化"无瘤"措施以达相同肿瘤学预后的同时，可有效减少术中出血和住院时间。在精细解剖过程中，腔镜为术者提供了更优的视野，为有效保留盆腔自主神经、改善患者术后的生活质量提供了有利条件。术者应合理对待临床试验结果，严格把控适应证，保证患者的选择权，优化、改进手术步骤，使腹腔镜宫颈癌广泛性子宫切除术取得长足发展。

参考文献

[1] Lee EJ, Kang H, Kim DH. A comparative study of laparoscopic radical hysterectomy with radical abdominal hysterectomy for early-stage cervical cancer: a long-term follow-up study. Eur J Obstet Gynecol Reprod Biol, 2011, 156: 83-86.

[2] Ramirez PT, Frumovitz M, Pareja R, et al. Minimally invasive versus abdominal radical hysterectomy for cervical cancer. N Engl J Med, 2018, 379 (20): 1895-1904.

[3] 陈春林, 郎景和, 向阳, 等. 子宫颈癌腹腔镜手术治疗的中国专家共识. 中华妇产科杂志, 2020, 55 (9): 7.

[4] Fujii S. Anatomic identification of nerve-sparing radical hysterectomy: a step-by-step procedure. Gynecol Oncol, 2008, 111 (2 Suppl): S33-S41.

[5] Baiocchi G, Ribeiro R, Dos Reis R, et al. Open

versus minimally invasive radical hysterectomy in cervical cancer: the CIRCOL group study. Ann Surg Oncol, 2022, 29 (2): 1151-1160.

［6］李玉宏，王晶，王玉东. 腹腔镜下广泛子宫切除术："打坎儿井"式输尿管处理. 中国实用妇科与产科杂志, 2018, 34 (8): 3.

［7］肖会廷，李斌. 保留盆腔自主神经的广泛性子宫切除术应用于宫颈癌的研究进展. 实用妇产科杂志, 2011, 27 (6): 3.

［8］Cibula D, Abu-Rustum NR, Benedetti-Panici P, et al. New classification system of radical hysterectomy: emphasis on a three-dimensional anatomic template for parametrial resection. Gynecol Oncol, 2011, 122 (2): 264-268.

［9］Querleu D, Cibula D, Abu-Rustum NR. 2017 update on the querleu-morrow classification of radical hysterectomy. Ann Surg Oncol, 2017, 24 (11): 3406-3412.

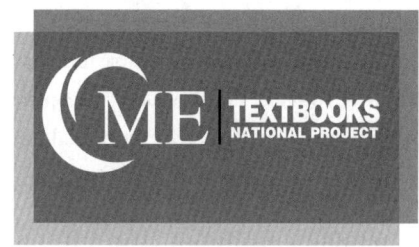

第31章 意外发现的妇科恶性肿瘤的预防和处理

赵 峻
中国医学科学院 北京协和医学院 北京协和医院

在临床工作中，妇科肿瘤医师偶尔会遇到因各种良性疾病行手术后病理意外发现恶性肿瘤的情况，如子宫切除术或子宫肌瘤剔除术后发现子宫颈癌、子宫内膜癌或子宫肉瘤及卵巢囊肿剔除术后意外发现卵巢癌等。子宫切除术是妇产科非常常见的术式，有研究报道，子宫切除术的良性指征为子宫肌瘤（2675 例，占 41.48%）、子宫异常出血（1508 例，占 23.38%）、子宫脱垂（793 例，占 12.29%）、卵巢囊肿（619 例，占 9.59%）、子宫内膜异位症（303 例，占 4.69%）、子宫内膜息肉（264 例，占 4.09%）、盆腔疼痛（238 例，占 3.69%）及其他良性原因（48 例，占 0.74%）。尽管子宫切除术在大多数情况下是针对良性适应证进行的，但最终的病理结果可能会出现意想不到的妇科恶性肿瘤，发生率为 0.24%～2.70%，包括宫颈癌、子宫内膜癌、子宫肉瘤、卵巢癌、输卵管癌、腹膜癌及转移性癌。近期有研究报道了 6648 例因良性适应证行子宫切除术的患者，其中 38 例发现妇科恶性肿瘤，发生率为 0.58%。38 例中，20 例（0.31%）为子宫内膜癌，8 例（0.12%）为子宫肉瘤，7 例（0.10%）为卵巢癌，1 例（0.01%）为输卵管癌，2 例（0.03%）为宫颈癌。据统计，妇科恶性肿瘤患者的年龄在 45～80 岁，绝经后患者占 76.31%（29/38）。

那么妇科肿瘤医师该如何正确处理这些意外情况而使患者能最大获益？本章对相关文献进行了复习和总结，并结合北京协和医院的临床经验，希望能给遇到此类情况的医师和患者提供参考和帮助。

一、意外发现的宫颈癌的预防和处理

1. 预防 宫颈癌有可靠且简便的早期筛查方法，故对于意外发现的宫颈癌，临床提倡以预防为主。在因各种原因（包括各种良性疾病、子宫内膜癌及卵巢癌等）拟切除子宫前，强调常规行宫颈癌细胞学和（或）病毒学筛查。对于宫颈癌细胞学和（或）病毒学筛查异常者，按照诊疗常规，酌情行阴道镜宫颈活检。若宫颈活检提示高度病变，建议先行宫颈锥切术，以便在术前发现宫颈癌或癌前病变，在明确排除浸润性宫颈癌后再行后续的手术治疗。绝大多数宫颈癌可以通过上述系列筛查在术前得以确诊，从而避免单纯子宫切除术后病理诊断为浸润性宫颈癌而手术范围不足所面临的棘手问题。

2. 处理 若单纯子宫切除术后的病理结果意外提示为浸润性宫颈癌，一般可选的处理方案包括随访观察、二次手术或放疗。

（1）随访观察：如果术后病理提示宫颈原位癌或宫颈癌 I A1 期（即浸润深度≤0.3 cm）且无脉管内癌栓，全子宫切除术的手术范围已足够，无须进一步治疗，随访即可。

(2) 二次手术或放疗：如果术后病理提示宫颈癌ⅠA1期同时合并脉管内癌栓，或ⅠA2期（浸润深度>0.3 cm）以上，则需要进一步治疗，治疗方案包括二次手术（根治性宫旁组织切除术+阴道上段切除术+腹膜后淋巴结切除术）或放疗。

Cibula等报道了10例接受单纯子宫切除术后标本意外发现浸润性宫颈癌的患者，随后接受了二次手术，即根治性宫旁组织切除术+阴道上段切除术+盆腔淋巴结切除术，其中2例在二次手术中发生了膀胱损伤；所有患者均在手术期间得到了妥善处理，术后均无并发症；二次手术的标本中2例宫旁组织有恶性肿瘤残留，4例转移至盆腔淋巴结，其中1例既有宫旁组织恶性肿瘤残留、又有淋巴结转移，这5例患者术后行辅助放疗，另外5例（50%）患者无高危因素则避免了放疗。该研究表明，根治性宫旁组织切除术+阴道上段切除术+盆腔淋巴结切除术应被视为单纯子宫切除术后意外发现浸润性宫颈癌安全、有效且可替代放疗的治疗方案。与标准的初次根治性子宫切除术相比，该手术方案的并发症发生率更高，但大多数并发症易修复。此外，Fleisch等提出，对于单纯子宫切除术后意外发现的宫颈癌患者或阴道残端癌患者，腹腔镜宫旁组织切除术+阴道上段切除术是开腹宫旁组织切除术或放疗的替代方案。虽然膀胱损伤在该手术方案中的发生率较高，但患者术后恢复较快。亦有研究提示，与接受初次根治性子宫切除术的患者相比，从手术时间和失血量等客观指标来判断，该手术方案在技术上并不困难，围手术期发病的风险并不大于初次根治性子宫切除术，超过73%患者不需要额外的放疗。因此，单纯全子宫切除术后意外发现浸润性宫颈癌的患者可以进行根治性二次手术，其发病率低、治愈率高，应被作为盆腔放疗有效且安全的替代方案。需要注意的是，选择二次手术或放疗的最重要的标准是宫颈间质的浸润深度，如果单纯子宫切除术后的病理结果已提示有深间质浸润，则患者必须行术后辅助放疗，那么选择二次手术的意义就不大了，可以直接选择放疗。基于同样的理由，拟行二次手术前行影像学检查［如盆腔增强磁共振成像（MRI）］评估患者是否合并盆腔淋巴结转移也是选择治疗方案的重要指标之一。此外，对于年龄较大（如绝经后女性）或内科合并症较多且难以耐受二次手术的患者，亦可在病理诊断为意外发现的宫颈癌时直接选择放疗。

既往认为，宫颈腺癌较宫颈鳞癌更易发生卵巢转移，故40岁以上的宫颈腺癌患者通常在手术中同时切除双侧卵巢。然而，有学者分析了281例ⅠA2~ⅠB1期宫颈腺癌和宫颈腺鳞癌且接受了根治性子宫切除术联合盆腔淋巴结切除术的患者，其中173例术中切除了卵巢，且病理检查未发现卵巢转移或卵巢癌；根据年龄<50岁的患者（281例患者中有196例）是否切除卵巢进行亚组分析，发现保留卵巢组和卵巢切除组相比，5年无复发生存率和5年总生存率均无统计学显著差异。因此认为，对于ⅠA2~ⅠB1期宫颈腺癌和宫颈腺鳞癌患者，保留卵巢是安全的。对于术后意外发现的宫颈腺癌，二次手术中是否可以保留卵巢及保留卵巢对患者预后的影响还需要进一步研究。

综上所述，全子宫切除术后意外发现浸润性宫颈癌的患者的处理应当个体化。对于年轻患者，术前应充分评估，如果影像学检查未提示淋巴结转移等需要行术后辅助放疗的高危因素，则可以考虑采用根治性手术，以避免放疗对卵巢的损害；而对于术后明确需要放疗的患者和绝经后女性，则首选放疗，以避免术中副损伤的发生。

二、意外发现的子宫体恶性肿瘤（子宫内膜癌/子宫肉瘤）的预防和处理

1. 预防 因子宫肌瘤或子宫内膜息肉等良性疾病拟切除子宫前，如果患者有不规则阴道出血，

妇科肿瘤医师不可想当然地认为一定是黏膜下肌瘤或由子宫内膜息肉所致而决定直接行子宫切除术，应于子宫切除术前行分段诊断性刮宫或宫腔镜，注意双侧宫角的取材并常规送病理检查，以便在术前发现子宫内膜癌或子宫内膜不典型增生。如果妇科肿瘤医师遵守上述诊疗常规，绝大多数子宫内膜癌患者可以在术前得到诊断。有研究报道，在因盆腔器官脱垂而接受经阴道子宫切除术的患者中，术前常规检查漏诊意外子宫恶性肿瘤的概率非常低，且所有癌前病变和恶性肿瘤均发生在绝经后女性中，同时无症状绝经后女性意外发现子宫内膜癌的概率仅为0.35%。因此，通过制定并严格执行术前各项排除恶性肿瘤的相关流程，可以在一定程度上降低子宫切除术后意外发现恶性肿瘤的概率，但不能完全杜绝；并建议无症状的女性无须行额外的术前评估，仅对有绝经后出血或绝经后子宫内膜增厚的女性术前取子宫内膜行活检足矣。但临床上仍可见子宫切除术前诊断性刮宫或宫腔镜病理诊断为子宫内膜不典型增生和子宫切除术后诊断为局部癌变的情况。此外，大部分意外子宫肉瘤（93.75%）在超声下显示边缘规则，术前可能被误诊为子宫肌瘤。有研究报道，超声提示快速增长的盆腔肿物（12.5%）、丰富的血流信号（18.75%）及子宫肌瘤变性（18.75%）可能为意外子宫肉瘤。约73.33%的意外子宫肉瘤患者在MRI的T_1加权成像上显示不均匀和低信号强度，80%的患者在T_2加权成像上显示中、高信号强度；40%的患者出现坏死和出血；注射造影剂后，80%的患者出现早期异质性强化。可见，术前全面评估对于降低意外子宫恶性肿瘤的发生率是非常必要和关键的，盆腔增强MRI有助于术前判断。对于高度可疑子宫肉瘤的患者，禁用肌瘤钻，尤其是短期内"子宫肌瘤"体积增长较快或肿瘤体积较大者，首选开腹手术，术中尽量避免挤压并保持肿瘤的完整性。妇科肿瘤医师和患者在商讨子宫切除术或子宫肌瘤剔除术的方案时，应考虑并告知患者接受肌瘤钻手术有导致肿瘤播散的潜在风险。对于子宫体积正常的患者，选择全子宫切除术优于腹腔镜次全子宫切除术，从而避免因使用肌瘤钻而导致恶性肿瘤播散的风险。

（1）年龄与意外发现的子宫体恶性肿瘤：一项回顾性队列研究及荟萃分析显示，预估为良性平滑肌瘤但术后意外发现子宫肉瘤的总风险为1/340。在按年龄分层后，意外发现子宫肉瘤的风险从75~79岁组的峰值1/98降至小于30岁组的<1/500。另一项研究发现，意外发现子宫内膜癌的风险从18~29岁组的0.1%升高至≥75岁组的4.4%。宫腔镜术后意外发现子宫恶性肿瘤的风险亦随患者年龄的增长而升高（OR 1.61，$P<0.001$），50岁以上患者意外发现子宫恶性肿瘤的概率升高。可见，不同年龄组发生意外子宫体恶性肿瘤的风险存在显著差异，发生率随患者年龄的增长而升高。说明患者的年龄可能有助于指导风险分层管理，年龄分层预测模型应被纳入术前评估，以更准确地指导手术方式的选择和患者的术前咨询，这对于妇科肿瘤医师在术前评估患者意外发现子宫体恶性肿瘤的风险有一定现实意义。

（2）肌瘤钻的使用：子宫肌瘤通常需要通过开腹或腹腔镜手术进行子宫切除或肌瘤剔除。在行腹腔镜手术时，通常需要使用旋转刀片将标本切割成较小的碎片后取出，从而施行微创手术，该术式导致意外子宫肉瘤破裂可能与预后不良有关。自美国食品药品监督管理局（FDA）于2014年明确提出不鼓励在子宫切除术或子宫肌瘤剔除术中使用肌瘤钻后，绝大多数研究都警示了肌瘤钻的风险和弊端。

Zhang等回顾性分析了北京协和医院因疑似良性平滑肌瘤行腹腔镜或开腹全子宫切除术后意外发现子宫肉瘤的3021例患者的医疗记录，1104例接受腹腔镜的患者中有7例（0.63%）和1917例接受开腹手术的患者中有11例（0.57%）意外发现子宫肉瘤，其中低级别子宫内膜间质肉瘤13例（0.43%）、平滑肌肉瘤5例（0.17%），Ⅰ期17例、Ⅱ期1例；在接受腹腔镜全子宫切除术的患者中，大多数患者（78.53%）采用经阴道手术刀将子宫切碎后取出；9例患者接受了二次手术，11例患者术后接受了辅助治疗；除1例使用肌瘤钻的患者外，所有患者在全子宫切除术后均无复发生存。可见，在腹腔镜全子宫切除术中经阴道手术刀碎瘤在短期内似乎不会导致子宫肉瘤扩散的风险增加，但肌瘤钻仍是禁忌，其会导致预后不良。

目前，一些临床医师和医疗机构提倡在使用肌瘤钻粉碎肿瘤的过程中使用隔离袋，试图通过袋内钻瘤控制恶性肿瘤组织播散，并将腹盆腔的种植转移风险降至最低。但一项病例报道显示，1例37岁女性因非手术治疗失败行腹腔镜子宫肌瘤剔除术，术中使用隔离袋内钻瘤，术后病理提示意外子宫肉瘤，术后5个月随访时正电子发射体层成像/计算机体层成像（PET/CT）发现直肠乙状结肠系膜上方及盆底左侧腹壁有大小不等的种植灶，提示恶性肿瘤复发。虽然隔离袋内钻瘤通常被看作是阻止恶性肿瘤播散的预防性方式，但仍需要更多的研究去证实。

也有学者对肌瘤钻的使用持支持观点，他们对1683例接受腹腔镜次全宫切除术、全子宫切除术或子宫肌瘤切除术的患者进行了分析，结果发现，其中仅有4例（0.24%）检测到恶性肿瘤，年龄均>45岁，接受二次开腹全面的肿瘤分期术后未发现组织学扩散证据；2例患者复发，治疗后临床缓解；在最后的随访调查中，4例患者的总体健康状况均良好。因此认为，虽然意外子宫肉瘤在使用肌瘤钻后可能会播散，但诊断为意外恶性肿瘤的总体风险和扩散风险均很低；高龄是意外子宫肉瘤最常见的（75%）独立危险因素。综上所述，对于育龄期女性，若术前检查未提示异常，腹腔镜子宫肌瘤剔除术仍是安全的，提倡在适当选择的患者中继续使用。

尽管术前进行了全面评估，意外的恶性病理诊断仍可能会发生，但不能因噎废食。因此，适当的管理就显得尤为重要。临床医师应详细记录术前谈话、协议及对特定指南的遵守情况，完备的术前评估和明确的指南规定在患者出现不良临床结局时非常重要，如果有证据表明临床医师的操作符合特定指南且潜在的恶性肿瘤具有不可预测性，则可保护自身权益。

（3）宫腔镜手术：临床上，宫腔镜手术是黏膜下肌瘤和子宫内膜息肉常用的治疗方法。有研究发现，宫腔镜子宫肌瘤切除术（0.86%）或子宫息肉切除术（1.11%）后意外发现子宫恶性肿瘤的概率高于子宫切除术（0.19%）或子宫肌瘤剔除术（0.12%）。一项病例报道显示，1例44岁尚未生育的女性患者通过宫腔镜切除了一个最大径为2.5 cm的黏膜下肌瘤，术后病理提示为低级别子宫内膜间质肉瘤（low grade endometrial stromal sarcoma，LG-ESS），术后31天再次行腹腔镜全子宫切除术，术后病理诊断为ⅠA期LG-ESS、无淋巴脉管受累，术后4年PET提示盆腔多发肿物，遂行肿瘤细胞减灭术，术中发现严重的LG-ESS腹腔内复发。该病例提示，宫腔镜手术中切碎的瘤体有可能会随着膨宫液沿输卵管播散到盆腹腔内，从而导致隐匿性恶性肿瘤播散和复发，故妇科肿瘤医师在选择宫腔镜剔除黏膜下肌瘤前一定要充分评估，并告知患者恶性肿瘤播散的潜在风险。

2. 处理

（1）意外发现的子宫内膜癌：子宫内膜不典型增生（atypical endometrial hyperplasia，AEH）和子宫内膜癌（endometrial carcinoma，EC）的发生具有相关性，患者有可能出现术前诊断性刮宫病理提示子宫内膜不典型增生而子宫切除术后病理提示子宫内膜癌或子宫内膜不典型增生、局部癌变的情况，通常这种情况的病理类型多为高分化子宫内膜样癌，且多处于发病的早期阶段，往往不需要进一步治疗，严密随访即可。有学者回顾性分析了诊断为子宫内膜不典型增生后8周内接受全子宫+双侧附件切除术的70例患者，其中52例行经阴道手术、18例行开腹手术。术后病理提示，30例患者同时存在子宫内膜癌，发生率高达43%。这些患者并未接受进一步治疗，平均随访5年后，开腹手术患者和经阴道手术患者均未复发。

近年来的研究发现，早期高分化子宫内膜癌的淋巴结转移率较低。因此，早期高分化子宫内膜样癌可以采用前哨淋巴结活检的方式来缩短手术时间、降低手术并发症的发生率。然而，已经切除了子宫的患者无法行前哨淋巴结切除。对于术后意外发现的子宫内膜癌，是否需要进一步行全面的腹膜后淋巴结（包括腹主动脉旁淋巴结和盆腔淋巴结）切除或辅助放疗或随诊，仍需要进一步探索，并针对不同的病理类型、期别及术中是否碎瘤、是否完整取出肿瘤等因素进行个性化处理。

（2）意外发现的子宫肉瘤：子宫肉瘤是一种罕见的恶性肿瘤，通常是在子宫肌瘤剔除术或子宫切除术后回顾性诊断的。子宫肌瘤是最常见的来源于子宫平滑肌的良性肿瘤，手术切除是一种常见的治疗选择。在假设为子宫肌瘤而行子宫肌瘤剔除术或子宫切除术后病理可能提示为间质肿瘤的意外情况：良性平滑肌瘤→富于细胞性平滑肌瘤→恶性潜能未定的平滑肌瘤→恶性肉瘤。异形细胞核、有丝分裂象计数、上皮样、黏液样等都是描述平滑肌瘤各种不同进展阶段的病理术语。恶性潜能未定的平滑肌瘤同时具有良性和恶性特征。平滑肌肉瘤和低级别子宫内膜间质肉瘤术前可表现为良性肿瘤，但实际上为恶性，复发风险高。有研究报道，子宫内膜间质肉瘤是意外子宫肉瘤最主要的亚型，术后处理根据不同的病理类型大相径庭。

富于细胞性平滑肌瘤和恶性潜能未定的平滑肌瘤在术后往往不需要进一步治疗，妇科肿瘤医师告知患者复发风险并嘱其严密随访即可。子宫肉瘤如果是经子宫肌瘤剔除术诊断的，术后往往需要二次手术切除子宫。Lee等报道了45例术后诊断为子宫肉瘤的患者，其中30例首次进行了全子宫切除术、15例首次仅进行了子宫肌瘤剔除术或次全子宫切除术，有14例接受了再次探查以确认分期。在接受再次探查的14例患者中，高达5例（35.8%）在剩余的子宫上有残余病变，无播散发生，但初次或二次手术切除子宫对无进展生存率无影响。已切除子宫的患者应通过影像学检查排除癌转移，并基于肿瘤的激素受体检测结果、分子分型结果等综合判断手术范围是否足够，选择性进行淋巴结切除，部分特殊类型肿瘤在术后还需要补充化疗或芳香化酶抑制剂持续治疗。

不同期别、不同病理类型子宫肉瘤的预后差异较大。Cao等报道了88例（0.33%）患者因假定的子宫肌瘤而接受手术后被诊断为意外子宫肉瘤，其中29例平滑肌肉瘤、48例子宫内膜间质肉瘤及11例腺肉瘤。其结果发现，晚期子宫内膜间质肉瘤患者的总生存率较低（$P<0.01$），晚期似乎是影响子宫肉瘤患者预后的唯一因素，但初次手术和二次全面手术之间的时间间隔并未显示出对预后的影响。可见，子宫肉瘤患者在治疗前所处的期别已经决定了其预后，与后续补救手术时间的选择无关。

三、意外发现的卵巢恶性肿瘤的预防和处理

1. 预防 相较于宫颈癌和子宫内膜癌，早期卵巢恶性肿瘤更为隐匿且难以在术前发现和排除，但仍可通过下列方法进行术前综合评估协助诊断和鉴别诊断：①询问相关病史（是否有食欲缺乏、消瘦及乳腺癌或卵巢癌家族史）；②盆腔超声、增强CT、增强MRI及PET/CT等影像学检查；③血清肿瘤标志物；④粪便常规+隐血，甚至胃肠镜检查等。

此外，妇科肿瘤医师应在工作中不断积累经验，具备一定的病理辨识能力，对于术中所见进行初步判断，如果腹腔镜下所见高度怀疑为恶性肿瘤，且瘤体较大，可以及时中转开腹，以避免术中肿瘤破裂而改变分期，必要时术中送组织行冷冻病理检查。当然，冷冻病理也具有一定局限性，和最终的大病理（常用免疫组织化学染色协助诊断）之间存在一定的不符合率。在这种情况下，通常需要二次手术进一步治疗。

2. 处理 腹腔镜手术已成为治疗良性卵巢肿瘤的标准术式，即使术前评估提示可能为良性附件肿物，术后病理仍有可能提示为恶性肿瘤。术后处理一般根据患者的年龄、生育意愿、病理类型及肿瘤分期来决定。如果是年轻且有生育需求的交界性肿瘤患者，可以严密随诊，尽早完成生育；年龄大的患者可以行分期手术。恶性生殖细胞肿瘤患者一般年轻、尚未完成生育，且对化疗

较敏感，可以保留生育功能，术后辅以化疗。上皮性卵巢癌患者一般需要行全面分期手术，术后辅以化疗。

意外发现的卵巢恶性肿瘤多处于早期。有研究发现，早期发现意外卵巢恶性肿瘤并不能改变患者的预后。Matsushita等回顾性分析了1128例腹腔镜附件肿物切除的情况。其结果显示，术后有13例患者（1.5%）被诊断为卵巢恶性肿瘤，其中6例卵巢癌[1例黏液性卵巢癌、1例子宫内膜样（G_1）卵巢癌、1例颗粒细胞瘤、3例类癌]、7例交界性肿瘤（5例黏液性交界性肿瘤、2例浆液性交界性肿瘤）；8例患者进行了二次手术，其中2例黏液性交界性肿瘤患者接受了保留生育功能的分期手术，6例患者接受了开腹全面分期手术，2次手术之间的平均间隔为88.9（39~182）天；由于初次手术中肿物破裂，9例患者（69.2%）的分期升至IC期；随访38个月（6~80个月）后，所有患者均存活，且无疾病复发证据。因此认为，即使早期意外卵巢恶性肿瘤二次分期手术的时间明显延迟，也不会改变患者的预后。另一项同期的研究报道了471例附件肿物患者接受了腹腔镜手术，主要指征为子宫肌腺瘤、良性卵巢肿瘤或功能性囊肿，术后病理确诊为卵巢恶性肿瘤者10例（2.12%），其中6例交界性卵巢肿瘤（均为黏液性）、2例卵巢癌、1例未成熟畸胎瘤及1例颗粒细胞瘤；2例卵巢癌患者接受了全面分期手术及化疗，2例患者二次手术切除了患侧附件，未化疗者8例；随访12~120个月，均无复发证据。

基于上述研究，腹腔镜术后意外发现卵巢恶性肿瘤的概率为1.50%~2.12%。且通过后续治疗和随访，卵巢恶性肿瘤患者的总体预后较好。因此，若患者合适且术者技术足够和经验丰富，腹腔镜手术仍是附件肿物患者首选的初始术式。

四、小　　结

总之，预期为良性妇科疾病的患者在拟行手术前应进行详细的术前评估，以降低术后意外发现妇科恶性肿瘤的概率。目前，即使在各项术前评估方法预期为良性疾病的情况下，也有术后意外发现妇科恶性肿瘤的可能，尤其是子宫肉瘤，故术前诊断尤为困难，临床还没有敏感而特异的筛查方法。幸运的是，意外发现的隐匿性妇科恶性肿瘤之所以会被术前检查忽略而导致漏诊，通常是因为其尚处于疾病早期，术后若积极选择恰当的治疗方案，患者往往可以获得较好的预后。

参考文献

[1] Gazi Y, Emre M, Pinar Y, et al. The incidence of unexpected gynaecological malignancies in hysterectomies carried out for benign indications. J Obstet Gynaecol, 2021, 41 (2): 298-304.

[2] Gitas G, Alkatout I, Mettler L, et al. Incidence of unexpected uterine malignancies after electromechanical power morcellation: a retrospective multicenter analysis in Germany. Arch Gynecol Obstet, 2020, 302 (2): 447-453.

[3] Cao HY, Li L, Yang BW, et al. Unexpected uterine sarcomas after hysterectomy and myomectomy for presumed leiomyoma: a retrospective study of 26643 patients. Cancer Manag Res, 2019, 11: 7007-7014.

[4] Nichole M, Daniel M, Darrell C, et al. Unexpected gynecologic malignancy diagnosed after hysterectomy performed for benign gindications. Obstet Gynecol, 2015, 125 (2): 397-405.

[5] Wagner P, Kommoss FKF, Kommoss S, et al. Unexpected malignant uterine pathology: Incidence, characteristics and outcome in a large single-center series of hysterectomies for presumed benign uterine disease. Gynecol Oncol, 2019, 153 (1): 49-54.

[6] Cibula D, Freitag P, Mares P, et al. Radical parametrectomy in women with invasive cervix cancer after previous simple hysterectomy. Ceska Gynekol,

2006, 71 (2): 122-126.

[7] Markus CF, Kenneth DH. Laparoscopic assisted parametrectomy/upper vaginectomy (LPUV)-technique, applications and results. Gynecol Oncol, 2005, 98 (3): 420-426.

[8] Theplib A, Hanprasertpong J, Leetanaporn K. Safety and prognostic impacts of ovarian preservation during radical hysterectomy for early-stage adenocarcinoma and adenosquamous cervical cancer. Biomed Res Int, 2020: 5791381.

[9] Yossi M, Samer T, Jacob B, et al. Unexpected significant uterine pathological findings at vaginal hysterectomy despite unremarkable preoperative workup. Isr Med Assoc J, 2017, 19 (10): 631-634.

[10] Zhao WC, Bi FF, Li D, et al. Incidence and clinical characteristics of unexpected uterine sarcoma after hysterectomy and myomectomy for uterine fibroids: a retrospective study of 10248 cases. Onco Targets Ther, 2015, 8: 2943-2948.

[11] Georgios G, Ibrahim A, Leila A, et al. Severe direct and indirect complications of morcellation after hysterectomy or myomectomy. Minim Invasive Ther Allied Technol, 2022, 31 (3): 418-425.

[12] Andrew SB, Li L, Vaagn A, et al. Age-stratified risk of unexpected uterine sarcoma following surgery for presumed benign leiomyoma. Oncologist, 2015, 20 (4): 433-439.

[13] Vrunda BD, Jason DW, Cary PG, et al. Prevalence, characteristics, and risk factors of occult uterine cancer in presumed benign hysterectomy. Am J Obstet Gynecol, 2019, 221 (1): 39.

[14] Jin-Sung Y, Ji-Yeon S, Hye-Sung M, et al. The incidence of unexpected uterine malignancy in women undergoing hysteroscopic myomectomy or polypectomy: a national population-based study. Eur J Obstet Gynecol Reprod Biol, 2018, 224: 12-16.

[15] Zhang JR, LiT, Zhang JJ, et al. Clinical characteristics and prognosis of unexpected uterine sarcoma after hysterectomy for presumed myoma with and without transvaginal scalpel morcellation. Int J Gynecol Cancer, 2016, 26 (3): 456-463.

[16] Zhang JR, Zhang JJ, Dai Y, et al. Clinical characteristics and management experience of unexpected uterine sarcoma after myomectomy. Int J Gynaecol Obstet, 2015, 130 (2): 195-199.

[17] Süleyman S, Fatma KG, Bülent B, et al. Unsuspected diagnosis of uterine leiomyosarcoma after laparoscopic myomectomy in an isolated bag. Case Rep Obstet Gynecol, 2018: 6342081.

[18] Gitas G, Alkatout I, Mettler L, et al. Incidence of unexpected uterine malignancies after electromechanical power morcellation: a retrospective multicenter analysis in Germany. Arch Gynecol Obstet, 2020, 302 (2): 447-453.

[19] Anne EP, Kimberly AK, Katja G. Mass lesions of the myometrium: interpretation and management of unexpected pathology. Curr Opin Obstet Gynecol, 2019, 31 (5): 349-355.

[20] Simona Z, Errico Z, Lucia L, et al. Medicolegal issues in power morcellation: cautionary rules for gynecologists to avoid unfavorable outcomes. J Minim Invasive Gynecol, 2020, 27 (3): 583-592.

[21] Daisuke T, Daichi M, Katsuhiko E, et al. Severe abdominal recurrence of low-grade endometrial stromal sarcoma after hysteroscopic surgery. Anticancer Res, 2021, 41 (8): 4013-4016.

[22] Carla M, Roberto B, Andrea de I, et al. Endometrial cancer in patients with preoperative diagnosis of atypical endometrial hyperplasia. Eur J Obstet Gynecol Reprod Biol, 2005, 122 (1): 107-111.

[23] Lee JY, Kim HS, Nam EJ, et al. Outcomes of uterine sarcoma found incidentally after uterus-preserving surgery for presumed benign disease. BMC Cancer, 2016, 16 (1): 675.

[24] Amenda AD. Unexpected histopathological diagnosis of undifferentiated uterine sarcoma after simple hysterectomy: extrapolating limited evidence. Cureus, 2020, 12 (1): e6783.

[25] Matsushita H, Watanabe K, Yokoi T, et al. Unexpected ovarian malignancy following laparoscopic excision of adnexal masses. Hum Reprod, 2014, 29 (9): 1912-1917.

[26] Shigeko S, Hiroaki K, Yoko M, et al. Unexpected ovarian malignancy found after laparoscopic surgery in patients with adnexal masses-a single institutional experience. Nagoya J Med Sci, 2014, 76 (1-2): 83-90.

第32章 腹腔镜妇科恶性肿瘤术中血管损伤的处理和预防

任 彤
中国医学科学院　北京协和医学院　北京协和医院

随着医疗技术水平的不断提高，腹腔镜在妇科肿瘤的治疗中发挥着越来越重要的作用。目前，腹腔镜在很多妇科恶性肿瘤手术中的安全性已被证实。腹腔镜手术是器械依赖性手术，主要使用能量器械，如电钩、电刀、超声刀及百克钳等。腹腔镜手术具有多种优势，如腹腔镜具有放大作用，可以更好地显露术野；相比于开腹手术，腹腔镜手术具有切口小、手术时间短及患者术后恢复速度快等优点。但能量器械也会带来相应的副损伤，如输尿管、膀胱、胃肠道及血管损伤等。本章将针对腹腔镜妇科恶性肿瘤术中的血管损伤进行讨论，分析常见的血管损伤部位，以及应对措施和预防方法。

血管损伤是腹腔镜妇科肿瘤手术中最常见和严重的并发症，占腹腔镜手术并发症的30%~50%。国内外研究报道，腹腔镜妇科肿瘤手术中血管损伤的发生率为0.08%~4.40%。腹腔镜下做各种手术操作都有出血风险，甚至血管损伤，手术越大，出血和血管损伤的发生风险越高，最容易引起血管损伤的术式是腹腔镜广泛性全子宫切除术和腹腔镜腹膜后淋巴结清扫术。在淋巴结清扫沿途，能量器械可以损伤血管、神经及输尿管，以血管（尤其是大静脉）损伤最常见，发生率约为1%。当发生下腔静脉、髂总静脉及髂内静脉损伤时，如果术者处理不当，会导致失血性休克，甚至危及患者生命。此外，在宫颈癌的宫旁组织处理中，膀胱浅静脉、膀胱中静脉及子宫深静脉的损伤也时有发生。一旦腹腔镜手术中发生血管损伤，首先要评估损伤程度及腹腔镜下修补的难易程度，迅速决定应对方式，是行腹腔镜下修补还是行开腹修补；可以采用电凝或血管缝合。在发生出血或血管损伤时，术者要沉着、冷静，找准出血点后准确精细操作止血，切忌在血液中盲目钳夹及电凝止血，以致损伤输尿管等其他器官。

一、常见的血管损伤部位及原因

1. 腹主动脉旁淋巴结清扫术中的静脉损伤　切除腹主动脉旁淋巴结时，越过十二指肠水平部向上方首先见到的是位于腹主动脉正前方的左肾静脉。左肾静脉由于横跨腹主动脉而变得扁平，在打开腹主动脉鞘膜时易被损伤。由于损伤位置高，故损伤后处理困难，且关乎一侧肾脏。腹主动脉右侧淋巴结几乎全部位于下腔静脉前方，下腔静脉内侧缘有时与腹主动脉有0.5 cm的距离，有时紧贴腹主动脉，故在游离此处边缘时要避免损伤下腔静脉。另外，在下腔静脉分出左、右髂总静脉处的前方有一个直径约0.1 cm的无名静脉，在游离和切断该分支时要远离下腔静脉，以免该血管回缩导致出血。同时，在此处进行操作时，应避免过度牵拉，以免该血管未完全凝闭时被撕扯而导致出血。

2. 盆腔淋巴结切除术中的静脉损伤 切除髂外动脉最下端、旋髂深静脉前方的腹股沟淋巴结时，局部纤维结缔组织较厚，且腹股沟淋巴结与盆壁组织致密相连，尤其是手术时取头低臀高位，导致下肢血液回流受阻、旋髂深静脉凹陷，有时与淋巴结组织几乎不能分辨，分离切割时如果深浅掌握不当，会损伤旋髂深静脉或髂外静脉。髂内外动静脉分叉处被称为"狼窝"，此处主要有髂内静脉及其分支，以及闭孔神经和闭孔动脉穿过，这些血管的直径较粗且固定于盆壁，一旦损伤，单纯压迫往往难以止血。

3. 髂总淋巴结及骶前淋巴结切除术中的静脉损伤 切除髂总血管内侧的淋巴结及骶前的淋巴结时，淋巴结后方是左侧髂总静脉和骶正中静脉，由于血管后方第4、5腰椎向前方挤压，淋巴结与髂总静脉之间缺少缓冲，故容易造成血管损伤。

4. 宫颈癌处理宫旁组织时的血管损伤 因宫颈癌处理输尿管隧道后，分离宫旁组织时涉及多个血管的解剖，在子宫动脉下方切断主韧带时，应注意血管的精细解剖，主韧带的血管还包括子宫浅静脉、子宫深静脉及无名血管，如果不将血管解剖明确就盲目凝切，势必会造成局部出血，进一步的电凝操作会让局部解剖更加难以辨认。在切断膀胱宫颈韧带时，会造成膀胱浅静脉、膀胱中静脉破裂出血。

二、血管损伤的处理

血管损伤可以发生在任何手术、任何操作阶段。血管损伤后，术者应根据损伤的部位和破口大小决定进一步的处理方式。

1. 电凝止血 这是血管损伤后止血的最佳方法，既简单又快捷，但只限于小血管损伤。对于分离粘连组织时引起的子宫血管损伤，由于与输尿管、肠管等脏器关系密切，故电凝止血时必须注意避免灼伤。血管损伤后出血会导致术野模糊，很难准确判定出血部位，术者应先用冲洗管吸净血液，显露出血点，再用分离钳钳夹损伤的血管，之后双极电凝出血点。如果分离粘连后血管退缩，看不清止血点，切忌盲目电凝，其有可能会损伤周围脏器。如果血管损伤过于靠近输尿管，最好不要使用电凝止血，而是采取缝扎或Hem-o-loc夹闭。

2. 血管修补 有研究显示，直径<0.5 cm的下腔静脉损伤和直径<1 cm的髂外静脉损伤均可在腹腔镜下完成修补，不需要中转开腹。当然，这也取决于手术中的具体条件和术者的个人能力，一切以安全为准，术者不可逞强或心存侥幸。发生静脉损伤后，术者不要惊慌失措，虽然出血量较大，但静脉压力较低，术者可以先尝试使用纱条局部压迫破口，压迫有效时，可以放置止血材料压迫；如果压迫无效，可以尝试缝合。对于小破口的缝合，可以使用弯分离钳压住或夹住破口，助手协助显露术野，在破口周围以5-0血管线"8"字缝合，缝合后轻轻将缝线提紧打结。需要注意的是，缝合血管时，由于缝合困难或术者心理紧张，进出针的位置可能不能令人满意，此时不可重新进、出针，否则针眼会渗血，打结后，拉紧静脉壁会导致遗弃的针眼进一步扩大而出血。缝合静脉不同于缝合动脉，通常不需要在破口两侧进行阻断后再缝合，可以直接缝合。对于较大的破口，缝合时应注意避免造成血管狭窄，剩余的管腔需要大于血管管径的1/2。

三、出血和血管损伤的预防

1. 熟悉解剖结构 术者应熟悉妇科手术中用到的各种解剖结构，尤其是血管分支的位置要牢记于心。另外，术者还要掌握腹腔镜下血管解剖的特点。腹腔镜手术中，患者取头低足高位，静脉不像开腹手术中处于充盈状态，术者也要注意腹腔镜下血管解剖的细微变异，准确将其与纤维带进行辨别，防止误伤。分离盆腔粘连时，术者必须熟悉盆腔的解剖结构才能确定操作的方位，可避免不必要的血管损伤且有利于准确钳夹血管。

2. 注意术者的培训 虽然与开腹手术的学习原则一致，但腹腔镜手术在手术环境和手术操作上与开腹手术有很大差异，除了视觉差异，术者还要具备腹腔镜下的操作技巧，如果术者腹腔镜下操作不熟练，血管损伤的发生风险就会升高。有研究发现，术者手术例数<50例，血管损伤的发生率明显较手术例数>50例者高。但也不可否认，有丰富腹腔镜手术经验的术者仍有可能发生大血管损伤。

3. 术前做好手术难度的预测 术者在术前应充分评估患者的病情、了解患者的手术史，既往手术造成的粘连和解剖改变会增加手术难度及术中副损伤的发生风险。术者在术前通过查体和影像学检查可充分评估病变的范围及侵犯程度，预先了解病变与血管的关系，做到术前心中有数。

4. 熟悉各种能量器械的性能并正确使用 血管损伤常与器械穿刺、牵拉时的撕扯及分支血管电凝后的再出血等有关，故术者要熟知各种能量器械可以凝闭的血管管径范围，正确使用手术器械，避免术中能量器械误伤血管，对腹腔内任何器官和组织的牵拉都应十分轻柔。

5. 手术结束后全面检查手术创面 手术结束后，术者应全面检查手术的各个创面，也包括穿刺孔部位。创面渗血的处理要慎重。术后，术者要将盆腹腔的积血清除干净，避免术后患者腹痛时这些积血干扰判断。如果术中止血不十分满意，术者应放置腹腔引流管。

四、小　　结

妇科恶性肿瘤的腹腔镜手术难度高，术者需要不断地学习和训练。并发症发生的风险和频率与术者的熟练程度呈反比。解剖结构不清晰、术者手术操作失误或手术器械使用不当等均可能造成血管损伤。血管损伤可能会导致腹腔镜手术需要中转开腹，也是术中损伤其他器官的常见诱因（匆忙止血造成肠管、输尿管损伤等）；术中出血多可能会导致失血性休克等，也可以导致其他严重不良后果。因此，血管损伤的预防非常重要。同时，术者必须熟悉各种能量器械的性能和使用方法，术中仔细操作，正确分离解剖层次，发现损伤时及时选择正确的方法进行修补。一旦发生复杂且难以在腹腔镜下修补的情况，术者应及时中转开腹，有条件的医院可以请血管外科协助处理，争取以最小的创伤获得最佳的医疗结局，保证患者的医疗安全。

第33章 妇科恶性肿瘤手术后的注意问题

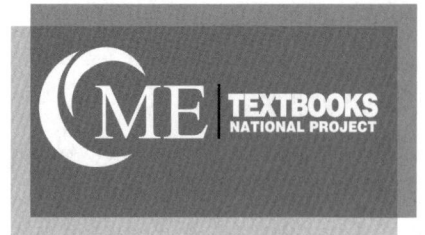

成宁海
中国医学科学院　北京协和医学院　北京协和医院

尽管不断有新药和其他新的治疗手段出现，但手术仍是妇产科疾病非常重要的治疗措施。对于妇科肿瘤特别是恶性肿瘤，手术是主要的治疗手段。恶性肿瘤的手术范围均较大，围手术期各方面风险亦均较大，成功完成手术是恶性肿瘤治疗中的关键一步，术后处理亦至关重要，患者能顺利、快速地恢复，且能如期、顺利地进行后续治疗，才能保证良好的预后。

一、维持循环稳定

妇科恶性肿瘤的手术范围通常较大且手术时间长，很可能涉及其他脏器的切除，术中可能出血较多，甚至需要输血。在手术过程中，麻醉医师会帮助术者维持患者的循环稳定。手术结束时，如果患者的循环不稳定，术后通常需要转入重症监护病房（ICU）；在循环相对稳定的情况下，患者则回到妇科病房。患者出手术室前，术者需要与麻醉医师和手术护士充分沟通，了解术中患者的循环灌注情况，确定术中的出入量（包括手术出血量，输注各种晶体、胶体和血制品的量，尿量，以及各种引流量等）是否平衡，以便根据患者术后循环状态的基础情况行后续的补液治疗。

患者术后回到病房后，通常需要行吸氧和心电图、血压监护。手术麻醉后当天，患者需要继续禁食、禁水，进行静脉补液，尽量避免输注0.9%氯化钠溶液和葡萄糖氯化钠注射液，因为氯化钠每人每天的生理需求量为4~6 g，术中输注的液体（包括0.9%氯化钠溶液、林格液、乳酸林格液、琥珀酰明胶注射液、羟乙基淀粉130 0.4氯化钠注射液、血浆及浓缩红细胞等）一般均含有氯化钠，且这些液体的氯化钠浓度基本均约0.9%，500 ml就已满足每人每天的生理需求量。虽然患者术中的出血、体液丢失和蒸发及尿量的增加在一定程度上增加了氯化钠的排出，但手术时间越长，患者输入含氯化钠的液体越多，如果患者术后继续大量输注含氯化钠的液体，容易形成和加重水钠潴留及水肿。

术后补液时，妇科医师应注意维持患者晶体：胶体的比例在（3~4）：1，如果患者存在严重的贫血、低蛋白血症等胶体渗透压不足的情况，胶体比例应适当增加，如补充白蛋白、羟乙基淀粉、琥珀酰明胶、血浆及浓缩红细胞等。

术后妇科医师不仅要保证患者的血压、心率、呼吸、血氧饱和度等生命体征平稳，以及充足的尿量等，更重要的是保证各个重要器官灌注良好，以达到"真正"的循环稳定。因为患者术后血压的高低、心率的快慢及尿量的多少可以通过应用药物来调节，只有在没有任何血管活性药物和利尿药使用的情况下，患者的血压、心率、呼吸、血氧饱和度等生命体征平稳，尿量充足，才能说明循环稳定，机体各个器官灌注良好。在除外感染性休克的情况下，患者的肢端温暖、脉搏有力，可初步判断为循环稳定、各个器官灌注良好。当患者的血压、心率不平稳时，在认真核对出入量的情况下，如果有深静脉置管，可以测量中心静脉压（正常值为 5~12 cmH$_2$O）。若患者的中心静脉压较低，可通过快速补液试验后心率下降证实容量不足，此时应增加液体、补足容量；若患者的中心静脉压高，可予以利尿治疗。患者在测量中心静脉压时应取去枕平卧位，使用 0.9% 氯化钠溶液来测量，避免使用 5% 或 10% 葡萄糖溶液来测量。

二、各种引流的处理

患者在大手术后通常会放置各种引流管，包括腹腔引流管、阴道引流管及胃管等，应注意保持引流液的通畅，若有可能，保持半坐卧位，避免引流管压迫、弯折或堵塞，并严格计量。如果患者术后腹腔引流液、阴道引流液等颜色鲜红，且引流量超过 100 ml/h，应高度警惕腹腔内出血可能，除了监测生命体征外，必要时应急查血常规和凝血功能，注意血红蛋白和血小板有无下降，凝血功能异常时应给予纠正凝血功能的相应治疗。床旁超声和计算机体层成像（CT）可评估患者腹腔内积液情况，有助于判定腹腔内出血等。

若患者的腹腔引流液或阴道引流液量不多，但存在难以解释的循环不稳定，应注意排除引流管弯折或堵塞的可能，并进行仔细查体；若患者腹胀明显、叩诊移动性浊音阳性，应警惕引流管不通的可能。

鼓励患者术后多下地活动等，充分利用体位引流。常规的术后引流通常在患者下地活动时良好，充分的体位引流后，引流液量不多，除外活动性出血及瘘，且抗凝治疗稳定后，患者可在术后数天拔管。

对于肠道手术后或不除外肠道损伤放置的引流管，需要在患者恢复饮食并除外肠瘘后再予以拔除。

对于泌尿系统手术或不除外泌尿系统损伤放置的引流管，通常在拔除导尿管后或除外泌尿系统瘘的情况下再予以拔除。

三、支持治疗

当患者的循环稳定后，妇科医师就应考虑营养支持。营养的摄入途径包括肠内营养（enteral nutrition，EN）、肠外营养（parenteral nutrition，PN）（静脉）及 EN 和 PN（静脉）混合。妇科医师应根据患者是否行肠道手术及肠道功能的恢复情况选择合适的营养方式，术后近期通常以 EN 和 PN（静脉）混合为主。

1. EN 其是通过口服或管饲（经胃肠道）来提供代谢需要的营养基质和其他各种营养素的营养支持方式。与 PN 相比，EN 可以提高临床结局，减少经济耗费，患者较少出现有生命危险的并发症，是急慢性疾病首选的营养支持方法。EN 是否可行取决于小肠是否具有能吸收和提供各种营养素的功能。因此，当患者不能或不愿经口摄食，或摄食量不足以满足机体需求时，如胃肠道功能允许而又可耐受时，首先应考虑采用 EN。给药方法包括口服、鼻饲、胃造瘘及空肠造口。EN 的常用剂型如下。

（1）氨基酸型 EN：如维沃（粉剂）、爱伦多（粉剂），是完整 EN 的要素饮食，内含人体必需的矿物质、多种维生素及微量元素等。其无渣，粪便排出量少，故无须消化液或极少的消化液便可吸收。适用于消化道通畅、不能正常进食且合并中重度营养不良的患者，也可用于消化道手术的术前准备和消化道手术后的吻合口漏（如咽部漏、食管漏、胃漏及结肠漏等），但其味道差、渗透压高，可能导致高渗性腹泻。

(2) 短肽型 EN：如百普力（液体）、百普素（粉剂），人体几乎可以完全吸收，低渣，只需要少许消化液就能吸收，排出的粪便量少。适用于有胃肠道功能或部分胃肠道功能的患者（如放射性肠炎、化疗、肠瘘及短肠综合征等），也可作为营养不良患者的手术前后喂养及肠道准备，但味道差、渗透压中等。

(3) 整蛋白型 EN：剂型有乳剂、混悬液、粉剂。适于胃肠道功能正常的患者，经济、味佳、接近生理渗透压，不易引起高渗性腹泻。

1) 平衡型普通整蛋白 EN：包括安素（粉剂）、瑞素（液体）、能全力（1.0 和 1.5 混悬液）及佳膳（粉剂）。整蛋白型 EN 制剂进入胃肠道后，可刺激消化腺分泌消化液，帮助消化、吸收，其在人体内的消化、吸收过程同正常食物。适用于咀嚼和吞咽功能性或神经性损害患者，或咽下困难的患者，意识丧失的患者和（或）接受机械通气的患者，处于高分解代谢状态的患者（如晚期癌症、烧伤和颅脑创伤者），以及神经性畏食患者等。

2) 疾病适用型整蛋白 EN：①糖尿病型 EN，如瑞代（乳剂）。其提供的营养物质符合糖尿病患者的代谢特点，糖类来源于木薯淀粉和谷物淀粉，可改善糖耐量异常患者的血糖曲线下面积及胰岛素曲线下面积。适用于糖尿病患者，或一过性血糖升高合并营养不良的患者，以及有肠道功能但不能正常进食的患者。②肿瘤型 EN，如瑞能（乳剂）。其是高脂肪、高能量、低糖类含量的肠内全营养制剂，特别适用于癌症患者。③高蛋白、高能量 EN，如瑞高（乳剂）。其是高分子量、易代谢的 EN 制剂。适用于需要高蛋白、高能量、易消化的脂肪及液体入量受限的患者，包括代谢应激患者、烧伤患者及心功能不全患者等。

2. PN 其是指经静脉输注的各种营养素。适用于无法经口或管饲获得足够营养的患者。消化、吸收不能满足需要或不能经胃肠道途径获取营养及喂养不耐受的患者也可能需要 PN。PN 液的组成包括葡萄糖、脂肪乳剂、复方氨基酸、电解质、维生素、微量元素及矿物质等。氨基酸、脂肪、糖类是 PN 支持的三大要素。

(1) 氨基酸

1) 平衡型氨基酸：如乐凡命。适用于肝肾功能正常的患者及有营养不良或营养风险的患者。例如，消化道狭窄、梗阻、瘘，短肠综合征，各种原因所致长时间频繁剧烈呕吐或难治性腹泻、吞咽困难及围手术禁食期营养支持、欲维持营养状态及肌力等情况。

2) 疾病适用型氨基酸：①肝病适用型氨基酸，如肝用氨基酸、安平、精氨酸等，但用量偏大时仍有可能加重肝性脑病（肝昏迷）。②肾病适用型复方氨基酸，如 9AA 氨基酸。③创伤（应激）适用型复方氨基酸，如安平、绿支安等，通常作为大面积烧伤、创伤、大手术后及严重感染等应激状态下肌肉分解代谢亢进、消化系统功能障碍、营养恶化及免疫功能下降患者的营养支持。④肠黏膜营养型氨基酸，如力太、多蒙特。

(2) 脂肪乳剂：①长链脂肪乳剂，如英脱利匹特（10%、20%、30%）。长链甘油三酯的输入可预防因必需脂肪酸缺乏所致的生化紊乱，纠正必需脂肪酸缺乏导致的问题。适用于胃肠外营养补充能量及补充必需脂肪酸。②中/长链甘油三酯脂肪乳剂，如力能、力保肪宁。通过化学反应将中链和长链脂肪酸的占比调至各 50%。适用于肝功能出现轻度异常者或需要较长时间输入脂肪乳剂者。③ω-3 鱼油脂肪乳剂，如尤文。ω-3 脂肪酸具有一定的调节免疫和炎症介质释放的功能。适用于患有全身炎症反应综合征的危重患者。

(3) 糖类：是 PN 治疗中的主要能量来源，葡萄糖最常用。

(4) 卡文（复方制剂）：又称脂肪乳氨基酸（17）葡萄糖（11%）注射液，分为 1440 ml、1920 ml、2400 ml 3 种规格；包装分隔成 3 个独立的腔室，分别装有 11% 葡萄糖注射液、氨基酸注射液及脂肪乳注射液。总能量分别为 1000 kcal、1400 kcal、1700 kcal（1 kcal＝4.2 kJ）；总葡萄糖分别为 98 g、130 g、163 g；钾含量折合成氯化钾分别为 1.73 g、2.3 g、2.88 g。

目前认为，25~30 kcal/（kg·d）能满足大多数住院非肥胖患者的能量需求，老年患者的能量摄入量可略减［老年患者手术后的能量消耗一般为 20~25 kcal/（kg·d）］。对于体重指数（body mass index，BMI）≥30 kg/m² 的肥胖患者，推荐的能量摄入量为正常目标量的 70%~80%。

能量的配比：脂肪占 30%~40%，葡萄糖占 50%~70%［葡萄糖一般为 3.0~3.5g/（kg·d）］。

正常的生理情况下，个体的总水入量为 40~60 ml/（kg·d），围手术期的胃液、腹腔引流、阴道引流、造瘘、尿量、呕吐及出汗量等会增加液体的排出量，妇科医师需要根据患者的实际情况调整入液量，增加额外的排出量。对于心力衰竭或容量负荷过重的患者，应酌情略减少入液量。

生化指标正常的长期禁食者（60 kg）的蛋白质入量为 40~70 g/d。

电解质对维持机体的水、电解质和酸碱平衡，保持人体内环境稳定，维护各种酶的活性和神经、肌肉的激应性均有重要作用。妇科医师可根据患者的血清电解质情况给予各种离子溶液，如氯化钾、氯化钠、氯化钙及碳酸氢钙等。

维生素及微量元素是维持人体正常代谢和生理功能不可缺少的营养素。患者接受 PN 时，需要添加水溶性和脂溶性维生素及微量元素制剂，以避免维生素及微量元素缺乏。如果患者发生缺铁性贫血，应输注蔗糖铁。糖尿病患者应配合使用胰岛素。

在饥饿早期，机体首先利用肝及肌肉中的糖原储备消耗以供能，直至糖原耗尽，然后再依赖糖异生作用。此时，机体的能量消耗下降，肝和肌肉蛋白分解以提供糖异生前体物质，蛋白质合成下降。随后，脂肪动员增加，成为主要的能源物质，机体内酮体形成及糖异生作用增强，大脑及其他组织越来越多地利用酮体作为能源，从而减少骨髓肌蛋白的分解程度，其目的是尽可能地保存机体的蛋白质，使生命得以延续。因此，若患者术后 1~2 天进行短期禁食，机体可利用糖原储备，静脉补充葡萄糖、维持水和电解质平衡即可；若进行 3 天以上的禁食，需要全面补充脂肪乳、氨基酸、维生素及微量元素等各种营养物质，避免体内蛋白质的消耗，帮助术后机体的恢复和切口愈合，保持机体的长期正常运转。

患者术后可能需放置胃管，待胃肠道功能恢复后开始进食或行 EN。进食通常从清流食、流食、半流食到普食过渡，根据手术范围不同，也可跳过清流食或流食。清流食基本无渣，除了水以外，基本全部需要 PN 支持。流食的能量、脂肪乳、氨基酸及电解质均不足，虽有一定量的糖类摄入，但大部分还需要 PN 支持。半流食的涵盖范围很广，如果半流食进食好，患者可完全不需要 PN 支持；对于半流食进食所缺的部分，通过 PN 予以补足。

四、血栓相关抗凝问题

美国国家综合癌症网络（NCCN）发布的静脉血栓栓塞（VTE）指南指出，所有接受手术的妇科恶性肿瘤患者均存在以下一个或多个 VTE 高危因素：①患者相关高危因素，包括高龄、肥胖、吸烟、家族性或获得性高凝状态（包括妊娠）及医疗合并症（包括感染、肾病、肺病、充血性心力衰竭及动脉栓塞）；②癌症相关高危因素，包括癌症活动期、晚期及高危的癌症类型（妇科恶性肿瘤、转移性恶性肿瘤）；③治疗相关高危因素，包括重大手术、中心静脉置管、化疗、免疫治疗、外源性激素治疗及抗血管生成药物治疗。

由此可见，所有接受手术的妇科恶性肿瘤患者均具有 VTE 高危因素，术者术前应充分重视并进行血栓风险的相关评估，包括但不限于 D-二聚体检测、下肢静脉超声及髂静脉超声等。即使患者术前没有血栓，也具有了使用抗血栓梯度压力袜（graduated compression stocking，GCS）和间歇性充气压力泵（intermitte pneumatic compression，IPC）的指征。患者术前开始穿 GCS 并保持术中和术后穿着，准备好术中和术后能使用 IPC，以降低围手术期 VTE 的风险。

患者术后除外活动性出血后（通常为术后 24 小时后），如果没有禁忌，可使用低分子肝素（100 U/kg），通常为 0.4~0.6 ml，皮下注射，每天 1 次，建议应用到患者出院或术后 30 天。患者应用 LWFH 期间，妇科医师应警惕肝素诱导性血小板减少症（heparin-induced thrombocytopenia，HIT）的发生，并定期监测患者的血常规。

1. 预防性抗凝的绝对禁忌证　①近期中枢神经系统出血或转移瘤出血；②活跃（大）出血（24 小时内输血>2 U）。

2. 预防性抗凝的相对禁忌证　①慢性、临床上显著的可发现的出血>48 小时；②血小板减少（<50×10^9/L）；③严重的血小板功能障碍（尿毒症、药物性或造血功能不良）；④近期接受高出血风险的手术；⑤存在凝血功能障碍；⑥头部外伤高风险；⑦半身麻醉/腰椎穿刺；⑧中枢神经系统肿瘤转移；⑨椎管内介入性疼痛治疗；⑩长时间抗血小板治疗。

3. 机械性预防的绝对禁忌证　①急性深静脉血栓；②严重的动脉功能能不全（仅限于 GCS）。

4. 机械性预防的相对禁忌证　①大血肿；②皮肤溃疡或伤口；③血小板减少（<20×10^9/L）或有出血点；④中度动脉功能不全（仅限于 GCS）；⑤外周神经病变（仅限于 GCS）。

五、抗感染治疗

患者术后预防性抗菌药物的应用应按照《抗菌药物临床应用指导原则（2015 年版）》（国卫办医发〔2015〕43 号）执行，并根据患者的病情决定具体用药。

预防性抗菌药物应用的目的主要是预防手术部位感染，包括浅表切口感染、深部切口感染及手术所涉及的器官/腔隙感染，但不包括与手术无直接关系的、术后可能发生的其他部位感染。手术切口分为Ⅰ、Ⅱ、Ⅲ及Ⅳ类（表 33-1）。

表 33-1　手术切口的分类及其

分　类	定　义
Ⅰ类切口（清洁手术）	手术不涉及炎症区域，不涉及呼吸道、消化道、泌尿生殖道等人体与外界相通的器官
Ⅱ类切口（清洁-污染手术）	上呼吸道和下呼吸道、上消化道和下消化道及泌尿生殖道手术，或经以上器官的手术（如经口咽部手术、胆道手术、全子宫切除术、经直肠前列腺手术），以及开放性骨折或创伤的手术等
Ⅲ类切口（污染手术）	造成手术部位严重污染的手术，包括手术涉及急性炎症但未化脓区域、胃肠道内容物有明显溢出污染、新鲜开放性创伤但未经及时扩创及无菌技术有明显缺陷（如开胸、心脏按压者）
Ⅳ类切口（污秽-感染手术）	有失活组织的陈旧创伤手术、已有临床感染或脏器穿孔的手术应尽量选择单一抗菌药物预防性用药，避免不必要的联合使用

对于行盆腔手术的患者，应选用针对肠道革兰阴性菌和脆弱拟杆菌等厌氧菌的抗菌药物，不应随意选用广谱抗菌药物作为围手术期预防用药。鉴于国内大肠埃希菌对氟喹诺酮类药物耐药率高，应严格控制氟喹诺酮类药物作为外科围手术期的预防性用药。

给药途径大部分为静脉输注，仅有少数为口服给药。静脉输注应在皮肤、黏膜切开前 0.5~

1.0 小时或麻醉开始时给药，在输注完毕后开始手术，保证手术部位显露时局部组织中抗菌药物已达足以杀灭手术过程中沾染细菌的药物浓度。万古霉素或氟喹诺酮类药物等由于需要输注较长时间，故应在手术前 1~2 小时给药。

对于手术时间较短（<2 小时）的清洁手术，术前给药一次即可。如果手术时间超过 3 小时或超过所用药物半衰期的 2 倍以上，或成人患者的出血量超过 1500 ml，则术中应追加给药 1 次。清洁手术的预防用药时间不超过 24 小时，清洁-污染手术和污染手术的预防用药时间亦为 24 小时，污染手术必要时可延长至 48 小时。过度延长用药时间并不能进一步提高预防效果，且预防用药时间超过 48 小时可导致耐药菌感染的概率增加。

宫颈癌、外阴癌患者可能存在病灶感染，伴有恶臭，可在经验性选择使用抗菌药物前留取培养标本，以便获知病原学检测结果及药敏结果后结合患者先前的治疗反应调整用药方案。

需要注意的是，目前我国医院在病案首页将手术切口分为 Ⅰ、Ⅱ、Ⅲ 类，其中的 Ⅱ 类相当于《抗菌药物临床应用指导原则（2015 年版）》中的 Ⅱ、Ⅲ 类，Ⅲ 类相当于《抗菌药物临床应用指导原则（2015 年版）》中的 Ⅳ 类。

六、小　　结

目前，妇科恶性肿瘤的治疗更强调全流程管理。手术成功+术后精细管理能使患者恢复更快、并发症和合并症更少，并及早、顺利地接受后续治疗，获得良好的预后。

参考文献

[1] 葛均波，徐永健，王辰. 内科学. 9 版. 北京：人民卫生出版社，2018.

[2] 陈孝平，王建平，赵继宗. 外科学. 9 版. 北京：人民卫生出版社，2018.

[3] Streiff MB, Holmstrom B, Angelini D, et al. Cancer-associated venous thromboembolic disease, version 2. 2021, NCCN clinical practice guidelines in oncology. J Natl Compr Canc Netw, 2021, 19 (10): 1181-1201.

[4] 焦广宇，蒋卓勤. 临床营养学. 北京：人民卫生出版社，2002.

[5] 《抗菌药物临床应用指导原则》修订工作组. 抗菌药物临床应用指导原则（2015 年版）. 北京：人民卫生出版社，2015.

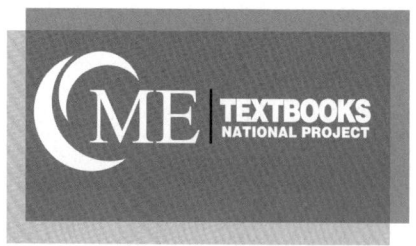

第五篇

生殖内分泌与生育调控疾病

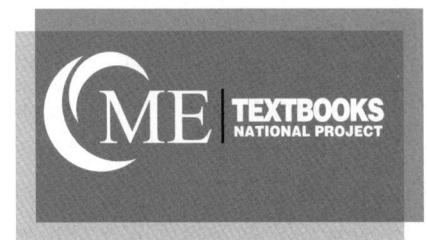

第34章 异常子宫出血及其手术干预

郁 琦
中国医学科学院 北京协和医学院 北京协和医院

正常子宫出血即正常月经，不同于正常的子宫出血即为异常子宫出血（abnormal uterine bleeding，AUB）。AUB 根据病因主要分为有结构异常的 AUB 和无结构异常的 AUB 两大类。其中，有结构性改变的 AUB 需要手术干预，而无结构性改变的 AUB 通常无须手术。因此，需要手术干预的 AUB 基本上是指有结构性改变的 AUB。本章主要阐述 AUB 的手术干预。

一、异常子宫出血的定义、概念及分类

AUB 是育龄期和围绝经期女性常见的临床症状，是不符合正常月经模式的来自宫腔的出血，目前国际上最常用的 AUB 分类系统为 PALM-COEIN 分类系统。下面介绍正常子宫出血、AUB、AUB 的 PALM-COEIN 分类系统及 AUB 的诊断。

1. 正常子宫出血 即月经，规范的月经指标至少包括周期频率、规律性、月经期长度及月经期出血量4个要素。正常月经的周期频率为21~35天，规律性指近1年月经周期之间的变化不超过7天，月经期长度为3~7天，月经期出血量为5~80 ml。

2. AUB 指正常月经的周期频率、规律性、月经期长度、月经期出血量任何1项与上述标准不符的、源自宫腔的异常出血。AUB 是育龄期和围绝经期女性非常常见的临床症状，患者往往表现为不规则阴道出血或失血量过多或月经期过长，易引起不同程度的缺铁性贫血，影响女性健康。诊断 AUB 需要限定于育龄期非妊娠女性，排除妊娠和产褥期相关出血，也不包含青春期发育前出血和绝经后出血。

3. AUB 的 PALM-COEIN 分类系统 既往 AUB、功能失调性子宫出血、月经量过多等术语往往被不加区别地混用，针对 AUB 医学术语和定义存在混淆的问题，国际妇产科联盟（FIGO）成立了专门的工作组，即 FIGO 月经失调工作组（the FIGO Menstrual Disorders Group，FMDG），围绕 AUB 相关问题制定了一系列共识，首先在2007年发表了《正常子宫出血和异常子宫出血相关术语的共识》，2011年又发表了《育龄期非妊娠女性 AUB 病因新分类 PALM-COEIN 系统》，指导临床治疗和研究。中华医学会妇产科学分会妇科内分泌学组2014年发表了《异常子宫出血诊断和治疗指南》，将该分类系统引入我国。

FIGO 建议摒弃既往使用的月经过多（menorragia）、子宫出血（metrorragia）、功能失调性子宫出血等术语，将 AUB 根据病因分为两大类、9种常见疾病，按英语首字母缩写为 PALM-COEIN。PALM 指存在结构异常且可采用影像学技术和（或）组织病理学方法明确诊断的 AUB，具体为：AUB-P，子宫内膜息肉（polyp）；AUB-A，子宫腺肌病（adenomyosis）；AUB-L，子宫平滑肌

瘤（leiomyoma）；AUB-M，子宫内膜恶变和不典型增生（malignancy and hyperplasia）。COEIN 指无子宫结构异常的 AUB，具体为：AUB-C，全身凝血相关疾病（coagulopathy）；AUB-O，排卵障碍（ovulatory dysfunction）；AUB-E，子宫内膜局部异常（endometrial）；AUB-I，医源性（iatrogenic）；AUB-N，未分类（not yet classified）。

4. AUB 的诊断　对于主诉阴道出血的患者，应首先给予妇科查体以排除来自外阴、宫颈、阴道或泌尿道及胃肠道的出血。若确定出血来自宫腔，应详细询问患者病史、有无宫内节育器及是否服用某些药物等而引起医源性出血。其次，应给予盆腔超声以了解患者是否存在子宫结构异常，如子宫肌瘤、子宫腺肌病、子宫内膜息肉或可疑的子宫内膜病变等。最后，通过血常规、凝血功能、排卵监测等来判断患者是否为非结构异常导致的出血，可测定早卵泡期性激素水平和促甲状腺素水平等，有助于分析无排卵的原因。

二、异常子宫出血诊治中的 PDCA 理念

在 AUB 的诊治过程中，首先应区分有无结构异常，因为这两大类 AUB 治疗方法有很大区别，有结构异常者往往需要手术治疗，而无结构异常者应采用药物治疗，但有些有结构异常的疾病难以用常规的检测方法确定，故 PDCA 理念在其中得到了很好的应用。

1. AUB 的药物治疗　对于无结构异常的 AUB，传统治疗是利用雌激素、孕激素等药物来缓解症状。激素治疗有效、经济、无创，经过初步诊断，是无结构异常 AUB 的首选治疗方法。原则上，短期止血治疗，长期控制月经周期治疗。

短期止血治疗的常用方案包括孕激素治疗、短效口服避孕药治疗及高效合成孕激素治疗。其中，孕激素治疗也称"子宫内膜脱落法"，适用于血红蛋白>90 g/L 且生命体征稳定的患者。短效口服避孕药治疗的止血效果好、速度快、经济、使用方便，但有禁忌证的患者禁用。高效合成孕激素治疗也称"子宫内膜萎缩法"，适用于血红蛋白较低者。此外，止血的同时可配合抗纤溶（氨甲环酸）、补铁及纠正贫血等辅助治疗手段，出血严重时还需要输血支持，以改善患者的一般情况。出血时间长、贫血严重、免疫力差且有感染征象者，应及时应用抗生素。

患者的出血停止后，应考虑调整月经周期，预防子宫内膜增生和 AUB 复发，方法主要是后半期孕激素治疗或短效口服避孕药治疗。无排卵但有生育需求的患者可考虑行促排卵治疗，同时纠正 AUB。

2. AUB 诊治中的 PDCA 理念　PDCA 是英语单词 plan（计划）、do（执行）、check（检查和行动）及 action（改善）的第 1 个字母。PDCA 是按照以上顺序管理并循环下去的科学程序。无结构异常的 AUB 的诊疗理念符合 PDCA 模式。

AUB 患者初次就诊时，经过初步评估和检查，部分患者很难立即鉴别出是否存在结构异常，有些结构异常在初步的影像学检查（如双侧附件超声等）中表现不明显，但对每例 AUB 患者都立即给予子宫内膜活检既不合理，也不科学。因此，若初步评估后未发现患者存在明显的结构异常，通常的做法是先尝试药物治疗，即为患者制订治疗计划（plan），患者使用药物治疗的过程为执行（do），患者在用药 2~3 个周期后复诊，需要检查（check）并评估治疗的有效性，如果药物治疗效果欠佳，应重新考虑之前的诊断是否正确，并调整治疗方案（action），进一步评估患者是否存在前次检查未能发现的结构异常，可考虑完善盆腔磁共振成像（MRI）等影像学检查，必要时应进行子宫内膜活检，以排除子宫内膜病变。

三、异常子宫出血的手术治疗

AUB 的手术治疗主要针对药物治疗控制不佳或疑有结构异常的患者，手术方式根据病因选择，包括宫腔镜子宫内膜活检、诊断性刮宫、子宫内膜去除术及全子宫切除术等。

1. AUB 手术治疗的方式及指征

（1）AUB-P：在 AUB 的病因中，21%~39% 为子宫内膜息肉。而 70%~90% 的子宫内膜息肉患者存在 AUB，主要表现为月经间期出血、月经量过多及不规则出血等，少数（0~12.9%）患者存在腺体的不典型增生或恶变，确诊需要在宫腔镜下切除行病理检查。女性绝经前后无症状子宫内膜息肉发生增生或癌变的概率分别为 1.7% 和 5.4%。直径 <1 cm 的子宫内膜息肉若无症状，1 年内的自然消失率约为 27%，恶变率低，可观察随诊；对于体积较大、有症状的子宫内膜息肉，推荐行宫腔镜子宫内膜息肉摘除术和诊断性刮宫，术后的复发风险为 3.7%~10.0%。已完成生育或近期不愿生育者可考虑使用短效口服避孕药或左炔诺孕酮宫内缓释系统（levonorgestrel-releasing intrauterine system，LNG-IUS）减少复发风险；无生育需求、多次复发者可考虑行子宫内膜切除术；恶变风险大者可考虑行子宫切除术。

（2）AUB-A：60% 的子宫腺肌病主诉 AUB，主要表现为月经量过多和月经期延长，治疗视患者的年龄、症状及有无生育需求而定，分为药物治疗和手术治疗。症状轻、不愿手术者可尝试使用短效口服避孕药、促性腺激素释放激素激动剂治疗 3~6 个月，或使用 LNG-IUS 治疗，但停药后可能复发。手术治疗主要适用于无生育需求、症状重、年龄大或药物治疗无效者，可考虑行全子宫切除术，卵巢是否保留取决于卵巢有无病变和患者的意愿。年轻、有生育需求的子宫腺肌瘤患者可考虑在局部病灶切除和使用促性腺激素释放激素激动剂后助孕。

（3）AUB-L：子宫平滑肌瘤按生长部位可分为黏膜下肌瘤、肌壁间肌瘤及浆膜下肌瘤，黏膜下肌瘤最有可能引起 AUB，患者常表现为月经期延长或月经量过多。黏膜下肌瘤采用宫腔镜或联合腹腔镜子宫肌瘤剔除术有明确的优势。0 型和大多数 I 型黏膜下肌瘤是宫腔镜电切术的最佳适应证，手术操作相对简单且并发症少。对于严重影响宫腔形态的子宫平滑肌瘤，可考虑行宫腔镜、腹腔镜或开腹子宫肌瘤剔除术；有生育需求者也可使用促性腺激素释放激素激动剂、米非司酮治疗，待子宫平滑肌瘤缩小或症状改善后妊娠。但治疗后子宫平滑肌瘤均可能复发，患者完成生育后必要时可考虑行子宫切除术。

（4）AUB-M：子宫内膜不典型增生和恶变是 AUB 少见且重要的原因。子宫内膜不典型增生是癌前病变，有研究随访 13.4 年，发现其癌变率为 8%~29%，确诊需要行子宫内膜活检。子宫内膜活检不只以子宫内膜厚度为依据，行子宫内膜活检的指征有年龄 ≥45 岁、长期存在不规律子宫出血、有子宫内膜癌高危因素（如高血压、肥胖及糖尿病等）、超声检查提示子宫内膜过度增厚且回声不均匀及药物治疗效果不佳，此类患者行子宫内膜活检的目的是除外子宫内膜病变；有条件者更推荐行宫腔镜直视下活检。对于有活检指征或有药物治疗禁忌证的患者，建议将诊断性刮宫、宫腔镜直视下活检及子宫内膜病理检查作为首次止血的治疗选择，可发现或排除子宫内膜病变；对于近期已行子宫内膜病理检查且除外恶变或癌前病变者，不必反复刮宫。

如果患者确诊子宫内膜不典型增生，处理需要根据子宫内膜病变的轻重、年龄及有无生育需求选择不同的治疗方案。对于年龄 >40 岁、无生育需求的患者，建议行子宫切除术。如果患者确诊子宫内膜癌，应按照相关临床指南进行标准化诊治。

（5）无结构异常的 AUB：在几种无结构异常的 AUB 病因中，AUB-O 最常见，主要由无排卵、稀发排卵及黄体功能不足导致，多数能通过药物治疗取得良好的疗效，但对于出血量过大而危及生命、患者存在药物治疗禁忌证（如血栓性疾病等）等情况，应考虑手术止血。

1）分段诊断性刮宫：可迅速止血，具有诊断价值，但单纯的分段诊断性刮宫只有止血、明确子宫内膜病理诊断的作用，故"一次应用有效"。对于有绝经过渡期病程长、肥胖等子宫内膜癌高危因素的患者，可考虑行诊断性刮宫，但若无恶性病变，后续的月经周期控制需要药物治疗。临床应避免反复、不必要的诊断性刮宫。

2）子宫动脉栓塞术：作为二线治疗方案，仅用于抢救生命，有卵巢早衰风险。

3）子宫腔球囊压迫术：球囊内注射5~30 ml 0.9%氯化钠溶液，置入宫腔内并压迫宫腔，可用于急性大出血、无明显子宫内膜器质性疾病者，现临床应用较少。

2. 诊断性刮宫或宫腔镜的治疗选择 刮宫术多年以来一直是AUB和疑有子宫内膜病变患者的标准处理方式，至今在临床诊疗中也十分常用。但诊断性刮宫是在盲视下操作的，凭术者的经验进行，术者无法了解子宫内膜病变的范围、程度及宫腔的形态有无改变，也不能对子宫内膜病变进行准确定位，容易遗漏微小或局部病变。近年来，随着宫腔镜的发展，越来越多的术者采用宫腔镜治疗子宫内膜病变或进行活检，两者的选择需要根据患者的病情权衡，总体上目前更推荐采用宫腔镜引导下检查或治疗。

（1）AUB-P：既往临床主要采取刮宫术治疗子宫内膜息肉，但诊断阳性率低，并发症较多，且疗效欠佳，可能形成子宫内膜息肉碎片，使组织学诊断困难，或可能会遗漏带蒂子宫内膜息肉，50%~80%可能残留，复发率也高。因此，尽管刮宫术的特异性可达100%，但敏感性低，仅为8%~46%，不推荐将其作为首选的诊断方法。

随着宫腔镜的广泛应用，术者可借助宫腔镜观察患者的整个宫腔，并直视子宫内膜息肉病灶，从而准确定位，其已逐渐成为AUB-P重要的治疗手段。有术者采用宫腔镜检查后刮宫治疗子宫内膜息肉，但有证据表明，这种做法容易漏刮且相关并发症发生率显著升高（1/100穿孔率和1/200感染率）。目前，更推荐在宫腔镜直视下行针对性的病灶切除。宫腔镜引导下活检或子宫内膜息肉切除是目前子宫内膜息肉诊断和治疗的"金标准"，9年复发率为2.5%~3.7%。

（2）AUB-M：AUB是子宫内膜癌常见的早期症状。通过分段诊断性刮宫获得子宫内膜病理是子宫内膜癌诊断的传统手段，但该方法为盲目采样，对于发现早期病变或非手术治疗后的持续病变并不可靠。近年来，宫腔镜活检被认为是"金标准"，既可以直视整个宫腔，全面观察子宫内膜病变的范围，如局灶样或弥漫样增厚、病变特征、异形血管网络、扭曲变形及腺囊形成等，又可以对局限性病变进行靶向活检。一项研究对1106例术前诊断为不典型子宫内膜增生的患者进行分析，行子宫切除时，术前刮宫术诊断为不典型增生的患者发现子宫内膜癌的平均风险为32.7%，宫腔镜引导下活检子宫内膜癌的平均风险为45.3%，而宫腔镜下定点切除后子宫内膜癌的平均风险仅为5.8%。因此认为，行宫腔镜下切除可降低术前未确诊的子宫内膜癌风险。

行宫腔镜检查时，在膨宫介质的压力下，宫腔内的组织碎片、血凝块甚至恶性细胞都有可能扩散至腹腔。因此，对于可疑子宫内膜病变的患者，行宫腔镜检查是否会引起子宫内膜癌细胞向腹腔扩散是一个长期备受关注的问题。若冲洗液进入腹腔，对疾病预后是否有负面影响也不明确。近期，一项meta分析显示，在术前行宫腔镜检查的患者中，腹水细胞学阳性率显著升高（OR 1.82，95%CI 1.31~2.54，$P=0.0004$）；但对于Ⅰ期和Ⅱ期子宫内膜癌患者，腹水细胞学阳性率无显著差异。若行宫腔镜检查时以液体作为膨宫介质，且将子宫腔内压力控制在80 mmHg以下，腹水细胞学阳性率亦无显著性差异。有研究发现，当宫腔内压力超过150 mmHg时，37%的患者腹腔内细胞学检查呈阳性结果；而当宫腔内压力<100 mmHg时，腹腔内细胞学阳性率仅1%；当宫腔内压力<70 mmHg时，腹腔内子宫内膜阳性细胞数明显减少。还有研究发现，使用等渗氯化钠溶液作为膨宫介质时，宫腔镜检查导致恶性细胞进入腹腔的概率显著升高（OR 2.89，95%CI

1.48~5.64，$P=0.002$）。总之，根据目前已有的研究，对于可疑子宫内膜病变的患者，仍推荐行宫腔镜病灶切除术，尤其是早期患者。为了避免恶性细胞扩散，在得到进一步研究的结果前，行宫腔镜检查时应注意保持宫腔内压力低，一般认为应保持在 80 mmHg 以下。临床仍需要进行大规模、有足够随访的前瞻性研究进一步观察肿瘤细胞扩散是否可能影响患者的预后。

宫腔镜在子宫内膜癌术前分期评估中的作用尚不明确，有研究认为，当肿瘤局限于子宫内膜时，宫腔镜是一种很好的诊断方法，但其评估宫颈受累并不可靠，磁共振成像（MRI）在评估肿瘤是否累及宫颈方面优于宫腔镜。宫腔镜注射示踪剂也是子宫内膜癌前哨淋巴结定位的一种方法，但其仍存在争议；临床上，宫颈注射示踪剂的检出率更优。

3. 宫腔镜手术技巧　行宫腔镜手术前术者必须严格掌握手术适应证。术者操作前应明确宫腔内病灶的位置，若为黏膜下肌瘤，应明确其与周围肌壁的解剖关系；术前恰当地软化宫颈可减少扩宫或宫腔镜进入宫腔时穿孔的可能；此外，电切操作必须在视野清晰时方可启动。操作时，术者应顺着宫颈管和宫腔的弯曲度轻柔地进入宫腔，在清晰的视野下转动宫腔镜并按顺序全面观察，可先检查宫底和宫腔前、后、左、右壁，再检查宫角及输卵管开口。术者需要注意患者宫腔的形态、有无子宫内膜异常或占位性病变，不要遗漏宫颈管。

手术的另一个要点为严格控制手术时间，加强液体入量和膨宫压力的管理，时刻记住发生经尿道前列腺电切综合征的可能。经尿道前列腺电切综合征是以非电解质灌流大量且快速吸收而引起高血容量、低渗透压及稀释性低钠血症为主要病理生理基础的一组症候群。准确记录手术时间，尽量将手术时间控制在 30 分钟以内，不超过 60 分钟，可有效避免体液超负荷发生。若手术时间已达 30 分钟，则需要严密监测灌流液差值，达 1000~2000 ml 时应尽快结束手术，并监测血电解质浓度，及时发现并纠正低钠血症，必要时行补钠、利尿治疗。有小样本研究发现，手术后期暂停手术 10 分钟可平均降低循环负荷达 67.1%。

在进行复杂的宫腔镜操作之前，如行宫腔镜子宫肌瘤剔除术前，有效预处理缩小子宫肌瘤体积、减少瘤体血供、薄化子宫内膜厚度及改善宫腔环境能避免子宫穿孔、术中大出血及液体超负荷等严重并发症发生。术中监护是手术安全的重要保证。必要时，术者可在超声引导下操作，通过超声明确黏膜下肌瘤肌壁间部分与周围肌壁的界限，有助于完整切除，同时可明确黏膜下肌瘤外缘距离子宫浆膜层的距离，若该距离>1 cm，可保证电切热量不会损伤邻近脏器。超声还可清晰显示器械在宫腔内的位置，提示手术切割的方向和深度，可有效避免子宫穿孔和邻近脏器热损伤的发生。

4. 其他手术方式　主要包括子宫内膜去除术、子宫切除术及子宫动脉栓塞术等。

（1）子宫内膜去除术：通过物理或化学的方法破坏或切除子宫内膜全层及其下方的浅肌层组织，防止子宫内膜再生，从而控制子宫过度出血，使月经量减少甚至闭经。已完成生育的 AUB 患者接受子宫内膜去除术，1 年患者满意率约为 88%。与子宫切除术相比，子宫内膜去除术可保留子宫，不破坏盆底的正常解剖，亦不影响卵巢的内分泌功能。对于药物治疗效果不佳或有药物治疗禁忌证或不能耐受药物治疗且无生育需求的围绝经期 AUB 患者，尤其是不易随访的年龄较大者，不愿或不能接受子宫切除术，可考虑行子宫内膜去除术。目前，临床常用的是第 2 代子宫内膜去除术，包括温控子宫内膜去除术、冷冻子宫内膜去除术、热盐水循环子宫内膜去除术、微波子宫内膜去除术及阻抗控制子宫内膜去除术，手术操作为程序化设计，不需要膨宫压力和灌流介质，也不过高地要求术者的技能和经验，更安全、简单、快捷。

考虑子宫内膜去除术不能保证去除所有的病灶，反而可能因子宫内膜完整性和持续的破坏导致子宫腔粘连，妨碍子宫内膜组织的病理监测，对未来的随访造成障碍，导致随访时因内膜增生或子宫内膜癌病灶隐藏于粘连带后而漏诊，故不推荐将子宫内膜去除术用于可疑子宫内膜增生和癌变的治疗。

(2) 子宫全切除术：适用于药物治疗无效、持续性子宫内膜增生规范化药物治疗无效及出血不能控制的患者；若药物治疗过程中子宫内膜增生进展为不典型增生，或患者不能耐受药物治疗，也建议行全子宫切除术。全子宫切除术尽管也有很高的患者满意度，但与子宫内膜切除术相比，不良反应的发生率更高。

(3) 子宫动脉栓塞术：随着介入治疗的普及，经导管动脉栓塞术已成为妇产科急性大出血的常见治疗方式之一。子宫动脉栓塞术治疗妇产科急性大出血具有止血快、创伤小及疗效显著等特点，且保留了患者的生育功能，尤其在子宫动静脉血管畸形的治疗中可达约95%的有效率。在已完成生育的子宫肌瘤相关AUB患者中，接受子宫动脉栓塞术者的10年满意率为78%。但行子宫动脉栓塞术后部分患者可能发生闭经而导致不孕。

四、绝经后子宫内膜厚度的预警值

AUB的诊断虽然仅限于育龄期非妊娠女性，不包含青春期发育前出血和绝经后出血，但绝经后出血的处理一直是临床上备受关注的问题，绝经后患者子宫内膜厚度的预警值尚无一致结论，针对该问题在此进行探讨。

子宫内膜癌是女性非常常见的妇科恶性肿瘤，筛查和早期诊断是目前尚未解决的重大临床和流行病学问题。绝经后是子宫内膜癌的高发阶段，对于绝经后发生阴道出血的女性，经阴道超声的子宫内膜厚度与子宫内膜癌的发生风险显著相关，绝经后女性应积极进行评估以排除子宫内膜癌的风险。在绝经后单次出血的情况下，如果超声提示子宫内膜厚度≤4 mm，子宫内膜恶变的风险仅为0.07%，可继续观察和监测；对于子宫内膜厚度≥5 mm的绝经后出血患者及超声不能发现的较薄且清晰的子宫内膜，均应进一步评估；初次筛查后仍持续出血的绝经后女性应采用既往未使用过的方法进行评估，如超声子宫成像或宫腔镜等。

绝经后无症状的女性若超声提示子宫内膜厚，且绝大部分子宫内膜切除的病理为良性病变或正常组织，导致尚不明确子宫内膜厚度与子宫内膜癌风险的相关性。对于绝经后无症状且未应用激素治疗的女性，子宫内膜厚度>4 mm者占22.9%，>5 mm者占8%，大部分学者均不推荐以5 mm作为无症状女性的合理临界值。近期，一项meta分析显示，绝经后女性子宫内膜厚度≥5 mm时，子宫内膜癌、子宫内膜增生及子宫内膜息肉的发生率升高，分别为1.13%、1.13%及1.56%。目前，关于这类患者，子内膜厚度的临界值有5、6、8、10、11 mm等多种标准，尚无一个合理的子宫内膜厚度界值能预测子宫内膜癌的风险。临床上，单纯依靠子宫内膜厚度判断子宫内膜癌并不合理，尚需要考虑其他高危因素（如合并症、年龄、体重指数及是否行激素治疗等）进行个体化分析。

五、小　　结

总之，AUB的诊疗可按照PDCA模式完成评估，充分的评估和准确的病因判断是为患者选择恰当治疗方案的前提。若患者为无结构异常的AUB，可通过激素治疗获得良好的疗效；若患者为有结构异常的AUB，应针对病因采取适当的手术方法。子宫内膜息肉占AUB病因的21%~39%，宫腔镜引导下活检或子宫内膜息肉切除是治疗的"金标准"。AUB是子宫内膜癌常见的早期症状，可疑子宫内膜病变者可行宫腔镜活检，但术中应注意保持宫腔内压力在80 mmHg以下。其他手术方式还包括子宫切除术、子宫内膜去除术及子宫动脉栓塞术等。

参考文献

[1] 中华医学会妇产科学分会妇科内分泌学组. 异常子宫出血诊断与治疗指南. 中华妇产科杂志, 2014, 49 (11): 801-806.

[2] Munro MG, Critchley HO, Fraser IS. The FIGO classification of causes of abnormal uterine bleeding in the reproductive years. Fertil Steril, 2011, 95 (7): 2204-2208.

[3] Munro MG, Critchley HOD, Fraser IS. The two FIGO systems for normal and abnormal uterine bleeding symptoms and classification of causes of abnormal uterine bleeding in the reproductive years: 2018 revisions. Int J Gynaecol Obstet, 2018, 143 (3): 393-408.

[4] Fraser IS, Critchley HOD, Munro MG, et al. A process designed to lead to international agreement on terminologies and definitions used to describe abnormalities of menstrual bleeding. Fertil Steril, 2007, 87 (3): 466-476.

[5] Salim S, Won H, Nesbitt-Hawes E, et al. Diagnosis and management of endometrial polyps: a critical review of the literature. J Minim Invasive Gynecol, 2011, 18 (5): 569-581.

[6] Di Spiezio Sardo A, Calagna G, Guida M, et al. Hysteroscopy and treatment of uterine polyps. Best Pract Res Clin Obstet Gynaecol, 2015, 29 (7): 908-919.

[7] Gardner FJ, Konje JC, Bell SC, et al. Prevention of tamoxifen induced endometrial polyps using a levonorgestrel releasing intrauterine system long-term follow-up of a randomised control trial. Gynecol Oncol, 2009, 114 (3): 452-456.

[8] ACOG. ACOG committee opinion No. 440: the role of transvaginal ultrasonography in the evaluation of postmenopausal bleeding. Obstetrics and Gynecology, 2009, 114 (2 Pt 1): 409-411.

[9] Loiacono RMR, Trojano G, Del Gaudio N, et al. Hysteroscopy as a valid tool for endometrial pathology in patients with postmenopausal bleeding or asymptomatic patients with a thickened endometrium: hysteroscopic and histological results. Gynecol Obstet Invest, 2015, 79 (3): 210-216.

[10] 中华医学会妇产科学分会妇科内分泌学组. 排卵障碍性异常子宫出血诊治指南. 中华妇产科杂志, 2018, 53 (12): 801-807.

[11] Bourdel N, Chauvet P, Tognazza E, et al. Sampling in atypical endometrial hyperplasia: which method results in the lowest underestimation of endometrial cancer? A systematic review and meta analysis. J Minim Invasive Gynecol, 2016, 23 (5): 692-701.

[12] Dong H, Wang Y, Zhang M, et al. Whether preoperative hysteroscopy increases the dissemination of endometrial cancer cells: a systematic review and meta-analysis. J Obstet Gynaecol Res, 2021, 47 (9): 2969-2977.

[13] Baker VL, Adamson GD. Threshold intrauterine perfusion pressures for intraperitoneal spill during hydrotubation and correlation with tubal adhesive disease. Fertil Steril, 1995, 64 (6): 1066-1069.

[14] Polyzos NP, Mauri D, Tsioras S, et al. Intraperitoneal dissemination of endometrial cancer cells after hysteroscopy: a systematic review and meta-analysis. Int J Gynecol Cancer, 2010, 20 (2): 261-267.

[15] Török P, Molnár S, Lampé R, et al. The use of hysteroscopy in endometrial cancer: old questions and novel challenges. Climacteric, 2020, 23 (4): 330-305.

[16] Xu G, Wang D, Ling X, et al. Diagnostic value of assessment of cervical involvement in early-stage endometrial adenocarcinoma: comparison of magnetic resonance imaging (MRI) versus hysteroscopy. Med Sci Monit, 2018, 24: 7952-7957.

[17] Martinelli F, Ditto A, Bogani G, et al. Laparoscopic sentinel node mapping in endometrial cancer after hysteroscopic injection of indocyanine green. J Minim Invasive Gynecol, 2017, 24 (1): 89-93.

[18] 李雷, 吴鸣. 绝经后女性子宫内膜厚度与内膜癌风险的相关性. 中华肿瘤杂志, 2017, 39 (7): 481-484.

[19] Hartman A, Wolfman W, Nayot D, et al. Endometrial thickness in 1,500 asymptomatic postmenopausal women not on hormone replacement therapy. Gynecol Obstet Invest, 2013, 75 (3): 191-195.

[20] Su D, Li L, Zhong M, et al. Capacity of endometrial thickness measurement to diagnose endometrial carcinoma in asymptomatic postmenopausal women: a systematic review and meta-analysis. Ann Palliat Med, 2021, 10 (10): 10840-10848.

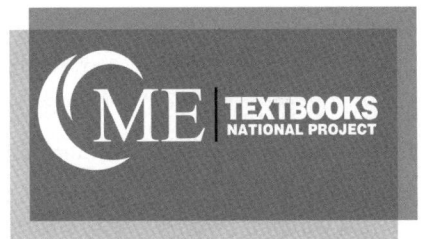

卵巢的保护

第 35 章

邓成艳　刘思邈
中国医学科学院　北京协和医学院　北京协和医院

据报道，每 250 例女性恶性肿瘤幸存者中就有 1 例处于育龄期。治疗恶性肿瘤方法的进步提高了患者的生存时间，但化疗、放疗等方法也可能导致患者的卵巢功能受到不可逆的损害，甚至导致卵巢早衰。恶性肿瘤治疗引起的卵巢损伤与开始治疗时患者的年龄、所用药物的类型和剂量、放疗时卵巢相对于辐射场的位置及治疗持续时间关系密切。化疗可能引起闭经，患者化疗时的年龄、使用药物的种类和化疗周期数是主要的相关因素。使用环磷酰胺引起闭经的风险约为 80%，其他可能引起闭经的药物包括甲氨蝶呤、氟尿嘧啶、表柔比星及多柔比星等，这些药物常用于乳腺癌患者。一部分患者在放化疗期间会出现暂时性闭经，但在治疗结束一段时间后可恢复月经周期。即使恢复月经，这部分患者卵泡的数量也可能减少，进而可能发生卵巢早衰，一些患者在完成化疗数年后会出现卵巢衰竭。因此，为了提高女性癌症幸存者的生活质量和家庭幸福指数，在肿瘤治疗开始前先制订卵巢的保护措施至关重要，育龄期恶性肿瘤女性患者应尽早由肿瘤专家、辅助生殖专家共同制订卵巢功能的保护计划。

以体外受精为核心的辅助生殖技术在 42 年间使全球约 900 百万试管婴儿诞生。辅助生殖技术也为年轻恶性肿瘤女性患者的卵巢功能保护带来了希望，她们在恶性肿瘤治疗开始前对卵母细胞、胚胎、卵巢组织进行冷冻保存，之后成功分娩出健康婴儿。

非婚女性选择卵母细胞冷冻和已婚女性选择胚胎冷冻是育龄期患者保护生育功能的首选方法。2004 年，有研究首次报道冷冻卵巢组织移植回患者体内后获得活产。目前，全球已有超过 130 例冷冻卵巢组织移植回患者体内后获得活产的报道，尤其对于需要立即开始化疗不能延迟者或患儿，这也是一种可行的选择。

一、卵母细胞冷冻

在较早期，卵母细胞冷冻主要采用程序化冷冻。但卵母细胞的表面积与体积比较低，对于细胞内冰晶形成高度敏感，故冷冻保存的难度较大。20 世纪 90 年代末，日本和澳大利亚开始采用"玻璃化冷冻"进行卵母细胞冻存，目前已有大量证据证实这一方法显著优于程序化冷冻。一项荟萃分析的结果显示，玻璃化冷冻卵母细胞与程序化冷冻卵母细胞相比可获得更高的活产率。卵母细胞质量是影响玻璃化冷冻存活率、受精过程及随后胚胎发育非常重要的因素之一。

女性发生恶性肿瘤的概率高于男性。超过 10% 的恶性肿瘤发生在年龄 45 岁以下的女性中，随着目前有生育意愿年龄的推迟，越来越多的女性在确诊恶性肿瘤时尚未完成生育。另外，恶性肿瘤患者生存期的延长使得其对卵巢功能保护的需求显著增加。由于胚胎冷冻并不适用于单身女性，故卵母细胞冷冻更适合尚无配偶的年轻女性。但这种方法的缺点是需要数周时间来使用药物刺激卵巢,可能因此延误恶性肿瘤的治疗,且对于与性激素相关的肿瘤,可能会给患者带来额外的风险。此类患者可考虑行自然周期取卵。乳腺癌患者在刺激卵巢期间可尝试使用拮抗雌激素的药物。

Cobo 等的研究显示,与新鲜体外受精-胚胎移植(in vitro fertilization and embryo transfer, IVF-ET)周期相比,通过玻璃化冷冻卵母细胞获得的新生儿发生先天性异常的概率并未增加。

二、胚胎冷冻

1983 年,澳大利亚首次报道冷冻胚胎复苏移植后获得活产。胚胎冷冻适用于已婚恶性肿瘤女性患者。恶性肿瘤女性患者与非恶性肿瘤女性患者相比,接受 IVF 获得的卵母细胞数、受精率及活产率没有差异。

虽然胚胎冷冻保存目前已经广泛开展,但这一技术的实施仍受如宗教、法律等因素的限制。此外,恶性肿瘤女性患者必须充分认识冷冻胚胎及后续的复苏移植需要夫妻双方同意,如果夫妻双方意见存在重大分歧或出现法律纠纷,尤其是在女性患者离婚或死亡的情况下,冷冻胚胎的处理可能造成新问题。在已进行化疗后的短期内不建议行体外受精,因为可能增加胎儿畸形的风险。获取胚胎的过程与卵母细胞冷冻类似的是需要数周时间进行卵巢刺激,可能会延误恶性肿瘤的治疗,增加性激素依赖性肿瘤进展的风险。

三、卵巢组织冷冻

卵巢组织的冷冻和移植是一项有发展前景的卵巢功能保护策略,尤其适用于青春期前患儿和需要立即接受化疗的恶性肿瘤患者。1990 年,这一技术首次在动物实验中获得成功,先冷冻保存卵巢皮质组织,之后再植入绵羊体内,其表现出良好的卵巢功能和生育功能。比利时学者报道了第 1 例冷冻自体卵巢组织复苏后再次植入患者体内后获得活产。卵巢组织冷冻为在恶性肿瘤治疗开始前手术切除卵巢组织并进行冷冻保存。待恶性肿瘤治疗结束后,复苏卵巢组织并移植回患者体内,原位移植为将卵巢组织移植回盆腔原有的卵巢位置上,异位移植部位在骨盆外,多选择皮下区域(如前臂),以便监测。卵巢组织冷冻可在月经周期的任何时间进行,不需要使用药物刺激卵巢,故不会延误恶性肿瘤的治疗,可保存大量卵泡。卵巢再次植入后,卵巢功能有望在 4 个月后恢复。患者的年龄是决定冷冻的卵巢组织再植后能否成功存活的关键因素,许多医疗中心以 35 岁作为上限。这一技术的不足主要在于其安全性,即再次植入的卵巢组织可能会使肿瘤细胞再次植入,故在卵巢组织植入患者体内前,应进行适当的组织学活检和免疫组织化学检查来检测卵巢组织是否携带肿瘤细胞。另一个问题是,卵巢组织再次植入后,原始卵泡会显著减少,可能与植入后组织缺氧有关。但原始卵泡的丢失同时伴随卵泡数量的增加,表明同时存在卵泡的凋亡和激活 2 种机制。动物实验已经证明,卵巢的激活会导致原始卵泡活化和生长。最近,这一新知识已应用于人类模型。有研究表明,卵巢组织移植 3 天后,卵泡密度就降低了,同时,原始卵泡中蛋白激酶(protein kinase,AKT)磷酸化增加。该作者认为,AKT 在人类的卵泡激活中起核心作用,且可以更好地揭示解冻的人类卵巢组织移植后早期的卵泡动力学。

四、促性腺激素释放激素类似物

促性腺激素释放激素(GnRH)类似物可作为卵巢刺激方案的一部分使用或单独作为卵巢功能

的化学保护剂。其可以与其他非药物性卵巢保护方法联合使用。GnRH 类似物包括 GnRH 激动剂和 GnRH 拮抗剂。欧洲人类生殖与胚胎学会（European Society of Human Reproduction and Embryology，ESHRE）提出，对于寻求保留生育功能的女性，有中等级别的证据推荐首选 GnRH 拮抗剂进行卵巢刺激，因为其缩短了卵巢刺激的持续时间。另外，对于卵巢高反应患者，GnRH 拮抗剂方案降低了卵巢过度刺激综合征的风险。美国生殖医学会（ASRM）建议 GnRH 类似物可超适应证用于生育功能保护，乳腺癌患者可使用 GnRH 激动剂来降低卵巢早衰风险，但其不可替代其他保留生育功能的方法。根据 2022 年美国国家综合癌症网络（NCCN）指南，GnRH 激动剂并未被视为一种生育功能保护的方法。

由于化疗药物主要影响细胞代谢旺盛的组织（如生长中的卵泡），故假设化疗对青春期前女童的性腺毒性低于成年女性。有证据表明，GnRH 类似物主要通过抑制促性腺激素对卵巢的刺激来抑制卵巢细胞的更替，进而减少化疗期间卵巢细胞被破坏的概率。GnRH 类似物保护卵巢的机制可能包括：①作用于 GnRH 受体，直接减少卵巢的血流量，以及减少到达卵巢的化疗药物；②上调卵巢内的抗凋亡分子，保护卵巢内的干细胞；③影响丘细胞的凋亡。

多数研究认为，GnRH 激动剂可用于绝经前乳腺癌和血液系统恶性肿瘤患者，使其卵巢功能免受化疗药物损害。但对于因妇科恶性肿瘤而接受化疗的年轻女性，目前尚缺少大型研究来明确 GnRH 激动剂的保护效果。目前，GnRH 拮抗剂用于保护卵巢功能的文献仅限于少量动物实验，故其效果尚不确定。

对于使用 GnRH 类似物保护卵巢功能的患者，有研究发现，使用抗米勒管激素（AMH）水平作为评估卵巢功能的指标效力有限。仅有一项研究显示使用 GnRH 类似物会影响 AMH 水平，而其他研究未得到类似结论。无论进行何种治疗，化疗期间 AMH 水平似乎总是下降到几乎为零，而在化疗完成后，在月经恢复期间，AMH 水平似乎才能准确预测卵巢功能的恢复。

大量随机试验、系统评估及荟萃分析表明，化疗前和化疗期间使用 GnRH 类似物与卵巢早衰发生率降低相关。目前，关于 GnRH 类似物用于化疗患者卵巢功能保护效果的研究结论尚存在争议，有系统综述认为：GnRH 类似物仅适用于进行乳腺癌化疗的年轻女性，若有其他保护卵巢功能的方法（如卵母细胞冷冻、胚胎冷冻及卵巢组织冷冻等）可用时，应首选其他方法。目前认为，活产率是最能反映生育功能的指标，但很少有研究对这一结果进行评估，且这些研究存在随访时间不足或患者数量较少等问题，因而无法得到明确结论。仅有一项研究显示，性激素受体阴性的乳腺癌患者在接受化疗时若联合使用戈舍瑞林，妊娠率明显高于单纯化疗的人群（分别为 21% 和 11%，$P=0.03$）。在其他随机研究中，未能发现妊娠方面的显著差异。在不同的系统综述中，有研究者对妊娠情况进行了比较，发现化疗时联合使用 GnRH 类似物对妊娠率的改善并未达成一致。在大多数情况下，GnRH 类似物不能保护卵巢免受放疗引起的性腺毒性，故不建议接受放疗的女性患者使用。

参考文献

[1] Gellert SE, Pors SE, Kristensen SG, et al. Transplantation of frozenthawed ovarian tissue: an update on worldwide activity published in peer-reviewed papers and on the Danish cohort. J Assist Reprod Genet, 2018, 35 (4): 561-570.

[2] Fleischer RT, Vollenhoven BJ, Weston GC. The effects of chemotherapy and radiotherapy on fertility in premenopausal women. Obstet Gynecol Surv, 2011, 66 (4): 248-254.

[3] Lee SJ, Schover LR, Partridge AH, et al. American Society of Clinical Oncology recommendations on fertility preservation in cancer patients. JCO, 2006, 24 (18): 2917-2931.

[4] Kim SS, Klemp J, Fabian C. Breast cancer and

fertility preservation. Fertil Steril, 2011, 95（5）：1535-1543.

[5] Oktay K, Cil AP, Bang H. Efficiency of oocyte cryopreservation：a meta-analysis. Fertil Steril, 2006, 86（1）：70-80.

[6] Kuleshova L, Gianaroli L, Magli C, et al. Birth following vitrification of a small number of human oocytes：case report. Human Reproduction, 1999, 14（12）：3077-3079.

[7] Rienzi L, Gracia C, Maggiulli R, et al. Oocyte, embryo and blastocyst cryopreservation in ART：systematic review and meta-analysis comparing slow-freezing versus vitrification to produce evidence for the development of global guidance. Hum Reprod Update, 2017, 23（2）：139-155.

[8] Cobo A, Kuwayama M, Perez S, et al. Comparison of concomitant outcome achieved with fresh and cryopreserved donor oocytes vitrified by the Cryotop method. Fertil Steril, 2008, 89（6）：1657-1664.

[9] Gilchrist RB, Lane M, Thompson JG. Oocyte-secreted factors：regulators of cumulus cell function and oocyte quality. Hum Reprod Update, 2008, 14（2）：159-177.

[10] Dolmans MM, Hollanders de Ouderaen S, Demylle D, et al. Utilization rates and results of long-term embryo cryopreservation before gonadotoxic treatment. J Assist Reprod Genet, 2015, 32（8）：1233-1237.

[11] Jadoul P, Kim SS, ISFP Practice Committee. Fertility consideration in young women with hematological malignancies. J Assist Reprod Genet, 2012, 29（6）：479-487.

[12] Donnez J, Dolmans MM, Demylle D, et al. Live-birth after orthotopic transplantation of cryopreserved ovarian tissue. Lancet, 2004, 364（9443）：1405-1410.

[13] Gosden RG, Baird DT, Wade JC, et al. Restoration of fertility to oophorectomized sheep by ovarian autografts stored at 196 C. Human Reproduction, 1994, 9（4）：597-603.

[14] Masciangelo R, Hossay C, Donnez J, et al. Does the AKT pathway play a role in follicle activation after grafting of human ovarian tissue? Reprod BioMed Online, 2019, 39（2）：196-198.

[15] Oktay K, Harvey BE, Partridge AH, et al. Fertility preservation in patients with cancer：ASCO clinical practice guideline update. Clin Oncol off J Am Soc, 2018, 36：1994-2001.

[16] European Society of Human Reproduction and Embryology. Ovarian stimulation for fertility preservation. ESHRE ovarian simulation for IVF/ICSI. (2019-10-10) [2022-04-22]. https：//www.eshre.eu/Guidelines-and-Legal/Guidelines/OvarianStimulation-in-IVF-ICSI.

[17] Practice Committee of the American Society for Reproductive Medicine. Fertility preservation in patients undergoing gonadotoxic therapy or gonadectomy：a committee opinion. Fertil Steril, 2019, 112：1022-1033.

[18] Rivkees SA, Crawford JD. The relationship of gonadal activity and chemotherapy-induced gonadal damage. JAMA, 1988, 259：2123-2125.

[19] Blumenfeld Z. Fertilitypreservation using GnRH agonists：rationale, possible mechanisms, and explanation of controversy. Clin Med Insights Reprod Health, 2019, 13：117.

[20] Behringer K, Wildt L, Mueller H, et al. No protection of the ovarian follicle pool with the use of GnRH-analogues or oral contraceptives in young women treated with escalated BEACOPP for advanced-stage Hodgkin lymphoma. Final results of a phase II trial from the German Hodgkin Study Group. Ann Oncol, 2010, 21：2052-2060.

[21] Scaruffi P, Stigliani S, Cardinali B, et al. Gonadotropin releasing hormone agonists have an anti-apoptotic effect on cumulus cells. Int J Mol Sci, 2019, 20：6045.

[22] Del Mastro L, Boni L, Michelotti A, et al. Effect of the gonadotropin-releasing hormone analogue triptorelin on the occurrence of chemotherapy-induced early menopause in premenopausal women with breast cancer：a randomized trial. JAMA, 2011, 306：269-276.

[23] Dolmans MM, Lambertini M, Macklon KT, et al. European recommendations for female fertility preservation (EU-REFER)：a joint collaboration between oncologists and fertility specialists. Crit Rev Oncol Hematol, 2019, 138：233-240.

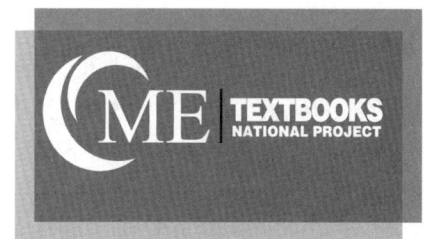

第36章 腹腔镜手术的并发症

孙爱军　丁雪松
中国医学科学院　北京协和医学院　北京协和医院

任何外科手术（无论是开腹手术还是腔镜手术）都有手术并发症风险。由于腔镜手术的皮肤切口小，故患者很容易误认为腔镜手术比传统的开放性手术并发症风险低。解剖学知识、适当的器械、术前病史核对及术前准备是预防手术并发症和达到最佳疗效的必要条件。本章将详述临床非常常见的腹腔镜手术并发症及其预防方式，以及发生并发症时该如何快速识别和进一步处理。

一、手术体位相关神经损伤

神经损伤并非腹腔镜手术独有的并发症，在长时间手术中更常见。术前正确摆放体位对于预防体位相关神经损伤至关重要。其中，臂丛神经损伤主要与头低足高位时间过长、肩托使用不当相关，而坐骨神经损伤主要与术中牵拉相关。术者在手术前应注意患者是否存在神经损伤相关症状，明确患者是否有脊柱、手臂、肩部、膝部及臀部手术史，并考虑在患者清醒状态下摆放体位。此外，衬垫的使用（如纱布、凝胶垫）有助于降低体位相关神经损伤的风险。多数情况下，压迫相关神经损伤能在术后自然缓解。

二、气腹建立过程中的并发症

50%以上的腹腔镜并发症与气腹建立相关。预防腹腔穿刺相关并发症应被每一位术者重视。术者可结合患者的体型、手术史及自身经验或习惯选择合适的入腹方式，尤其应注意消瘦和肥胖患者。气腹针穿刺时要保持阀门开放，穿刺入腹后空气可由针尖进入腹腔，有利于腹腔内容物从气腹针顶端滑开。气腹针穿破筋膜和腹膜后，推进深度建议控制在0.2~0.3 cm，以减少下方重要器官的损伤。正常情况下，腹内压<1 mmHg。对于可疑粘连的患者，在放置第1个套管针（trocar）前，可行脐周盐溶液灌注超声检查帮助预判是否存在脐下粘连。腹部入路有很多方式可选择，但各种方式在并发症发生率方面并无显著差异。了解腹壁血管的解剖学知识对于安全放置辅助套管针至关重要。腹腔镜腹壁透光试验可用于描绘腹壁浅血管，可直观确定腹壁下血管的走行。而在肥胖患者中，可借助腹壁内侧的标记协助定位，如侧脐韧带。注意以下7点可有效减少入腹损伤：①避免过早调整为头低足高位。在放置主套管期间，将患者保持在手术台上的水平居中位置。避免过早采用头低足高位，因为骶骨岬部及腹膜后大血管在旋转后与脐部穿刺点的垂直距离缩短。②对于气腹针穿刺过程中2次落空感不明确及连接气腹机提示压力高、流速低的情况，可以使用带有0.9%氯化钠溶液的注射器探查进针部位下方的区域，注射然后抽吸，观察回抽

内容物的性质和阻力，除外肠道或血管损伤。③利用气腹针预估可行进腹深度，之后缓慢、稳定地将套管针插入预定深度。④避免气腹针或套管针反复穿刺。⑤仰卧置入腹腔镜后，在改变体位前检查插入部位下方的区域，确认有无变色、血迹及肠道内容物。⑥直视下置入其余套管针。⑦若可疑首个套管针周围有粘连或出血，可通过远端置入第2个套管针并在次套管针入镜，处理首个套管针周围的粘连和出血。

充气相关并发症为腹腔镜手术的另一常见并发症，包括气体栓塞、皮下气肿及气胸。其中，皮下气肿最常见，主要由腹膜外充气、套管针切口过大或多次进出腹壁所致。轻度皮下气肿常无症状，体格检查时可有皮下捻发音、握雪感，常于术后数天自行吸收，无须处理。严重的皮下气肿可导致二氧化碳分压升高、氧饱和度下降、气道压力升高，甚至出现呼吸性酸中毒，胸部X线片可辅助诊断。如果遇到严重病例，应立即停止充气，加强机械性通气，密切监测其生命体征。充气相关并发症中气体栓塞较少见，一旦发生，可能有生命危险。少量二氧化碳气体或空气进入血液中可自然吸收并排除，临床无明显症状。气腹针插入血管内充气导致的严重栓塞可引起患者氧饱和度和氧分压明显下降，一旦怀疑气体栓塞发生，应立即停止充气，充气速度<1 L/min 可有效预防严重气体栓塞发生。

三、术中并发症

1. 粘连所致解剖学异常 子宫内膜异位症、盆腔炎及盆腹腔手术史均有可能导致盆腔器官粘连。在确定入腹安全后，首先应行粘连松解术，以尽可能恢复盆腔器官、血管、输尿管及肠道的正常解剖结构，明确关键的解剖学标记，降低意外损伤风险。

2. 能量器械相关并发症 器械臂绝缘缺陷、与其他器械直接耦合及与远处组织形成闭环均可引发意外的电外科损伤。遵循以下2点可尽量减少术中的电器械损伤：①在施加能量时，始终将仪器的尖端保持在屏幕中央；②尽量不同时使用2种不同的能源器械，以避免错误激发能量器械，对组织造成意外损伤。

3. 血管损伤 腹腔镜手术中的血管损伤最常见于气腹针的置入过程中，主要发生于侧盆壁。静脉壁较动脉壁更薄，故在解剖过程中大静脉及其分支撕裂的风险更大。术中气腹会增加腹内压，可能造成出血不明显的假象。关腹前在低压或液体冲洗下进行气腹减压有助于术中发现这些问题。在套管针的插入过程中最常见的受损血管是右侧髂总动脉和左侧髂总静脉。腹膜后血管损伤可能是隐匿性的。对于大血管损伤，应立即采取止血措施，必要时紧急剖腹止血，同时行液体复苏。术中可短时间压迫肾动脉下方的主动脉抑制出血，直到上级医师或血管外科医师到达并评估出血情况。经验丰富的术者可以尝试腹腔镜下血管修复。首先，应用无损伤器械夹闭出血点，阻止活动性出血。然后，使用液体冲洗，抽吸血液后确定出血血管，并通过腹腔镜缝合或血管夹止血，血管缝线常选择6-0不可吸收缝线。对于小动脉或静脉出血，可以使用双极电凝止血。如果术中发生少量弥漫性出血，可采用腹腔镜纱条压迫或留置可吸收止血材料有效止血。

4. 肠道副损伤 据统计，腹腔镜手术中肠道损伤的风险为0.08%～0.30%。若术中未能发现锐器或撕裂造成的肠道穿孔，通常会导致术后早期腹痛和严重腹痛。患者术后早期出现发热、肠鸣音消失及急腹症应引起医师警惕。延迟穿孔可能发生于粘连松解或止血相关周围组织缺血坏死。小肠术中损伤到肠瘘的平均确诊时间：针刺伤为2～3天，电外科损伤为10～12天。肠道损伤延迟诊断重者可发生感染性休克，死亡率高达20%。直结肠组织中直径<0.5 cm的无渗漏冷锐器针头损伤可行期待治疗。对于其余损伤，条件允许时可行腹腔镜术中修补、双层缝合，亦可通过扩大腹壁切口将受损的肠管提出体外，修补后还纳腹腔。

5. 泌尿系统副损伤 一项回顾性分析表明，手术患者的年龄、体重指数、术中出血量、手术时间、病变性质、子宫体大小及盆腔粘连程度为泌尿系统损伤的高危因素。术者进行充分的术前评估、正确使用腹腔镜器械、熟练手术操作、时刻警惕泌尿系统损伤、充分显露术野及谨慎操作对于避免泌尿系统损伤有重要意义。

膀胱损伤最常发生于有盆腔手术史或剖宫产史的女性中，手术相关粘连可使膀胱位置上移，损伤常在耻骨上套管针放置或从子宫下段下推膀胱时发生。若术者在手术中发现膀胱损伤，可使用可吸收缝线在腹腔镜下分 2 层连续缝合。修复后可使用稀释的亚甲基蓝溶液行膀胱灌注以检测膀胱的完整性。患者术后应留置福莱（Foley）导尿管减压并引流膀胱至少 10 天。拔除导尿管前可行逆行膀胱造影，确保膀胱愈合良好。术后发现的膀胱损伤多表现为泌尿生殖道瘘，瘘管形成多在术后 1 周左右，表现为阴道排出清亮尿液，若瘘口较小，导尿管膀胱充分引流多可自愈；如果非手术治疗无效，可在术后 3 个月后行手术修补。

输尿管损伤发生在 0.5%~1.5% 的开放性妇科手术中，腹腔镜子宫切除术的整体尿路损伤发生率约为 0.73%。随着技术的革新，腹腔镜的可视性得到了改善，但腹腔镜手术中视频屏幕的深度感知丧失和触觉反馈丧失可能是输尿管损伤的高危因素。预防输尿管损伤的最佳方式是在手术开始时识别输尿管，并在手术过程中始终关注其位置。在粘连复杂的情况下，可游离、解剖输尿管，以便在整个手术过程中明确输尿管的位置。对于术中损伤风险极高、术前明确压迫相关肾盂及水的患者，可在术前置入输尿管支架。术中的输尿管热损伤可能难以被发现，热损伤的症状和体征通常在术后 10~14 天才会出现。若术者术中能及时识别和修复损伤的输尿管，则患者预后佳，但延误诊断严重者可发生肾功能进行性恶化。根据输尿管损伤的位置和程度，可置入输尿管支架或同时行输尿管再植术。建议首先尝试经膀胱镜双侧输尿管支架置入，充分引流后瘘口可自愈，输尿管支架在术后 2~3 个月后取出。若输尿管支架置入失败或瘘口未愈合，可在术后 2~3 个月后行输尿管膀胱再植术，断端吻合术中应消除任何张力，修复 2~3 个月后可取出输尿管支架。

四、检查并识别术中损伤

术者在术毕可借助不同手段对可疑损伤进行检查，可通过移动 Foley 导尿管帮助识别膀胱边缘；将腹压降至 8 mmHg 或以下可能会显露潜在的微小出血点；必要时，术中行膀胱镜检查可直接显示输尿管的通畅情况，有助于诊断输尿管损伤；直视下进出剩余的套管针将减少腹壁血管损伤的可能；可疑直肠损伤时，在冲洗盆腔的同时压迫乙状结肠远端，通过 Foley 导尿管将空气注入直肠并观察是否有气体由直肠表面溢出可辅助辨别肠瘘。

五、术后并发症的预防

腹腔镜手术中未识别的损伤可能发生在术野外。因此，警惕患者相关术后体征或症状，及早发现并发症是绝对必要的。腹腔镜常见并发症的发生时间及相关表现如下：①血管损伤是最紧急和可能危及生命的并发症，常在麻醉后或术后 24 小时内被发现，严重时表现为异常或不稳定的生命体征及静脉血红蛋白进行性下降，还可表现为术中留置引流管持续性引流鲜红色浓稠液体。②膀胱损伤的表现也可在术后马上出现，可表现为尿量减少、腹胀及阴道残端持续渗漏。③输尿管损伤相关表现通常出现在术后 48~72 小时，可表现为发热、腰痛、腹膜炎及腹胀，也可能出现尿白细胞增多和血尿。亚甲蓝试验及计算机体层成像（CT）尿路造影可辅助诊断及鉴别尿瘘的位置。④肠道并发症可能在初次手术后几天到几周发生，患者可能出现明显症状，如发热、腹膜刺激征及血液感染指标上升，但也可能仅表现为轻微的不适或恶心。腹腔镜手术后患者若出现疼痛加剧或持续性疼痛，应警惕手术相关肠道创伤。

六、小　　结

近年来，腹腔镜手术在妇科领域取得了巨大进步，但相关风险及并发症仍持续存在。术者通过详细的术前评估和患者咨询、明确术中解剖、关注手术细节，可以更好地预测并发症，并采取措施减少、及时识别及处理并发症。

参考文献

[1] Adelman MR, Bardsley TR, Sharp HT. Urinary tract injuries in laparoscopic hysterectomy: a systematic review. JMIG, 2014, 21 (4): 558-566.

[2] Ahmad G, Oflynn H, Duffy JM, et al. Laparoscopic entry techniques. Cochrane Database Syst Rev, 2012, 15: 2.

[3] Bhoyrul S, Vierra MA, Nezhat CR, et al. Trocar injuries in laparoscopic surgery. J Am Coll Surg, 2001, 192 (6): 677-683.

[4] Brill AI. Electrosurgery: principles and practice to reduce risk and maximize efficacy. Obstet Gynecol Clin North Am, 2011, 38 (4): 687-702.

[5] 冷金花, 郎景和. 腹腔镜手术并发症的诊断与治疗. 中国现代手术学杂志, 2001, 5 (1): 69-72.

[6] Brosens I, Gordon A, Campo R, et al. Bowel injury in gynecologic laparoscopy. J Am Assoc Gynecol Laparosc, 2003, 10 (1): 9-13.

[7] Camran C, Nezhat F, Nezhat C, et al. Nezhat's video-assisted and robotic-assisted laparoscopy and hysteroscopy. 4th ed. New York: Cambridge University Press, 2013.

[8] 姚书忠, 姜红叶. 腹腔镜子宫手术的相关解剖、手术技巧及并发症防治. 实用妇产科杂志, 2010, 26 (5): 324-326.

[9] 邓雅珑, 黄荷凤, 刘欣梅, 等. 腹腔镜下全子宫切除术并发泌尿道损伤的相关因素分析. 中国计划生育和妇产科, 2020, 12 (2): 72-75.

[10] Jacobson MT, Osias J, Bizhang R, et al. The direct trocar technique: an alternative approach to abdominal entry for laparoscopy. JSLS, 2002, 6 (2): 169-174.

[11] Nezhat CH, Dun EC, Katz A, et al. Office visceral slide test compared with two perioperative tests for predicting periumbilical adhesions. Obstet Gynecol, 2014, 123 (5): 1049-1056.

[12] Sandadi S, Johannigman JA, Wong VL, et al. Recognition and management of major vessel injury during laparoscopy. J Minim Invasive Gynecol, 2010, 17 (6): 692-702.

[13] Swank HA, Mulder IM, la Chapelle CF, et al. Systematic review of trocar-site hernia. Br J Surg, 2012, 99 (3): 315-323.

[14] Won H, Maley P, Salim S, et al. Surgical and patient outcomes using mechanical bowel preparation before laparoscopic gynecologic surgery. Obstet Gynecol, 2013, 121 (3): 538-546.

第37章 性发育障碍的手术治疗

田秦杰
中国医学科学院 北京协和医学院 北京协和医院

性发育障碍（disorder of sex development，DSD），亦称性发育异常、性分化异常，是指一类性染色体、性腺或外生殖器表现不一致的先天性疾病。DSD 在新生儿中的发生率约为 0.5%。性分化发育过程受无数个位于性染色体和常染色体的不同基因通过不同机制调节，包括组织因子、性腺甾体、肽类激素、组织受体及表观遗传等，且可能受外界环境影响，其中任何一个过程和节点出现问题，均可导致不同的 DSD。

DSD 的临床表现多样，同一种疾病可以有不同的临床表现、不同种疾病可以有类似的临床表现、类似的临床表现可以有程度的差异且临床表现可以随患者的年龄增长发生改变，故其临床诊断和鉴别诊断难度很大。近年来，分子水平的基因检测为一些极罕见的疾病类型提供了精准的确诊依据和线索，为 DSD 的诊断提供了条件，明确了并发症风险，从而减少了性腺肿瘤的风险，为遗传咨询、计划生育、胚胎植入前诊断及产前诊断提供了依据和基础。

DSD 的治疗包括药物治疗和手术治疗。手术治疗主要包括必要的性腺切除手术和外生殖器整形手术。

一、性腺切除手术

性腺切除手术的目的是去除已发生肿瘤或有肿瘤发生风险或与选定的社会性别不相符的、影响外观的性腺（以睾丸、条索状性腺为主，偶尔需要切除卵巢）。

1. 手术指征 ①含有 Y 染色体或 Y 染色体片段，如 *SRY* 基因阳性，按女性生活的条索状性腺或睾丸；②真两性畸形中与社会性别不相符的性腺（睾丸或卵巢）；③位置异常和发育不全的睾丸容易发生肿瘤，一经诊断，应切除。

临床上，需要手术切除性腺的 DSD 类型较多。2006 年芝加哥共识建议将 DSD 分为性染色体 DSD、46,XY DSD 及 46,XX DSD（表37-1），其中大部分按女性生活的 46,XY DSD 患者（A 组、B 组和部分 C 组中的疾病）都需要进行性腺切除（真两性畸形中切除与社会性别不相符的性腺），部分患者需要做外生殖器整形手术。

表 37-1 性发育障碍的分类

性染色体 DSD	46,XY DSD	46,XX DSD
A：47,XXY（克氏综合征）	A：性腺（睾丸）发育异常 ①完全型或部分型性腺发育异常 ②真两性畸形 ③睾丸退化	A：性腺（卵巢）发育异常 ①性腺发育异常 ②真两性畸形 ③性反转
B：45,X（性腺发育不全，又称特纳综合征）	B：雄激素合成或作用异常 ①雄激素合成异常：LH 受体突变，甾体生成急性调节蛋白突变，胆固醇侧链裂解酶缺乏，3β-羟甾体脱氢酶缺乏，17α-羟化酶/17、20 裂解酶缺乏，P450 氧化还原酶缺乏，17β-羟甾体脱氢酶缺乏，5α-还原酶 2 缺乏 ②雄激素作用异常：雄激素不敏感综合征、药物和环境影响	B：雄激素过多 ①来自胎儿：3β-羟甾体脱氢酶Ⅱ缺乏、21-羟化酶缺乏、P450 氧化还原酶缺乏、11-羟化酶缺乏、糖皮质激素受体突变 ②来自胎儿和胎盘：芳香化酶缺乏、P450 氧化还原酶缺乏 ③来自母亲：母亲男性化肿瘤、母亲妊娠期使用雄激素
C：45,X/46,XY（混合性性腺发育不全）	C：其他特殊综合征 ①综合征相关的男性生殖器发育异常（如泄殖腔异常） ②米勒管永存综合征 ③睾丸消失综合征 ④单独的尿道下裂 ⑤先天性低促性腺激素性性腺功能低下 ⑥隐睾 ⑦环境影响	C：其他 ①综合征相关的异常（如泄殖腔异常） ②米勒管发育不全 ③子宫畸形 ④阴道闭锁 ⑤阴唇粘连
D：46,XX/46,XY（嵌合体）	-	-

注：LH. 黄体生成素；DSD. 性发育障碍；-. 本项无内容

2. 肿瘤的发生与类型 2017 年，有研究报道了 292 例含 Y 染色体或 *SRY* 基因阳性 DSD 患者的性腺肿瘤发生情况。其结果显示，总的肿瘤发生率为 15.41%（45/292），恶变率为 51.11%（23/45）；在肿瘤类型中，以性腺母细胞瘤最常见，其是一种良性肿瘤，而恶性肿瘤以精原细胞瘤最常见，其他可见的恶性肿瘤有支持细胞瘤、无性细胞瘤、卵黄囊瘤及绒毛膜癌，提示了含 Y 染色体或 *SRY* 基因阳性的 DSD 患者手术切除性腺的重要性和必要性。在 292 例患者中，最常见的 DSD 类型为雄激素受体异常的雄激素不敏感综合征，占总数的 38.7%（113/292）；肿瘤发生率最高的 DSD 类型是 46,XY 单纯性腺发育不全，达 23.33%（21/90），恶变率也最高，达 61.9%（13/21）；XO/XY 性腺发育不全的肿瘤发生率虽然不如 46,XY 单纯性腺发育不全，为 8.47%（5/59），但恶变率类似，达 60%（3/5）（表 37-2）。

值得注意的是，通常情况下，性腺发育不全患者是没有 Y 染色体的，性腺为不发育的卵巢，不需要手术切除或探查，也不需要常规筛查 Y 染色体成分（考虑效价比）。但如果临床发现性腺发育不全患者出现逐渐长大的盆腔包块，应怀疑肿瘤。北京协和医院曾发现此类患者 3 例，反复查染色体均为 45,X，但 *SRY* 基因阳性，手术切除包块，2 例发现性腺肿瘤且均为恶性。此外，随着细胞遗传学显带技术的进展，研究者们发现了一些新的、结构异常、大小一般小于或等于 20 号染色体且仅用传统的细胞遗传学显带技术不能明确来源和特征的染色体，被称为额外小标记染色体（small supernumerary marker chromosome，sSMC）。在染色体核型分析报告中，sSMC 显示为+mar。sSMC 可出现于正常核型、数目异常核型（如性腺发育不全和唐氏综合征）及结构异常核型（如罗伯逊易位和环状染色体）中。北京协和医院的资料显示，13 例性腺发育不全患者的染色体检查见 45,X/46,XX +mar；其中 11 例（84.62%）患者进行了 SRY 基因检测，SRY 基因阳性 10 例（90.91%），SRY 基因阴性 1 例（9.09%）；性腺发育不全患者中，sSMC 阳性的检出率为 5.33%，sSMC 阳性的性腺发育不全患者检测发现 SRY 基因阳性的概率达 76.92%，且该类患者性腺肿瘤的发生风险明显增高。因此，推荐 sSMC 阳性患者常规行 SRY 基因检测；SRY 基因阳性患者尽早行双侧性腺切除术，以预防肿瘤发生。

表 37-2　含 Y 染色体或 SRY 基因阳性的性腺肿瘤发生率

DSD 类型	病例数 (n)	比例	性腺母细胞瘤 (n)	支持细胞瘤 (n)	无性细胞瘤 (n)	精原细胞瘤 (n)	卵黄囊瘤 (n)	绒毛膜癌 (n)	肿瘤发生率	恶变率
雄激素不敏感综合征	113	38.70% (113/292)	4	7	–	4	–	–	13.27% (15/113)	26.67% (4/15)
完全型	79	27.05% (79/292)	2	6	–	4	–	–	15.19% (12/79)	30.0% (4/12)
部分型	34	11.65% (34/292)	2	1	–	–	–	–	8.82% (3/34)	0% (0/3)
单纯性腺发育不全	90	30.82% (90/292)	8	0	6	5	1	–	23.33% (21/90)	61.9% (13/21)
XO/XY 性腺发育不全	59	20.21% (59/292)	2	–	–	3	–	–	8.47% (5/59)	60.0% (3/5)
17-羟化酶缺乏	22	7.53% (22/292)	–	1	1	–	–	–	9.09% (2/22)	50.0% (1/2)
睾丸退化	5	1.71% (5/292)	–	–	–	–	–	–	–	–
性腺发育不全，SRY 基因阳性	3	1.03% (3/292)	–	–	1	–	1	–	66.67% (2/3)	100% (2/2)
合计	292	–	14	8	8	12	2	1	15.41% (45/292)	51.11% (23/45)

注：DSD. 性发育障碍；-. 本项无数据

真两性畸形，又称卵睾型 DSD，是指一个人体内具有卵巢和睾丸 2 种性腺组织，且均有一定程度的功能。真两性畸形患者多因外生殖器外观异常就诊。真两性畸形患者的外生殖器形态很不一致，有时不易分辨男女。绝大多数真两性畸形患者会出现阴蒂增大或小阴茎，73% 因外阴有不同程度的阴茎发育而按男性抚养，27% 按女性抚养。外生殖器可为发育不良的男性，有尿道下裂，单侧有阴囊和性腺。如果胎儿在胚胎期雄激素不足，出生时阴茎和阴囊发育不明显，则常作为女性生活，长大后常因阴蒂向阴茎发育而就诊。约 2/3 的真两性畸形患者成年后乳房发育，有一部分患者能月经来潮，亦有男性按月出现尿血。

真两性畸形的治疗需要多学科协作，包括妇科、泌尿外科、整形外科、内分泌科及心理科等。真两性畸形患者的手术决策较复杂，保留生育功能的情况较少见，部分原因是男性和女性内生殖器靠得很近，致使难以分离管性结构。手术通过切除与社会性别相反的性腺而保留与社会性别相同的性腺、保持外生殖器与社会性别一致的外观，从而减少性腺出现肿瘤的风险。

真两性畸形患者的卵睾或隐睾恶变率为 2.6%~4.5%，且随着年龄增长，风险会进一步增加，故积极切除卵睾或隐睾尤为重要。46,XX 的肿瘤发生率为 4%，46,XY 的肿瘤发生率为 10%。

真两性畸形的处理根据患者诊断时的年龄和对内、外生殖器功能的评估而定，患者在婴儿期尚未建立性别、个性时，可以按男性或女性性别进行选择。对于年龄较大的患者，主要考虑性别定势，通常按抚养的社会性别生活。真两性畸形患者应切除与社会性别不一致的性腺和发育不全的性腺组织（常见发育不良的睾丸），并行外生殖器整形手术。多数真两性畸形患者存在不孕/不育，但已有报道按女性抚育的真两性畸形患者能实现妊娠。

如果真两性畸形患者有发育完好的阴茎结构且缺乏子宫或子宫退化，可按男性生活。社会性别为男性的真两性畸形患者应切除卵巢，同时切除子宫和输卵管，无须切除全部阴道，保留正常的睾丸组织，若睾丸部分位于腹腔或腹股沟，应将睾丸固定至阴囊内并行男性化生殖器成形术。若社会性别为男性的真两性畸形患者睾丸异常，应切除。若社会性别为男性的真两性畸形患者为卵睾，在切除卵巢组织时，应包括少量睾丸组织，以明确诊断。

对于 46,XX/46,XY 嵌合体和 46,XY 的真两性畸形患者，尤其是一侧为睾丸、一侧为卵巢，且阴茎足够大时，应慎重考虑是否保留组织学上看起来正常的睾丸而让其按男性生活，因为腹腔或腹股沟管内的睾丸恶变风险可能增加。真两性畸形患者睾丸或卵睾的睾丸成分通常是发育不良的，发生肿瘤的风险增加。据统计，46,XX 真两性畸形患者睾丸组织的性腺母细胞瘤和（或）无性细胞瘤的患病率为 3%~4%。因此，建议按男性生活的 46,XX 真两性畸形患者去除发育不良的睾丸或睾丸组织，在青春期植入人工睾丸，并行雄激素替代治疗。

国外有研究显示，在 86 例真两性畸形患者中，77% 的卵巢组织学检查是正常的，23% 有异常（主要是始基卵泡减少），50% 显示有排卵；而大多数患者睾丸的组织学检查是异常的，仅 8.3% 有接近正常的组织，但看不到精原细胞和生精现象；在年龄 15 岁以上患者的睾丸中，15% 有曲细精管硬化现象，1/3 患者有睾丸间质细胞增生，还常见曲细精管内有大量支持细胞，是幼稚睾丸的征象。

综上所述，除非 46,XX 真两性畸形患者有发育完好的阴茎结构且缺乏子宫或有一个退化的子宫，否则按女性生活更合适。因为卵巢组织通常是有功能的，还有成功妊娠的病例，且外生殖器的手术重建可以取得满意的功能效果。社会性别为女性的真两性畸形患者应切除全部睾丸组织，保留正常的卵巢组织。对于发育不正常的子宫，应考虑修补；对于不能矫正的或与阴道没有相通的、发育不好的子宫，应切除。

切除睾丸后，社会性别为女性的真两性畸形患者应行保留血管神经的阴蒂整形术、外阴整形术及阴道整形术。外生殖器手术对患者有重要的生理和心理影响，应充分重视。真两性畸形患者的外生殖器应根据社会性别考虑适时矫形，以便患者能结婚或生育。

3. 手术的注意事项

（1）手术时机：取决于疾病的种类，包括病因的确定、患者社会性别的选择、疾病对患者外观的现有影响和未来影响及每种 DSD 的肿瘤风险。按女性生活的真两性畸形患者如果有可能出现男性化表现或肿瘤发生率高，则诊断后应尽快行手术切除男性性腺；如果有助于女性化的发展和外观、性腺肿瘤发生率不高且有随诊条件，可以定期复查，等到青春期发育完全后再切除男性性腺。例如，完全型雄激素不敏感综合征患者没有男性化表现且肿瘤发生率不高，睾丸产生的雄激素转化来的雌激素可促进青春期的乳房发育，那么可以等到乳房发育后再切除睾丸，但此类患者应有密切随诊的条件。性腺在腹腔内的类型相对于性腺在腹股沟或大阴唇内的类型，肿瘤发生率较高，且不易观察到性腺肿瘤的发生，应慎重选择手术时机。

（2）手术入路：诊断明确后，术者应根据患者性腺的部位和自己的手术经验选择经腹（开腹、腹腔镜）或经外阴路径，目前临床很少采用开腹途径或经腹股沟双侧切口，大多数位于腹股沟或盆腔内的性腺可以经腹腔镜切除；对于可以将性腺推到大阴唇内的患者，可以经外阴大阴唇皮肤黏膜交界处切开，切除睾丸，更加美观。

（3）手术技巧：切除性腺的关键是术前明确诊断，即"该不该切"。术者在术中要认识正常的睾丸、发育不良的睾丸及条索状性腺；要能找得到异位的睾丸，包括将"藏"在腹股沟内的睾丸"扯"出来并切除，预防术中出血或睾丸遗留、找不到。术者需要不断地学习、总结。

二、外生殖器整形手术

外生殖器性别模糊（ambiguous genitalia，AG）是 DSD 患者最常见的主诉。2001 年，北京协和医院的资料显示，出现 AG 的 DSD 患者约占 DSD 患者总数的 23.3%，是诊治 DSD 的重要线索和需要解决的问题。

1. 外生殖器的正常分化　男性外生殖器和前列腺的分化发育依赖于在局部将睾酮经 5α-还原酶 2 转化为双氢睾酮（dihydrotestosterone，DHT）。在 DHT 的作用下，生殖结节增大形成阴茎头，男性的尿生殖褶在中线完全融合形成尿道海绵体部和海绵体，唇囊肿增大融合为阴囊，泌尿生殖窦分化为前列腺。当雄激素作用不足时，外生殖器将仅出现部分男性化表现，如小阴茎、尿道下裂及阴囊部分融合等，个别患者可有阴道盲端，从而导致 AG。DHT 在胎儿发育 70 天时起作用，使尿生殖褶融合而关闭为中缝，74 天时尿生殖沟已完全闭合；在 120~140 天（母亲妊娠 18~20 周）时，胎儿外生殖器的分化已全部完成（图 37-1）。

女性内、外生殖器的发育不需要卵巢或其他激素。没有 DHT 的影响，胎儿的外生殖器将发育为女性，生殖结节稍增大形成阴蒂，尿生殖褶发育为小阴唇，唇囊肿发育为大阴唇。泌尿生殖窦形成阴道下段，与上段相通。若胎儿的性腺为卵巢或条索样性腺，无论性染色体是什么，出生时外生殖器均为女性。若女性胎儿在母亲妊娠 10~12 周前受内源性或外源性雄激素增高影响，外阴将发生不同程度的男性化表现，如男性阴茎、尿道下裂、阴囊部分融合等。母亲妊娠 20 周后胎儿的外生殖器已完成分化，若再受增高的雄激素影响，将仅表现为阴蒂增大。

2. AG 的临床表现　AG 可表现为女性患者阴蒂增大、小阴茎、尿道下裂、阴唇融合、会阴体高或会阴融合、尿道与阴道开于一口、大阴唇部分融合或内有包块（性腺），男性患者小阴茎、尿道下裂、阴囊分裂及阴囊内空虚（无性腺）等。Prader 将不同程度的女性外生殖器男性化分为 Ⅰ~Ⅴ 型（图 37-2）。

（1）Ⅰ型：阴蒂稍大，阴道与尿道口正常。

（2）Ⅱ型：阴蒂较大，阴道口呈漏斗形，但阴道与尿道口仍分开。

（3）Ⅲ型：阴蒂显著增大，阴道与尿道开口于一个共同的尿生殖窦。

（4）Ⅳ型：阴蒂显著增大似男性阴茎，阴茎基底部为尿生殖窦，类似尿道下裂，生殖隆起部分融合。

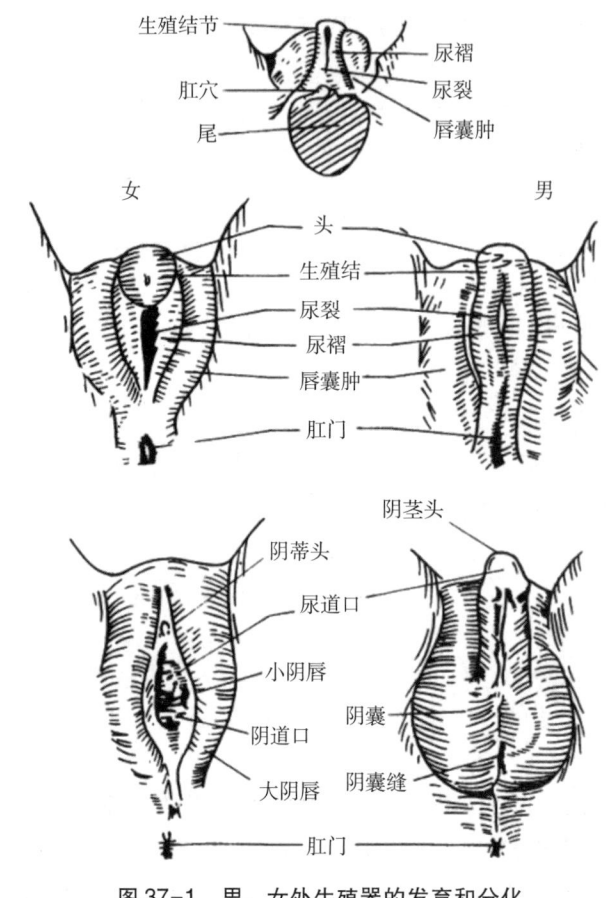

图 37-1 男、女外生殖器的发育和分化

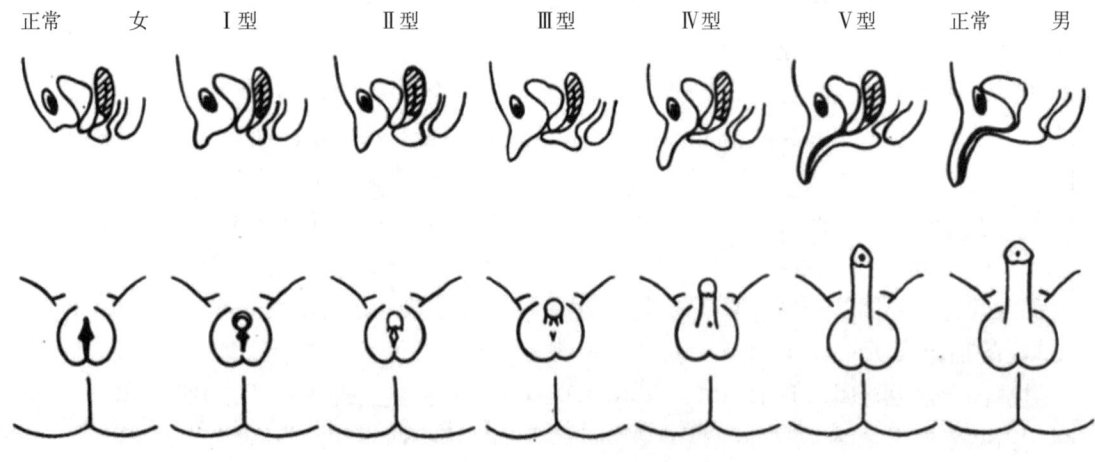

图 37-2 Prader 女性外生殖器男性化的分型

(5) Ⅴ型：阴蒂似男性阴茎，尿道口在阴茎头部，生殖隆起完全融合，此型常被误认为是有隐睾和尿道下裂的男性。

3. AG 的病因 可将 AG 的先天性原因分为三大类，即雄激素分泌过多、雄激素分泌不足及性腺分化异常（表37-3）。其中，先天性肾上腺皮质增生、部分型雄激素不敏感综合征及真两性畸形最常见。近年来，研究者们发现的 AG 罕见病因包括部分型 17α-羟化酶缺乏和部分型 46,XY 性腺发育不全。随着分子生物学研究进展和现代基因学检测手段进展，未来会有更多的新病因被发现。

表37-3 外生殖器性别模糊中性发育障碍的分类

雄激素分泌过多
先天性肾上腺皮质增生
妊娠早期外源性雄激素过多
雄激素分泌不足
部分型雄激素不敏感综合征
睾丸退化
部分型 17α-羟化酶缺乏
部分型 46,XY 性腺发育不全
性腺分化异常
真两性畸形
45,X/46,XY 性腺发育不全

雄激素分泌过多是相对于染色体为 46,XX 的"女性"而言的，而雄激素分泌不足是相对于染色体为 46,XY 的"男性"而言的，第 3 类则无法简单按"男""女"分类，包括真两性畸形和 45,X/46,XY 性腺发育不全。真两性畸形患者的大多数染色体为 46,XX，但也有 46,XY 或各种嵌合体，一个人体内同时有睾丸和卵巢，且都有功能；而 45,X/46,XY 性腺发育不全患者除染色体一样外，性腺可以有各种形态，包括发育不全的睾丸、发育不全的卵巢或条索状性腺，不应简单与"男""女"比较而单归为性腺分化异常。

4. 外生殖器整形手术的类型

（1）会阴切开成形术（后联合切开术）：对于有阴道而外阴体高或小阴唇融合的患者，如果月经初潮后经血流出不畅、性生活困难或无法性生活，建议行会阴切开成形术。该术式一般在患者工作后或有性生活前进行，不宜过早进行，因为患者年龄小或不能配合，术后容易再次粘连，导致以后手术困难。

操作：选择会阴体正中切口，下至阴道口下缘，纵向切开，完全暴露阴道外口，横向用 4-0 可吸收缝线间断缝合，术后无须拆线（图 37-3）。术中应预防尿道损伤，外阴切开后应预防再次粘连。

（2）保留血管神经的阴蒂整形术：阴蒂位于两侧小阴唇之间的顶端，是两侧大阴唇的上端会合点。其是一个圆柱状的小器官，被阴蒂包皮包绕，长 1.5~3.5 cm，末端为一个圆头，其尖端膨大，被称为阴蒂头（宽 0.3~0.4 cm、长 0.4~0.5 cm）。其表面皮肤内端与一束薄的勃起组织相连，勃起组织是一种海绵体组织（由 2 个能勃起的阴蒂海绵体组成，分头、体、脚三部分，相当于男性阴茎的海绵体），内有丰富的静脉丛和神经末梢，故感觉敏锐、受伤后易出血。阴蒂是性敏感器官，对达到和维持满意的性欲望、性高潮具有重要作用，故现已摒弃既往简单的阴蒂切除术（图 37-4），而改为保留血管神经的阴蒂整形术（图 37-5）。女性外生殖器整形手术步骤见图 37-6。单纯的阴蒂

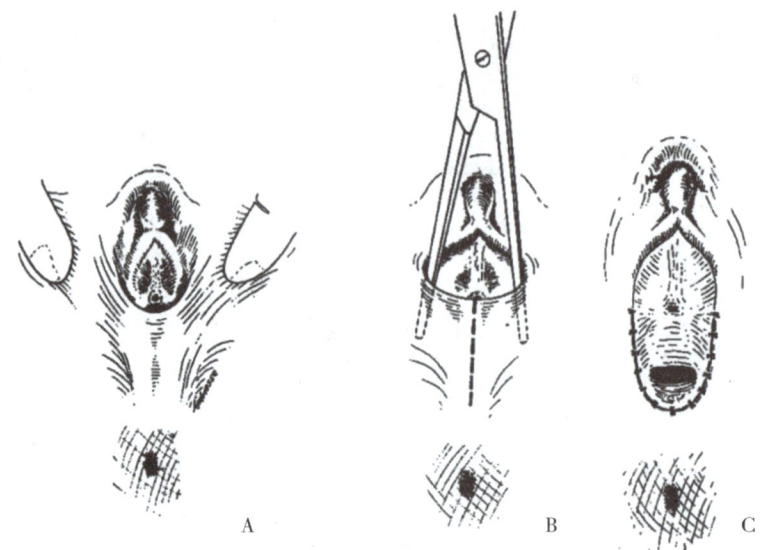

图 37-3　会阴切开成形术

注：A. 小阴唇融合，遮蔽了阴道口的后半部分；B. 选择会阴体正中切口，下至阴道口下缘，纵向切开，完全显露阴道外口；C. 横向用 4-0 可吸收缝线间断缝合，术后无须拆线

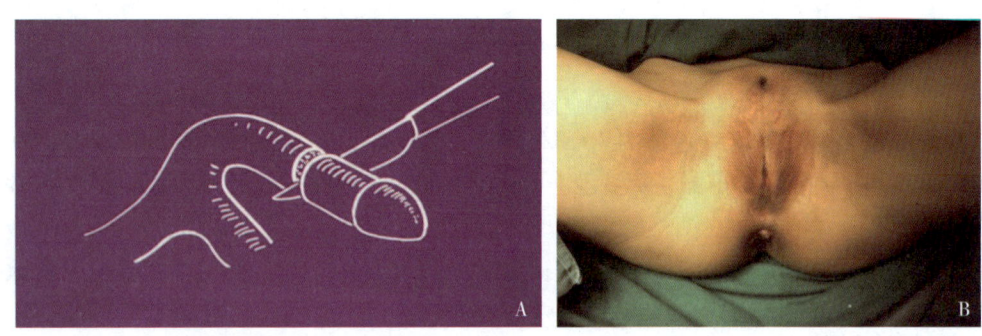

图 37-4　既往简单的阴蒂切除术

注：A. 阴蒂切除示意图；B. 阴蒂切除术后，阴蒂无，阴道口前方见较长瘢痕组织，外观不自然

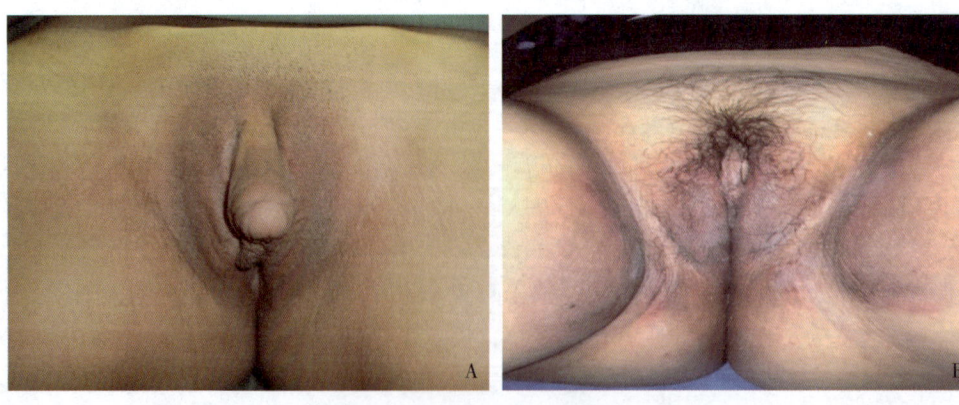

图 37-5　保留血管神经的阴蒂整形术

注：A. 整形术前阴蒂肥大（术前Ⅲ型）；B. 整形术后 3 个月，外阴与正常女性相似（术前Ⅳ型）；C. 保留血管神经的阴蒂整形术示意图

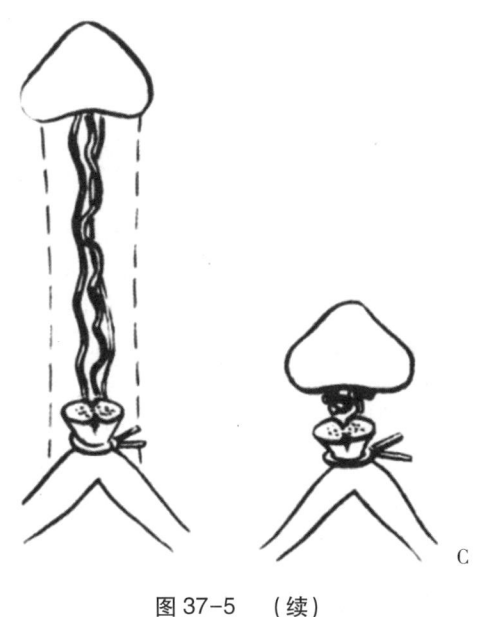

图 37-5 （续）

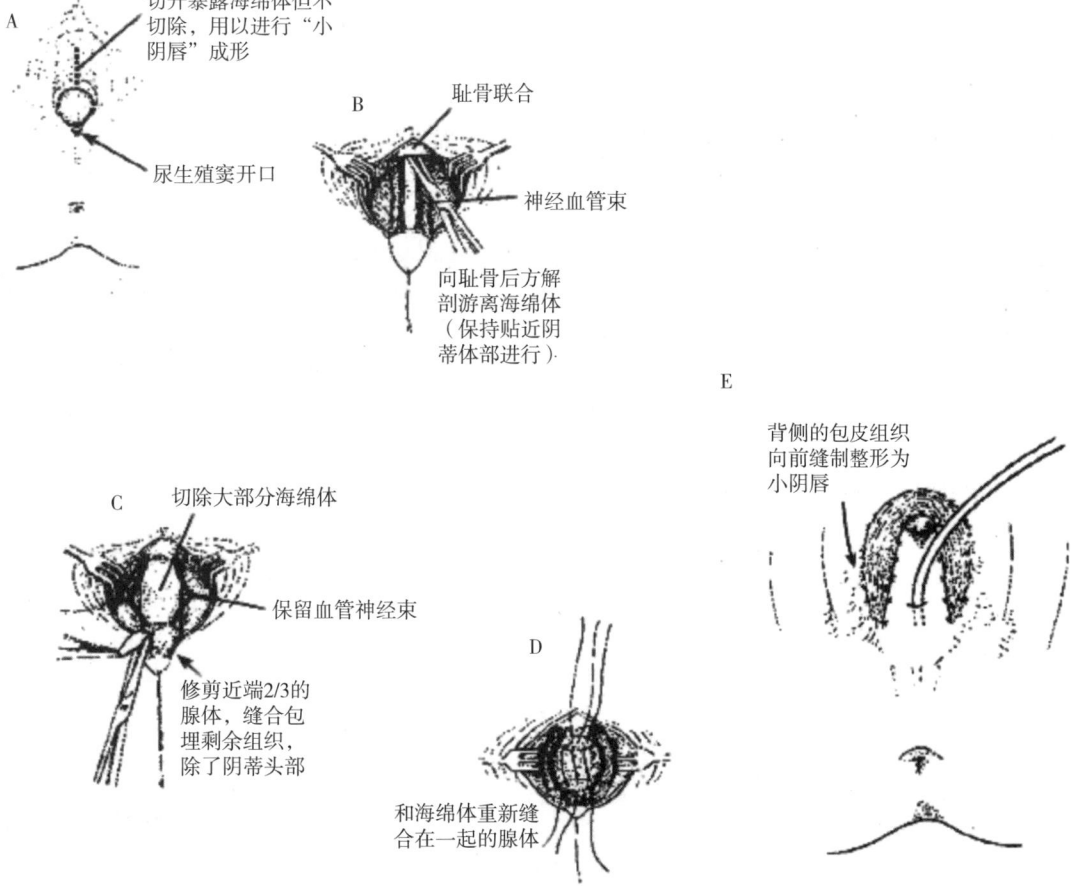

图 37-6 女性外生殖器整形手术步骤示意图

整形可在患者的儿童期进行，早手术可使患者的心理创伤较小，但患者在儿童期术后恢复、配合比较困难，且过早手术危险性大，可以在其"懂事"后安排手术，但通常患者在青春期后才就诊。先天性肾上腺皮质增生患者手术时需要加大皮质激素的用量，将雄激素控制满意后再手术，术后长期用药将雄激素控制在正常女性水平。

参考文献

[1] 田秦杰，葛秦生. 实用女性生殖内分泌学. 2版. 北京：人民卫生出版社，2018.

[2] 田秦杰. 性发育异常——田秦杰2020观点. 北京：科学技术文献出版社，2020.

[3] 张抒扬，赵玉沛. 罕见病学. 北京：人民卫生出版社，2020.

[4] 田秦杰，何方方，邓成艳，等. 外生殖器性别不清的鉴别诊断与处理. 生殖医学杂志，2001，10（4）：195-200.

[5] 罗敏，蒋宇林，田秦杰，等. 雄激素不敏感综合征遗传学咨询和产前诊断的初步研究：附3个家系报告. 中华妇产科杂志，2021，56（4）：251-256.

[6] 邓姗，田秦杰. 性发育异常的诊治要点及现状. 中国计划生育和妇产科，2020，12（3）：23-30.

[7] 田秦杰，罗敏. 女性外生殖器畸形的诊治. 中国实用妇科与产科杂志，2018，34（4）：392-396.

[8] Huang H, Wang CQ, Tian QJ. Gonadal tumour risk in 292 phenotypic female patients with disorders of sex development containing Y chromosome or Y-derived sequence. Clin Endocrinol (Oxf), 2017, 86 (4): 621-627.

[9] Chen J, Guo M, Tian QJ, et al. Clinical characteristics and management of Turner patients with a small supernumerary marker chromosome. Gynecol Endocrine, 2021, 37 (8) 730-734.

[10] Zhang DD, Yao FX, Tian QJ, et al. Clinical characteristics and molecular genetics of complete androgen insensitivity syndrome patients: a series study of 30 cases from a Chinese tertiary medical center. Fertility and Sterility, 2021, 115 (5): 1270-1279.

[11] Lee Pa, Nordenstrom A, Houk Cp, et al. Global disorders of sex development update since 2006: perceptions, approach and care. Horm Res Paediatr, 2016, 85 (3): 158-180.

[12] Slowikowska-Hilczer J, Hirschberg Al, Grintenhclaahsen V, et al. Fertility outcome and information on fertility issues in individuals with different forms of disorders of sex development: findings from the dsd-LIFE study. FertilSteril, 2017, 108 (5): 822-831.

[13] Berglund A, Johannsen Th, Stochholm K, et al. Incidence, prevalence, diagnostic delay, and clinical presentation of female 46, XY disorders of sex development. J Clin Endocrinol Metab, 2016, 101: 4532-4540.

[14] Delot EC, Papp JC, Workgroup DTG, et al. Genetics of disorders of sex development: the DSD-TRN experience. Endocrinol Metab Clin North Am, 2017, 46 (2): 519-537.

第38章 宫腔镜并发症——防重于治，预防在先

陈 蓉[1]　卫 莹[2]
中国医学科学院　北京协和医学院　北京协和医院[1]
中国科学技术大学附属第一医院（安徽省立医院）[2]

宫腔镜以其经自然腔道施术、在诊断和治疗宫腔疾病的同时能保留子宫和生育功能成为宫腔疾病的首选诊疗方法，是妇科医师必须掌握的基本技能。但宫腔镜手术由于具有需要能量设备、膨宫介质、宫内压力，以及手术空间狭小、不能缝合等特点，使其并发症不同于传统手术。

2项大规模多中心研究分别纳入13 600例宫腔镜诊断及治疗患者和21 676例宫腔镜治疗患者，总并发症发生率分别为0.28%和0.22%。在此基础上，Kayatas等发现5474例宫腔镜手术患者的并发症发生率为0.27%。我国的数据库统计，宫腔镜并发症的总发生率为0.64%；围手术期并发症主要为子宫穿孔、液体超负荷、空气栓塞及出血等；远期并发症包括宫腔粘连、胎盘植入及子宫破裂等。宫腔镜并发症的总发生率虽不高，但仍有致死风险。

作为术者，除了要熟练掌握宫腔镜并发症的诊治，更重要的是准确评估和有效预防，方能最大化地降低宫腔镜并发症的发生率。

一、进行宫颈预处理，减少子宫获得性损伤

宫颈是实施宫腔镜手术和其他宫腔手术操作的必经之路。宫颈组织中85%~90%为质地坚韧的纤维结缔组织，维持非妊娠期宫颈管呈闭合状态，虽然可抵御外界微生物的入侵，却也给宫腔镜手术带来困难，尤其是未生育、有宫颈手术史、子宫极度前屈或后屈及绝经后宫颈萎缩患者。宫腔镜手术中近50%的并发症（如宫颈撕裂伤、假道形成、子宫穿孔甚至大出血等）与宫颈未能充分扩张相关。

1. 子宫壁假道　在宫腔镜手术过程中，"正确的通道"为镜体经宫颈管进入子宫腔，有时通过"正确的通道"困难，可能会导致在宫颈或子宫壁中"挖隧道"或强行产生一个通道，此为子宫壁假道。

宫腔镜手术最常见的并发症是子宫穿孔，其先兆往往是子宫壁假道。既往临床对子宫壁假道的强调不够，事实上，子宫壁假道的发生率与子宫穿孔的发生率相当，故在预防子宫穿孔之初，应先避免子宫壁假道的发生。

任何宫颈管堵塞的情况都可导致子宫壁假道。错误置入镜体或扩宫棒，特别是在术者缺乏经验并通过暴力手段来克服阻力时，可能导致子宫壁假道。其可能发生在宫腔手术中，如在置入电切镜前强行扩张宫颈。同时，重度宫腔粘连手术也是造成子宫壁假道的高危因素。如果术者未识别子宫壁假道而继续置入镜体，可能导致子宫穿孔及相关并发症；同时，子宫壁假道多位于子宫肌层内，打开的血管通道增加了膨宫液的吸收，进而导致体液稀释和严重的并发症。

识别子宫壁假道的主要线索是宫腔外观异常。如果术者在操作时接近测量深度但看不到宫腔且输卵管开口不可视，应考虑进入了子宫壁假道。术者应缓慢撤出宫腔镜，识别宫颈管内口，评估新形成的子宫壁假道。一旦"正确的通道"被识别，便使通过引导到达宫腔成为可能。如果在重度粘连的治疗过程中产生子宫壁假道，可通过超声辅助引导。无症状的陈旧子宫壁假道可不处理，对于及时发现的新鲜子宫壁假道，可用球囊压迫正常宫腔治疗，并根据术中情况适时终止手术。

2. 子宫穿孔 其是宫腔镜手术发生率（0.12%~1.61%）最高的并发症，高危因素包括盲目置入器械、宫颈狭窄、宫颈解剖异常（如子宫肌瘤、先天性畸形、宫腔粘连、宫颈肌层变薄）及子宫位置异常（极度前倾或后屈）。子宫穿孔的发生率因手术类型不同而不同。Frank 等对 13 600 例宫腔镜手术发生的 38 例并发症进行分析，其中 33 例为子宫穿孔。其结果显示，子宫腔粘连分离术的子宫穿孔发生率为子宫内膜息肉切除术的 12 倍，子宫肌瘤切除术和子宫内膜去除术的子宫穿孔发生率是子宫内膜息肉切除术的 5~6 倍。

子宫穿孔分为 2 类：①"冷"器械穿孔，如探针、扩宫棒、宫腔镜镜体、活检钳及剪刀造成的子宫穿孔；②"热"器械或热电极造成的子宫穿孔。当膨宫液突发流速增快但膨宫效果差、宫腔塌陷、术野显示不清时，需要警惕子宫穿孔。若镜下可见子宫壁破口，甚至可窥见大网膜、肠管等结构，应立即停止手术，取出器械，密切观察患者的生命体征和症状，针对穿孔的类型、部位及是否合并周围器官损伤进行综合评估。

大多数子宫穿孔若及时发现、处理得当，可避免产生严重后果。若为"冷"器械造成的穿孔，观察无明显腹痛、出血等症状后可予以缩宫素和预防性抗感染治疗；如果进入盆腹腔的灌注液太多，可经后穹隆穿刺抽出。若为"热"器械穿孔，考虑合并盆腔内器官或血管损伤时，应立即行腹腔镜探查，尤其是峡部穿孔，因邻近血管，需要警惕迟发性腹膜后血肿，必要时中转开腹探查，修补损伤的器官和血管，同时对穿孔处予以缝合、止血。

3. 宫颈预处理 其是指通过药物或机械方法对非妊娠状态的宫颈进行干预，使其组织结构发生改变、松弛软化、易于扩张，达到使手术器械无阻力进出宫腔和减少手术并发症的目的。

宫颈预处理使用的药物包括前列腺素衍生物、非罂粟碱类平滑肌解痉药及性激素：①临床常用的前列腺素衍生物为卡前列甲酯，作用迅速，不良反应（如恶心、呕吐、腹泻等）轻微，通常无须特殊处理，可于术前 1~2 小时经阴道后穹隆或直肠用药 1 mg。而米索前列醇至少需要提前 3 小时用药才能达到理想的宫颈软化、扩张效果，且不良反应在用药后 4~6 小时持续存在。除此以外，卡前列甲酯能使子宫平滑肌细胞兴奋性增强、促进子宫收缩、减少术中出血。需要注意的是，青光眼、哮喘、高血压等心、肝、肾功能不全者为该类药物的禁忌。②非罂粟碱类平滑肌解痉药以间苯三酚注射液为代表，属于亲肌性、非阿托品平滑肌解痉药，选择性直接作用于泌尿生殖道和胃肠道平滑肌，可使子宫颈组织软化、松弛，其特点是起效快，可在术中给药，或作为补充用药。③对于绝经期生殖器官萎缩严重的患者，雌激素可改善长期缺乏雌激素的阴道环境和宫颈的坚韧状态，阴道局部用药较口服用药更安全，软化宫颈的效果更好。推荐阴道局部用药，连续 2 周。

机械预处理是通过物理方法促使宫颈软化，实现宫颈顺利扩张并保障手术实施的目的。对于无性生活史、严重宫颈萎缩的绝经期患者，不建议使用机械预处理。临床常用亲水性宫颈扩张棒（包括天然海藻棒和人造聚乙烯乙醇螯合海绵棒等）进行机械预处理，其依靠吸收子宫颈分泌物中的水分使自身膨胀，刺激改变宫颈管的理化性能，使宫颈软化。其放置时间越长，宫颈软化效果越好。部分基层医院使用导尿管自制简易的宫颈扩张棒，通过机械性挤压扩张宫颈，但失败率高、宫颈软化效果差。

综上所述，实施宫颈预处理对于减少宫腔镜手术的并发症、保障手术安全至关重要。

二、管理膨宫介质，预防液体超负荷

宫腔镜手术时需要膨宫介质膨宫，形成可视空间，完成手术操作。据报道，液体超负荷（即膨宫介质灌流液过量吸收）的发生率约为0.2%，可导致严重并发症，包括肺水肿、神经系统并发症乃至死亡。

1. 管理膨宫介质 首先需要充分了解膨宫液的种类和特点。常用的宫腔镜膨宫介质主要分为两大类：①低黏度液体介质非电解质溶液，用于单极系统，可兼容射频能量。临床常用5%甘露醇，其为等渗液，具有利尿和脱水作用，术后可引起低血压，且对肾小管有一定的损伤作用。1.5%甘氨酸为低渗溶液，大量吸收可导致低渗性低钠血症，以及肺水肿等严重并发症，甘氨酸代谢成氨可造成脑病和视力变化，慢性肝炎或肝硬化患者不宜使用。5%葡萄糖为等渗溶液，过量进入可引起血糖升高，同时易与宫腔内出血混合使术野模糊。②低黏度液体介质含电解质溶液，临床常用0.9%氯化钠溶液，其是使用双极电外科手术时唯一的膨宫介质，同时也可用于宫腔镜检查和"冷"器械的宫腔镜手术中。低钠血症和血浆低渗透压的风险虽然降低，但仍可能发生肺水肿和充血性心力衰竭。

无基础疾病的年轻患者使用低渗灌流液时最大的液体吸收阈值为1000 ml，等渗溶液的阈值为2500 ml。对于老年、有合并症、心血管或肾受损的患者，需要降低最大液体吸收量的阈值，严格限制液体出入量。有研究表明，绝经前女性因轻微的低钠血症发生神经症状较绝经后女性更常见，原因可能为性激素抑制脑细胞的Na-K-ATP酶。参照宫腔镜手术中膨宫介质的相关管理指南，吸收500 ml低渗灌流液即可在计算机体层成像（CT）上见脑水肿；当低渗灌流液的吸收阈值达750 ml、等渗电解质溶液的吸收阈值达2000 ml时，应考虑结束手术。

灌流液的吸收量受膨宫压力、手术时间、子宫肌层切除的深度及肌窦开放的数量影响：①当膨宫压力<80 mmHg时，灌流液吸收不明显；当压力增至100 mmHg时，10分钟内灌流液的吸收量可达150~200 ml；压力进一步增至110 mmHg时，10分钟内灌流液的吸收量可达600~800 ml。因此，膨宫压力的设定应低于人体的平均动脉压，适宜的膨宫压力为80~100 mmHg。②手术时间的延长必然会增加灌流液的吸收量。有研究表明，低钠血症往往发生在手术时间超过1小时后，故应尽量限制手术时间在1小时内。③子宫肌层深层较浅层血管少，但横截面积大，肌层损伤越大，膨宫液的吸收量就越多。④肌窦开放的数量同样与膨宫液的吸收量呈正相关。

液体超负荷的处理包括：①停止手术，评估血流动力学及神经、呼吸和心血管系统的状况；②检测血清电解质和渗透压；③及时使用利尿药，纠正低钠血症。如果使用0.9%氯化钠溶液作为膨宫介质，则主要监测血钾浓度。

2. 预防液体超负荷 应从术前评估开始。对于那些预计需要更长手术时间或涉及切至肌层的手术，如Ⅰ型或Ⅱ型子宫肌瘤的手术，应预防液体超负荷。绝经前女性可提前行促性腺激素释放激素激动剂预处理，以减少全身吸收膨宫介质的程度和低钠血症性低渗性脑病的潜在影响。术前在宫颈内注射8 ml稀释的垂体后叶素溶液（0.05 U/ml）同样可以减少在腔镜下切除手术中灌流液的吸收。

限制液体过量吸收最有效的措施是整个手术过程中密切监测液体出入量。自动化的流体监测系统有助于实时监测并早期识别灌流液吸收过多，固定人员监测灌流液出入量，并报告给术者及麻醉医师。需注意，术中对于灌流液的吸收评估量往往低于实际吸收量，与术中灌流液漏至地面、浸湿手术单有关。另外，临床常用的3 L/袋灌流液的实际吸收量可比监测的吸收量高3%~6%。

密切关注灌流液的出入量，使之达到最佳术野和最低液体吸收量之间的平衡，有助于预防液体超负荷。周密的围手术期准备、规范应用液体管理系统及详细评估需要切除的宫腔内病变可最大限度减少液体超负荷引起的并发症。

三、规范化操作，防范空气栓塞

空气栓塞即空气通过损伤的血管进入循环系统的过程。宫腔镜手术多破坏子宫静脉窦，易形成静脉空气栓塞，发生率为 0.03%~0.09%，是宫腔镜手术的致死性并发症之一，应严加防范。宫腔镜手术均有潜在空气栓塞的风险，且不同术式存在差异。子宫腔粘连分解术的空气栓塞发生率远高于子宫内膜息肉切除术。事实上，其亚临床发生率远不止于此。

空气栓塞可能由镜体置入过程中进入空气或电切割过程中产生的气泡及手术扩宫时患者处于头低臀高位有关，高危因素包括器械反复通过宫颈管、未排净泵管和器械内的空气及宫内压力过高等。

空气栓塞的临床表现多样，从无明显的临床症状到致死性的心肺循环系统衰竭，临床结局取决于进入循环系统的气体量和进入速度。有文献报道，当进入循环系统的气体量达 100 ml 时可出现相应的临床症状，达 3~4 ml/kg 时可导致死亡，进入循环系统的气体量取决于手术切面开放血窦的大小。空气栓塞最常见的症状为呼吸困难和胸痛，全身麻醉患者发生呼气末二氧化碳分压降低或血流动力学改变（低血压、心动过速）时应高度警惕空气栓塞的可能。此类患者的肺部听诊呈典型的水泡音或"磨轮"杂音。术者在术中应加强监测，早发现、早干预。紧急抢救方案包括支持治疗、终止手术、排出宫腔气体；将患者置于左侧卧位及头底足高位可促进气体向右心室尖部漂移，减少右心室流出道梗阻；纯氧吸入，大量 0.9% 氯化钠溶液注入循环系统；转入高压氧舱更有利于患者生存。

空气栓塞的发生往往非常突然且是致命的，故术者应着眼于预防。预防措施的核心是阻断宫腔内的空气来源，包括操作前将空气从系统中清除、扩宫时避免头低臀高位、手术过程中更换装有液体的袋子时将空气完全清空、降低宫内压力、减少宫内组织汽化后形成的气体、控制灌流量及缩短手术时间等。对于空气栓塞，术者必须给予充分重视，规范化操作，才能有效避免灾难性结局的发生。

四、团队协作，保障安全

即使是手术技术高超、经验丰富的外科医师，也不可能凭一己之力解决所有问题。手术医师、麻醉医师、巡回护士及器械护士共同组成宫腔镜手术团队，分工虽不同，目标却一致。

1. 麻醉管理 目前，宫腔镜手术逐步走入日间手术室，术前准备和住院时间较既往明显缩短，但对安全、舒适化的医疗要求却更高。为此，中国心胸血管麻醉学会日间手术麻醉分会于 2020 年就麻醉科门诊评估筛查、宫腔镜诊疗的术前准备、术中监测、术后恢复及相关并发症的处理等问题，达成《宫腔镜诊疗麻醉管理的专家共识》，目的是进一步规范宫腔镜手术的麻醉管理、防范并发症的发生。作为麻醉医师，需要充分了解并有及时识别、处理宫腔镜并发症的能力，保障患者安全和手术顺利进行。事实上，部分宫腔镜手术的并发症，如液体超负荷、空气栓塞，往往是麻醉医师首先发现并处理的，其在团队中发挥"保驾护航"的重要作用。

术者应在术前进行病情评估的同时测评并发症风险，选择合适的麻醉方式，推荐的麻醉方式为监测下的麻醉管理和全身麻醉。时间较长、宫腔重度粘连等手术往往并发症风险高，选择气管插管较为合适，同时应行动脉穿刺监测血压和血气分析。手术中应选择起效快、消除快、肝肾毒性小的麻醉药物。结合术中情况，团队各成员应及时进行麻醉深度的调整，呼吸、循环及体温的监测，严密监测膨宫液的量，由于膨宫介质的性质不同，还应动态监测电解质、血糖水平，及时诊断和处理液体超负荷、高血糖及苏醒延迟等并发症。术者应定期听诊患者的双肺呼吸音、气道压力，监测皮肤捻发音和手术操作步骤。宫腔镜术后麻醉恢复时，对于可能延迟出现的并发症，术者仍需要密切监测和防治，以保障患者安全。对于术后常见的并发症，如疼痛、恶心、呕吐、感染等，应予以对症处理。

2. 护理配合 手术室护士作为宫腔镜手术团队中的一员，在熟练掌握宫腔镜设备操作流程的基础上，同样应充分了解手术步骤和并发症的识别及处理措施，才能在手术中发挥重要的配合作用。首先，保持手术室内温度、湿度适宜，建立良好的静脉通道，将患者摆放为正确体位，以避免股神经、腓总神经等损伤，尤其是手术时间可能比预期时间要长时。其次，在手术开始前，宫腔镜设备应连接光源、吸引器及液体灌流系统，并对这些设备进行测试，以确保正常工作。如果手术当天设备出现故障，应提供备用设备。规范使用负极板，避免电意外损伤的发生。将注水管中的空气排净，确保在更换灌流液时停止操作并排净空气。术中密切观察患者的生命体征和症状，配合术者从低到高调整膨宫压力和流速，准确记录灌流液的出入量，并及时告知术者及麻醉医师。Wortman 等报道，在手术过程中，灌流液差值每增加 50~100 ml，护士就应警告术者。该研究的结果显示，414 例宫腔镜手术中无 1 例发生液体超负荷。同时，对于手术时间长、大量灌流液冲洗和吸收及液体输入等情况，护士需要关注低体温情况，及时对液体进行保温、对患者进行保暖，可预防术后低温及并发症的发生。

综上所述，手术团队成员各司其职，高效地沟通和协作，方能保障手术安全、顺利地进行。

五、预防宫腔粘连，控制远期并发症

对于有生育需求的育龄期女性，宫腔镜手术后子宫内膜损伤、宫腔粘连等问题持续存在。一项纳入 163 例行宫腔镜手术患者的前瞻性研究发现，在宫腔镜手术中，86% 的患者在子宫息肉切除术后 1 个月子宫内膜可完全愈合，显著高于子宫肌瘤切除术（18%）、纵隔手术（19%）及粘连分解术（67%）；术后宫腔镜检查显示，高达 88% 的纵隔手术和 76% 的粘连分解术后患者均出现新的宫腔粘连，远高于子宫肌瘤切除术（40%）和子宫息肉切除术（0）。而 Mazzon 等报道了 688 例行宫腔镜冷刀切除黏膜下肌瘤的患者，其中仅 29 例（4.23%）出现宫腔粘连。因此，不同手术类型对子宫内膜的损伤及进而导致宫腔粘连的程度不同，宫腔镜冷刀切除子宫肌瘤可减少术后粘连，尤其对不孕患者有益处。

宫腔镜手术后，尤其是宫腔粘连术后患者，由于子宫内膜损伤，再次妊娠有可能发生种植失败和产科并发症，如胎盘粘连、胎盘滞留、胎盘植入及妊娠期子宫动静脉瘘形成等，严重时可导致产时大出血、孕产妇死亡率增加。此外，宫腔镜电切术后妊娠子宫破裂国内外均有报道，术中有/无子宫穿孔的妊娠期子宫破裂均有发生，可早至妊娠 19 周，晚达足月引产时；手术类型包括宫腔镜子宫肌瘤切除术、子宫畸形成形术、子宫腔粘连松解术，究其原因，可能是手术时切割过深，也可能是电凝过度。

美国妇科腔镜医师协会发布的指南对子宫腔粘连的一级预防进行了详细阐述：宫腔镜手术发生粘连的风险因手术类型不同而不同，局限于子宫内膜的病变发生粘连的风险最低，而侵入子宫肌层或累及宫腔表面的病变发生粘连的风险较高；病变部位与切除方式同样影响粘连的形成，非妊娠期子宫行电切术及病灶盲刮发生粘连的风险较高；在可引起子宫内膜损伤的手术中采取屏障措施可减少粘连形成。

宫腔粘连术后，置入透明质酸钠防粘连剂；定期进行球囊扩张或置入屏障支架，保证粘连术后形成的宫腔容积得以维持，并应用雌激素、孕激素促进子宫内膜生长；按期行宫腔镜二次探查，了解宫腔粘连有无治愈及有无再粘连发生，并及时进行再粘连松解。上述措施有助于减少术后发生宫腔粘连。

综上所述，宫腔镜手术时术者应多维度评估子宫内膜损伤的风险，制订有效的预防措施，减少宫腔粘连的形成；同时告知患者宫腔镜手术后妊娠有发生胎盘植入、子宫破裂的风险，妊娠期应加强监护，及时前往具有救治能力的医院就诊。

六、小　结

"小宫腔，大世界"。未来的宫腔镜手术将更微创、更便捷，也应更安全。管理宫腔镜手术并发症的最好方法就是预防其发生。适宜的宫颈预处理、有效的膨宫管理、规范化的操作及团队的精诚合作，可在最大限度凸显宫腔镜手术优势的同时远离并发症。

参考文献

[1] Jansen FW, Vredevoogd CB, van Ulzen K, et al. Complications of hysteroscopy: a prospective, multicenter study. Obstet Gynecol, 2000, 96 (2): 266-270.

[2] Aydeniz B, Gruber IV, Schauf B, et al. A multicenter survey of complications associated with 21676 operative hysteroscopies. Eur J Obstet Gynecol Reprod Biol, 2002, 104 (2): 160-164.

[3] Kayatas S, Meseci E, Tosun OA, et al. Experience of hysteroscopy indications and complications in 5474 cases. Clin Exp Obstet Gynecol, 2014, 41 (4): 451-454.

[4] 夏恩兰. 宫腔镜手术并发症诊治现状及展望. 中国实用妇科与产科杂志, 2015, 31 (5): 369-373.

[5] Al-Fozan H, Firwana B, Al Kadri H, et al. Preoperative ripening of the cervix before operative hysteroscopy. Cochrane Database Syst Rev, 2015, 4: CD005998.

[6] The use of hysteroscopy for the diagnosis and treatment of intrauterine pathology: ACOG committee opinion, number 800. Obstet Gynecol, 2020, 135 (3): e138-e148.

[7] 中华医学会妇产科学分会妇科内镜学组. 宫腔镜手术子宫颈预处理临床实践指南. 中华妇产科杂志, 2020, 55 (12): 813-818.

[8] AAGL Advancing Minimally Invasive Gynecology Worldwide, Malcolm G Munro, Karl Storz, et al. AAGL practice report: practice guidelines for the management of hysteroscopic distending media. J Minim Invasive Gynecol, 2013, 20 (2): 137-148.

[9] 徐大宝, 冯力民. 宫腔镜手术技巧及并发症防治. 北京：人民卫生出版社, 2019.

[10] 夏恩兰. 宫腔镜手术并发症的过往及现状. 中华妇幼临床医学杂志（电子版）, 2016, 12 (3): 249-254.

[11] Toung TJ, Rossberg MI, Hutchins GM. Volume of air in a lethal venous air embolism. Anesthesiology, 2001, 94 (2): 360-361.

[12] 中国心胸血管麻醉学会日间手术麻醉分会. 宫腔镜诊疗麻醉管理的专家共识. 临床麻醉学杂志, 2020, 36 (11): 1121-1125.

[13] Wortman M, Daggett A, Ball C. Operative hysteroscopy in an office-based surgical setting: review of patient safety and satisfaction in 414 cases. J Minim Invasive Gynecol, 2013, 20 (1): 56-63.

[14] Yang JH, Chen MJ, Chen CD, et al. Optimal waiting period for subsequent fertility treatment after various hysteroscopic surgeries. Fertil Steril, 2013, 99 (7): 2092-2096.

[15] Mazzon I, Favilli A, Cocco P, et al. Does cold loop hysteroscopic myomectomy reduce intrauterine adhesions? A retrospective study. Fertil Steril,

2014, 101 (1): 294-298.

[16] Sentilhes L, Sergent F, Berthier A, et al. Uterine rupture following operative hysteroscopy. Gynecol Obstet Fertil, 2006, 34 (11): 1064-1070.

[17] AAGL Advancing Minimally Invasive Gynecology Worldwide. AAGL practice report: practice guidelines for management of intrauterine synechiae. J Minim Invasive Gynecol, 2010, 17 (1): 1-7.

[18] 中华医学会妇产科学分会. 宫腔粘连临床诊疗中国专家共识. 中华妇产科杂志, 2015, 50 (12): 881-887.

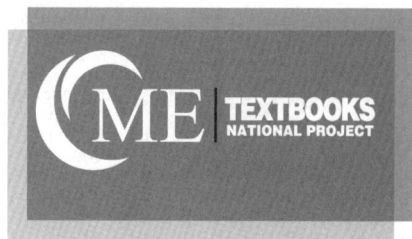

第39章 生殖外科的理念与实践

邓 姗
中国医学科学院 北京协和医学院 北京协和医院

生殖外科主要针对不孕不育相关疾病的手术治疗，包括腹腔镜输卵管复通术、卵巢囊肿剥除术、子宫内膜异位症病灶去除术、子宫肌瘤剔除术、宫腔镜子宫息肉去除术、黏膜下肌瘤去除术、宫腔粘连分解术、胚物残留清除术、子宫发育异常矫形术、剖宫产瘢痕缺损修补术、宫颈管病变手术、经腹子宫肌瘤剔除术及保留子宫内膜肌核的子宫病灶切除术等。

在国外，生殖外科是一个独立成熟的亚专科，生殖外科手术一方面能解决部分不孕患者的病因，使其在术后自然受孕，另一方面可以提高辅助生殖技术的成功率。生殖外科医师强调以生育为主要目标的手术理念：①要求手术操作中最大限度地保护卵巢，恢复盆腔解剖，改善输卵管功能，保护子宫内膜，注重器械的选择和手术技巧；②对子宫内膜和输卵管的微小病变有更深的了解和关注，更注重对包括子宫输卵管造影和盆腔磁共振成像（MRI）等影像学图像的自我解读，结合手术经验和随访结局，不亚于影像科医师；③根据疾病特点和药物特点，综合运用手术、药物及其他辅助治疗的优势，系统改善生殖器官的结构和功能，尤其体现在子宫内膜和卵巢功能的修复方面。

一、输卵管手术的生殖外科理念和相关实践指南

1. 输卵管手术在辅助生殖技术时代的地位［2021年美国生殖医学会（ASRM）观点］

（1）在没有其他显著不孕因素的年轻女性中，推荐对近端输卵管梗阻行输卵管插管治疗。

（2）无其他显著不孕因素的年轻女性若有轻度输卵管积水［预后良好的输卵管积水的特征有轻微的薄膜状附件粘连、输卵管管腔轻度扩张（直径<3 cm）、管壁薄且柔韧、伞端黏膜红润及皱襞存在］，推荐行腹腔镜输卵管成形术或造口术。

（3）腹腔镜输卵管切除术或近端输卵管结扎术能克服输卵管积水对体外受精-胚胎移植（IVF-ET）的不利影响。

（4）相比于IVF-ET，输卵管手术后获得妊娠的时间要长得多，IVF-ET单个周期内的妊娠率更高。

（5）绝育术后输卵管吻合术的累计妊娠率显著高于IVF。

2. 输卵管微小病变 输卵管微小病变通常为非梗阻性病变，与不孕密切相关（图39-1），常见于子宫内膜异位症患者。常见的输卵管微小病变包括输卵管伞卵巢系膜延长（"垂髯开口"）、泡状附件、伞端凝集性粘连或形成黏膜桥、伞口边缘圆钝、伞口包裹性狭窄、形成憩室、形成附加开口、形成附加管腔、囊性扩张及管腔扭曲。

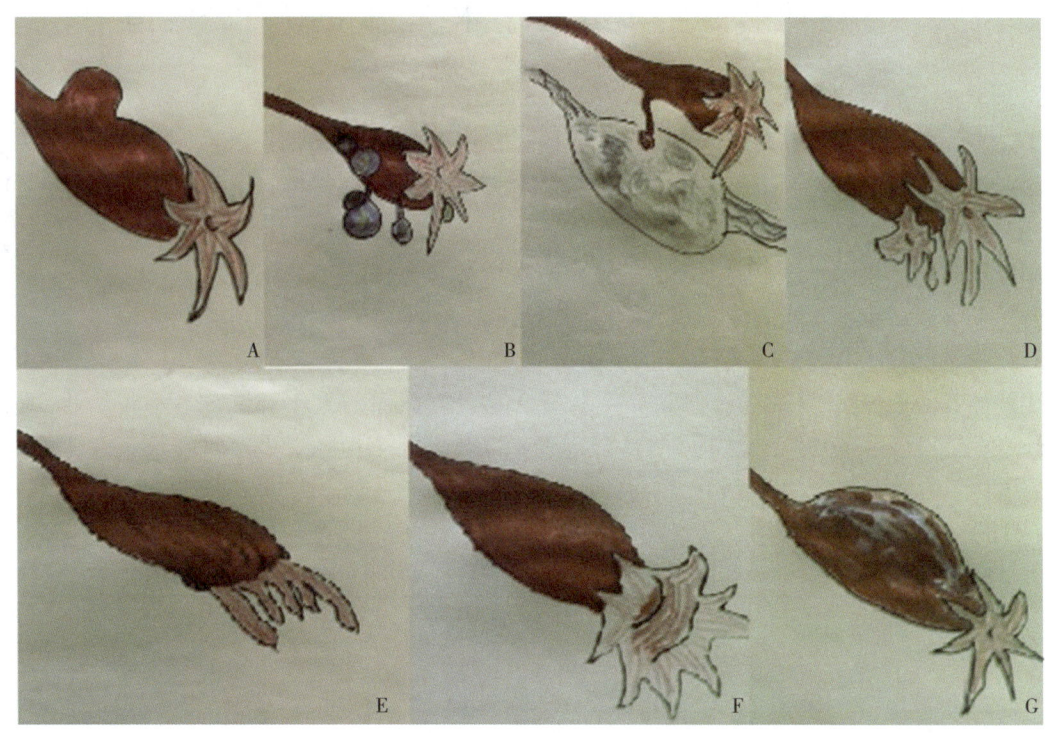

图 39-1　输卵管解剖的细微变化

注：A. 输卵管憩室；B. 囊状附件；C. 副输卵管；D. 输卵管副开口；E. 输卵管伞包裹内聚；F. 黏膜凝集；G. 成囊

3. 输卵管积水显微手术的原则　包括精密的器械、湿润的环境、准确无误的止血、输卵管保持足够长度（>4~6 cm）、恢复形态和结构（单极电切<25 W）、维持正常血供、预防粘连且最大浆膜化及尽可能用单股不可吸收缝线（5-0 或 6-0）缝合盆腔组织。

二、卵巢囊肿剔除术的生殖外科理念和相关实践指南

1. 术前进行卵巢储备功能的评估是必要的步骤　以生育为主要目标的患者在卵巢储备功能下降的情况下，手术应非常慎重。手术的目的是明确病理诊断、降低取卵后感染风险、提高获卵数、减轻与异位囊肿相关的疼痛，但不增加妊娠率。卵巢囊肿的恶性可能低，建议先穿刺取卵。

2. 卵巢子宫内膜异位症的手术技巧

（1）避免单极电热损伤，使用最低的有效功率（<30 W）。

（2）剥除卵巢囊肿的过程中减少对正常卵巢组织的不必要损伤（注意层次，耐心剥离，借助水垫）。

（3）避免触碰卵巢黄体。

（4）输卵管切除术中应尽量避免损伤卵巢血供。

（5）避免延误卵巢扭转和卵巢子宫内膜异位症继发性感染的诊断及治疗。

3. 卵巢成形术　以缝合替代电凝止血，缝合卵巢门基底，一针褥式通常就足够了；线头内置，使用包裹屏障式防粘连膜隔开输卵管。

三、子宫肌瘤的生殖外科手术理念和相关实践指南

1. 相关指南的意见

（1）影响宫腔形态的黏膜下肌瘤或肌壁间肌瘤即便无症状，也建议切除，有利于提高妊娠率。

（2）不影响宫腔形态的子宫肌瘤通常不影响妊娠结局，在一定特定条件下建议切除，如骨盆结构的严重扭曲，其会影响取卵。

（3）子宫肌瘤剔除术不影响辅助生殖技术的生育结局（包括妊娠率和活产率）。

（4）子宫肌瘤剔除术降低流产率的证据尚不足。

2. 黏膜下肌瘤手术方法的选择

（1）推荐使用 STEPW 黏膜下肌瘤分类系统（黏膜下肌瘤的大小、位置、基底延伸、肌层穿透、侧壁位置）（表39-1）预测手术的复杂程度，以及不完全切除、手术时间长、液体负荷过重等主要并发症的发生风险（1B级）。

表39-1　黏膜下肌瘤的 STEPW 分类系统

分值	大小	位置	基底延伸	肌层穿透	侧壁
0分	直径<2 cm	下段	<1/3	0	+1
1分	直径2~5 cm	中段	1/3~2/3	<50%	
2分	直径>5 cm	上段	>2/3	>50%	
得分	+	+	+	+1	
0~4分	第1组	低难度宫腔镜肌瘤切除术			
5~6分	第2组	高难度宫腔镜肌瘤切除术，分2步宫腔镜手术，需要使用GnRHa			
7~9分	第3组	应考虑非宫腔镜的手术方法			

注：GnRHa. 促性腺激素释放激素激动剂

（2）对于0型黏膜下肌瘤，除了传统的电切术，建议采用旋切术，切除速度更快且学习曲线较短（1C级）。

（3）对于1~2型黏膜下肌瘤，首选电切（片）术（1C级）。

（4）育龄期女性多采用0.9%氯化钠溶液膨宫的双极电切术，灌流液负平衡不足1000 ml，严重并发症风险很低，而中老年女性和患有心血管、肾或其他合并症的女性应将灌流液负平衡的阈值控制在750 ml以内（1B级）。

3. 腹腔镜与经腹手术的路径选择　目前，尚无证据显示经腹子宫肌瘤剔除术与腹腔镜子宫肌瘤剔除术的妊娠结局有何区别，术者通常根据个体的具体情况选择手术路径。多发的子宫肌瘤通常更适合经腹剔除，除腹壁切口略大外，有利于完全去除，且瘤腔缝合确切、手术时间更短、失血更可控，尤其适用于有生育需求的患者。

四、子宫内膜病变的生殖外科理念和相关实践指南

1. 子宫内膜息肉的手术器械变革　宫腔镜手术是治疗子宫内膜息肉的"金标准"，不同切除术间临床结果没有显著差异，但不建议采用盲刮法去除子宫内膜息肉。具体的手术技术包括以传

统的能量器械（单极或双极）为代表的冷刀技术和新近发展起来的基于宫腔镜组织粉碎系统的旋切技术。

宫腔镜旋切系统的优势有：①连续切割组织，只需要插入宫腔一次，减少了宫颈损伤，降低了宫颈功能不全或宫颈粘连风险；②操作简便，手术时间短，切割效率高，学习曲线短；③无电热损伤，生殖预后更佳；④创面浅，膨宫介质吸收少，降低了"水中毒"风险；⑤宫腔内无气泡，减少了气体栓塞风险，且术野更清晰；⑥标本收集优于常规的电切术；⑦适合门诊手术和日间手术，尤其适用于子宫内膜息肉、胚物残留及部分软质的黏膜下肌瘤，而这类病变占宫腔镜手术的大部分，故新的手术理念和技术变革将极大改变医师的工作模式和习惯。

2. 子宫内膜息肉药物治疗的系统理念　医师应充分理解子宫内膜息肉具有"内分泌"和"炎症"属性。药物治疗的意义在于改善整体宫腔内膜组织的环境。对于雌激素、孕激素不平衡导致的增生反应和炎症反应，术前用药在尝试治疗息肉相关异常子宫出血的同时，有利于区分真性息肉和假性息肉（功能性息肉），筛选出真正需要手术干预的患者。术后用药则重在管理子宫内膜，预防子宫息肉复发。

子宫内膜息肉的常用药物包括孕激素类药物和复方口服避孕药（combined oral contraceptive，COC）。通常情况下，COC作为全周期、中度抑制性腺轴的药物，对子宫内膜的管理比后半周期子宫内膜孕激素转换法更强，有利于小的、多发的子宫内膜息肉的消退。对于以慢性子宫炎为背景的子宫内膜息肉，给予标准的抗感染药物也是有益的。对于没有生育需求的患者，在行子宫内膜息肉去除术的同时可放置左炔诺孕酮宫内缓释系统（levonorgestrel intrauterine system，LNG-IUS）长期管理。

子宫内膜异位常是子宫内膜异位症、子宫腺肌病的局部表现，无论是从局部管理角度还是系统管理角度，使用药物都是合理的。

3. 子宫内膜上皮内瘤变保留生育功能的理想路径　无论是子宫内膜良性增生还是不典型增生，均可将LNG-IUS作为首选的治疗方案。子宫内膜上皮内瘤变（endometrial intraepithelial neoplasia，EIN）患者在放置LNG-IUS后需要每3个月行子宫内膜病理评估以判断疗效，在宫腔镜的帮助下，可在不取环的情况下进行定位活检。建议EIN合并不孕的患者在治疗逆转后积极行辅助生殖技术，取卵周期中维持放置LNG-IUS有利于预防促排卵过程中病变复发，且对辅助生殖技术的结局无不良影响。

4. 宫腔粘连的综合治疗策略

（1）宫腔镜复查：是最重要的预防粘连复发的手段，择期复查宫腔镜不仅能评估前次手术的效果和子宫内膜修复的情况，还可通过膨宫分离短期内形成的疏松粘连。

（2）雌激素治疗：是最常用的方法，能促进子宫内膜生长和再生，有助于创面修复，每天剂量不宜过大，否则有可能加重纤维化改变，目前相关指南建议的剂量为4~8 mg/d。

（3）放置子宫内屏障：包括交联型透明质酸凝胶、球囊支架、宫内节育器及羊膜等，这些屏障的作用、利弊如下。

1）透明质酸钠、医用几丁糖等生物胶材料：一方面，通过抑制炎性细胞的激活和聚集，减少创面渗出，达到局部止血作用；另一方面，可以抑制成纤维细胞生成，减少胶原纤维增生和瘢痕形成。生物胶材料对于降低宫腔再次粘连具有积极作用，首选自交联透明质酸钠凝胶。

2）福莱（Foley）球囊导管：通常球囊内注液量≤5 ml，有局部压迫止血的作用，同时能阻隔子宫前后壁粘连，可以引流宫腔内出血、炎性渗出液，减少感染发生率，降低再次粘连形成风险。但球囊导管在宫腔内留置的时间不宜过长，最长5~7天，取出后还应注意预防宫腔再次粘连。

3）COOK球囊：一般放置7天至3个月，该球囊能模拟宫腔形态，充盈时可起到压迫止血和屏障功能，支撑最易发生周围型粘连的宫腔边缘，有利于子宫内膜沿球囊表面生长，其特殊的材质不会与子宫内壁形成粘连，相比于宫内节育器不易嵌顿，使子宫内壁大面积受压平衡。

4）宫内节育器：一般放置 1~3 个月，可在一定程度上阻隔宫腔创面黏附，减少再次粘连形成，但宫内节育器是宫腔异物，可能引起过度的炎症反应，还有异常出血、宫腔感染、嵌顿及子宫穿孔的风险。不推荐使用释放孕激素的宫内节育器，其可能对子宫内膜产生抑制作用。

5）羊膜移植：其含有干细胞样细胞，作为生物屏障，通过激活上皮细胞的增生、迁移及分化来促进子宫内膜再生、抑制炎症反应、抗纤维化，免疫组织相容性好，无须使用免疫抑制剂。尽管目前已有研究提示其能减少再次粘连形成，但研究数量非常有限，加之新鲜羊膜取材、储运存在交叉感染风险，故临床应用价值受限。

（4）生长因子相关治疗：包括自体富血小板血浆、粒细胞集落刺激因子及生长激素等。

1）自体富血小板血浆（platelet rich plasma，PRP）：其是从新鲜全血中提取的，血小板活化后可释放促进组织和器官愈合的生长因子和细胞因子，因而可以增强子宫内膜的增生和功能，修复损伤子宫内膜的细胞微环境。其优势包括：①操作简便；②来自自身血液，无免疫排斥；③活化的 PRP 有利于细胞的迁移和新基质的形成，促进子宫内膜生长；④有效、无创，且几乎不存在不良反应。但 PRP 在没有健康子宫内膜细胞的纯瘢痕组织中无法发挥作用，对于重度宫腔粘连患者应用价值有限。

2）粒细胞集落刺激因子（granulocyte colony stimulating factor，G-CSF）：其是刺激骨髓造血细胞增生、分化的细胞因子。G-CSF 宫腔灌注可促进促血管生成因子的分泌，不仅能加快组织重塑和血管生成，还能促进了新的基底动脉再生，使子宫内膜获得充足的养分，从而使子宫内膜增生，并在一定程度上改善子宫内膜的容受性，提高临床妊娠率。

3）生长激素：其为单一肽链的蛋白质类激素，可促进新陈代谢和生长发育，与受体结合后可利用旁分泌或自分泌方式激活细胞的分裂和增生。生长激素在子宫内膜上有表达，与受体结合后会促进子宫内膜腺体增生、血管修复，提高子宫内膜对雌激素的敏感性，并改善子宫内膜的容受性。

（5）干细胞治疗：子宫内膜基底层具有干细胞活性，局部子宫内膜干细胞增生修复障碍可导致粘连。干细胞宫腔注射通过分泌趋化因子募集细胞分化为子宫内膜干细胞，从而具有促进子宫内膜增生修复和逆转子宫内膜纤维化的潜在治疗作用。骨髓间充质干细胞、经血干细胞已应用于临床，人羊膜间充质干细胞、人脐带间充质干细胞等干细胞研究仍处于动物实验阶段，但潜能巨大。干细胞治疗是宫腔粘连治疗的新方向，但目前仍处于起步阶段。

（6）局部物理治疗：即仿生物电刺激疗法，又称神经肌肉电刺激联合生物反馈治疗，通过刺激血管平滑肌的收缩和松弛，加速血液流动，增加盆底、阴道、子宫内膜及子宫肌肉的血液循环，进而改善子宫内膜的血流灌注，起到促进子宫内膜修复和增加子宫内膜厚度的作用。

五、宫腔镜手术在生殖外科中的重要地位

1. 胚物残留的处理策略 胚物残留（retained products of conception，RPOC）是指自发性妊娠丢失（流产）、计划性终止妊娠或早产/足月产后胎盘和（或）胎儿组织残留于宫腔内。RPOC 在足月产后的发生率约为 1%，在自然流产、习惯性流产或人工流产术后的发生率可高达 6%。

RPOC 的主要危害是异常子宫出血和继发性宫腔或子宫体感染。少数情况下，残留组织仍有滋养细胞活性，可出现人绒毛膜促性腺激素（hCG）下降异常合并月经延迟。

对于 RPOC 的处理时机和策略，需要结合患者的症状和病情是否稳定来选择。急性活跃出血且血流动力学不稳定的患者，可能需要宫腔内填塞或子宫动脉栓塞这类紧急的处理措施。持续出

血但生命体征平稳且不伴感染的患者，可视出血量和出血时间等具体情况选择期待治疗或手术干预。对于自然流产患者，期待治疗的成功率在随访 1~2 周时为 50%~85%，在随访 6 周时高达 90%。手术干预主要用于出血时间长、出血量较多和（或）有继发性感染征象的患者，以及超声随诊始终有宫腔占位的患者。具体方式包括传统的刮匙刮宫或负压吸宫术，或宫腔镜定向清除术。宫腔镜手术具有能同时诊断和治疗的优势，且术后继发性宫腔粘连的发生率更低，尤其是冷刀系统。RPOC 最好能在流产后 70 天左右或经多普勒超声显示无丰富血流信号的情况下再行宫腔镜择期手术，即观察 2 个月经周期相对理想。

缩宫素类药物、米非司酮和（或）米索前列醇常被用于治疗 RPOC，但具体方案（包括剂量和时间）均无明确规范。也有不少医师愿意使用中成药，如益母草、新生化颗粒等促进流产后宫腔的恢复。借鉴人工流产术后关怀项目（即人工流产术后立即开始服用短效口服避孕药）和 COC 广泛用于异常子宫出血的经验，经激素检测排除仍有明显的 hCG 活性后，给予 COC 并无禁忌，而临床实践获得的经验是可行的。需要强调的是，应跟患者做好风险告知，一旦患者出血活跃，应尽早急诊就诊，且仍有再次清宫的可能。如果患者能顺利过渡，择期行宫腔镜检查和治疗是最理想的。

2. 子宫纵隔去除术是标准治疗 子宫纵隔尽管很少表现为原发性不孕，但其妊娠丢失率可达 60%，活产率低至 6%~28%，而切除子宫纵隔后活产率可达 75%。现有证据支持，有反复妊娠丢失或早产等不良孕产史的患者行子宫纵隔切除有利于改善妊娠结局，但子宫纵隔切除对于原发性不孕的价值仍不明确，但对于拟行辅助生殖技术的患者，子宫纵隔切除有利于改善自然受孕和人工助孕的结局。最重要的是区分有病理意义的纵隔子宫和无病理意义的弓形子宫，有关其诊断标准不一（图 39-2），近年来的反复论证体现在美国生殖医学会（ASRM）米勒管发育异常分类法（2021 版）（图 39-3）中。

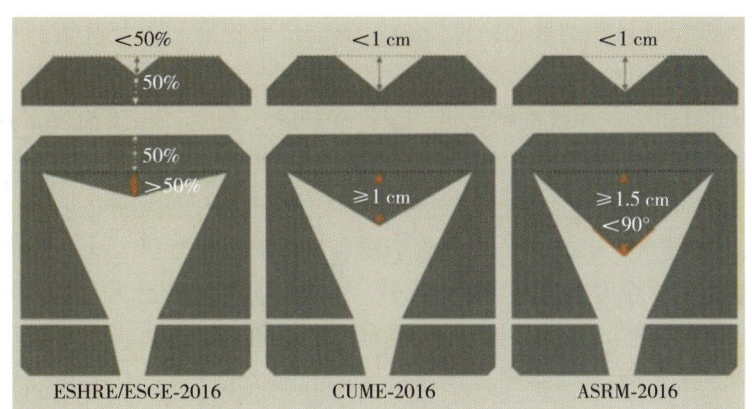

图 39-2 子宫纵隔的不同诊断标准

注：ESHRE/ESGE-2016. 欧洲人类生殖与胚胎学会/欧洲胃肠道内镜学会 2016 标准；CUME-2016. 先天性子宫发育异常专家共识 2018；ASMR-2016. 美国生殖医学学会 2016 标准

宫腔镜子宫纵隔切除术是标准的手术方式，具体采用冷刀、单/双极或激光等不同器械或方法，尚无证据显示效果有显著差异。通常建议患者术后 2 个月复查宫腔镜，没有足够的证据支持是否需要使用防粘连剂。

3. 弥漫性平滑肌瘤病凸显宫腔镜优势 弥漫性子宫平滑肌瘤病（diffuse uterine leiomyomatosis, DUL）是一种罕见的、子宫肌瘤生长极度活跃的疾病。DUL 早期表现为多发肌瘤（直径在 0.5~

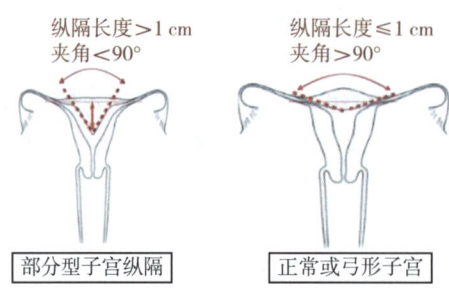

图 39-3　美国生殖医学会（ASRM）米勒管发育异常分类法（2021 版）中关于子宫纵隔的诊断标准和鉴别诊断标准

3.0 cm），随着病情进展，子宫肌瘤可相互融合且界限不清，遍布子宫肌层，导致患者不孕、月经量增多及贫血等，除外切除子宫无法根治，而非手术治疗会复发。推荐早期 DUL 患者首选宫腔镜手术，术后妊娠率和活产率均高于经腹手术，但患者需要行多次手术，故术者在术中要有防粘连意识。晚期 DUL 患者只能行经腹手术，妊娠预后不佳，妊娠期子宫破裂风险较大。鉴于 DUL 的复发在所难免，故建议患者在条件允许的情况下尽早妊娠。对于没有生育需求的患者，子宫动脉栓塞和高强度超声聚焦消融治疗也是可选择的治疗手段，但临床尚缺乏充分的证据支持此类新兴技术对于妊娠的安全性。

4. 剖宫产瘢痕憩室的治疗策略　剖宫产瘢痕缺损（previous cesarean scar defect，PCSD）是剖宫产术后的远期并发症之一。据报道，其发生率为 28%~61%。PCSD 是导致以月经期延长为特点的异常子宫出血的最常见原因。

近年来，随着对 PCSD 认识的普及，以及前期剖宫产率较高和生育政策的变化，越来越多有剖宫产史的患者因发现 PCSD 而就诊或咨询，焦点在于自己有"憩室"是不是需要治疗？结合几篇综述和 meta 分析的结果，共识性的结论是：仅有症状的"憩室"需要治疗，其中症状包括异常子宫出血（以月经期延长为主要表现，也有月经期后再出血的情况）、盆腔痛及继发性不孕。而不同的治疗方法也有相应的适应证，宫腔镜峡部成形术主要适用于残留子宫肌层≥0.3 cm 的病例，有些医师还认为该术式更适用于前位子宫；对于没有生育需要的女性，也可适当扩大指征，残留子宫肌层厚度的差异并不明显改善出血的疗效。宫腔镜峡部成形术治疗月经期延长的原理为：①切割憩室下端瘢痕使其活瓣作用消失，经血流出道通畅；②适当电凝破坏憩室内的子宫内膜，消除憩室内膜与宫腔内膜发育不同步导致的异常出血。该术式的核心可以理解为瘢痕缺损流出道成形术和局部内膜去除术。经阴道、开腹及腹腔镜修补均属于开放性修补术，主要取决于术者对不同路径的经验。目前，最推荐的方法是宫腔镜、腹腔镜联合治疗，腹腔镜下行子宫峡部"折叠对接缝合"，宫腔镜下仍行流出道成形术和局部内膜去除术。

要点总结：①没有症状的剖宫产瘢痕憩室无须治疗；②残留子宫肌层过薄出现剖宫产术中"瘢痕分离"的概率较大，而非真正意义的凶险并发症——子宫破裂；③是否进行修补在很大程度上取决于患者的性格、思维特点及其家庭的风险承担能力，一定是个体化选择；④PCSD 阴道试产的失败率高，残留子宫肌层过薄更不建议行阴道试产；⑤瘢痕妊娠不建议保留，凶险性前置胎盘几乎为固定的结局，治疗性切除子宫概率高（78.7%）；⑥对于 PCSD 的出血症状，首选宫腔镜是合理的，采用 22 Fr 双极电切设备最理想；⑦瘢痕切除修补术的具体术式因患者和术者而异，哪种方法更优没有足够的证据支持；⑧腹腔镜、宫腔镜联合切除修补可能是最有前途的方法。

5. 日间手术与即诊即治的理想与现实　日间手术最早由英国儿科医师 James 提出。20 世纪 80 年代初，日间手术模式在欧美国家发展迅速，现已广泛应用，是外科手术的主要方式。目前，许多国家开展日间手术占择期手术的比例已达 60% 以上，美国甚至高达 85% 以上。中国日间手术合作联盟（China Ambulatory Surgery Alliance，CASA）指出，日间手术是指患者在一天（24 小时）内入、出院完成的手术或操作。CASA 特别注明：①日间手术是对患者有计划进行的手术和操作，不含门诊手术；②日间手术住院延期患者指的是由于特殊病情需要延期住院的患者，住院时间最长不超过 48 小时。

日间手术采用了以微创技术为主的手术模式。先进的麻醉、加速康复和护理技术及对患者全流程的科学管理使得日间手术具有以下三大特点：①高效率，大大提高了医院病床的周转率，减少了择期手术患者的等待时间；②低成本，缩短住院时间，降低治疗成本（可以减少成本 30% 以上），减少医保和患者的医药费用负担，节约医疗卫生资源；③高质量，按照日间手术流程开展的手术创伤小、康复快、医院内感染率低。总体来看，日间手术可将手术候台时间缩短，让患者在 24 小时完成入院、检查、手术及出院的全过程。与传统手术相比，日间手术用药少，更能体现术者的技术价值，其益处显而易见——减轻患者负担、节约医保资金、减少医院损耗、更能提高医疗效率。

宫腔镜具有直观、高效及微创等优势，相当比例的宫腔镜简易手术可在门诊完成。2020 年 3 月，美国妇产科医师学会发布的相关专家共识将宫腔镜子宫内膜息肉切除术列为门诊宫腔镜手术的首要适应证，实现疾病的"即诊即治"，术中不依赖麻醉或仅使用局部麻醉，已成为宫腔镜手术的发展方向。

在门诊宫腔镜手术中，疼痛管理十分关键。宫腔镜手术的疼痛主要来源于扩宫和手术器械操作，故术者应尽量选取纤细的手术器械，减少对扩宫的需求，结合宫颈阻滞麻醉可减少患者的疼痛。在患者选择方面，术者应选择预计手术时间较短、子宫内膜息肉数目相对较少的患者进行手术；对于子宫内膜息肉数量多且体积较大的患者，若医疗单位有宫腔镜下旋切系统，手术也可在门诊顺利完成，但若需要电切，仍应考虑住院手术。另外，高龄、合并症较多、手术风险大的患者应住院手术；有慢性盆腔痛、严重痛经、焦虑病史的患者应慎重选择门诊手术；未生育者或未经阴道分娩者对于普通门诊宫腔镜手术耐受性差，可选住院手术。对于存在宫颈管狭窄风险的患者，可在术前使用渗透性一次性扩张棒，以显著减轻未生育患者的手术疼痛；手术开始前 10 分钟行宫颈阻滞麻醉或静脉给予间苯三酚也能显著减轻疼痛。

上述模式在国外已运作较成熟，但在国内现有的条件下还很难实现真正的"即诊即治"，很多细节、管理设置及医疗习惯需要调整和改变。

六、子宫腺肌病的生殖外科前景

1. GnRHa+IVF-ET　该方案是目前的首选方案，见图 39-4。

2. 保留子宫内膜肌核的病灶切除术　见图 39-5。据报道，行该术式的病例 89.8% 在日本，术后妊娠率为 16.8%，活产率为 84.9%，而子宫破裂率为 5.8%。手术指征为年龄 <40 岁、反复移植失败、有冻胚的患者。

3. 磁共振成像（MRI）分型与预后的联系　子宫腺肌病（adenomyosis，AM）以活子宫内膜异位于子宫肌层为病理基础，进而出现子宫肌壁增厚，临床以痛经、月经量过多为主要症状，且是导致不孕的难治性病因。近年来，影像学技术的进展打破了 AM 相关研究持续多年的沉寂，无论是在分型、发病机制方面还是在治疗方面均有突破性进展。2012 年，日本学者 Kishi 开启了 MRI

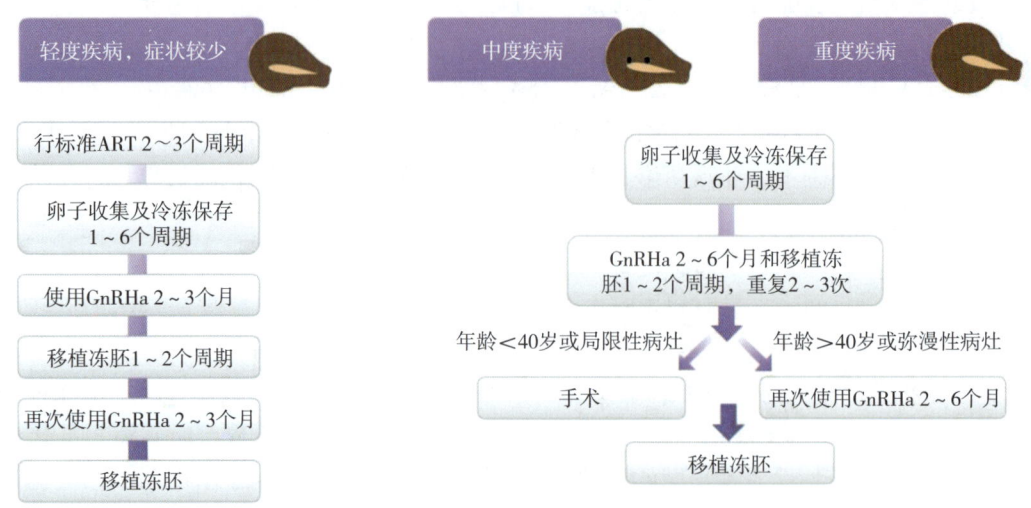

图 39-4　子宫腺肌病合并不孕的处理策略

注：ART. 辅助生殖技术；GnRHa. 促性腺激素释放激素激动剂

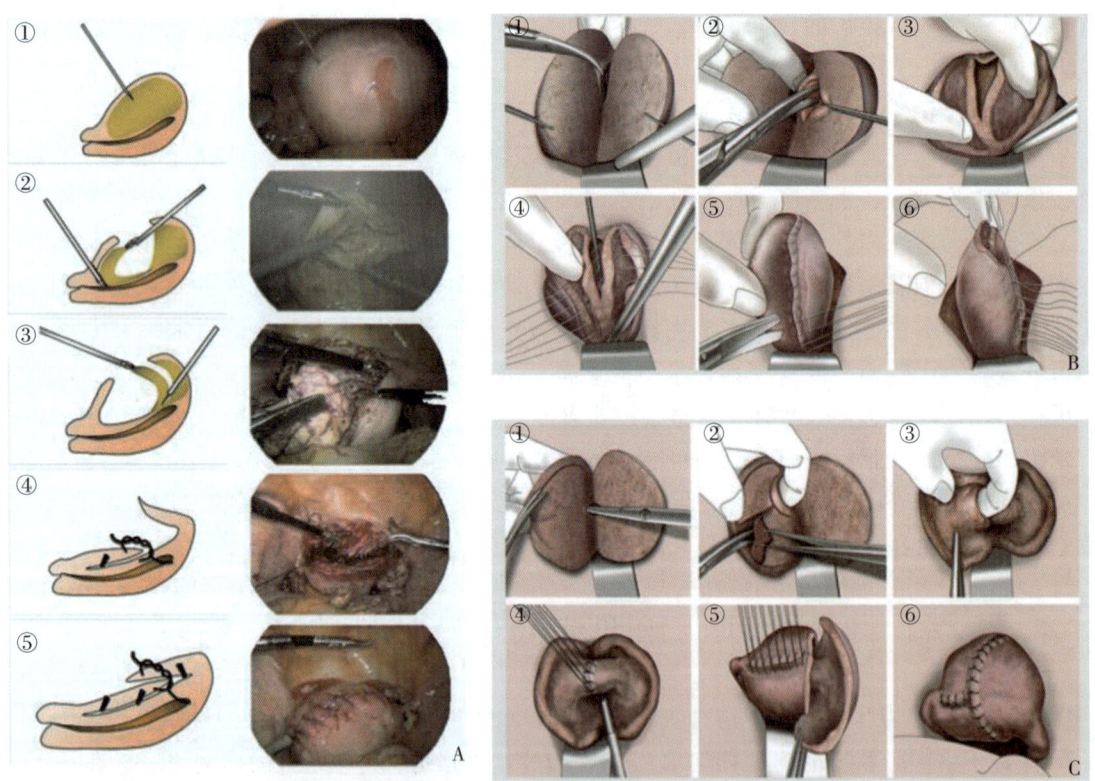

图 39-5　腹腔镜和经腹子宫腺肌病病灶切除术中两瓣法和三瓣法修复肌壁

注：A. 腹腔镜子宫腺肌病病灶切除术中两瓣法修复肌壁；B、C. 经腹子宫腺肌病病灶切除术中三瓣法修复肌壁（方向不同）。引自 Takeuchi H, Kitade M, Kikuchi I, et al. Laparoscopic adenomyomectomy and hysteroplasty: a novel method. JMinimInvasive Gynecol, 2006, 13: 150-154; Osada H. Uterine adenomyosis and adenomyoma: the surgical approach. Fertil Steril, 2018, 109: 406-417

亚型设想后，临床不断有更新、细化的 MRI 分型法被报道，其中以 Bazot 等于 2017 年发表在 *Fertility &Sterility* 上的 A~K 分型系统最受关注，该系统在内生型、外生型及腺肌瘤三大类的基础上进一步根据病灶的范围、性质及位置进行了细化区分。但影像学分型与临床症状的相关性并不明确，是临床研究的热点之一。

根据 MRI 的特点来看，内生型如果只是累及子宫内膜和浅层结合带，则相对隐匿（Bazot A~C 型，或 Munro Ⅰa 型），更多是通过分子生物学层面上的异常（如前列腺素过度分泌、芳香化酶细胞色素 P450 表达异常）使局部雌激素和孕激素效应失衡、子宫内膜和肌层的血管异常生长、整合素和层粘连蛋白亚单位 γ-1 的表达水平降低、转化生长因子 β1 和白血病抑制因子的表达异常及在种植窗期间损害 *HOXA*-10 基因的表达等产生干扰妊娠的后果。而发展为肌层对称或不对称增厚（Bazot D/E 型，或 Munro Ⅰb 型）后，子宫的体积也随之增大，宫腔的局部微环境将发生更多变化，患者的生育结局更差。大子宫 AM 影响生育的结论在回顾性病例分析和国外的文献中均有报到。而通过 GnRHa 预处理使子宫缩小是提高 IVF-ET 妊娠率的主要策略。而外生型（J/K 型）患者通常伴有直肠和膀胱的深部子宫内膜异位症，且前者更常见，这种类型往往子宫体增大不甚明显，但伴有子宫后壁下段结节性增厚，局部与直肠前壁、双侧骶韧带甚至双侧卵巢子宫内膜异位症均有致密粘连；同时，子宫体外形看似前壁球形膨大，但实际为后壁增厚向前顶压，宫腔呈背弓的形态，结合带尚清晰。Chapron 等的研究提示，这种局部 AM（相当于外生型）比弥漫性 AM（相当于内生型）更容易合并不孕，甚至可根据 2 种 AM 的发病年龄高峰不同而推测它们是异质性病变。

4. 病灶消融术的价值 子宫腺肌病合并不孕时的诊疗方案选择是临床的棘手问题，目前缺乏共识性意见。为此，中国妇幼保健协会生育保健专业委员会生殖外科学组的专家结合国内外文献和临床实践，2021 年 4 月制定《子宫腺肌病伴不孕症诊疗中国专家共识》，是参考价值较高的最新综述性文献。以保留和改善女性生育功能为目标的子宫腺肌病的治疗方法包括辅助生殖技术、病灶切除手术、药物治疗、手术联合药物治疗、三联治疗（手术+药物治疗+辅助生殖技术）及高强度聚焦超声等。

近年来，物理治疗的应用为子宫腺肌病合并不孕患者提供了一种保留子宫的治疗新方法，主要包括射频消融、高强度聚焦超声消融及微波消融等。与手术相比，热消融治疗有利于保持子宫的完整性，且可重复，对于某些部位的病变具有手术不能替代的价值。

2021 年发表的关于 3 种热消融治疗对症状性子宫腺肌病的临床疗效的系统综述和 meta 分析（38 项研究，涉及 15 908 例）显示，总体效果理想，且安全性较高，是非手术治疗可选择的方法之一。上述 3 种热消融治疗在前期基本上是在超声或 MRI 引导下进行的，由超声科或放射介入科医师独立完成，其共同风险和相对禁忌证是可能造成子宫病灶周围肠道损伤或膀胱损伤等，而子宫腺肌病常伴有致密的肠粘连，体外治疗的风险是客观存在的。因此，近年来有妇科医师在腹腔镜直视下开展热消融治疗，在手术分离粘连的基础上进行，既减少了副损伤风险，也发挥了局部高效治疗且保持子宫完整性的优点，是非常有价值的组合治疗策略。其在生殖方面的应用价值更值得探索。

七、卵巢功能下降的生殖外科前景

1. 腹腔镜卵巢皮质切割术 2016 年，日本学者 Kawamura 最先将体外卵巢碎片化切割与第 10 号染色体同源丢失性磷酸酶-张力蛋白基因（phosphase and tensin homology deleted on chromosome ten，PTEN）抑制剂（激活休眠卵泡）联合应用于卵巢早衰患者的卵泡体外激活（in vitro activation，IVA）过程中，后在体内通过卵巢皮质切割替代体外碎片化切割+IVA/体内移植，也获得了喜人的助孕结果。在经治的 15 例超促排卵无获卵的原发性卵巢功能不全（primary ovarian insufficiency，POI）患者中，除 1 例 44 岁的患者外，其余患者获卵数均有增加，也均有冻存胚胎，其中已有多例患者获得活产，且还有患者除辅助生殖技术外还能自然受孕。

2. PRP 注射治疗 2016 年，Pantos 等创新性地将 PRP 用于卵巢注射治疗 POI 的研究取得了突破性结果，此后该技术的临床研究明显加快了步伐，2020—2021 年的助孕成功报道较密集出现。

八、小　　结

生殖外科理念与实践的小结见图 39-6。

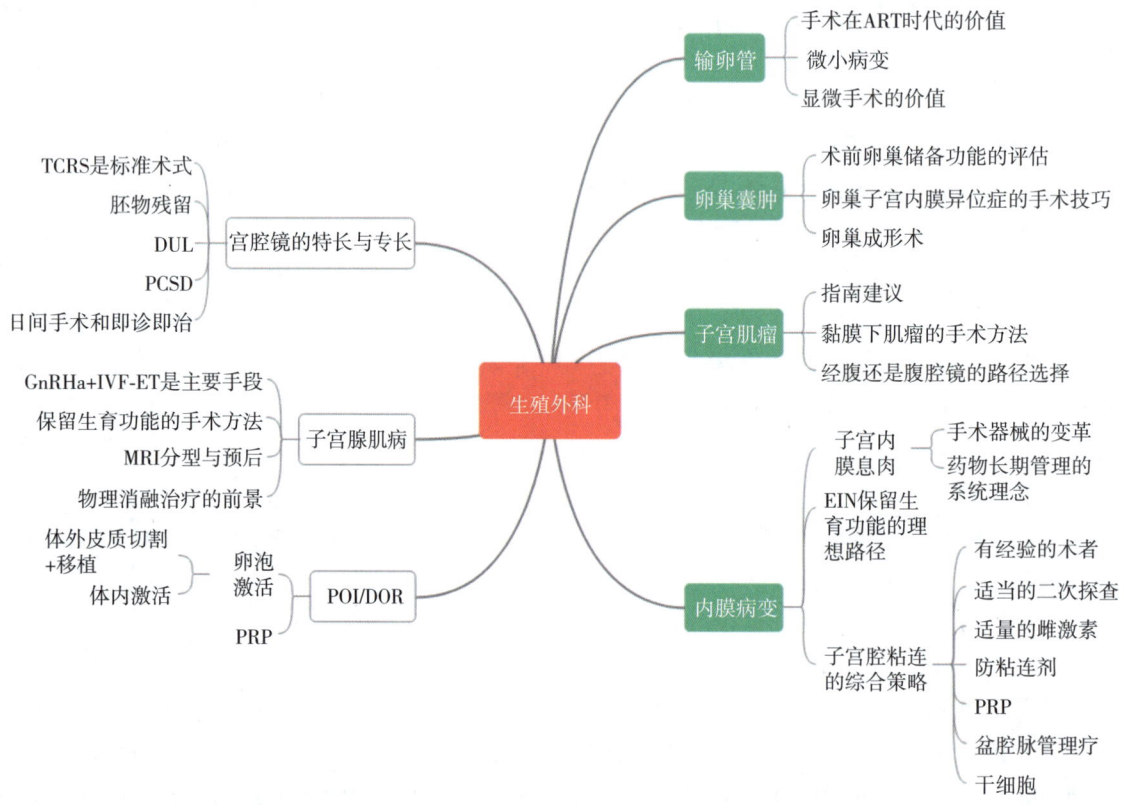

图 39-6　生殖外科理念与实践的小结

注：DUL. 弥漫性子宫平滑肌瘤病；PCSD. 剖宫产瘢痕缺损；GnRHa. 促性腺激素释放激素激动剂；ART. 辅助生殖技术；MRI. 磁共振成像；IVF-ET. 体外受精-胚胎移植；PRP. 自体富血小板血浆；EIN. 子宫内膜上皮内瘤变；POI. 原发性卵巢功能不全；DOR. 卵巢储备功能下降

参考文献

[1] The Practice Committee of the American Society for Reproductive Medicine. Role of tubal surgery in the era of assisted reproductive technology: a committee opinion. Fertil Steril, 2021, 115 (5): 1143-1150.

[2] Guan J, Watrelot A. fallopian tube subtle pathology. Best Pract Res Clin Obstet Gynecol, 2019, 59: 25-40.

[3] Zheng XB, Yu XM, Gil Y, et al. Prevalence of subtle distal Fallopian tube abnormalities and their association with endometriosis in infertility patients: a prospective cohort study. Hum Fertil (Camb), 2021, 27: 1-6.

[4] Falcone T, Hurd WW. 临床生殖医学与手术. 乔杰, 译. 北京: 北京大学医学出版社, 2015.

[5] 中华医学会妇产科学分会子宫内膜异位症协作组. 子宫内膜异位症诊断与治疗指南（第三版）. 中华妇产科杂志, 2021, 56 (12): 812-824.

[6] Hirsch M, Begum MR, Paniz É, et al. Diagnosis and management of endometriosis: a systematic review of international and national guidelines. BJOG, 2018, 125 (5): 556-564.

[7] Dunselman GA, Vermeulen N, Becker C, et al. ESHRE guideline: management of women with endometriosis. Hum Reprod, 2014, 29 (3): 400-412.

[8] Legendre G, Catala L, Morinière C, et al. Relationship between ovarian cysts and infertility: what surgery and when? Fertil Steril, 2014, 101 (3): 608-614.

[9] Metwally M, Raybould G, Cheong YC, et al. Surgical treatment of fibroid for subfertility. Cochrane Database Syst Rev, 2020, 1 (1): CD003857.

[10] American College of Obstetricians and Gynecologists' Committee on Practice Bulletins-Gynecology. Management of symptomatic uterine leiomyomas: ACOG practice bulletin, Number 228. Obstet Gynecol, 2021, 137 (6): e100-e115.

[11] Practice Committee of the American Society for Reproductive Medicine. Removal of myomas in asymptomatic patients to improve fertility and/or reduce miscarriage rate: a guideline. Fertil Steril, 2017, 108 (3): 416-425.

[12] Loddo A, Djokovic D, Drizi A, et al. Hysteroscopic myomectomy: the guidelines of the International Society for Gynecologic Endoscopy (ISGE). Eur J Obstet Gynecol Reprod Biol, 2022, 268: 121-128.

[13] 子宫肌瘤的诊治中国专家共识专家组. 子宫肌瘤的诊治中国专家共识. 中华妇产科杂志, 2017, 52 (12): 793-800.

[14] 中国医师协会妇产科医师分会妇科肿瘤专业委员会（学组）. 实施腹腔镜下子宫（肌瘤）分碎术的中国专家共识. 中国实用妇科与产科杂志, 2020, 36 (7): 626-632.

[15] American Association of Gynecologic Laparoscopists. AAGL practice report: practice guidelines for the diagnosis and management of endometrial polyps. J Minim Invasive Gynecol, 2012, 19 (1): 3-10.

[16] Vitale SG, Haimovich S, Lagana AS, et al. Endometrial polyps. An evidence-based diagnosis and management guide. Eur J Obstet Gynecol Reprod Biol, 2021, 260: 70-77.

[17] Shazly SA, Laughlin-Tommaso SK, Breitkopf DM, et al. Hysteroscopic morcellation versus resection for the treatment of uterine cavitary lesions: a systematic review and meta-analysis. J Minim Invasive Gynecol, 2016, 23 (6): 867-877.

[18] Guo T, Zhou H, Yang J, et al. Identifying the superior surgical procedure for endometrial polypectomy: a network meta-analysis. Int J Surg, 2019, 62: 28-33.

[19] 郎景和, 冷金花, 邓姗, 等. 左炔诺孕酮宫内缓释系统临床应用的中国专家共识. 中华妇产科杂志, 2019, 54 (12): 815-825.

[20] 潘晓萌, 邓姗, 郁琦, 等. 单中心三年子宫内膜息肉病例的数据挖掘. 生殖医学杂志, 2020, 29 (11): 1415-1420.

[21] 邓姗, 田秦杰. 子宫内膜息肉与生育. 中国实用妇科与产科杂志, 2022, 38 (3): 273-276.

[22] 全国卫生产业企业管理协会妇幼健康产业分会生殖内分泌学组. 中国子宫内膜增生诊疗共识. 生殖医学杂志, 2017, 26 (10): 957-959.

[23] Royal College of Obstetricians and Gynaecologists. 2016 RCOG/BSGE joint guideline: management of

endometrial hyperplasia. Clin Obes, 2017, 7 (1): 54-57.

[24] Society of Obstetricians and Gynaecologists of Canada. Guideline No. 392-classification and management of endometrial hyperplasia. J Obstet Gynaecol Can, 2019, 41 (12): 1789-1800.

[25] 中华医学会妇产科学分会. 宫腔粘连临床诊疗中国专家共识. 中华妇产科杂志, 2015, 50 (12): 881-887.

[26] Healy MW, Schexnayder B, Connell MT, et al. Intrauterine adhesion prevention after hysteroscopy: a systematic review and meta-analysis. Am J Obstet Gynecol, 2016, 215 (3): 267-275.

[27] 张盼盼, 郝丽娟. 富血小板血浆在宫腔粘连中的应用及现状. 国际妇产科学杂志, 2020, 47 (5): 495-497, 515.

[28] Santamaria X, Liu JH, Aghajanova L, et al. Should we consider alternative therapies to operative hysteroscopy for the treatment of Asherman syndrome. Fertil Steril, 2020, 113 (3): 511-521.

[29] Gleicher N, Vidali A, Barad DH. Successful treatment of unresponsive thin endometrium. Fertil Steril, 2011, 95 (6): 2123.

[30] Gleicher N, Kim A, Michaeli T, et al. A pilot cohort study of granulocyte colony-stimulating factor in the treatment of unresponsive thin endometrium resistant to standard therapies. Hum Reprod, 2013, 28 (1): 172-177.

[31] Altmäe S, Aghajanova L. Growth hormone and endometrial receptivity. Front Endocrinol (Lausanne), 2019, 10: 653.

[32] Feng Q, Gao B, Huang H, et al. Growth hormone promotes human endometrial glandular cells proliferation and motion through the GHR-STAT3/5 pathway. Ann Transl Med, 2020, 8 (4): 53.

[33] Gargett CE, Chan RW, Schwab KE. Hormone and growth factor signaling in endometrial renewal: role of stem/progenitor cells. Mol Cell Endocrinol, 2008, 288 (1-2): 22-29.

[34] 张宇迪, 卢丹, 孙如意, 等. 仿生物电刺激对薄型子宫内膜患者作用的研究. 中国临床医师杂志, 2017, 45 (2): 93-94.

[35] Bodombossou-Djobo MM, Zheng CY, Chen SQ, et al. Neuromuscular electrical stimulation and biofeedback therapy may improve endometrial growth for patients with thin endometrium during frozen-thawed embryo transfer: a preliminary report. Reprod Biol Endocrinol, 2011, 9: 122.

[36] Sotiriadis A, Makrydimas G, Papatheodorou S, et al. Expectant, medical, or surgical management of first-trimester miscarriage: a meta-analysis. Obstet Gynecol, 2005, 105: 1104.

[37] Lemmers M, Verschoor MA, Oude Rengerink K, et al. MisoREST: surgical versus expectant management in women with an incomplete evacuation of the uterus after misoprostol treatment for miscarriage: a randomized controlled trial. Hum Reprod, 2016, 31: 2421.

[38] Hamerlynck TW, Blikkendaal MD, Schoot BC, et al. An alternative approach for removal of placental remnants: hysteroscopic morcellation. J Minim Invasive Gynecol, 2013, 20: 796.

[39] Ansari SH, Bigatti G, Aghssa MM. Operative hysteroscopy with the Bigatti shaver (IBS©) for the removal of placental remnants. Facts Views Vis Obgyn, 2018, 10 (3): 153-159.

[40] 徐兰枝, 韩丹, 冯力民, 等. 宫腔镜刨削系统手术与电切术用于清除胚物残留的临床效果比较. 中国妇产科临床杂志, 2021, 22 (5): 528-529.

[41] Practice Committee of the American Society for Reproductive Medicine. Uterine septum: a guideline. Fertility and Sterility, 2016, 106 (3): 530-540.

[42] Carrera M, Perez MF, Alcazar JL, et al. Effect of hysteroscopic metroplasty on reproductive outcomes in women with septate uterus: systematic review and meta-analysis. J Minim Invasive Gynecol, 2021, 29 (4): 465-475.

[43] 邓姗, 田秦杰. 子宫发育异常合并不孕症的诊治策略. 中国实用妇科与产科杂志, 2020, 36 (6): 519-523.

[44] Pfeifer SM, Attaran M, Goldstein J, et al. ASRM müllerian anomalies classification 2021. Fertil Steril, 2021, 116 (5): 1238-1252.

[45] 白茜, 马彩虹, 宋雪凌, 等. 弥漫性子宫平滑肌瘤病合并不孕治疗方式及妊娠结局分析. 中国实用妇科与产科杂志, 2018, 34 (6): 631-634.

[46] Zhao H, Yang B, Li H, et al. Successful pregnancies in women with diffuse uterine leiomyomatosis after hysteroscopic management using the hysteroscopy endo operative system. J Minim Invasive Gynecol, 2019, 26 (5): 960-967.

[47] 范融, 邓姗. 剖宫产瘢痕缺损宫腔镜治疗的效果

初探. 生殖医学杂志, 2019, 28 (8): 866-871.

[48] 吴君梅, 邓姗. SM10C 电切内窥镜用于剖宫产瘢痕憩室的宫腔镜手术治疗. 生殖医学杂志, 2021, 30 (2): 243-245.

[49] 中华医学会计划生育学分会. 剖宫产术后子宫瘢痕憩室诊治专家共识. 中华妇产科杂志, 2019, 54 (3): 145-148.

[50] Bailey CR, Ahuja M, Bartholomew K, et al. Guidelines for day-case surgery 2019: Guidelines from the Association of Anaesthetists and the British Association of Day Surgery. Anaesthesia, 2019, 74 (6): 778-792.

[51] Rajan N, Rosero EB, Joshi GP. Patient selection for adult ambulatory surgery: a narrative review. Anesth Analg, 2021, 133 (6): 1415-1430.

[52] 刘子嘉, 黄会真, 黄宇光. 从加速康复外科理念看日间手术: 英国 2019 年日间手术指南解读. 协和医学杂志, 2019, 10 (6): 570-574.

[53] 冯力民. 子宫内膜息肉的手术治疗. 中国实用妇科与产科杂志, 2022, 38 (3): 269-272.

[54] 子宫腺肌病伴不孕症中国专家共识编写组. 子宫腺肌病伴不孕症诊疗中国专家共识. 中华生殖与避孕杂志, 2021, 41 (4): 287-296.

[55] Soave I, Wenger JM, Pluchino N, et al. Treatment options and reproductive outcome for adenomyosis-associated infertility. Curr Med Res Opin, 2018, 34 (5): 839-849.

[56] Rocha TP, Andres MP, Borrelli GM, et al. Fertility-sparing treatment of adenomyosis in patients with infertility: a systematic review of current options. Reprod Sci, 2018, 25 (4): 480-486.

[57] Tan J, Moriarty S, Taskin O, et al. Reproductive outcomes after fertility-sparing surgery for focal and diffuse adenomyosis: a systematic review. J Minim Invasive Gynecol, 2018, 25 (4): 608-621.

[58] Younes G, Tulandi T. Conservative surgery for adenomyosis and results: a systematic review. J Minim Invasive Gynecol, 2018, 25 (2): 265-276.

[59] Osada H. Uterine adenomyosis and adenomyoma: the surgical approach. Fertil Steril, 2018, 109: 406-417.

[60] Bazot M, Daraï E. Role of transvaginal sonography and magnetic resonance imaging in the diagnosis of uterine adenomyosis. Fertil Steril, 2018, 109 (3): 389-397.

[61] 黄琳, 李慧, 邓姗, 等. 子宫腺肌症亚型与生育结局相关性的回顾性分析. 生殖医学杂志, 2020, 29 (2): 156-162.

[62] Chapron C, Vannuccici S, Santulli P, et al. Diagnosing adenomyosis: an integrated clinical and imaging approach. Hum Reprod Update, 2020, 26 (3): 392-411.

[63] 超声引导经皮子宫病变微波消融治疗多中心协作组. 超声引导经皮微波消融治疗子宫腺肌病的临床应用方法及建议. 中华医学超声杂志 (电子版), 2016, 13 (2): 96-100.

[64] Liu JX. Li JY, Zhao XY, et al. Transvaginal ultrasound- and laparoscopy-guided percutaneous microwave ablation for adenomyosis: preliminary results. Int J Hyperthermia, 2019, 36 (1): 1233-1238.

[65] Kawamura K, Kawamura N, Hsueh AJ. Activation of dormant follicles: a new treatment for premature ovarian failure? Curr Opin Obstet Gynecol, 2016, 28 (3): 217-222.

[66] Kawamura K, Cheng Y, Suzuki N, et al. Hippo signaling disruption and AKT stimulation of ovarian follicles for infertility treatment. Proc Natl Acad Sci, 2013, 110 (43): 17474-17479.

[67] Hsueh AJW, Kawamura K. Hippo signaling disruption and ovarian follicle activation in infertile patients. Fertil Steril, 2020, 114 (3): 458-464.

[68] Hajipour H, Farzadi L, Latifi Z, et al. An update on platelet-rich plasma (PRP) therapy in endometrium and ovary related infertilities: clinical and molecular aspects. Syst Biol Reprod Med, 2021, 67 (3): 177-188.

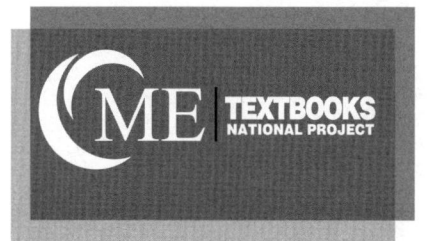

第六篇

其 他

第40章 输尿管、膀胱手术

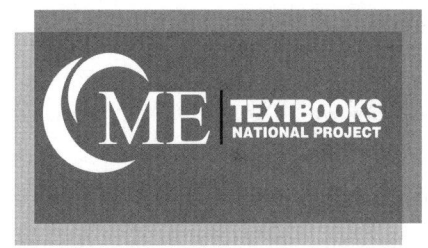

刘广华
中国医学科学院　北京协和医学院　北京协和医院

一、膀胱损伤

1. 病因和危险因素　膀胱损伤包括浆膜撕裂、腹腔内穿孔及腹膜外穿孔等。国内外报道，膀胱损伤的发病率为 0.07%~0.37%。妇科手术中膀胱损伤的常见原因包括腹腔镜气腹针或套管针（trocar）导致的膀胱损伤、分离切除肿瘤时引起的膀胱损伤及双极电凝引起的膀胱热损伤等。

2. 临床表现和诊断

（1）术者术中发现血尿、导尿管排尿少、膀胱壁血肿、盆腔内积液增多、Trocar 穿过膀胱等，均应高度怀疑膀胱损伤，应进行仔细探查；也可用稀释的亚甲蓝染色液通过导尿管逆行注入膀胱内，观察有无漏出；或从静脉注射 5 ml 靛胭脂或亚甲蓝染色液，10 分钟后观察膀胱周围有无漏出。

（2）患者术后出现耻骨上区疼痛、引流液明显增多及阴道溢液，应考虑膀胱穿孔。当怀疑膀胱穿孔时，可收集引流液检验，若引流液中肌酐明显升高，则可确诊。逆行膀胱造影和膀胱镜检查亦可明确诊断。

3. 治疗

（1）非手术治疗：术者术中发现膀胱浆膜层损伤，可留置导尿管，患者术后多饮水，待尿液变清后 48 小时拔除导尿管。术中已明确膀胱损伤<0.5 cm，术后留置导尿管连续引流 1 周后患者可以自行愈合。

（2）手术治疗：术中及时发现膀胱损伤并修补，预后常较理想。膀胱裂口的位置和范围决定修补难度，膀胱前壁及侧壁的修补相对容易，后壁的修补难度相对较大。受损的膀胱壁或膀胱壁的薄弱部分也必须缝合，以预防修补后膀胱壁的薄弱部分发生组织坏死而导致尿漏。为减少膀胱结石的发生，目前均采用可吸收缝线缝合，只要组织层次对合良好，修补后的创面可以完全愈合。缝合前先将裂口两侧的膀胱黏膜边缘适当修剪，保持组织层次对合，缝合时用 4-0 可吸收缝线从距离膀胱裂口边缘约 0.5 cm 处进针并连续缝合黏膜层，再用 3-0 可吸收缝线"8"字间断缝合膀胱肌层。缝完膀胱黏膜层后将稀释的亚甲蓝溶液 200 ml 注入膀胱，观察是否有漏孔，并对漏孔处进行"8"字加固缝合，然后再间断缝合肌层以加固第 1 层。如果损伤边缘累及输尿管口，则需要输尿管插支架保护输尿管口。如果损伤到输尿管，应行输尿管膀胱再植术。术后保留导尿管 2 周以上，以保证膀胱空虚、降低膀胱肌肉张力、促进伤口愈合。如果患者术后需要行化疗，因其会影响组织愈合，故需要延长保留导尿管的时间。放疗建议在拔除导尿管后再进行。患者拔除导尿管后，医师应观察其排尿情况并注意有无阴道溢液，可及时发现膀胱子宫瘘和膀胱阴道瘘。

二、输尿管损伤

1. 病因和危险因素 输尿管损伤的发生率随腹腔镜手术的广泛开展而增加，多为单侧，可在近膀胱处，也可在子宫动静脉及漏斗韧带附近。损伤的原因包括病变累及输尿管、输尿管发育异常、输尿管走行变异、术者操作失误及热损伤等。

2. 临床表现和诊断 术中输尿管损伤的表现有创面渗液、输尿管扩张等。输尿管扩张若合并输尿管蠕动增强，提示可能为误扎；若合并输尿管张力降低、蠕动无力，则可能误伤了输尿管的营养血管和神经。

大部分输尿管损伤是在术后被发现的。多数患者在术后1周内因输尿管坏死、穿孔而出现症状，但也有患者迟至术后2~3周才出现症状。患者术后出现发热、少尿、肾积水、腹水、引流液增多、阴道溢液、腹胀、腰痛及少尿等症状时，应考虑输尿管损伤的可能性。双侧输尿管损伤患者可出现无尿、肾衰竭。当患者出现引流液增多或阴道溢液且检查发现引流液肌酐升高时，应怀疑泌尿系统损伤，可先做膀胱亚甲蓝试验，若阴道纱布蓝染，初步考虑为膀胱损伤，若无蓝染，考虑输尿管损伤，下一步可行增强计算机体层成像（CT），有条件的医院也可行CT尿路造影（computed tomography urography，CTU），观察有无造影剂溢出。确诊输尿管损伤需要行输尿管镜检查。

3. 治疗

（1）严密观察：对于术中输尿管轻微损伤或一过性损伤，术后应严密观察患者的排尿和症状。

（2）非手术治疗：术中误伤输尿管，但损伤范围小，可尝试放置输尿管支架，2~3个月后取出。

（3）手术治疗：输尿管损伤的手术包括输尿管修补术、输尿管端端吻合术及输尿管膀胱再植术等。

1）输尿管修补术：如果术者术中发现输尿管部分损伤，最好的办法是立即修补，一般预后较好。修补时，术者应仔细对合黏膜和肌层，减少尿液渗漏的空隙。术后应放置输尿管支架，2~3个月后取出。

2）输尿管端端吻合术：输尿管上段及中段的损伤可以尝试行输尿管端端吻合术。吻合时必须保证输尿管末端组织新鲜，将游离的末端斜切成铲形以保证吻合处足够宽，并将损伤处的上下两段输尿管对齐，且要有良好的血供和足够的活动范围，使吻合后的创面没有张力。术中应避免过多缝线或打结时过度用力导致局部组织缺血、坏死，引起术后输尿管狭窄。如果损伤范围大、缺损多，行端端吻合困难，一般需要使用替代材料修补，目前多采用舌黏膜瓣修补输尿管。输尿管支架应在术后2~3个月后取出。

3）输尿管膀胱种植术：如果损伤位于输尿管下段，则输尿管膀胱再植术优于输尿管端端吻合术。如果损伤的输尿管近骨盆边缘而不能达到膀胱水平，则可做膀胱瓣，行膀胱瓣输尿管吻合术。

三、膀胱阴道瘘

1. 病因和危险因素 膀胱阴道瘘是最多见的女性泌尿生殖道瘘类型。在发达国家，子宫切除术是导致膀胱阴道瘘的主要原因。在发展中国家，膀胱阴道瘘多由产伤引起。在我国，产伤所致的膀胱阴道瘘正逐年下降，妇科手术所致的膀胱阴道瘘正逐年升高。

膀胱阴道瘘的妇科危险因素主要是经腹全子宫切除术，术中子宫、阴道与膀胱分离不彻底。

放射性损伤或恶性肿瘤晚期的侵蚀也是膀胱阴道瘘的常见原因。产科危险因素包括：①难产时胎头过久压迫膀胱，造成组织坏死，进而溃破成瘘；②产钳损伤、操作不当等直接损伤阴道壁、膀胱等。

2. 临床表现和诊断　患者若术后数天至十余天出现阴道排液，应高度怀疑输尿管/膀胱阴道瘘。医师可以收集患者的阴道排液测肌酐、尿素氮，如果数值与尿液的肌酐、尿素氮接近，则确定有输尿管/膀胱损伤漏尿；接下来要判断漏尿的位置，先行膀胱亚甲蓝试验，如果结果呈阳性，考虑为膀胱阴道瘘。CTU在评估泌尿道损伤的漏尿方面有重要意义，可以显示造影剂溢出的部位，但由于患侧肾功能受损、获取影像时相的不同，结果可能出现假阴性。对于膀胱阴道瘘，膀胱造影时通常可以发现造影剂从膀胱流向阴道。除了上述检查，内镜在诊断膀胱阴道瘘中起主要作用。膀胱尿道镜、输尿管镜、阴道镜可以评估瘘口的位置、大小。

3. 治疗

（1）非手术治疗：若患者瘘口小、血供好、无放疗史或在行修复术后仍存在小瘘口，可行保留导尿管的单纯膀胱引流，也可使用电切镜电灼瘘口促进愈合。其中，单纯膀胱引流是膀胱阴道瘘最常用的非手术治疗方法，同时应给予抗生素控制感染；如果患者留置导尿管4周后仍有漏尿，则需要考虑手术修补，一般在瘘管形成后3~6个月瘘口周围组织水肿消退后行修补术。

（2）手术治疗

1）术前评估：术前应评估瘘口的性质、部位。如果是肿瘤手术造成的尿瘘，在进行瘘修补术前应行活检以排除局部肿瘤复发，放疗所致尿瘘应在放疗完成后再处理，术前必须行膀胱镜检查以确定瘘口与输尿管口的关系。

2）手术时机：早期的手术损伤性漏尿可以考虑早期修补。理想的早期修补应在损伤1周内，趁组织还未出现炎症水肿或水肿还较轻时进行，但多数情况下主张在损伤3~6个月后修补，目的是使损伤后组织的急性炎症反应和水肿充分恢复正常，分离、缝合无张力，缝合不易撕脱。由于尿瘘患者身心均受到很大影响，故也有学者推荐在损伤后早期（2~3周）修补，但早期修补在下列情况下是禁忌：①尿瘘由放疗引起；②修复后失败的尿瘘。这些情况多需要在术后3~6个月后明确损伤后组织坏死的范围、待炎症水肿消退后再进行修补，此时瘘口组织稳定，愈合能力好。

3）手术入路及方法：通常根据瘘口的大小、位置、类型、是否需要辅助手术及术者的技术熟练程度等来选择手术入路。经阴道途径在膀胱外操作，具有手术时间短、出血少、创伤小及对全身干扰少等优点，多数膀胱阴道瘘都可经阴道修补。例如，局部瘢痕严重或巨大瘘口等复杂尿瘘选择经阴道途径，可利用健康的阴道壁、带蒂阴唇皮瓣、球海绵体肌脂肪垫等作为移植填充物，增加修补成功率。对于全子宫切除术后出现的单纯阴道穹隆瘘，除了经腹膀胱途径修补，也可采用经阴道途径修补。经阴道途径的另一个优点是可以多次进行修补术，但当出现以下情况时需要采用经腹或经膀胱途径：①阴道挛缩或阴道较深，经阴道暴露瘘口困难；②瘘口边缘靠近输尿管口，可能需要行输尿管膀胱吻合术；③瘘口较大、复杂，需要使用网膜瓣或乙状结肠、回肠等进行修补。

放射性损伤所致的膀胱阴道瘘的处理取决于放疗损伤的严重程度。如果放疗对局部组织损伤较小，且局部组织血供尚可，可按照常规方法行膀胱阴道瘘修补术，但在膀胱壁和阴道壁之间填塞正常组织、脂肪或大网膜更必要。放疗损伤严重者，局部组织严重坏死、纤维化及瘢痕化，瘘管自行愈合的概率很小，瘢痕组织的游离非常困难，甚至是无法完成的。当发现放疗导致的尿瘘时，首先要行瘘口周围组织多点活检，以除外肿瘤复发，同时评估上尿路的情况及瘘口与输尿管口的关系。要在瘘口形成6~12个月后进行手术，修补成功的关键是给失活的组织找到一个新鲜的血供。在行修补术时，应采用带蒂阴唇脂肪垫或臀大肌、内收肌、股薄肌、腹直肌及耻骨尾骨肌等肌瓣填塞创面，才能提高放射性损伤瘘修补的成功率。当瘘口周围纤维瘢痕严重且难以分离时，如果有健康的大网膜，可以不分离修补瘘口，只将大网膜拉入瘘口，在阴道内固定，利用大网膜的良好血供和淋巴回流促进瘘口愈合。一些放疗后的膀胱阴道瘘患者由于局部组织损伤和纤维化非常严重，手术修补几乎不可能成功，可行尿流改道术以提高生活质量。尿流改道术的术式有很多，其原则是尽量利用未受放疗影响的肠管或直接行输尿管皮肤造口。

综上所述，膀胱阴道瘘的修补成功必须遵循修复尿瘘的基本原则，包括组织需要在无张力下修复、血供充分、无炎症或感染存在、应用可吸收缝线缝合及缝合各层之间相互重叠以遮盖缝合。此外，术后膀胱引流和减压对于修补成功也非常重要。

四、输尿管阴道瘘

1. 病因和危险因素 妇科手术引起的输尿管阴道瘘是一种较常见的尿瘘，发生率仅次于膀胱阴道瘘，多由妇科肿瘤行全子宫切除术引起。

2. 临床表现和诊断 输尿管阴道瘘一般发生在子宫切除术后1~2周，表现为阴道流出液逐渐增多，可伴有膀胱排尿量减少，应检测阴道流出液的肌酐和尿素氮水平，若数值与血浆类似，则考虑为淋巴漏和腹水；若数值与尿液接近；则基本确定为漏尿。此时需要行膀胱亚甲蓝试验确定是否为膀胱阴道瘘，在排除膀胱阴道瘘后可考虑为输尿管阴道瘘。下一步行CTU或输尿管镜检查，这2项检查是诊断输尿管阴道瘘和判断漏尿部位的最佳手段。应注意，输尿管阴道瘘可能在术后出现双侧且先后发生，诊断时请勿忽略对侧。

3. 治疗 与膀胱阴道瘘不同，输尿管阴道瘘的外科处理多主张早期进行，在积极使用抗生素控制感染的情况下，早期手术处理输尿管阴道瘘可及早纠正继发性输尿管梗阻、减轻肾功能损害、减少漏尿造成的感染及降低给患者带来的生活影响。最简单的处理方法是置入输尿管支架，成功则修补成功率很高，但有取出后出现输尿管继发性狭窄的问题。如果置入不成功或虽然置入成功但仍漏尿，则应行经腹手术处理，根据术者的经验可选择开放性手术或腹腔镜手术。由于妇科手术造成的输尿管损伤多在盆段，行输尿管端端吻合术困难，故多行输尿管膀胱吻合术，吻合后应放置输尿管支架。如果输尿管缺损较长，为使吻合无张力而保证手术成功，还可采用腰肌缝合或膀胱瓣技术，输尿管缺损过长也可行回肠代输尿管术。

五、尿流改道术

对于需要行盆腔廓清术的妇科肿瘤患者，手术应同时切除膀胱，故需要行尿流改道术。目前，尿流改道术尚无标准的治疗方案，有多种尿流改道的手术方法在临床上应用，包括不可控尿流改道术、可控尿流改道术及膀胱重建术等。手术方式应根据患者的具体情况（如年龄、合并症、预期生存期、盆腔手术史及放疗史等）并结合患者的要求和术者经验认真选择。保护肾功能、提高患者的生活质量是治疗的最终目标。

1. 不可控尿流改道术

（1）回肠膀胱术：是经典术式，具有操作简单、疗效确切及术中和术后早期并发症发生率低等优点。回肠膀胱术适用于绝大多数尿流改道患者。其主要缺点是患者需要行腹壁造口、终身佩戴集尿袋，影响生活质量。伴短肠综合征、小肠炎性疾病、回肠受到广泛放疗辐射的患者不适合行该术式。

（2）输尿管皮肤造口术：是最简单、最安全的不可控尿流改道术，分为双侧造口和单侧造口，具有操作简单、手术时间短、不干扰消化道功能及术后恢复速度快等优点,但术后造口狭窄和逆行感染的风险较高。该术式适用于预期生存期短、有远处转移、有肠道疾病而无法利用肠管进行尿流改道或全身状态不能耐受其他手术者。

临床虽然有可控尿流改道及原位新膀胱等手术方式,但输尿管皮肤造口术和回肠膀胱术仍是妇科肿瘤盆腔廓清后应用最广泛的尿流改道方式。

2. 可控尿流改道术

(1) 可控储尿囊:该术式主要由相互关系密切的三部分组成。首先利用末段回肠及盲升结肠等组成大容量、低压力、顺应性和调节性强的储尿囊;其次将输尿管与储尿囊行抗逆流的吻合形成输入道,以防止逆行性上尿路感染和肾积水;最后利用末端回肠或阑尾形成有足够长度和阻力的抗失禁输出道。建成单向活瓣结构和保持储尿囊内低压是防止逆流的重要因素。该术式主要包括可控回肠膀胱、可控回结肠膀胱和阑尾输出道的可控回结肠膀胱术等。

可控储尿囊的适应证:①患者预期生存期较长,能耐受复杂手术;②患者双侧肾功能良好;③患者无上尿路感染;④患者的肠道未发现病变;⑤患者能自行导尿。该术式无须佩戴腹壁集尿袋,故患者有较高的生活质量。但患者需要经常导尿,增加了逆行感染风险。此类手术的操作较复杂,需要较长的肠管,且术后输出道脱套失去控尿功能等并发症也较多,故在临床上已较少使用。

(2) 利用肛门控制尿液的术式:包括尿粪合流术和尿粪分流术,前提是患者的肛门括约肌功能良好。目前,临床应用较多的是乙状结肠直肠膀胱术,其将部分乙状结肠和直肠去管状化,形成低压储尿袋,利用肛门控制排尿,这样虽然尿粪都从肛门排出,但尿粪在时间上可以隔开,可达相对尿粪分流的效果,较好地解决了储尿、控尿和保护上尿路功能的问题,但由于无法完全将尿粪隔开,仍存在上尿路感染问题。随着原位新膀胱手术的发展和成熟,上述可控尿流改道方式已很少采用。

(3) 原位新膀胱术:该术式由于患者术后的生活质量高,已被很多治疗中心作为尿流改道的首选术式。该术式的先决条件是完整无损的尿道和肛门外括约肌功能良好。构建原位新膀胱时应注意把握以下几个原则:①低充盈压,去管折叠,接近球体;②容量适中,回肠约40 cm,结肠约20 cm;③输尿管吻合避免狭窄,减少反流。其中,折叠、去管化的作用是增加储尿囊容量、降低充盈压。该术式的主要优点是患者可保留正常的排尿习惯,避免了挂置集尿袋对患者心理、生理及社会活动的影响;缺点是夜间尿失禁和需要间歇性自我导尿。

根据新膀胱选取的胃肠道材料不同,原位新膀胱主要包括原位回肠新膀胱、原位结肠新膀胱、原位乙状结肠新膀胱及原位胃新膀胱等。其中,应用最广泛的是采用回肠末段制作的回肠原位新膀胱。回肠的收缩性小、顺应性高,可达到良好的控尿率,黏膜萎缩使尿液成分重吸收减少,回肠吻合口漏风险小,手术操作不复杂,比其他肠道原位新膀胱术更优越。

参考文献

[1] Teeluckdharry B, Gilmour D, Flowerdew G. Urinary tract injury at benign gynecologic surgery and the role of cystoscopy: a systematic review and meta-analysis. Obstet Gynecol, 2015, 126 (6): 1161-1169.

[2] Ozdemir E, Ozturk U, Celen S, et al. Urinary complications of gynecologic surgery: iatrogenic urinary tract system injuries in obstetrics and gynecology operations. Clin Exp Obstet Gynecol, 2011, 38 (3): 217-220.

[3] Wong JMK, Bortoletto P, Tolentino J, et al. Urinary tract injury in gynecologic laparoscopy for benign indication: a systematic review. Obstet Gynecol, 2018, 131 (1): 100-108.

[4] Satitniramai S, Manonai J. Urologic injuries during gynecologic surgery, a 10-year review. J Obstet Gynaecol Res, 2017, 43(3): 557-563.

[5] Smith AP, Bazinet A, Liberman D. Iatrogenic ureteral injury after gynecological surgery. Can Urol Assoc J, 2019, 13(6 Suppl 4): S51-S55.

[6] Packiam VT, Cohen AJ, Pariser JJ, et al. The impact of minimally invasive surgery on major iatrogenic ureteral injury and subsequent ureteral repair during hysterectomy: a national analysis of risk factors and outcomes. Urology, 2016, 98: 183-188.

[7] Jha S, Coomarasamy A, Chan KK. Ureteric injury in obstetric and gynaecological surgery. Obstetrician & Gynaecologist, 2011, 6: 203-208.

[8] Blackwell RH, Kirshenbaum EJ, Shah AS, et al. Complications of recognized and unrecognized iatrogenic ureteral injury at time of hysterectomy: a population based analysis. J Urol, 2018, 199(6): 1540-1545.

[9] Michel F, Gaillet S, Boissier R, et al. Epidemiology and care pathway of vesicovaginal fistulas managed in France between 2010 and 2018. World J Urol, 2022, 40(4): 1027-1033.

[10] 中华医学会泌尿外科学分会女性泌尿学组. 膀胱及输尿管阴道瘘诊治专家共识. 中华泌尿外科杂志, 2018, 39(9): 641-643.

[11] Bodner-Adler B, Hanzal E, Pablik E, et al. Management of vesicovaginal fistulas (VVFs) in women following benign gynaecologic surgery: a systematic review and meta-analysis. PLoS One, 2017, 12(2): e0171554.

[12] 潘铁军. 女性输尿管阴道瘘的外科治疗进展. 中华泌尿外科杂志, 2017, 38(10): 725-727.

[13] Bahuguna G, Panwar VK, Mittal A, et al. Management strategies and outcome of ureterovaginal fistulae: a systematic review and meta-analysis. Neurourol Urodyn, 2022, 41(2): 562-572.

[14] Li X, Wang P, Liu Y, et al. Minimally invasive surgical treatment on delayed uretero-vaginal fistula. BMC Urol, 2018, 18(1): 96.

[15] Hautmann RE, Abol-Enein H, Lee CT, et al. Urinary diversion: how experts divert. Urology, 2015, 85(1): 233-238.

[16] Anderson CB, McKiernan JM. Surgical complications of urinary diversion. Urol Clin North Am, 2018, 45(1): 79-90.

[17] Iqbal U, Houenstein HA, Elsayed AS, et al. Ileal conduit versus neobladder: a propensity score-matched analysis of the effect on renal function. Int J Urol, 2022, 29(2): 158-163.

[18] Kim SP, Shah ND, Weight CJ, et al. Population-based trends in urinary diversion among patients undergoing radical cystectomy for bladder cancer. BJU Int, 2013, 112(4): 478-484.

[19] Ahmadi H, Lee CT. Health-related quality of life with urinary diversion. Curr Opin Urol, 2015, 25(6): 562-569.

第41章 女性尿道憩室

肖 河 马 琳
中国医学科学院 北京协和医学院 北京协和医院

一、定　义

女性尿道憩室（female urethral diverticulum，FUD）是指位于尿道周围与尿道相通的囊性病变，由尿道黏膜局部外翻至周围非尿路组织所致。

二、流行病学

FUD 的症状不具有特异性，易与某些泌尿系统疾病和妇科疾病相混淆，造成漏诊、误诊，且目前无统一的诊疗标准，故研究者们对其发病率存在一定争议。目前，临床尚未见 FUD 明确流行病学发病率的调查。一项人群研究表明，FUD 多发于 30~50 岁的女性，年发病率 <20/1 000 000（<0.02%）。据报道，非洲裔美国女性 FUD 的发生率及手术率明显高于美国白种人女性。

三、解剖学和组织病理学

女性的尿道为管状结构，从膀胱走行至外阴前庭前部的尿道口，长 2.5~4.0 cm，直径约 0.6 cm，沿途经过耻骨后间隙并穿过会阴膜。尿道近端 1/3 被覆移行上皮，远端 2/3 被覆鳞状上皮。尿道旁腺沿尿道远端 2/3 的内侧和后外侧分布，并开口于尿道远端 1/3 处。尿道旁腺可分泌有黏性的黏蛋白，有助于预防尿失禁。Skene 腺是位于女性尿道两侧的尿道旁腺，与男性的前列腺同源，因为两者均起源于尿生殖窦。覆盖憩室的上皮细胞通常与憩室所在位置的尿道上皮相同。FUD 内常见的组织学改变包括鳞状上皮化生、腺瘤性化生、囊性膀胱炎及腺性膀胱炎。有学者认为，FUD 与尿道旁腺囊肿的组织病理学特征是一致的，它们的上皮组织可为鳞状上皮、柱状上皮或各种上皮的混合，这 2 种疾病唯一的明显区别为是否与尿道相通。

四、发病机制

FUD 分为先天性和获得性。先天性 FUD 多位于尿道前腹侧，是泌尿系统罕见的畸形，会在患者年轻时表现出来。有研究认为，先天性 FUD 是由胚胎发育时 Gartner 管、中肾管的残余导致的。获得性 FUD 则好发于尿道后外侧壁，发病机制目前尚不完全。多数学者认为获得性 FUD 是由非特异性因素如炎症等引起的尿道旁腺梗阻、扩张，脓腔形成，脓肿最终破溃进入尿道腔，使管腔与脓腔相通，以及分娩或外伤后尿道壁损伤等导致的。

五、症状和体征

临床上，FUD 的症状和体征多样。小的 FUD 无临床症状，不易被发现。FUD 位于尿道外口或体积较大时，会表现为典型的"3D"症状，包括尿后滴沥（postvoid dribbling）、排尿困难（dysuresia）和性生活困难（dyspareunia）。但近期有研究表明，FUD 最常见的症状为尿路刺激症状和尿路感染，其他还可能出现的症状有血尿、尿道血性分泌物、尿失禁、尿潴留、盆腔或尿道痛及阴道包块。

FUD 通常位于尿道后部的中段或远段，体格检查可发现很多患者存在阴道前壁包块，故医师在盆腔检查时可用单叶窥器下压阴道后壁，最大程度显露阴道前壁并视诊。检查阴道前壁时，先让患者处于静息状态，然后再做 Valsalva 动作；随后触诊尿道前壁和整个尿道，以评估有无提示 FUD 的表现（若尿道下包块、肿胀或压痛）。若存在 FUD 表现，还应尝试挤出尿道下包块中的尿液、脓性分泌物或血性分泌物。阴道前壁肿物及挤压肿物后溢液是 FUD 最常见的体征。大多数 FUD 质软，如果触及阴道前壁质硬包块或不规则病变，则应注意是否合并结石或有恶变可能，必须行进一步的检查确诊。

六、辅助检查

影像学检查是 FUD 诊断的重要方法，建议首选磁共振成像（MRI）。由于 MRI 多平面重建且对软组织对比具有较好的特性，可提供 FUD 和尿道周围结构的三维信息，同时还有助于排除具有临床意义的憩室特征（即结石、提示恶性肿瘤的实性肿物）或其他尿道周围病变，故具有较好的诊断价值。虽然传统的计算机体层成像（CT）的诊断作用有限，但多层（或多中心））CT 能进行三维和四维重建，故可能有助于诊断和评估 FUD。FUD 在影像上可见病变常位于尿道中下段后外侧，表现为部分包绕尿道的"马鞍状"或"马蹄形"囊性肿物，或完全环绕尿道的囊性"轮辐状"分隔肿物。平扫 CT 显示，FUD 内部呈水样密度，T_1WI 为低信号，T_2WI 为高信号；增强扫描后囊内容物无强化；合并感染时，其内部信号或密度不均匀或增高，增强后分隔或囊壁强化较明显。超声具有安全、简便、无放射性及检查时间短等优点，可多切面了解 FUD 并对全尿道进行检查。据报道，经阴道、经外阴超声检查的敏感性可达 95%，但其诊断率仍低于 MRI。尿道镜可作为 MRI 或超声的辅助方法，可以明确憩室口与尿道的解剖学关系，对手术有帮助。尿道镜可观察到尿道上皮和输尿管、膀胱的连接处，可能适用于出口较大的憩室。尿道镜的局限性包括不能观察到超出憩室口的憩室情况、不能明确憩室的大小或复杂性、会导致患者不适及在手术室进行时费用昂贵。

七、诊断和鉴别诊断

对反复尿路感染、盆腔疼痛、尿后滴沥等可疑病例进行体格检查和影像学检查可明确诊断。FUD 可分为单纯型 FUD 和复杂型 FUD。单纯型 FUD 是指与尿道相通的单个囊性结构；复杂型 FUD 是指 FUD 进展延伸为马蹄状、半环状或环状包绕尿道。复杂型 FUD 的尿路感染、尿后滴沥等症状的发生率明显高于单纯型 FUD，可能与 FUD 病变范围广、FUD 内留存尿液及 FUD 对尿道的解剖结构、功能影响更大有关。当 FUD 壁反复损伤而发生腺上皮化生时，最终可形成 FUD 内肿瘤。当触诊到尿道旁实性肿物时，需要考虑 FUD 恶变可能，FUD 恶变占 FUD 的 1%~6%，以腺癌最常见，其次为移行细胞癌和鳞癌。临床上，患者可出现诸多下尿路症状，最典型的表现是尿道出血，需要行影像学检查进一步明确，接受手术可最终确诊。

FUD 的鉴别诊断取决于患者的主诉和检查发现。当患者存在尿道周围包块时，鉴别诊断可能包括其他泌尿道或生殖道病变。

1. 阴道前壁脱垂 在 FUD 的鉴别诊断中，最常见的疾病为阴道前壁脱垂，检查通常可以发现整个阴道前壁受累，而 FUD 在触诊时通常为孤立的肿物。

2. 尿道旁腺囊肿 其触之常为囊性感、质软。向尿道方向挤压包块，若发现尿道外有液体流出或包块缩小，需要高度怀疑 FUD，有时需要行尿道镜、尿道造影等检查以鉴别。

3. 异位型输尿管囊肿 输尿管囊肿是输尿管末段在膀胱或尿道内的囊状扩张。异位型输尿管囊肿是指输尿管囊肿的一部分位于膀胱颈部后尿道，其开口可位于膀胱内、膀胱颈或尿道内，多伴有肾、输尿管重复畸形，且囊肿多起源于上肾的输尿管。排尿性尿道膀胱造影对于鉴别诊断异位型输尿管囊肿很重要，当膀胱逐渐充盈时，获取早期图像是其诊断的关键。

八、治　疗

1. 非手术治疗 如果 FUD 患者没有不适症状，可行非手术治疗，包括排尿后压迫尿道下包块、进行手指减压等。非手术治疗旨在尽量减少尿后滴沥和预防尿路感染。非手术治疗可能会缓解患者的局部症状，但患者仍存在解剖学异常，故应定期（每 6~12 个月）进行临床评估；如果患者出现不适症状，则应行影像学检查和手术。

2. 手术治疗 对于有不适症状或疑似恶性肿瘤或结石的患者，应积极行手术治疗。手术切除憩室并行适当的无张力多层缝合是目前的"金标准"。大多数研究报道，FUD 手术的成功率为 90%。经阴道憩室切除术是目前最常用的手术方法，该术式视野清晰，完全切除憩室后可行包括尿道壁、尿道周围筋膜及阴道壁的多层缝合。复杂型 FUD 的手术难度较大，环状 FUD 的手术成功率低于单纯型或 U 形 FUD，经阴道途径可能达不到满意的效果，需要另外腹侧切开行尿道重建或尿道端端吻合。对于尿道周围筋膜不足或复发的病例，可使用分层缝合和阴唇下脂肪瓣分隔，可在一定程度上提高尿道周围支撑力、减少尿道阴道瘘及尿道括约肌损伤后尿失禁的发生。

围手术期可应用抗生素抗感染。对于术前尿培养阳性或反复尿路感染的患者，术前予抗感染治疗直至术后拔除导尿管。术后第 1 天移除阴道填塞物，保留导尿管，可予抗胆碱能药物减少膀胱痉挛，并使用大便软化剂减轻便秘。术后 10~14 天，患者可行排尿膀胱造影，如果没有发现尿外渗，可拔出导尿管；如果存在尿外渗，通常非手术治疗几周后可好转，应保留导尿管直至尿外渗消失。

九、预　后

尽管经阴道憩室切除术的成功率很高，但患者术后仍可发生压力性尿失禁（SUI）、FUD 复发、尿道阴道瘘、复发性尿道感染、新发急症及尿道狭窄等并发症。术后并发症的危险因素包括 FUD 诊断延误（出现症状后>12 个月才诊断）、FUD 体积较大（直径>4 cm）、外侧或马蹄状 FUD 或多次行憩室切除术。

新发 SUI 被认为是由憩室切除术中尿道和膀胱颈的解剖支撑减弱或尿道括约肌机制受损所致。

新发 SUI 可以行非手术治疗，也可能需要手术治疗，如耻骨阴道悬吊、Burch 阴道悬吊或尿道注射膨化剂。此外，SUI 可以通过同时或分期的抗尿失禁手术处理。复发性 FUD 可能是新形成的，也可能是由先前憩室切除术后的残留所致。FUD 复发的潜在危险因素包括多发性 FUD、近端 FUD、既往尿道手术及 FUD 环绕尿道。对于复发性 FUD 需要手术修复的病例，放置直肌筋膜耻骨阴道吊带可能是提高手术效果的有效方法。尿道阴道瘘是尿道憩室切除术后的一种罕见且严重的并发症，在其修复过程中应用 Martius 皮瓣可以提高成功率。

十、小　　结

FUD 由于发病隐匿，易被患者忽视，多数患者因合并各种复杂的下尿路症状就诊。临床上，对于反复尿路感染、盆腔疼痛、尿后滴沥等症状持续存在的患者，应考虑 FUD。MRI 可以辅助明确诊断及分型。若患者症状明显或考虑恶变，需要行手术治疗。单纯型 FUD 行手术治疗效果确切，复杂型 FUD 在手术后有一定的复发率和出现尿失禁、尿道阴道瘘等并发症的可能。术中彻底切除 FUD 及分层缝合是防止 FUD 复发的有效措施。

参考文献

[1] El-Nashar SA, Bacon MM, Kim-Fine S, et al. Incidence of female urethral diverticulum: a population-based analysis and literature review. International Urogynecology Journal, 2014, 25 (1): 73-79.

[2] Burrows LJ, Howden NL, Meyn L, et al. Surgical procedures for urethral diverticula in women in the United States, 1979—1997. International Urogynecology Journal and Pelvic Floor Dysfunction, 2005, 16 (2): 158-161.

[3] Greiman AK, Rolef J, Rovner ES. Urethral diverticulum: a systematic review. Arab Journal of Urology, 2019, 17 (1): 49-57.

[4] Thomas AA, Rackley RR, Lee U, et al. Urethral diverticula in 90 female patients: a study with emphasis on neoplastic alterations. The Journal of Urology, 2008, 180 (6): 2463-2467.

[5] Tsivian M, Tsivian A, Shreiber L, et al. Female urethral diverticulum: a pathological insight. International Urogynecology Journal and Pelvic Floor Dysfunction, 2009, 20 (8): 957-960.

[6] Greenwell TJ, Spilotros M. Urethral diverticula in women. Nature Reviews Urology, 2015, 12 (12): 671-680.

[7] Lazarou G, Andrikopoulou M, Cho S. Management of infected urethral diverticulum with urethral dilation. Female Pelvic Medicine & Reconstructive Surgery, 2015, 21 (2): e17-e18.

[8] Reeves FA, Inman RD, Chapple CR. Management of symptomatic urethral diverticula in women: a single-centre experience. European Urology, 2014, 66 (1): 164-172.

[9] Vaidya RV, Olson K, Wolter C, et al. Characterization of urethral diverticula in women. Female Pelvic Medicine & Reconstructive Surgery, 2022, 28 (1): 54-56.

[10] Cameron AP. Urethral diverticulum in the female: a meta-analysis of modern series. Minerva Ginecologica, 2016, 68 (2): 186-210.

[11] Patel AK, Chapple CR. Female urethral diverticula. Current Opinion in Urology, 2006, 16 (4): 248-254.

[12] Lee YJ, Son SJ, Paick JS, et al. Preoperative CT voiding cystourethrography using 16-multidetector CT in female urethral diverticulum. PLoS One, 2014, 9 (9): e107448.

[13] 王焕军, 关键, 张皓钦, 等. 女性 Skene 腺疾病的影像特征. 中华放射学杂志, 2017, 51 (11): 834-838.

[14] Gugliotta G, Calagna G, Adile G, et al. Use of trans-labial ultrasound in the diagnosis of female urethral diverticula: a diagnostic option to be strongly considered. The Journal of Obstetrics and Gynaecology Research, 2015, 41 (7): 1108-1114.

[15] 金重睿,撒应龙,舒慧泉,等. 女性尿道憩室的临床诊治分析. 中华泌尿外科杂志, 2017, 38 (10): 746-750.

[16] Zhou L, Luo DY, Feng SJ, et al. Risk factors for recurrence in female urethral diverticulectomy: a retrospective study of 66 patients. World Journal of Urology, 2017, 35 (1): 139-144.

[17] Kim HW, Lee JZ, Shin DG. Pathophysiology and management of long-term complications after transvaginal urethral diverticulectomy. International Neurourology Journal, 2021, 25 (3): 202-209.

第42章 妇科肠道手术的围手术期管理

吴 斌 邵仟仟
中国医学科学院 北京协和医学院 北京协和医院

一、概 述

妇科手术中可能涉及肠道手术，比较常见的情况是卵巢或子宫肿瘤累及附近结直肠或小肠、肿瘤腹腔转移累及相应肠管，需要行相应肠管切除以达根治或减灭目的；少数情况包括术中的肠道误伤等。妇科肠道手术涉及术前肠道准备、围手术期营养支持及术后肠道恢复等相关内容。

加速康复外科（ERAS）是指为使患者快速康复，通过基于循证医学证据的系列围手术期优化处理措施，以减轻患者心理和生理的创伤应激反应，促进患者早期运动和恢复饮食，缩短患者术后恢复时间，降低并发症风险和死亡风险。ERAS 同样适用于妇科肠道手术患者。

二、术前准备

1. 术前检查和评估 妇科肠道手术的术前评估包括对妇科肿瘤或肿物可能累及肠道的情况及肿瘤分期的评估。术前依据增强盆腹腔计算机体层成像（CT）、盆腔磁共振成像（MRI）、消化道造影及结肠镜等检查了解有无结直肠、小肠等脏器受累。如果有盆腔肿瘤且较大累及直肠者，需要进一步了解有无输尿管、盆壁及髂内血管受累，通过多学科团队讨论确定相应的手术方案。

若肿物较大，可能累及输尿管或髂血管区域，建议术前请泌尿科放置输尿管支架，方便术中辨认和保护输尿管。若肿物累及膀胱，建议术前行膀胱镜检查了解受累情况，做相应预案。

2. 术前宣教 患者在术前存在不同程度的恐慌、焦虑情绪，包括对手术成功和安全的担心，害怕术中、术后的疼痛及并发症等。个体化宣教是 ERAS 成功与否的独立预后因素，医务人员应在术前通过口头或书面形式向患者及其家属介绍围手术期治疗的相关知识和促进康复的各种建议，缓解患者的紧张、焦虑情绪，以使患者理解和配合，促进术后快速康复。

3. 营养不良的筛查和治疗 营养不良是术后并发症的独立预后因素。对于一些病程较长的妇科肿瘤患者，筛查和治疗营养不良是术前评估的重要内容。给予严重营养不良患者（营养不良风险调查评分≥5 分）术前营养支持，可将术后并发症发生率降低 50%。推荐术前 7~10 天行肠内营养。营养支持的方式优先选择经口营养或肠内营养。

4. 肠道准备 因妇科手术部位在盆腔或会阴部，术前肠道准备的充分与否将直接影响术中术野的显露程度和手术区域是否污染。对于中晚期卵巢恶性肿瘤患者，术中可能行结直肠切除术，故术前行肠道准备对妇科肿瘤手术至关重要。

术前的肠道准备包括饮食管理、口服药物清洁肠道（如硫酸镁、复方聚乙二醇电解质散等）、经肛门人工灌肠（如甘油灌肠剂、温开水等）及抗生素肠道准备等。对于可能行联合肠道切除的妇科手术患者，通常于术前1天使用肠内营养制剂或静脉营养，并辅以复方聚乙二醇电解质或50%硫酸镁溶液等口服药物清洁肠道。对于术前存在可疑消化道梗阻症状者，入院开始给予液状石蜡（石蜡油）润肠导泻，禁普通饮食，口服肠内营养制剂，以预防肠道准备引起医源性肠梗阻，待液状石蜡排出后再行常规的肠道准备。

5. 预防性应用抗菌药物 妇科肠道手术会污染切口，应预防性应用抗菌药物。对于结直肠手术，术前预防性应用抗菌药物可明显减少术后感染风险。抗菌药物的选择应同时针对厌氧菌和需氧菌，并根据药物的半衰期和手术时间及时补充，一般在手术开始前30分钟输注。若手术时间超过3小时、术中有污染或手术时间超过所用药物半衰期的2倍以上，术中应及时补充单次剂量的抗菌药物。

6. 预防性抗血栓治疗 静脉血栓栓塞（VTE）是围手术期威胁患者生命安全的重要因素，也是妇科肿瘤患者常见的并发症之一。Caprini评分可以预测妇科恶性肿瘤患者术后VTE的发生风险。推荐高危及以上级别患者（Caprini评分≥5分）提前做好预防措施，以最大限度减少VTE的发生。血栓预防包括机械性预防和药物预防。机械性预防措施主要包括间歇性气囊加压和穿梯度压力袜。有研究报道，间歇性气囊加压应在术前使用，持续到患者术后自由活动。多数研究推荐，若无出血风险，术后6~12小时后开始使用低分子肝素。良性疾病患者的药物预防使用至术后7~10天或至可以自由下床活动，而恶性肿瘤患者至术后4周。

三、手 术

1. 术中肠道损伤的预防和处理 肠道系统尤其是结直肠与生殖系统的解剖关系非常紧密，尽管术者小心防范，但妇科手术时肠道损伤仍时有发生。特别是随着宫腔镜、腹腔镜在妇科手术中越来越广泛的应用，它们引起的肠道损伤也随之增多。肠道损伤复杂多样，临床诊断和处理较困难，若处理不当，可导致严重并发症，甚至引起患者死亡，故临床应高度重视。及时发现并治疗肠道损伤是防止严重腹腔感染等并发症及改善患者预后的关键。

轻微的挫伤或浆膜层损伤且未累及肠壁全层者，多能自行愈合；偶尔可引起肠粘连及轻微的肠管狭窄，也无须特别处理；若损伤已深及黏膜下层或黏膜层显露，则应做浆肌层的缝合修补，以防日后该薄弱点坏死、穿孔，引起严重并发症。开放性损伤若术中即时发现，应立即钳闭破口，以减少肠内容物漏出污染腹腔的风险，并将创缘稍修剪后做与肠管纵轴垂直的全层内翻缝合。对于损伤肠段范围大于1/2肠管周径、肠管严重生机不良、多发损伤集中于一段肠袢内或合并肠系膜血供障碍者，应行部分肠切除后端端吻合术。

对于结直肠损伤，由于肠道细菌数量多，应根据肠道准备的充分与否决定具体的处理方案。目前，对于术前肠道准备充分者，常给予一期吻合处理；对于术前肠道准备欠充分但肠管生机良好且局部污染不重者，也可经术中充分的肠道灌洗后行一期吻合；对于肠道准备差、血供差、局部污染重、腹腔炎症或水肿严重者，建议在腹腔彻底冲洗引流后行肠肠吻合+预防性肠造口术或关闭远端直肠+近端结肠造口术（Hartmann术）。宫腔镜手术中，对于子宫穿孔后引起的肠道损伤，也常需要开腹进行肠管回纳和修补。

2. 妇科手术联合肠道切除手术

（1）卵巢癌肿瘤细胞减灭术中肠道病灶的处理：卵巢癌以直接蔓延和腹腔内扩散为主要的转移途径，其中肠道是最常受累的部位。最多见的部位依次为直肠乙状结肠、结肠、小肠等。在初次肿瘤细胞减灭术或再次肿瘤细胞减灭术中为彻底切除肿瘤，以及在为缓解肠梗阻而行的姑息性手术中，常需要行部分肠管切除和肠吻合术或肠造口术。肠转移灶的处理应根据肿瘤的大小和浸润深度而定。对于直径<1 cm 的散在性种植灶，可不予处理，依靠术后有效的化疗可控制疾病进展。对于病灶直径>2 cm 者，可予以剥除或行部分肠壁切除术。侵犯深肌层的较大种植灶剥离困难，常损伤肠黏膜，需行受侵肠段部分切除或肠段切除。

（2）肠道子宫内膜异位症的手术治疗：肠道子宫内膜异位症（bowel endometriosis，BE）是深部浸润型子宫内膜异位症的一种，腹腔镜手术是治疗 BE 非常有效的微创方法，其原则是在避免损伤邻近健康组织和器官的前提下尽可能去除子宫内膜异位病灶，以最大限度缓解 BE 引起的临床症状。BE 的手术方式在过去有一些争议，包括局部切除、盘状切除或肠段切除。手术切除的方式取决于肠道病变的部位、侵犯深度、结节数量及肠道是否存在狭窄。局部切除的并发症发生率最低，但仅适用于浆膜表面病变。盘状切除适用于累及范围未超过肠周 50% 的全层病变，复发率比局部切除更低。但治疗 BE 的最终手段是肠段切除术+一期吻合。其适用于全层、大的、多部位、环周或阻塞性病变，手术难度较大，技术要求更高，但总体而言是安全、有效的。

四、术后管理

1. 术后使用抗生素　患者术后无明显感染，不常规使用抗生素。若术中有污染或手术时间>3 小时，术后 24 小时内应临时追加单次剂量抗生素。老年患者为腹部手术后并发肺部感染的高危人群，对于术后发生肺不张、肺部感染的患者，可经验性使用抗生素，同时留取痰培养，后续可根据药敏结果调整抗感染方案。

2. 术后液体管理及营养支持　患者术后当天的补液总量一般在 2000~3000 ml，以林格液和 5% 葡萄糖氯化钠注射液为主的晶体加用胶体液。术后第 1 天给予全量补液，静脉营养给予热量 18~25 kcal/（kg·d），补液总量 1000 ml+体重（kg）×25 ml/kg，其中包括适当胶体液。若患者有发热或其他额外体液丢失，补液量应适当增加，老年患者及心功能不全者应适当减量并控制输液速度。

随着 ERAS 理念的不断深入，大量研究表明，术后早期肠内营养联合肠外营养可尽快恢复患者的肠道功能并提高其免疫力，从而明显改善近期预后，故患者术后应尽早启动肠内营养支持。患者一般于术后 2~3 天排气后开始饮水，视耐受情况逐渐过渡至半流食。对于行肠造口的患者，术后开启肠内营养的时机可进一步提前。

3. 术后镇痛　腹部手术后的疼痛会影响患者的早期下地活动和呼吸功能锻炼，充分的术后镇痛对于患者的恢复极为重要。传统的术后镇痛主要是以阿片类药物为主的自控型镇痛，根据给药途径分为硬膜外患者自控镇痛和静脉患者自控镇痛。但阿片类药物有较重的消化道不良反应，会抑制胃肠道蠕动，故妇科肠道手术后患者使用此类药物时应权衡利弊、合理把握给药和停药时机。

4. 术后引流管及导尿管管理　术后每天记录并观察腹盆腔的引流量和引流液性质。待患者恢复进食、引流液性质清亮且引流量少，可考虑拔除引流管。若患者恢复顺利，一般术后 5~7 天拔除引流管并出院。

累及直肠的患者术后导尿管一般保留 6 天左右，拔除导尿管前应间断夹闭训练膀胱 2 天；累及乙状结肠及以上结肠的患者术后无须训练，根据具体情况术后 1~2 天拔除导尿管。

5. 肠造口管理　肠造口分为小肠造口和结肠造口，根据不同情况在妇科肿瘤手术中使用。行肠造口的患者术后第 1 天应查看肠造口的颜色、血供及腹部胀气程度。端式造口术中一期开放造口，袢式造口术一般术后第 2 天开放造口，胀气严重者可提前开放。

参考文献

[1] Gerdisch M, Levy JH, Lobdell K, et al. Guidelines for perioperative care in cardiac surgery: enhanced recovery after surgery society recommendations. JAMA Surg, 2019, 154 (8): 755-766.

[2] Nelson G, Altman AD, Nick A, et al. Guidelines for pre-and intra-operative care in gynecologic/oncology surgery: Enhanced Recovery After Surgery (ERAS) Society recommendations-Part I. Gynecol Oncol, 2016, 140 (2): 313-322.

[3] Lesser MNR, Lesser LI. Nutrition support therapy. Am Fam Physician, 2021, 104 (6): 580-588.

[4] Liu WT, Hsiao CW, Jao SW, et al. Is preoperative bowel preparation necessary for gynecological oneology surgery? Taiwan J Obstet Gynecol, 2016, 55 (2): 198-201.

[5] Stroud W, Whitworth JM, Miklic M, et al. Validation of a venous thromboembolism risk assessment model in gynecologic oncology. Gynecol Oncol, 2014, 134 (1): 160-163.

[6] 唐琴, 王平. 妇科手术后静脉血栓栓塞症临床分析. 实用妇产科杂志, 2020, 36 (1): 67-71.

[7] Committee on Practice Bulletins-Gynecology, American College of Obstetricians and Gynecologists. ACOG practice bulletin No. 84: prevention of deep vein thrombosis and pulmonary embolism. Obstet Gynecol, 2007, 110 (2 Pt 1): 429-440.

[8] Liarena NC, Shah AB, Milad MP. Bowel injury in gynecologic laparoscopy: a systematic review. Obstet Gynecol, 2015, 125 (6): 1407-1417.

[9] Jaeger W, Ackermann S, Kessler H, et al. The effect of bowel resection on survival in advanced epithelial ovarian cancer. Gynecol Oncol, 2001, 83 (2): 286-291.

[10] Zondervan KT, Becker CM, Missmer SA. Endometriosis. N Engl J Med, 2020, 382: 1244-1256.

[11] Nezhat C, Vang N, Tanaka PP, et al. Optimal management of endometriosis and pain. Obstet Gynecol, 2019, 134: 834-839.

学习培训及学分申请办法

一、《国家级继续医学教育项目教材》经原卫生部（现为国家卫生健康委员会）科教司、全国继续医学教育委员会批准，由全国继续医学教育委员会、中华医学会联合主办，中华医学电子音像出版社编辑出版，面向全国医学领域不同学科、不同专业的临床医生，专门用于继续医学教育培训。

二、学员学习教材后，在规定时间（自出版日期起1年）内可向本教材编委会申请继续医学教育Ⅱ类学分证书，具体办法如下：

方法一：PC激活

1. 访问"中华医学教育在线"网站 cmeonline.cma-cmc.com.cn，注册、登录。
2. 点击首页右侧"图书答题"按钮，或个人中心"线下图书"按钮。
3. 刮开本书封底防伪标涂层，输入序号激活图书。
4. 在个人中心"我的课程"栏目下，找到本书，按步骤进行考核，成绩必须合格才能申请证书。
5. 在"我的课程"－"已经完成"，或"申请证书"栏目下，申请证书。

方法二：手机激活

1. 微信扫描二维码 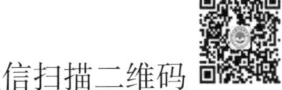 关注"中华医学教育在线"官方微信并注册。
2. 点开个人中心"图书激活"，刮开本书封底防伪标涂层，输入序号激活图书。
3. 在个人中心"我的课程"栏目下，找到本书，按步骤进行考核，成绩必须合格才能申请证书。
4. 登录PC端网站，在"我的课程"－"已经完成"，或"申请证书"栏目下，申请证书。

三、证书查询

在PC端首页右上方帮助中心"查询证书"中输入姓名和课程名称进行查询。

《国家级继续医学教育项目教材》编委会